MANUAL PRÁTICO DE ALERGIA E IMUNOLOGIA

Associação Brasileira de Alergia e Imunologia – ASBAI

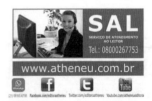

MANUAL PRÁTICO DE ALERGIA E IMUNOLOGIA

Associação Brasileira de Alergia e Imunologia — ASBAI

Editora

Fátima Rodrigues Fernandes

Revisoras Científicas

Albertina Varandas Capelo

Ana Caroline Cavalcanti Dela Bianca Melo

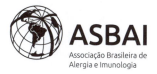

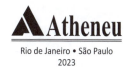

Rio de Janeiro • São Paulo
2023

EDITORA ATHENEU

São Paulo	—	Rua Maria Paula, 123 – 18º andar
		Tel.: (11) 2858-8750
		E-mail: atheneu@atheneu.com.br
Rio de Janeiro	—	Rua Bambina, 74
		Tel.: (21) 3094-1295
		E-mail: atheneu@atheneu.com.br

CAPA: Equipe Atheneu
PRODUÇÃO EDITORIAL: MWS Design

CIP-BRASIL. CATALOGAÇÃO NA PUBLICAÇÃO
SINDICATO NACIONAL DOS EDITORES DE LIVROS, RJ

M251

Manual prático de alergia e imunologia / editor Fátima Rodrigues Fernandes ; revisor Albertina Varandas Capelo ; Ana Caroline Cavalcanti Dela Bianca Melo. - 1. ed. - Rio de Janeiro : Atheneu, 2023.
: il. ; 21 cm.

Inclui bibliografia e índice
ISBN 978-65-5586-642-1

1. Alergia - Manuais, guias, etc. 2. Imunologia - Manuais, guias, etc. I. Fernandes, Fátima Rodrigues. II. Capelo, Albertina Varandas. III. Melo, Ana Caroline Cavalcanti Dela Bianca. IV. Título.

22-80604 CDD: 616.97
  CDU: 616-022

Gabriela Faray Ferreira Lopes - Bibliotecária - CRB-7/6643

17/10/2022   20/10/2022

Fernandes, F.R.; Capelo, A.V.; Melo, A.C.C.D.B.
Manual Prático de Alergia e Imunologia – ASBAI

©Direitos reservados à Editora Atheneu – Rio de Janeiro, São Paulo, 2023

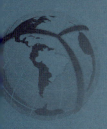

Editora

Fátima Rodrigues Fernandes

Titulada em Pediatria, Alergia e Imunologia. Mestre em Alergia e Imunologia pela Escola Paulista de Medicina da Universidade Federal de São Paulo – EPM-UNIFESP e MBA em Gestão em Saúde pelo Ibmec-Insper. Diretora do Serviço de Alergia e Imunologia do Hospital do Servidor Público Estadual de São Paulo – IAMSPE. Diretora do Instituto PENSI – Pesquisa e Ensino em Saúde Infantil do Hospital Infantil Sabará da Fundação José Luiz Egydio Setúbal. Segunda Vice-Presidente da Associação Brasileira de Alergia e Imunologia – ASBAI.

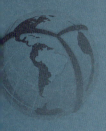

Revisoras Científicas

🔖 Albertina Varandas Capelo

Professora Adjunta de Alergia e Imunologia da Universidade Federal do Estado do Rio de Janeiro – UNIRIO. Coordenadora da Residência Médica em Alergia e Imunologia do Hospital Universitário Gaffrée e Guinle – HUGG-UNIRIO. Professora do Curso de Pós-Graduação em Alergia e Imunologia do HUGG--UNIRIO. Chefe do Ambulatório de Alergia e Imunologia do HUGG. Membro do Comitê de Anafilaxia e Título de Especialista da Associação Brasileira de Alergia e Imunologia – ASBAI. Presidente do Departamento de Alergia e Imunologia da Sociedade de Pediatria do Estado do Rio de Janeiro – SOPERJ (2019-2021).

🔖 Ana Caroline Cavalcanti Dela Bianca Melo

Título de Especialista em Pediatria pela Sociedade Brasileira de Pediatria – SBP. Título de Especialista em Alergia e Imunologia pela Associação Brasileira de Alergia e Imunologia – ASBAI. Mestre e Doutora em Ciências pela Escola Paulista de Medicina da Universidade Federal de São Paulo – EPM-Unifesp. Professora Associada das Disciplinas de Pediatria, Alergia e Imunologia do Centro de Ciências Médicas da Universidade Federal de Pernambuco – UFPE. Preceptora do Centro de Pesquisas em Alergia e Imunologia do Hospital das Clínicas da Universidade Federal de Pernambuco – CPAI-HC-UFPE.

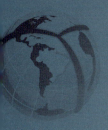

Colaboradores

Adriana Azoubel Antunes
Doutorado em Saúde da Criança e do Adolescente pela Universidade Federal de Pernambuco – UFPE. Professora Adjunta da UFPE. Médica Imunologista do Centro de Pesquisas em Alergia e Imunologia – CPAI/UFPE.

Adriana Teixeira Rodrigues
Especialista em Alergia e Imunologia pela Associação Brasileira de Alergia e Imunologia – ASBAI. Mestre em Alergia e Imunologia pela Faculdade de Medicina da Universidade de São Paulo – FMUSP. Médica Assistente do Serviço de Alergia e Imunologia do Instituto de Assistência Médica ao Servidor Público Estadual – IAMSPE.

Alex Eustaquio de Lacerda
Especialista em Alergia e Imunologia pela Associação Brasileira de Alergia e Imunologia – ASBAI. Médica Preceptora do Serviço de Alergia e Imunologia do Instituto de Assistência Médica ao Servidor Público Estadual – IAMSPE. Médica Colaboradora do Ambulatório de Hipersensibilidade a Medicamentos do Hospital das Clínicas da Faculdade de Medicina da Universidade de São Paulo – HCFMUSP. Membro do Departamento Científico de Anafilaxia da ASBAI. Mestrado em Ciências da Saúde pela Universidade de São Paulo – USP.

Alexandra Sayuri Watanabe
Coordenadora do Departamento de Anafilaxia da Associação Brasileira de Alergia e Imunologia – ASBAI. Médica Responsável pelo Ambulatório de Anafilaxia do Hospital das Clínicas da Faculdade de Medicina da Universidade de São Paulo – HCFMUSP. Mestrado e Doutorado em Alergia e Imunologia Clínica pela Faculdade de Medicina da Universidade de São Paulo – FMUSP.

Almerinda Maria do Rêgo Silva

Título de Especialista em Alergia e Imunologia pela Associação Brasileira de Alergia e Imunologia – ASBAI. Mestrado em Saúde da Criança e do Adolescente pela Universidade Federal de Pernambuco – UFPE. Coordenadora do Ambulatório de Erros Inatos da Imunidade do Hospital das Clínicas da UFPE. Membro do Departamento Científico de Imunodeficiências da ASBAI. Membro do Departamento Científico de Imunologia Clínica da Sociedade Brasileira de Pediatria – SBP.

Ana Paula Beltran Moschione Castro

Mestre e Doutora em Ciências pela Faculdade de Medicina da Universidade de São Paulo – USP. Médica da Unidade de Alergia e Imunologia Instituto da Criança e do Adolescente do Hospital das Clínicas da Faculdade de Medicina da Universidade de São Paulo – HCFMUSP.

Antonio Abílio Motta

Doutor em Medicina pela Faculdade de Medicina da Universidade de São Paulo – FMUSP. Professor Colaborador da Disciplina de Imunologia Clínica e Alergia da FMUSP. Ex-Assistente do Serviço de Imunologia Clínica e Alergia do Hospital das Clínicas da FMUSP. Especialista em Alergia pela Associação Brasileira de Alergia e Imunologia – ASBAI.

Barbara Gonçalves da Silva

Alergista e Imunologista. Título de Especialista pela Associação Brasileira de Alergia e Imunologia – ASBAI.

Carolina Sanchez Aranda

Mestre Doutora em Pediatria. Professora Adjunta da Disciplina de Alergia, Imunologia Clínica e Reumatologia da Universidade Federal de São Paulo – Unifesp.

Chayanne Andrade de Araujo

Alergista e Imunologista pela Associação Brasileira de Alergia e Imunologia – ASBAI. Membro do Comitê Científico de Anafilaxia da ASBAI. Médica Colaboradora e Pesquisadora do Ambulatório de Alergia a Fármacos, Urticária, Angioedema, Anafilaxia e Doenças Mastocitárias no Departamento de Alergia, Imunologia e Reumatologia Pediátrica da Universidade Federal de São Paulo – Unifesp.

Clarissa Morais Busatto Gerhardt

Especialista em Pediatria pela Sociedade Brasileira de Pediatria – SBP. Especialista em Alergia e Imunologia pela Associação Brasileira de Alergia e Imunologia – ASBAI. Preceptora de Residência Médica do Hospital da Criança de Brasília José de Alencar – HCB. Coordenadora do Serviço de Alergia e Imunologia do HCB.

Cláudia França Cavalcante Valente

Especialista em Alergia e Imunologia pela Associação Médica Brasileira – AMB e Associação Brasileira de Alergia e Imunologia – ASBAI. Especialista em Pediatria pela AMB e Sociedade Brasileira de Pediatria – SBP. Membro do Departamento Científico de Imunizações da ASBAI.

Cláudia Soïdo Falcão do Amaral

Doutorado pela Universidade do Estado do Rio de Janeiro – UERJ. Mestrado pela Universidade Federal do Rio de Janeiro – UFRJ. Chefe do Setor de Alergia e Imunologia Dermatológica do Instituto de Dermatologia Professor Rubem David Azulay da Santa Casa da Misericórdia do Rio de Janeiro. Atual Presidente da Associação Brasileira de Alergia e Imunologia – ASBAI-RJ (Biênio 2021-2022).

Clóvis Eduardo Santos Galvão

Especialista em Alergia e Imunopatologia pela Associação Brasileira de Alergia e Imunopatologia – ASBAI e pela Associação Médica Brasileira – AMB. Doutorado em Ciências Médicas e Pós-Doutorado em Imunologia Clínica e Alergia pela Faculdade de Medicina da Universidade de São Paulo – FMUSP. Médico Assistente e Professor Colaborador do Serviço de Imunologia Clínica e Alergia do Hospital das Clínicas da FMUSP.

Cristina Maria Kokron

Graduação em Medicina pela Escola Paulista de Medicina – EPM. Mestrado e Doutorado pela Universidade Federal de São Paulo – Unifesp. Pós-Doutorado no Children's Hospital, Harvard Medical School, EUA. Especialista em Imunologia Clínica e Alergia pela Associação Brasileira de Alergia e Imunologia – ASBAI. Cocoordenadora do Ambulatório de Imunodeficiências e Coordenadora do Ambulatório de Alergia Pediátrica do Hospital das Clínicas da Faculdade de Medicina da Universidade de São Paulo – HCFMUSP. Vice-Diretora do LIM-60 (Laboratório de Imunologia Clínica e Alergia) do HCFMUSP.

Dewton de Moraes Vasconcelos

Especialista em Alergia e Imunologia pelo Hospital do Servidor Público Estadual Francisco Morato de Oliveira – HSPE-FMO e Associação Brasileira de Alergia e Imunologia – ASBAI. Mestre em Alergia e Imunologia pela Faculdade de Medicina da Universidade de São Paulo – FMUSP. Doutor em Imunologia pelo Instituto de Ciências Biomédicas da Universidade de São Paulo – ICB-USP. Livre-Docente em Dermatologia Translacional pela FMUSP. Responsável pelo Ambulatório ADEE-3003 (Manifestações Dermatológicas das Imunodeficiências) do Serviço de Dermatologia do Hospital das Clínicas da Faculdade de Medicina da Universidade de São Paulo – HCFMUSP.

Eduardo Costa de Freitas Silva

Especialista em Alergia e Imunologia Clínica pela Associação Brasileira de Alergia e Imunologia – ASBAI. Mestre em Medicina pela Universidade Federal do Rio de Janeiro – UFRJ. Doutor pela Universidade do Estado do Rio de Janeiro – UERJ. Criador e Coordenador (Licenciado) do Serviço de Alergia e Imunologia da UERJ.

Eduardo Magalhães de Souza Lima

Professor do Curso de Pós-Graduação em Alergia e Imunologia Clínica da Faculdade de Ciências Médicas e da Saúde de Juiz de Fora – SUPREMA. Coordenador do Urticaria Center of Reference and Excellence – UCARE de Juiz de Fora. Membro da Rede Urticária Brasil – RUBRA. Médico Especialista em Alergia e Imunologia Clínica pela Associação Brasileira de Alergia e Imunologia – ASBAI e pela Associação Médica Brasileira – AMB.

Ekaterini Simões Goudouris

Professor do Departamento de Pediatria da Faculdade de Medicina da Universidade Federal do Rio de Janeiro – UFRJ. Responsável pelo Serviço de Imunodeficiências do Instituto de Puericultura e Pediatria Martagão Gesteira – IPPMG-UFRJ. Coordenadora do Curso de Especialização em Alergia e Imunologia do IPPMG-UFRJ.

Eli Mansur

Doutor pela Universidade Estadual de Campinas – UNICAMP. Coordenador da Residência Médica em Alergia e Imunologia da UNICAMP. Coordenador do LASID Website & Communications Committee. Membro Afiliado Internacional do American College of Allergy, Asthma & Immunology – ACAAI. Membro Fundador do Grupo de Estudos Brasileiro para Angioedema Hereditário – GEBRAEH e Coordenador de Mídias. Membro da Diretoria de Mídias, DC de Urticária e Diretoria de Apoio ao Associado da Associação Brasileira de Alergia e Imunologia – ASBAI. Membro do Comitê de Angioedema Hereditário (AEH) da SLaii.

Eliana Cristina Toledo

Professora Adjunta da Faculdade de Medicina de São José do Rio Preto – FAMERP. Responsável pelo Serviço de Alergia e Imunologia Clínica do Departamento de Pediatria e Cirurgia Pediátrica da FAMERP.

Elizabeth Maria Mercer Mourão

Especialista em Alergia e Imunologia pela Associação Brasileira de Alergia e Imunologia – ASBAI. Mestre em Medicina Interna da Universidade Federal do Paraná – UFPR. Coordenadora do Departamento de Alergia Ocular da ASBAI (2021-2022).

Fábio Chigres Kuschnir

Professor Associado do Departamento de Pediatria da Universidade do Estado do Rio de Janeiro – UERJ. Coordenador da Disciplina de Alergia e Imunologia Clínica da UERJ. Coordenador do Curso de Pós-Graduação em Alergia e Imunologia da UERJ. Primeiro Vice-Presidente da Associação Brasileira de Alergia e Imunologia – ASBAI.

Faradiba Sarquis Serpa

Professora da Escola Superior de Ciências da Santa Casa de Misericórdia de Vitória – EMESCAM. Mestre em Clínica Médica pela Universidade Federal do Rio de Janeiro – UFRJ. Doutora em Engenharia Ambiental pela Universidade Federal do Espírito Santo – UFES. Coordenadora do Centro de Referência em Asma Grave do Hospital Santa Casa de Misericórdia de Vitória – HSCMV. Diretora de Políticas de Saúde da Associação Brasileira de Alergia e Imunologia – ASBAI.

Fernando Monteiro Aarestrup

Médico Especialista em Alergia e Imunologia Clínica pela Associação Médica Brasileira e Associação Brasileira de Alergia e Imunologia – AMB/ASBAI. Professor Titular Universidade Federal de Juiz de Fora – UFJF. Doutor em Patologia pela Universidade Federal Fluminense – UFF. Pós-Doutorado na Rockfeller University, Nova York, EUA. Chefe do Serviço de Alergia e Imunologia do Hospital Maternidade Therezinha de Jesus – SUPREMA – Faculdade de Ciências Médicas e da Saúde de Juiz de Fora – FCMS/JF. Membro do Departamento Científico de Alergias e Imunidade no Idoso (Imunossenescência) da ASBAI. Coordenador do Departamento Científico de Imunoterapia da ASBAI.

Georgia Véras de Araújo Gueiros Lira

Professora do Centro de Ciências Médicas, Área Pediatria, da Universidade Federal de Pernambuco – UFPE. Mestre e Doutoranda em Saúde da Criança e do Adolescente pela UFPE. Membro do Departamento Científico de Imunoterapia e Coordenadora da Comissão de Jovem Especialista da Associação Brasileira de Alergia e Imunologia – ASBAI. Especialista em Alergia e Imunologia pela Associação Médica Brasileira – AMB e ASBAI.

Gesmar Rodrigues Silva Segundo

Professor Associado do Departamento de Pediatria da Universidade Federal de Uberlândia – UFU. Pós-Doutorado em Imunologia pela University of Washington/Seattle Childrens Hospital, EUA.

Gustavo Falbo Wandalsen

Mestre e Doutor em Ciências pela Universidade Federal de São Paulo – Unifesp. Professor Associado da Disciplina de Alergia, Imunologia Clínica e Reumatologia, Departamento de Pediatria da Escola Paulista de Medicina – EPM-Unifesp.

Herberto José Chong Neto

Professor Associado I de Pediatria da Universidade Federal do Paraná – UFPR. Pós-Doutor em Saúde da Criança e do Adolescente da UFPR. Diretor de Ensino a Distância da Associação Brasileira de Alergia e Imunologia – ASBAI. Presidente do Departamento Científico da Sociedade Brasileira de Pediatria – SBP.

Inês Cristina Camelo Nunes

Mestre em Pediatria e Doutora em Medicina Departamento de Pediatria da Escola Paulista de Medicina da Universidade Federal de São Paulo – EPM-Unifesp. Médica Associada ao Setor de Alergia da Disciplina de Alergia, Imunologia e Reumatologia Departamento de Pediatria da EPM-Unifesp. Coordenadora do Ambulatório de Alergia a Drogas ao Látex e de Urticária.

Iramirton Figuerêdo Moreira

Professor Adjunto II da Faculdade de Medicina da Universidade Federal de Alagoas – FAMED-UFAL. Médico Alergista e Imunologista do Hospital Universitário Professor Alberto Antunes HUPAA/EBSERH/UFAL. Título de Especialista em Alergia e Imunologia pela Associação Brasileira de Alergia e Imunologia – ASBAI. Doutorado em Patologia Ambiental e Experimental pela Universidade Paulista – UNIP.

José Luiz de Magalhães Rios

Mestre em Imunologia da Universidade Federal do Rio de Janeiro – UFRJ. Doutor em Clínica Médica da UFRJ. Coordenador da Pós-Graduação em Alergia e Imunologia da Faculdade Arthur Sá Earp Neto/Faculdade de Medicina de Petrópolis/Hospital Central do Exército – UNIFASE-FMP/HCE.

Joseane Chiabai

Mestrado em Ciências pela Faculdade de Medicina da Universidade de São Paulo – FMUSP. Doutorado em Pediatria e Saúde da Criança pela Pontifícia Universidade Católica do Rio Grande do Sul – PUCRS. Médica do Ambulatório de Alergia e Imunologia do Hospital Estadual Infantil Nossa Senhora da Glória – HEINSG. Professora Adjunta do Departamento de Pediatria da Universidade Federal do Espírito Santo – UFES.

Leda das Neves Almeida Sandrin

Médica Especialista em Alergia e Imunologia Clínica Médica. Especialista em Oftalmologia e Doutora em Ciências pela Faculdade de Medicina da Universidade de São Paulo – FMUSP – Programa de Oftalmologia. Professora Titular no Curso de Medicina da Universidade Comunitária da Região de Chapecó – Unochapecó – Alergia e Imunologia.

Leonardo Oliveira Mendonça

Médico Imunologista e Alergista pelo Hospital das Clínicas da Faculdade de Medicina da Universidade de São Paulo – HCFMUSP. *Fellow* em Doenças Autoinflamatórias e Síndromes Imunodesregulatórias pelo European Society for Immunodeficiencies – ESID no Instituto Giannina Gaslini, Itália. Coordenador do Centro de Doenças Raras e da Imunidade e da Divisão de Imunologia e Alergia do Hospital 9 de Julho, São Paulo.

Luane Marques de Mello

Médica. Especialista em Alergia e Imunologia no Hospital do Servidor Público Estadual – HSPE. Especialista pela Associação Brasileira de Alergia e Imunologia – ASBAI/Associação Médica Brasileira – AMB. Mestre e Doutora em Ciências da Saúde pela Faculdade de Medicina do Triângulo Mineiro da Universidade Federal do Triângulo Mineiro – FMTM/UFTM. Docente do Departamento de Medicina Social da Faculdade de Medicina de Ribeirão Preto da Universidade de São Paulo – FMRP-USP.

Lucila Camargo Lopes de Oliveira

Professora-Adjunta da Disciplina de Alergia e Imunologia da Escola Paulista de Medicina da Universidade Federal de São Paulo – EPM-Unifesp. Comissão de Alergia Alimentar da Associação Brasileira de Alergia e Imunologia – ASBAI. Título de Especialista pela ASBAI. Título de Especialista pela European Academy of Allergy and Clinical Immunology – EAAC.

Luis Felipe Chiaverini Ensina

Mestre em Imunologia pela Universidade de São Paulo – USP. Doutor em Pediatria e Ciências Aplicadas à Pediatria pela Universidade Federal de São Paulo – Unifesp. Coordenador do Centro de Referência e Excelência em Urticária da Disciplina de Alergia, Imunologia Clínica e Reumatologia do Departamento de Pediatria da Unifesp. Secretário Científico da Sociedade Latino-Americana de Alergia, Asma e Imunologia – SLAAI.

Luiza Salvador Schmid

Alergista e Imunologista Pediátrica. Título de Especialista em Alergia e Imunologia Clínica pela Associação Brasileira de Alergia e Imunologia – ASBAI. Mestrado em Pediatria e Ciências Aplicadas à Pediatria pelo Programa de Pós-Graduação em Pediatria e Ciências Aplicadas à Pediatria pela Escola Paulista de Medicina da Universidade Federal de São Paulo – EPM-Unifesp. Preceptora Afiliada da Disciplina de Alergia, Imunologia Clínica e Reumatologia do Departamento de Pediatria da EPM-Unifesp.

Mara Morelo Rocha Felix

Doutora em Medicina pela Universidade do Estado do Rio de Janeiro – UERJ. Professora de Alergia e Imunologia da Universidade Federal do Estado do Rio de Janeiro – UNIRIO. Médica do Setor de Alergia Pediátrica do Hospital Federal dos Servidores do Estado do Rio de Janeiro – HFSE-RJ. Coordenadora do Departamento de Alergia a Drogas da Associação Brasileira de Alergia e Imunologia – ASBAI (Biênio 2021-2022).

Márcia Carvalho Mallozi

Doutora em Ciências da Saúde pela Universidade Federal de São Paulo – Unifesp. Professora Assistente do Departamento de Pediatria do Centro Universitário Faculdade de Medicina do ABC – FMABC. Coordenadora dos Ambulatórios de Alergia e Imunologia da Disciplina de Alergia, Imunologia e Reumatologia do Departamento de Pediatria da Unifesp.

Maria da Conceição Santos de Menezes

Médica Assistente do Departamento de Pediatria da Irmandade da Santa Casa de Misericórdia de São Paulo – Setor de Alergia e Imunodeficiências. Mestre em Ciências da Saúde pela Faculdade de Ciências Médicas da Santa Casa de São Paulo – FCMSCSP.

Maria Elisa Bertocco Andrade

Chefe do Ambulatório de Alergia e Imunologia do Hospital do Servidor Público Estadual de São Paulo – HSPE-SP. Mestre em Alergia e Imunologia.

Maria Inês Perelló Lopes Ferreira

Mestre pela Universidade do Estado do Rio de Janeiro – UERJ. Médica do Serviço de Alergia e Imunologia da UERJ. Coordenadora do Ambulatório de Reações Adversas a Medicamentos da UERJ. Membro do Departamento Científico de Alergia *ad-rogar* da Associação Brasileira de Alergia e Imunologia – ASBAI. Membro da Comissão de Alergia a Medicamentos da ASBAI-RJ.

Mariana Gouveia Pimentel

Mestre em Ciências Aplicadas à Pediatria pela Escola Paulista de Medicina da Universidade Federal de São Paulo – EPM-Unifesp. Assistente do Ambulatório de Imunologia Clínica da EPM-UNIFESP. Membro do Departamento Científico de Imunodeficiência da Associação Brasileira de Alergia e Imunologia – ASBAI e do Latin American Society for Immunodeficiencies – LASID.

Mariana Paes Leme Ferriani

Doutorado pela Universidade de São Paulo – USP. Médica Especialista em Pediatria. Título de Pediatria pela Associação Brasileira de Alergia e Imunologia – ASBAI. Médica Especialista em Alergia e Imunologia. Título de Especialista pela ASBAI. Médica Contratada pelo Hospital das Clínicas da Faculdade de Medicina de Ribeirão Preto da Universidade de São Paulo – HCFMRP-USP, Departamento de Clínica Médica, Serviço de Alergia e Imunologia.

Marisa Rosimeire Ribeiro

Residência em Alergia e Imunologia pela Escola Paulista de Medicina da Universidade Federal de São Paulo – EPM-Unifesp. Título de Especialista pela Associação Brasileira de Alergia e Imunologia – ASBAI. Membro da Comissão do Departamento Científico de Anafilaxia da ASBAI. Colaboradora do Ambulatório de Alergia a Fármacos, Urticária e Angioedema da EPM-Unifesp.

Monica Soares de Souza

Chefe do Setor de Imunologia Pediátrica do Hospital Federal dos Servidores do Estado – HFSE. Coordenadora da Residência Médica de Alergia e Imunologia Pediátrica do HFSE-RJ. Especialista da Associação Brasileira de Alergia e Imunologia – ASBAI. Membro da Comissão de Imunodeficiências Primárias ASBAI-RJ.

Myrthes Anna Maragna Toledo Barros

Médica Assistente do Serviço de Imunologia Clínica e Alergia do Hospital das Clínicas da Faculdade de Medicina da Universidade de São Paulo – HCFMUSP. Mestrado em Alergia e Imunopatologia pela Faculdade de Medicina da Universidade de São Paulo – FMUSP. Doutorado em Microbiologia e Imunologia pela Universidade Federal de São Paulo – Unifesp. Membro do Departamento de Alergias e Imunidade no Idoso da Associação Brasileira de Alergia e Imunologia – ASBAI.

Nelson Augusto Rosário Filho

Professor Titular de Pediatria da Universidade Federal do Paraná – UFPR. Coordenador da Residência em Alergia e Imunologia Pediátrica da UFPR. Pesquisador CNPq Nível 1-d. *International Distinguished Fellow*, American College of Allergy, Asthma and Immunology. Membro da Academia Brasileira de Pediatria – ABP. Membro do Departamento Científico de Imunobiológicos da Associação Brasileira de Alergia e Imunologia – ASBAI. Presidente Vitalício da ASBAI.

Norma de Paula Motta Rubini

Professora Titular Emérita de Alergia e Imunologia da Escola de Medicina e Cirurgia da Universidade Federal do Estado do Rio de Janeiro – UNIRIO. Professora do Curso de Pós-Graduação em Alergia e Imunologia da UNIRIO. Diretora Científica da Associação Brasileira de Alergia e Imunologia – ASBAI (Biênio 2020-2021). Membro do Departamento Científico de Imunobiológicos da ASBAI. Membro do Comitê de Alergia e Imunologia da Sociedade de Pediatria do Estado do Rio de Janeiro – SOPERJ. Presidente Vitalícia da ASBAI.

Octavio Grecco

Mestre em Medicina pela Faculdade de Medicina da Universidade de São Paulo – FMUSP. Responsável pelos Ambulatórios de Dermatite de Contato e Imunomodulação do Serviço de Imunologia Clínica e Alergia do Hospital das Clínicas da Faculdade de Medicina da Universidade de São Paulo – HCFMUSP. Médico Assistente do Ambulatório de Imunodeficiências Primárias do Serviço de Imunologia Clínica e Alergia do HCFMUSP.

Patrícia Cristina Loureiro Diogini

Médica Pediatra pela Sociedade Brasileira de Pediatria – SBP e Imunologia da Associação Brasileira de Alergia e Imunologia – ASBAI. Mestre em Ciências da Saúde pela Irmandade da Santa Casa de Misericórdia de São Paulo. Médica Segunda Assistente do Setor de Alergia e Imunodeficiências do Departamento de Pediatria da Santa Casa de Misericórdia de São Paulo.

Pedro Francisco Giavina Bianchi Júnior

Professor Livre-Docente Associado da Disciplina de Imunologia Clínica e Alergia da Faculdade de Medicina da Universidade de São Paulo – FMUSP. Editor dos *Arquivos de Asma, Alergia e Imunologia* da Associação Brasileira de Alergia e Imunologia – ASBAI. Coordenador do Departamento Científico de Asma da ASBAI. *Visiting Professor* – Harvard Medical School (2012-2014).

Raquel Prudente de Carvalho Baldaçara

Professora Adjunta do Curso de Medicina da Universidade Federal do Tocantins – UFT. Doutora em Ciências da Saúde (Medicina) da Universidade Federal de São Paulo – Unifesp. Mestre em Ciências da Saúde pelo Instituto de Assistência Médica ao Servidor Público Estadual – IAMSPE. Médica Alergista/Imunologista do Hospital Geral de Palmas – HGP.

Régis de Albuquerque Campos

Professor da Faculdade de Medicina da Bahia da Universidade Federal da Bahia – FMB-UFBA. *Pos-doctoral research fellowship* em Alergia e Imunologia na Yale University Medical School, EUA. Doutor em Ciências pela Faculdade de Medicina da Universidade de São Paulo – FMUSP. Coordenador do Departamento Científico de Imunobiológicos da Associação Brasileira de Alergia e Imunologia – ASBAI (2021-2022).

Roberto Magalhães de Souza Lima

Mestre em Ciências da Saúde pela Santa Casa de Misericórdia de Belo Horizonte. Professor de Pós-Graduação em Alergia e Imunologia da Faculdade de Ciências Médicas e da Saúde de Juiz de Fora – SUPREMA. Diretor Científico da Associação Brasileira de Alergia e Imunologia – ASBAI-MG (2021-2022). Membro do Comitê de Dermatite Atópica da ASBAI. Membro da Câmera Técnica de Alergia e Imunologia do Conselho Regional de Medicina do Estado de Minas Gerais – CRM-MG.

Rosana Câmara Agondi

Mestrado e Doutorado em Alergia e Imunopatologia pela Faculdade de Medicina da Universidade de São Paulo – FMUSP. Médica Assistente do Serviço de Imunologia Clínica e Alergia do Hospital das Clínicas da Faculdade de Medicina da Universidade de São Paulo – HCFMUSP. Coordenadora do Urticaria Center of Reference and Excellence – UCAR do HCFMUSP.

Sérgio Dortas Junior

Professor Substituto de Clínica Médica – Imunologia da Faculdade de Medicina da Universidade Federal do Rio de Janeiro – FM-UFRJ. Médico do Serviço de Imunologia do Hospital Universitário Clementino Fraga Filho da Universidade Federal do Rio de Janeiro HUCFF-UFRJ. Professor da Clínica Médica da Faculdade Arthur Sá Earp Neto da Faculdade de Medicina de Petrópolis – UNIFASE-FMP.

Solange Oliveira Rodrigues Valle

Mestre e Doutora em Medicina pela Universidade Federal do Rio de Janeiro – UFRJ. Especialista em Alergia e Imunologia pela Associação Médica Brasileira – AMB e Associação Brasileira de Alergia e Imunologia – ASBAI. Especialista em Pediatria pela AMB e Sociedade Brasileira de Pediatria – SBP. Coordenadora do Centro de Referência e Excelência em Urticária e Angioedema.

Valéria Botan Gonçalves

Doutora e Mestre em Imunologia Médica pela Universidade de Brasília – UnB. Preceptora do PRM de Alergia e Imunologia do Hospital da Criança de Brasília – HCB. Coordenadora do Ambulatório de Testes de Provocação Oral em Alergias Alimentares do HCB.

Valéria Soraya de Farias Sales

Professora Titular da Disciplina de Imunologia Clínica da Universidade Federal do Rio Grande do Norte – UFRN. Mestre em Microbiologia e Imunologia pela Escola Paulista de Medicina – Unifesp. Doutora em Imunologia Básica e Aplicada pela Faculdade de Medicina de Ribeirão Preto da Universidade de São Paulo – FMRP-USP. Especialista em Alergia e Imunologia pela Associação Médica Brasileira – AMB e Associação Brasileira de Alergia e Imunologia – ASBAI. Diretora Científica Adjunta da ASBAI.

Veridiana Aun Rufino Pereira

Médica Assistente e Preceptora do Serviço de Alergia do Hospital do Servidor Público Estadual do estado de São Paulo – HSPE-SP. Doutora em Ciências pela Faculdade de Medicina da Universidade de São Paulo – FMUSP na Área de Alergia e Imunologia. Professora da Faculdade de Medicina da Universidade da Cidade de São Paulo – UNICID. Diretora Secretária da Associação Brasileira de Alergia e Imunologia – ASBAI, Regional São Paulo. Membro do Departamento Científico de Imunoterapia e da Comissão de Título de Especialista da ASBAI.

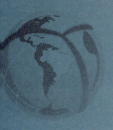

Dedicatória

Dedicamos este Manual aos nossos pacientes e familiares que, anonimamente, nos ensinam no dia a dia e permitem o nosso aprimoramento para sermos profissionais melhores, praticando a medicina humanizada e centrada no paciente.

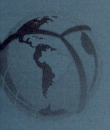

Agradecimento

Agradecemos aos professores e preceptores que, de maneira voluntária e obstinada, contribuem para o futuro da Alergia e Imunologia, por meio da formação e educação continuada dos especialistas em Alergia e Imunologia. Que possam continuar sempre motivando e inspirando todos os seus alunos.

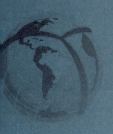

Prefácio

Nas últimas décadas, a prevalência das doenças alérgicas tem aumentado e a sua abordagem tem-se tornado um desafio para os profissionais que estão na linha de frente do atendimento desses pacientes. A aquisição continuada de novas técnicas diagnósticas e terapêuticas na área da Alergia e Imunologia tem exigido, cada vez mais, que os médicos que atendem pacientes com doenças alérgicas e/ou imunológicas, estejam a par desses conhecimentos. O *Manual Prático de Alergia e Imunologia – ASBAI* vem para facilitar essa ação. Nele, são apresentadas de forma clara e objetiva as principais doenças alérgicas e imunológicas, bem como procedimentos diagnósticos e terapêuticos importantes para as boas práticas do médico atendente. Com foco no diagnóstico e no tratamento, o Manual fornece informações baseadas em evidências científicas de alta qualidade e em guias reconhecidas de tratamento, nacionais e internacionais, facilitando a implantação da medicina de precisão. Mais de 60 especialistas contribuíram com a elaboração dos 31 capítulos que compõem a obra, contemplando temas muito relevantes para o atendimento do paciente com doenças imunoalérgicas. Vale destacar o importante papel das editoras, coordenadas pela Dra. *Fátima Rodrigues Fernandes,* na escolha dos temas que seriam abordados, assim como na identificação dos profissionais mais bem capacitados para desenvolvê-los. Boa leitura!

Prof. Dr. Dirceu Solé
Professor Titular do Departamento de Pediatria da Escola Paulista de Medicina da Universidade Federal de São Paulo. Diretor de Pesquisa da ASBAI (2021-2022).

Prof. Dr. Emanuel S. Cavalcante Sarinho
Professor Titular do Departamento de Pediatria da Universidade Federal de Pernambuco Presidente da ASBAI (2021-2022).

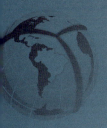

Apresentação

"Feliz aquele que transfere o que sabe e aprende o que ensina." (Cora Coralina)

As doenças imunoalérgicas têm alta prevalência, acometem mais de 1 bilhão de pessoas no mundo e, no Brasil, estima-se que cerca de 30% da população apresenta alguma dessas doenças, cujo desenvolvimento depende de interações entre a genética e o ambiente e envolvem uma diversidade de órgãos e sistemas, como pele, sistema respiratório e digestório.

Existem evidências do aumento da prevalência de alergias nas últimas décadas e essas doenças impactam todas as faixas etárias. Entre as mais frequentes, a alergia alimentar compromete cerca de 8% das crianças, a anafilaxia tem incidência anual estimada de até 8 pacientes/100 mil habitantes, a dermatite atópica acomete até 5% das crianças e as doenças alérgicas do sistema respiratório, as mais prevalentes, comprometem de 10% a 20% (asma) até 30% (rinite) da população. Por outro lado, os erros inatos da imunidade, mais raros, abrangem cerca de 400 doenças determinadas pela genética, comprometendo muito a saúde dos pacientes.

Diante desse panorama, é de fundamental importância trabalharmos para o crescimento quantitativo e qualitativo de nossa especialidade a fim de atender às necessidades de nossa população. Em 2019, foi aprovada uma nova matriz de competências para formar o especialista em Alergia e Imunologia, com o objetivo de habilitar os profissionais para atuarem em diferentes níveis de complexidade, utilizando adequadamente ferramentas clínicas e exames complementares no diagnóstico das diversas doenças imunoalérgicas na criança e no adulto, com uma abordagem integral e centrada no indivíduo, estabelecendo uma relação respeitosa e produtiva com pacientes, familiares e demais profissionais da saúde e mantendo-se comprometido com sua educação continuada.

A Associação Brasileira de Alergia e Imunologia – ASBAI, preocupada com esse cenário, credenciou os centros formadores de especialistas de todo o país, que possuem estrutura e corpo docente apropriados para formar especialistas em Alergia e Imunologia, seguindo as diretrizes da Matriz de Competências.

Além disso, engajada em fornecer suporte qualificado para a formação desses profissionais, a ASBAI propiciou a produção deste *Manual Prático de Alergia e Imunologia*. Na concepção deste material, incluímos os temas de maior relevância para auxiliar o especialista, em formação ou já atuante, na busca de informações confiáveis e baseadas em evidências científicas para nortear as suas condutas na prática clínica diária.

Agradecemos a todos os professores e preceptores que, generosa e voluntariamente, doaram o seu tempo e compartilharam os seus conhecimentos escrevendo os 31 capítulos que compõem esta obra. Também fica o nosso agradecimento às Professoras Ana Caroline Cavalcanti Dela Bianca Melo e Albertina Varandas Capelo que, com grande dedicação, auxiliaram na revisão dos capítulos. E nada disso seria possível sem o apoio constante dos Professores Emanuel S. Cavalcante Sarinho, Dirceu Solé e Norma de Paula Motta Rubini, que tão entusiasticamente buscam melhorias contínuas para a nossa especialidade.

Fátima Rodrigues Fernandes
Coordenadora da Comissão de Ensino e
Credenciamento de Serviços, gestão 2021-2022

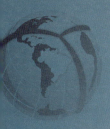

Sumário

1 Introdução ao Sistema Imune, 1
Dewton de Moraes Vasconcelos, Eli Mansur

2 Reações de Hipersensibilidade, 17
Maria da Conceição Santos de Menezes, Patrícia Cristina Loureiro Diogini

3 Hipersensibilidade Imediata: Abordagem Diagnóstica, 23
Antonio Abílio Motta, Monica Soares de Souza

4 Fatores Ambientais e Aeroalérgenos, 45
Luane Marques de Mello, Raquel Prudente de Carvalho Baldaçara

5 Rinites, 59
Adriana Teixeira Rodrigues, Fábio Chigres Kuschnir

6 Asma: Diagnóstico, 85
Faradiba Sarquis Serpa, Joseane Chiabai

7 Tratamento da Asma, 95
Gustavo Falbo Wandalsen, Pedro Francisco Giavina Bianchi Júnior

8 Fenótipos e Diagnóstico Diferencial da Asma, 105
Eduardo Costa de Freitas Silva, Georgia Véras de Araújo Gueiros Lira

9 Rinossinusite e Polipose Nasal, 117
Eduardo Costa de Freitas Silva, Iramirton Figuerêdo Moreira, Sérgio Dortas Junior

10 Alergia Ocular, 125
Elizabeth Maria Mercer Mourão, Leda das Neves Almeida Sandrin

11 Imunoterapia com Alérgenos, 139
Fernando Monteiro Aarestrup, Veridiana Aun Rufino Pereira

12 Dermatite Atópica, 147
Herberto José Chong Neto, Márcia Carvalho Mallozi

13 Dermatite de Contato, 157
Maria Elisa Bertocco Andrade, Octavio Grecco

14 Urticária, 173
Luis Felipe Chiaverini Ensina, Rosana Câmara Agondi

15 Prurido Crônico, 179
Cláudia Soïdo Falcão do Amaral, Clóvis Eduardo Santos Galvão

16 Angioedema por Bradicinina, 187
Eliana Cristina Toledo, Solange Oliveira Rodrigues Valle

17 Anafilaxia, 197
Alex Eustaquio de Lacerda, Marisa Rosimeire Ribeiro

18 Alergia a Insetos, 207
Alexandra Sayuri Watanabe, Georgia Véras de Araújo Gueiros Lira

19 Alergia a Medicamentos, 217
Mara Morelo Rocha Felix, Maria Inês Perelló Lopes Ferreira

20 Reações de Hipersensibilidade a Vacinas, 231
Clarissa Morais Busatto Gerhardt, Cláudia França Cavalcante Valente

21 Alergia ao Látex, 241
Chayanne Andrade de Araujo, Inês Cristina Camelo Nunes

22 Alergia Alimentar Mediada por IgE, 249
José Luiz de Magalhães Rios, Lucila Camargo Lopes de Oliveira

23 Alergia Alimentar Não IgE Mediada, 257
Ana Paula Beltran Moschione Castro, Valéria Botan Gonçalves

24 Abordagem do Paciente com Infecções de Repetição, 265
Adriana Azoubel Antunes, Mariana Paes Leme Ferriani

25 Erros Inatos da Imunidade – Diagnóstico , 275
Almerinda Maria do Rêgo Silva, Cristina Maria Kokron

26 Erros Inatos da Imunidade – Tratamento, 289
Carolina Sanchez Aranda, Luiza Salvador Schmid, Mariana Gouveia Pimentel

27 Doenças Autoinflamatórias, 301
Ekaterini Simões Goudouris, Leonardo Oliveira Mendonça

28 Imunodeficiências Secundárias, 309
Myrthes Anna Maragna Toledo Barros, Valéria Soraya de Farias Sales

29 Bulário de Medicamentos Utilizados no Tratamento das Doenças Alérgicas, 325
Eduardo Magalhães de Souza Lima, Roberto Magalhães de Souza Lima

30 Valores de Referência de Exames Complementares, 341
Barbara Gonçalves da Silva, Gesmar Rodrigues Silva Segundo

31 Imunobiológicos em Doenças Alérgicas, 351
Nelson Augusto Rosário Filho, Norma de Paula Motta Rubini, Régis de Albuquerque Campos

Índice Remissivo, 367

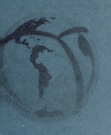

capítulo 1 — Introdução ao Sistema Imune

Dewton de Moraes Vasconcelos
Eli Mansur

Introdução

O sistema imunológico é formado por inúmeros componentes celulares e acelulares e evoluiu ao longo de milhões de anos com o principal objetivo de defesa contra agentes infecciosos, assim como moléculas estranhas. Todos os organismos, unicelulares e pluricelulares, apresentam alguma forma de resposta imune, e mesmo nos unicelulares este sistema pode ser extremamente complexo e elegante. Outras funções fisiológicas do sistema imune são a vigilância contra células danificadas ou cancerosas.[1]

O sistema imune humano geralmente é dividido em imunidades inata e adaptativa. A imunidade inata, não específica, reconhece padrões de reconhecimento associados aos patógenos ou células danificadas. Esta imunidade é rápida, comparada à resposta imune adaptativa, que é antígeno-específica e apresenta uma memória de longa duração.[2]

Resposta imune inata

A imunidade inata é a parte mais antiga evolutivamente do sistema imune. Composta por células, barreiras e moléculas, com ação local ou sistêmica, e é chamada inata por fornecer proteção imediata sem a necessidade de contato prévio. Este componente do sistema imune é a primeira linha de defesa e tem como alvo componentes microbianos conservados, induzindo uma resposta inflamatória pouco tempo após contato com um patógeno. As funções adicionais da imunidade inata são eliminar células danificadas, ao reconhecer moléculas produzidas e liberadas pelas células sob estresse, dano ou morte, e ativar a resposta imune adaptativa.[1,3-5]

A imunidade inata envolve a maioria dos tecidos do corpo e é exercida por vários tipos celulares, tanto de origem mieloide, como não mieloide. As principais células mieloides são os neutrófilos, os macrófagos, os mastócitos, os basófilos, os eosinófilos e as células dendríticas; enquanto as células não mieloides são as células epiteliais da pele e das mucosas e as células *natural killer* (NK). Além dos componentes celulares, esta parte da resposta imune é constituida por componentes circulantes, como a proteína C reativa, as proteínas do sistema complemento, as defensinas e outros peptídeos antimicrobianos (Tabela 1.1).[4]

Tabela 1.1 – Mecanismos de defesa inespecíficos[3]	
Locais	Integridade física da pele e das mucosas; lisozimas nas lágrimas, saliva e outras secreções; acidez gástrica; fluxo das secreções das mucosas do trato respiratório; trânsito intestinal; fluxo urinário
Sistêmicos	Febre; defensinas; interferons; fagocitose e opsonização não antígeno-específicas; morte celular não antígeno-específica: células NK

*NK: *natural killer.*

Geneticamente, o sistema imune inato utiliza um pequeno número de genes que codificam receptores que reconhecem moléculas microbianas conservadas, importantes a viabilidade e virulência dos microrganismos, ou produtos derivados do dano celular. Estes receptores de reconhecimento de padrões, como os receptores semelhantes ao *Toll* (*Toll-like receptors* ou TLR), os receptores semelhantes ao NOD, podem estar na membrana ou em compartimentos intracelulares; reconhecem padrões moleculares associados aos patógenos (PAMP) que estão presentes apenas em microrganismos e são importantes para a sua sobrevivência ou a patogenicidade. São exemplos de PAMP os lipopolissacarídeos (LPS), os peptidoglicanos e as mananas, assim como RNA de dupla-hélice viral.[4]

Os TLR, que nos humanos representam 10 diferentes dímeros, reconhecem individualmente um número limitado de PAMP, mas o conjunto é capaz de detectar quase todos. A sinalização através dos TLR leva à ativação do fator nuclear kappa-B (NF-κB) e outros fatores de transcrição resultando, entre várias respostas imunes, na produção de citocinas pró-inflamatórias, e a maturação das células dendríticas melhorando assim a resposta adaptativa. Os receptores semelhantes ao NOD (*nucleotide oligomerization domain–like receptors* ou NLR) compõem-se de 23 membros intracelulares que detectam produtos microbianos ou o estresse celular, induzindo à inflamação pela formação do inflamassomo, um complexo citoplasmático composto de NLR, como o NLRP3, proteína adaptadora (ASC) e caspase-1 ativada. O inflamassoma, quando ativado, leva à produção de citocinas inflamatórias, como a interleucina 1β (IL-1β) e IL-18, e à ativação de caspases inflamatórias.[1,4]

O sistema complemento (SC) é uma parte importante e bastante conservada da imunidade inata e é formado por mais de 30 substâncias circulantes e de membranas efetoras e reguladoras, com um papel nas primeiras linhas de defesa contra patógenos, além de ajudar na manutenção da homeostase do sistema imune. As principais funções do SC são:

- A resposta contra microrganismos por opsonização, melhorando assim a fagocitose, quimiotaxia, inflamação e lise de células-alvo.
- A remoção de células apoptóticas e restos celulares e complexos imunes.
- A ligação entre a imunidade inata e a adaptativa aumentando a resposta humoral e a memória imunológica.[6,7]

O SC é formado por enzimas dispostas em 3 vias de cascatas de ativação, conhecidas como a via clássica, alternativa e das lectinas (Figura 1.1). Estas 3 vias convergem em uma via comum terminal cujos componentes se inserem na membrana celular, pela formação do complexo de ataque à membrana (MAC) (C5b-9), levando à lise da célula-alvo.[6] A via clássica é iniciada pelo C1, ao reconhecer complexos imunes; a via alternativa é ativada pelo aumento da clivagem do C3, que sofre uma hidrólise espontânea, pela sua ligação a moléculas de patógenos, como os LPS; e a via das lectinas é iniciada por receptores circulantes de padrões, como a lectina de ligação à manose (MBL) e as ficolinas (Figura 1.1).[7] Estas vias da ativação do SC são conhecidas como as vias canônicas. Mais recentemente, outras vias de ativação do SC, não canônicas, tanto na circulação como dentro das células imunes, estão sendo estudadas. O SC intracelular é atualmente conhecido como o complementossomo, e pode ter uma função importante como um sensor intrínseco de estresse celular.[8] O SC é regulado em várias etapas, iniciação, amplificação, e no ataque à membrana. Esta regulação é necessária para prevenir o dano tecidual inadvertido[6] (Figura 1.1).

O componente celular da resposta imune inata é, também, de extrema importância. Os mastócitos são capazes de produzir, rapidamente, histamina e outras substâncias ativas em resposta à infecção, induzindo a inflamação e a reparação tecidual. Os granulócitos sanguíneos, neutrófilos, eosinófilos e basófilos, têm vida curta e são importantes na resposta imediata a parasitas e bactérias extracelulares com inflamação e vasodilatação, permitindo o rápido influxo das células imunes. Adicionalmente, os neutrófilos e os macrófagos fagocitam e destroem os patógenos e produzem citocinas

4 Manual Prático de Alergia e Imunologia – ASBAI

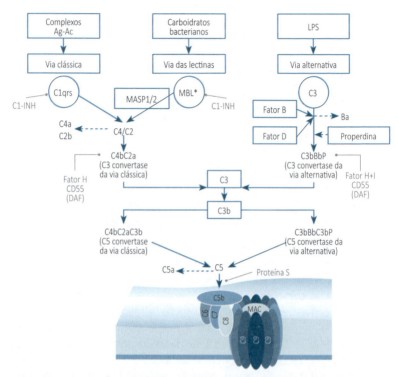

Ac: anticorpo; Ag: antígeno; C1-INH: inibidor de C1; DAF: fator acelerador de decaimento (*decay-accelerating factor*); LPS: lipopolissacarídeos; MAC, complexo de ataque à membrana (*membrane attack complex*); MASP: serinoprotease associada à MBL (*mannose binding lectin-associated serine protease*); MBL: lectina de ligação à manose (*mannose binding lectin*). *MBL/ficolinas/colectinas.

Figura 1.1 – Vias de ativação do sistema complemento.[6,7,9] **Algumas proteínas regulatórias estão em cinza.**

e quimiocinas que ativam e recrutam outras células imunes. Os neutrófilos podem matar microrganismos, também, pela extrusão das armadilhas extracelulares neutrofílicas (NET). As células dendríticas são células apresentadoras profissionais de antígenos com importante papel na ativação dos linfócitos da resposta imune adaptativa. As células NK são consideradas, por muitos, como um elo entre as imunidades inata e adaptativa. As células NK exercem uma resposta rápida antiviral e contra células tumorais, e por terem receptores de anticorpos, são importantes na citotoxicidade celular dependente de anticorpos. Outros grupos celulares importantes na imunidade inata são as células linfoides inatas, as células NKT e as células T$\gamma\delta$.[1,3,5]

Por muito tempo, a memória imunológica era considerada exclusividade da imunidade adaptativa. Mas nos últimos anos este conceito vem mudando, e a imunidade treinada, um termo recente, define o fato de que a imunidade inata exibe características adaptativas e uma resposta maior e mais rápida a uma nova infecção pelo mesmo patógeno. Enquanto na imunidade adaptativa este processo é por recombinação gênica, na inata ocorre uma reprogramação funcional epigenética de vias transcricionais. Todavia, a imunidade treinada é de duração mais curta e menos específica que a memória imunológica adaptativa. Este processo já foi evidenciado em várias células, como macrófagos, células dendríticas e células NK, além de células epiteliais e células-tronco. Adicionalmente à imunidade treinada periférica, as células progenitoras na medula óssea podem sofrer a ação da imunidade treinada central.[2]

A resposta imune, pelo seu alto poder destrutivo, é estritamente regulada. Citocinas anti-inflamatórias, como a IL-10, são produzidas e inibem os macrófagos e as células dendríticas. Em vários tipos celulares existem vias de sinalização inibitórias que antagonizam as vias de ativação. E, por fim, moléculas na membrana das células do hospedeiro exercem ação inibitória, por exemplo, sobre o SC.[1]

Resposta imune adaptativa

A resposta imune adaptativa, também chamada de imunidade adquirida, usa antígenos específicos para montar estrategicamente uma resposta imune. Ao contrário do sistema imunológico inato, que ataca apenas com base na identificação de ameaças gerais, a imunidade adaptativa é ativada pela exposição a patógenos e usa uma memória imunológica para aprender sobre a ameaça e melhorar a resposta imune de acordo. Para esse fim, as células responsáveis pela resposta imune adaptativa utilizam-se de um receptor "específico". Por outro lado, a resposta imune adaptativa é muito mais lenta para responder a ameaças e infecções do que a resposta imune inata, que está preparada e pronta para lutar o tempo todo (Figura 1.2).

Células do sistema imunológico adaptativo

Ao contrário do sistema imune inato, o sistema imune adaptativo depende de apenas dois tipos de células para realizar suas tarefas: as células B e as células T. No entanto, é importante ressaltar que todas as células primárias da resposta imunológica são derivadas de células-tronco hematopoiéticas multipotentes da medula óssea. A partir dessas células-tronco, duas principais linhagens são geradas: a linhagem mieloide, que gera as células fagocíticas mononucleares (monócitos, macrófagos, células dendríticas etc.) e polimorfonucleares (neutrófilos, eosinófilos, basófilos e mastócitos etc.), as plaquetas e as hemácias; a segunda linhagem é a linfoide, que dá

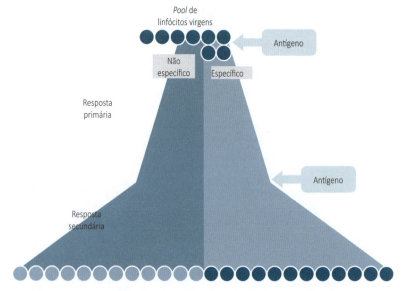

Fonte: Autoria Dr. Dewton de Moraes Vasconcelos.

Figura 1.2 – Funcionamento geral da resposta imune. A resposta adaptativa necessita de estímulos prolongados ou repetidos para gerar uma memória prolongada e eficaz.

origem aos linfócitos T e B.[10,11] Depois que essas células são geradas na medula óssea, elas precisam amadurecer e serem ativadas. Cada tipo de célula segue caminhos diferentes para suas formas finais e maduras (Figura 1.3).

Como citado anteriormente, essas células expressam receptores "específicos" que farão o reconhecimento antigênico, tanto para os linfócitos T, como para os linfócitos B. Uma das principais diferenças entre essas células é que o receptor das células T reconhece os antígenos intracelulares como os vírus, micobactérias, fungos e parasitos intracelulares e células neoplásicas, expressos nas membranas dessas células. Para tanto, as células T necessitam de "apresentação imunológica" por células da resposta inata, de modo a reconhecer o antígeno. Isso significa que as células "apresentadoras de antígenos" da resposta inata processam os antígenos, tornando-os "visíveis" para os linfócitos T em pequenos segmentos peptídicos. Por outro lado, as células B reconhecem os antígenos em sua configuração natural, não necessitando de apresentação e podendo reconhecer antígenos livres no plasma e nas secreções.

A principal pergunta nessa hora seria: se existem virtualmente infinitas possibilidades de geração de antígenos, derivados de todos os seres vivos e ina-

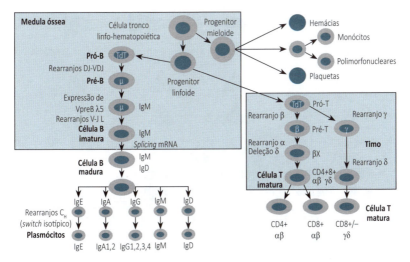

Fonte: Autoria Dr. Dewton de Moraes Vasconcelos.

Figura 1.3 – Esquema simplificado da diferenciação linfoide e mieloide na medula óssea. Em grande parte, esses processos ocorrem na medula óssea, com a exceção da diferenciação e educação dos precursores de células T no timo.

nimados com os quais somos expostos, como podem os linfócitos T e B criar tantos receptores específicos? Se tivéssemos que portar um DNA para cada receptor, nosso código genético teria que ser muito maior, inviabilizando a resposta adaptativa. Para resolver esse problema, a natureza utilizou-se de um sistema criado nos procariotos, denominado de recombinação sítio-específica.

A recombinação sítio-específica (conservadora) é um tipo de recombinação genética em que a troca de fitas de DNA ocorre entre segmentos que possuem certo grau de homologia de sequência.[12-14] As enzimas conhecidas como recombinases sítio-específicas (SSR) realizam rearranjos de segmentos de DNA reconhecendo e ligando-se a sequências de DNA curtas e específicas (sítios), em que clivam a cadeia principal de DNA, trocam as duas hélices de DNA envolvidas e reúnem as fitas de DNA. Os sítios de recombinação têm tipicamente entre 30 e 200 nucleotídeos de comprimento e consistem em dois "motivos" com uma simetria de repetição invertida parcial (palíndromos), aos quais a recombinase se liga, e que flanqueiam uma sequência de cruzamento central em que a recombinação ocorre (Figuras 1.4 e 1.5).

Como esses sistemas geram a quebra das duas hélices do DNA genômico dos genes associados aos receptores dos linfócitos T e B, nossos sistemas de reparo de quebra da dupla hélice do DNA são ativados de forma a corri-

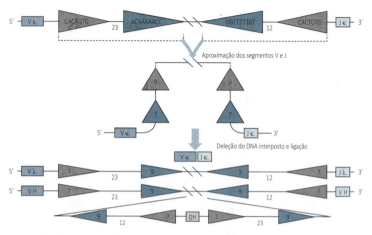

Fonte: Autoria Dr. Dewton de Moraes Vasconcelos.

Figura 1.4 – Funcionamento do sistema de recombinases, com as sequências palindrômicas que guiam a ligação dos segmentos gênicos dos genes de imunoglobulinas e dos receptores de linfócitos T, gerando grande diversidade.

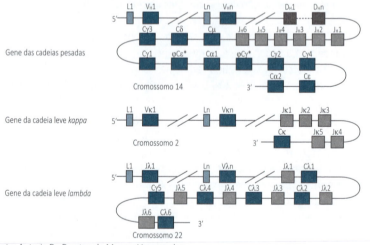

Fonte: Autoria Dr. Dewton de Moraes Vasconcelos.

Figura 1.5 – Organização dos genes de imunoglobulinas. Os genes das cadeias pesadas apresentam todos os segmentos para geração de variabilidade (V, D e J) e para as diversas cadeias constantes (Mu, delta, gama 3, gama 1, alfa 1, gama 2, gama 4, épsilon e alfa 2, respectivamente), enquanto os genes das cadeias leves, *kappa* e *lambda*, expressam os segmentos para a geração de diversidade (V e J) e os segmentos para a geração das regiões constantes dessas proteínas.

gir a grande quantidade de erros gerados nesse processo. Isso explica a relação entre os defeitos do sistema de reparo do DNA a as imunodeficiências combinadas (que serão apresentadas posteriormente neste livro).

Células T

Uma vez formadas na medula óssea, as células progenitoras T migram para o timo (daí o nome "célula T") para amadurecer e se tornar células T.[15] Enquanto no timo, as células T, em desenvolvimento ou timócitos, começam a expressar receptores de células T (TCR) e outros receptores chamados receptores CD4 e CD8. Todas as células T maduras expressam receptores de células T e CD4 ou CD8, não ambos. Assim, algumas células T expressam CD4 e outras expressam CD8 (Figura 1.6).

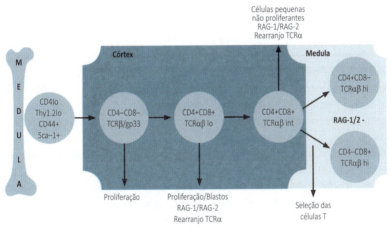

Fonte: Autoria Dr. Dewton de Moraes Vasconcelos.

Figura 1.6 – Resumo da diferenciação dos linfócitos T no timo. No córtex ocorre a seleção positiva e, na medula, a seleção negativa.

Ao contrário dos anticorpos, que podem se ligar diretamente aos antígenos, os receptores de células T só podem reconhecer antígenos que estão ligados a certas moléculas receptoras, chamadas Complexo Principal de Histocompatibilidade Classe 1 (MHCI) e Classe 2 (MHCII). Essas moléculas do MHC são receptores de superfície ligados à membrana em células apresentadoras de antígenos, como células dendríticas e macrófagos. CD4 e CD8 desempenham um papel no reconhecimento e ativação de células T, direcionando a ligação às moléculas do MHCII ou MHCI, respectivamente (Figura 1.7).

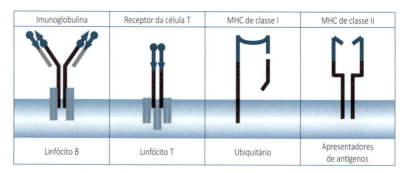

Fonte: Autoria Dr. Dewton de Moraes Vasconcelos.

Figura 1.7 – Moléculas responsáveis pelo reconhecimento imunológico. Essas moléculas pertencem à superfamília das imunoglobulinas, moléculas com um domínio "grudento" de ligação a antígenos (azul-escuro) e um domínio constante, responsável pela função ativadora da molécula.

Os receptores de células T precisam passar por um processo chamado rearranjo (ver recombinação sítio-específica), causando a recombinação quase ilimitada de um gene que codifica os receptores de células T. O processo de rearranjo permite muita diversidade de ligação, gerando bilhões de possibilidades de receptores a partir de algumas centenas de segmentos gênicos. Essa diversidade pode, potencialmente, levar a ataques acidentais contra células e moléculas próprias, porque algumas configurações de rearranjo podem, de modo acidental, imitar moléculas e proteínas próprias de uma pessoa. As células T maduras devem reconhecer apenas antígenos estranhos combinados com moléculas de MHC próprias para montar uma resposta imune apropriada.

Para garantir que as células T funcionem adequadamente depois de maduras e liberadas do timo, elas passam por dois processos de seleção (educação tímica) (Figuras 1.8 e 1.9).[16,17]

A seleção positiva garante a restrição do MHC testando a capacidade de o MHCI e o MHCII reconhecerem as moléculas do organismo expressas no timo. As células capazes de se ligar a moléculas de MHC apresentadas no timo proliferam. Por outro lado, se essas células não se ligam a moléculas expressas no timo, elas falham no processo de seleção positiva e são eliminadas por apoptose (morte por negligência).

A seleção negativa testa as capacidades de ligação dos receptores de células T que expressam CD4 e/ou CD8. Quando a avidez da ligação a moléculas de MHC próprias for muito elevada, as células são eliminadas por apoptose, devido ao risco de autorreatividade patológica. O ideal para o funcionamento normal da tolerância é quando uma célula T apresenta avi-

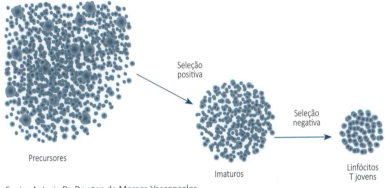

Fonte: Autoria Dr. Dewton de Moraes Vasconcelos.

Figura 1.8 – Milhões de precursores dos linfócitos são gerados na medula óssea e no timo. No córtex do timo ocorre a seleção positiva, com grande parte desses precursores morrendo por não reconhecerem as moléculas do MHC próprias. Na medula, em uma fase subsequente, ocorre a seleção negativa, permitindo apenas a sobrevivência de células com afinidade intermediária pelas nossas moléculas de MHC que apresentam os antígenos aos linfócitos T. Ver Figura 1.9 a seguir.

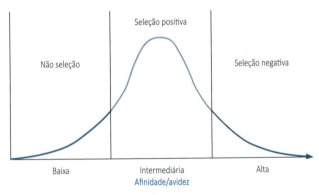

Fonte: Autoria Dr. Dewton de Moraes Vasconcelos.

Figura 1.9 – Modelo da avidez de reconhecimento do receptor de células T às moléculas de MHC próprias.

dez intermediária às moléculas de MHC próprias, permitindo que haja aumento da afinidade na presença de um antígeno estranho.[16,17]

Esses dois processos de seleção são implementados para proteger nossas próprias células e tecidos contra nossa própria resposta imune. Algumas

12 Manual Prático de Alergia e Imunologia – ASBAI

falhas no sistema de seleção tímica podem levar a doenças autoimunes. O mimetismo molecular de um autoantígeno por um peptídeo de um patógeno infeccioso, como bactérias e vírus, associado à molécula de MHC, pode desencadear doença autoimune devido a uma resposta imune de reação cruzada contra a infecção.

Após a seleção positiva e negativa, ficamos com três tipos de células T maduras: células T auxiliares (Th), células T citotóxicas (Tc) e células T reguladoras (Treg). As células T auxiliares expressam CD4 e ajudam na ativação de Tc, células B e outras células imunes. As células T citotóxicas expressam CD8 e são responsáveis pela eliminação de patógenos e células hospedeiras infectadas. As células T reguladoras expressam CD4 e outro receptor, chamado CD25. As células T reguladoras ajudam a distinguir entre moléculas próprias e não próprias e, ao fazê-lo, reduzem o risco de doenças autoimunes.[18]

Células B

Após a formação e maturação na medula óssea, as células B virgens movem-se para o sistema linfático para circular por todo o corpo. No sistema linfático, as células B virgens encontram um antígeno, que inicia o processo de maturação da célula B.[19] As células B têm, cada uma, um dos milhões de receptores específicos de antígenos de superfície distintos gerados a partir dos genes no DNA do organismo. Por exemplo, células B virgens expressam anticorpos em sua superfície celular, que também podem ser chamados de anticorpos ligados à membrana (Figura 1.10).

O antígeno deve-se ligar efetivamente ao anticorpo ligado à membrana de uma célula B virgem para desencadear a diferenciação, ou o processo de se tornar uma das novas formas de uma célula B.

As células B de memória expressam o mesmo anticorpo ligado à membrana que a célula B virgem (naïve) original, ou a "célula B parental".[20] Os plasmócitos produzem o mesmo anticorpo que a célula B original, mas não estão ligados à membrana. Em vez disso, os plasmócitos podem secretar anticorpos. Os anticorpos secretados trabalham para identificar patógenos livres que circulam por todo o corpo, de diferentes classes (isótipos) com funções específicas para cada um desses isótipos. Quando as células B virgens se dividem e se diferenciam, tanto plasmócitos quanto células B de memória são produzidos.

As células B também expressam um receptor especializado, chamado receptor de célula B (BCR). Os receptores de células B auxiliam na ligação do antígeno, bem como na internalização e no processamento do antígeno. Os receptores de células B também desempenham um papel importante nas vias de sinalização. Depois que o antígeno é interna-

Capítulo 1 – Introdução ao Sistema Imune 13

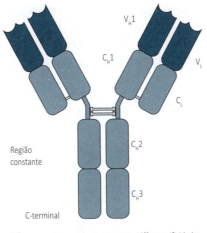

Fonte: Autoria Dr. Dewton de Moraes Vasconcelos.

Figura 1.10 – Modelo das moléculas de imunoglobulinas (Ig). As regiões de reconhecimento (em vermelho) ocorrem nas cadeias leves e pesadas da Ig e são mantidas nas células B, uma vez que sejam ativadas e se diferenciem. As regiões constantes são responsáveis pelas funções efetoras, como ativação de complemento, ligação a receptores nos fagócitos para promover a opsonização (facilitação da fagocitose) etc. As regiões constantes podem ser de cinco diferentes classes, que podem ainda ser subdivididas em subclasses, no caso da IgG (IgG1, 2, 3 e 4) e da IgA (IgA1 e IgA2).

lizado e processado, a célula B pode iniciar as vias de sinalização, assim como a liberação de citocinas, para se comunicar com outras células do sistema imunológico.

Além disso, as células B também apresentam subtipos, sendo os subtipos principais as células B1 e B2 (Tabela 1.2) e são produtoras de diferentes imunoglobulinas (Tabela 1.3).

Tabela 1.2 – Características gerais das células B1 e B2 (clássicas). Suas diferentes funções são complementares, e a memória é virtualmente restrita ao compartimento B2, assim como a necessidade de interação com os linfócitos T para potencialização de sua função

Propriedade	Células B1	Células B2
Regiões N	Poucas	Muitas
Repertório da região V	Restrito	Diversificado
Localização	Peritônio, pleura	Todos os locais
Renovação	Autorrenovação *in situ*	Medula óssea

Continua...

Tabela 1.2 – Características gerais das células B1 e B2 (clássicas). Suas diferentes funções são complementares, e a memória é virtualmente restrita ao compartimento B2, assim como a necessidade de interação com os linfócitos T para potencialização de sua função – continuação

Propriedade	Células B1	Células B2
Produção espontânea de Ig	Elevada	Reduzida
Especificidade para carboidratos	Sim	Raramente
Especificidade para proteínas	Raramente	Sim
Necessidade de auxílio T	Não	Sim
Hipermutação somática	Não	Sim
Desenvolvimento de memória	Não	Sim

Fonte: Autoria Dr. Dewton de Moraes Vasconcelos.

Tabela 1.3 – Características dos diferentes isótipos das imunoglobulinas, com suas principais funções biológicas, quantidade relativa no soro e vida média

%	IgG					IgA			IgM	IgD	IgE
Quantidade relativa no soro	IgG 75	IgG1 60 a 70	IgG2 14 a 20	IgG3 4 a 8	IgG4 2 a 6	IgA 15	IgA1	IgA2	10	0,2	0,004
Vida média no soro (dias)	23	23	23	7	23	6			5	3	2
Funções biológicas	Proteção do neonato Fixação de complemento Citoxicidade Opsonização					Proteção das mucosas Imunidade antiviral			Resposta precoce. Fixação de complemento	Diferenciação de linfócito B	Resposta alérgica. Imunidade antiparasitária

Fonte: Autoria Dr. Dewton de Moraes Vasconcelos.

Memória imunológica

Como o sistema imunológico adaptativo pode aprender e lembrar de patógenos específicos, ele pode fornecer defesa e proteção duradouras contra infecções recorrentes.[21] Quando o sistema imunológico adaptativo é exposto a uma nova ameaça, as especificidades do antígeno são memorizadas, de modo que somos protegidos de contrair a doença novamente. O conceito de memória imunológica se deve à capacidade do corpo de produzir anticorpos (e receptores das células T) contra diferentes patógenos.

Um bom exemplo de memória imunológica é mostrado nas vacinas. Por exemplo, a vacinação contra um vírus pode ser feita usando vírus ativo, mas enfraquecido ou atenuado, ou usando partes específicas do vírus que não estão ativas. Tanto o vírus inteiro atenuado, quanto as partículas de vírus não podem realmente causar uma infecção ativa. Em vez disso, eles imitam a presença de um vírus ativo para causar uma resposta imune, mesmo que não haja ameaças reais presentes. Ao receber uma vacina, você está expondo seu corpo ao antígeno necessário para produzir anticorpos específicos para esse vírus e adquirir uma memória do vírus, sem experimentar a doença.

Na Tabela 1.4 encontram-se as principais características das imunidades inata e adaptativa.

Tabela 1.4 – Características da imunidade inata e adaptativa[1,3,22]		
	Inata	*Adaptativa*
Especificidade	Receptores com ampla especificidade, reconhecendo moléculas compartilhadas por grupos patógenos relacionados e moléculas de células danificadas	Alta especificidade para epítopos únicos
Diversidade	Limitada. Receptores codificados por genes herdados	Muito grande. Receptores são produzidos, aleatoriamente, por recombinação somática de segmentos gênicos
Memória	Limitada*	Sim
Autotolerância	Sim	Sim
Distribuição	Não clonal	Receptores de antígenos têm distribuição clonal
Velocidade	Imediata	Lenta. Necessidade de desenvolvimento de clones específicos
Barreira	Pele, epitélio das mucosas, moléculas antimicrobianas	Linfócitos nos epitélios, anticorpos secretados nas superfícies dos epitélios
Proteínas sanguíneas	Complemento, lectinas e aglutininas	Anticorpos
Células	Várias células**	Linfócitos

*Ver imunidade treinada.[2] **Fagócitos (macrófagos e neutrófilos), mastócitos, basófilos, eosinófilos, células dendríticas, células NK, células linfoides inatas.

Referências bibliográficas

1. Abbas AK, Lichtman AH, Pillai S, Baker DL, Baker A. Cellular and molecular immunology. 9. ed. Philadelphia, PA: Elsevier; 2018.
2. Netea MG, Domínguez-Andrés J, Barreiro LB, Chavakis T, Divangahi M, Fuchs E et al. Defining trained immunity and its role in health and disease. Nat Rev Immunol. 2020;20:375–88.
3. Virella G (ed.). Medical immunology. 7th. ed. Taylor & Francis: Boca Raton; 2020.
4. Kaur BP, Secord E. Innate Immunity. Immunol Allergy Clin North Am. 2021;41:535–41.
5. McComb S, Thiriot A, Akache B, Krishnan L, Stark F. Introduction to the Immune System. Methods Mol Biol Clifton NJ. 2019;2024:1-24.
6. Brodszki N, Frazer-Abel A, Grumach AS, Kirschfink M, Litzman J, Perez E et al. European Society for Immunodeficiencies (ESID) and European Reference Network on Rare Primary Immunodeficiency, Autoinflammatory and Autoimmune Diseases (ERN RITA) Complement Guideline: Deficiencies, Diagnosis, and Management. J Clin Immunol. 2020;40:576–91.
7. Ling M, Murali M. Analysis of the Complement System in the Clinical Immunology Laboratory. Clin Lab Med. 2019;39:579–90.

8. Wenzel U, Kemper C, Köhl J. Canonical and non-canonical functions of the complement system in health and disease. Br J Pharmacol. 2021;178: 2751–3.

9. Warwick CA, Keyes AL, Woodruff TM, Usachev YM. The complement cascade in the regulation of neuroinflammation, nociceptive sensitization, and pain. J Biol Chem. 2021;297:101085.

10. Poletaev AB, Stepanyuk VL, Gershwin ME. Integrating immunity: the immunculus and self-reactivity. J Autoimmun. 2008;30:68-73.

11. Sun L, Wang X, Saredy J, Yuan Z, Yang X, Wang H. Innate-adaptive immunity interplay and redox regulation in immune response. Redox Biol. 2020; 37:101759.

12. Bode J, Schlake T, Iber M, Schübeler D, Seibler J, Snezhkov E et al. The transgeneticist's toolbox: novel methods for the targeted modification of eukaryotic genomes. Biol Chem. 2000;381:801-13.

13. Kolb AF. Genome engineering using site-specific recombinases. Cloning Stem Cells. 2002;4:65-80.

14. Turan S, Bode J. Site-specific recombinases: from tag-and-target- to tag-and-exchange--based genomic modifications. FASEB J Off Publ Fed Am Soc Exp Biol. 2011;25:4088-107.

15. Luan R, Liang Z, Zhang Q, Sun L, Zhao Y. Molecular regulatory networks of thymic epithelial cell differentiation. Differ Res Biol Divers. 2019;107:42-9.

16. Speck-Hernandez CA, Assis AF, Felicio RF, Cotrim-Sousa L, Pezzi N, Lopes GS et al. Aire disruption influences the medullary thymic epithelial cell transcriptome and interaction with thymocytes. Front Immunol. 2018;9:964.

17. Passos GA, Speck-Hernandez CA, Assis AF, Mendes-da-Cruz DA. Update on Aire and thymic negative selection. Immunology. 2018;153:10-20.

18. Mikami N, Kawakami R, Chen KY, Sugimoto A, Ohkura N, Sakaguchi S. Epigenetic conversion of conventional T cells into regulatory T cells by CD28 signal deprivation. Proc Natl Acad Sci U S A. 2020;117:12258-68.

19. Cyster JG, Allen CDC. B Cell Responses: Cell Interaction Dynamics and Decisions. Cell. 2019;177:524-40.

20. Akkaya M, Kwak K, Pierce SK. B cell memory: building two walls of protection against pathogens. Nat Rev Immunol. 2020;20:229-38.

21. Palm A-KE, Henry C. Remembrance of things past: long-term B cell memory after infection and vaccination. Front Immunol. 2019;10:1787.

22. Vivier E, Malissen B. Innate and adaptive immunity: specificities and signaling hierarchies revisited. Nat Immunol. 2005;6:17-21.

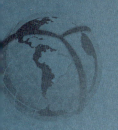

capítulo 2 Reações de Hipersensibilidade

Maria da Conceição Santos de Menezes
Patrícia Cristina Loureiro Diogini

Introdução

Hipersensibilidade é quando a resposta imune adaptativa ocorre de maneira exacerbada, desencadeando inflamação e levando a dano tecidual.[1] É o reflexo de respostas imunes excessivas ou aberrantes.[2] As reações de hipersensibilidade podem ocorrer em respostas a antígenos estranhos, podendo causar lesão tecidual, especialmente se as reações forem repetitivas ou precariamente controladas ou se as respostas imunes forem dirigidas contra antígenos próprios, como resultado na falha da autotolerância.[2,3] São desencadeadas em contatos subsequentes com o antígeno, sendo dependentes de memória imunológica.[1]

Em 1963, Gell e Coombs propuseram uma classificação dos mecanismos de hipersensibilidade em quatro tipos, com base no principal mecanismo imunológico responsável pela lesão tecidual e doença: tipo I ou IgE mediada, tipo II ou citotóxica, tipo III ou por imunocomplexos, tipo IV ou tardia.[1,4-6]

Hipersensibilidade tipo I ou imediata

A hipersensibilidade tipo I ou imediata é uma reação mediada por anticorpos IgE e mastócitos contra antígenos, que causa rápido extravasamento vascular e secreções mucosas, levando à inflamação. Pode afetar vários tecidos e ser de gravidade variável em diferentes indivíduos.[3] Distúrbios de hipersensibilidade tipo I incluem as doenças atópicas, com uma resposta

18 Manual Prático de Alergia e Imunologia – ASBAI

mediada por IgE exagerada, como asma, rinite, conjuntivite, anafilaxia, urticária, angioedema e alergia alimentar.[2,6,7]

Em um indivíduo atópico, os mastócitos estão recobertos com anticorpos IgE específicos para os alérgenos para os quais o indivíduo é sensibilizado. Ocorrendo a ligação do alérgeno à IgE, o mastócito é ativado com degranulação e liberação de substâncias vasoativas pré-formadas e neoformadas.[8-10] Os principais mediadores liberados são pré-formados (histamina, triptase, quimase, carboxipeptidase, heparina, sulfato de condroitina e fatores quimiotáticos para eosinófilos e neutrófilos),[1] sendo a histamina o principal;[1,8] e os neoformados, originados do metabolismo do ácido araquidônico (prostaglandinas, leucotrienos e tromboxanos).[1,8,11,12] São produzidas, ainda, citocinas: perfil Th2 (IL-4, IL-5, IL-6, IL-9, IL-10, IL-13), TNF-alfa, TGF-beta, IL-1, IL-3, IL-8, IL-11, IL-16, que também atuam no processo inflamatório.[2,8]

Na primeira exposição ao antígeno, os alérgenos ativam linfócitos T auxiliares, que promovem a diferenciação de linfócitos B em plasmócitos, com síntese de IgE específica. Os linfócitos T-*helper* 2 (Th2) produzem citocinas Th2 (IL-4, IL-5, IL-6, IL-9, IL-10, IL-13).[3,8] A ativação tem início quando alérgenos ligam-se a duas moléculas de IgE que se conectam a receptores de alta afinidade (FcεRI) em mastócitos e basófilos, com degranulação destas células e liberação de mediadores inflamatórios,[2,3,12] levando a aumento da permeabilidade vascular, edema, produção de muco e contração da musculatura lisa, com recrutamento de outras células para o sítio inflamatório (neutrófilos e eosinófilos).[1,3]

A fase tardia tem início entre 2 e 4 horas após o contato, com pico de 6 a 10 horas,[1] e caracteriza-se pelo recrutamento de eosinófilos, basófilos e linfócitos TCD4+, aumento de moléculas de adesão e migração transendotelial de leucócitos.[1,3,8] Ocorre também aumento de neuropeptídeos (substância P), com aumento de produção de muco, da permeabilidade vascular e do edema e piora da broncoconstrição.[3]

Hipersensibilidade tipo II ou citotoxicidade dependente de anticorpo

É uma reação de hipersensibilidade que resulta em lise da célula-alvo e em danos teciduais, levando a distúrbios funcionais e orgânicos deletérios ao indivíduo.[3] Ocorre quando anticorpos da classe IgG ou IgM são produzidos contra antígenos presentes em superfícies de células ou tecidos. Estes anticorpos podem se depositar em qualquer tecido que expresse o antígeno-alvo.[2,3] Estes anticorpos podem desencadear reações de citotoxicidade pela ação direta de macrófagos, neutrófilos e eosinófilos (que se unem a anticorpos na superfície celular, principalmente de células sanguíneas),[1] ativação da via clássica do complemento (anemia hemolítica autoimune, reações transfusionais, hemólise do recém-nascido, reação enxerto × hospedeiro, plaquetopenia por medicamentos)[1], opsonização e fagocitose (quando anticorpos se ligam a células, como hemácias, neutrófilos e plaquetas, e podem ser ingeridas e destruídas pelos fagócitos do hospedeiro)[2] ou por respostas celulares anormais (anemia perniciosa, miastenia *gravis*, doença de Graves).[2]

Os antígenos da superfície celular estimulam a produção de IgG e IgM contra epítopos da superfície de células-alvo. Este epítopo se liga ao determinante de complementaridade do anticorpo específico para o antígeno. A porção Fc (fragmento cristalizável) livre desses anticorpos une-se, então, a receptores de células líticas (neutrófilos, monócitos, macrófagos, eosinófilos, células NK, linfócitos T citotóxicos)[3] com posterior lise celular.[3]

O quadro clínico da hipersensibilidade tipo II é resultado do dano tecidual conforme a célula-alvo envolvida. Os principais exemplos são as doenças autoimunes (síndrome de Goodpasture, doença de Graves e miastenia *gravis*)[3] e eritroblastose fetal, ou doença hemolítica do recém-nascido.[3] Algumas drogas podem, ainda, se unir à superfície de células, em especial plaquetas e hemácias, passando a atuar como antígeno de superfície, como pode ocorrer com penicilina, quinidina, metildopamina. Em indivíduos predispostos, pode ocorre a formação de anticorpos específicos para estes antígenos, levando a anemias hemolíticas e plaquetopenias por ADCC.[3]

Hipersensibilidade tipo III ou reações por imunocomplexos

Reações de hipersensibilidade tipo III são também conhecidas como reações por imunocomplexos ou doença do soro. Ocorre em situações onde há excesso de antígeno em relação aos anticorpos. As imunoglobulinas das classes IgM e IgG estão mais frequentemente relacionadas, também podendo envolver a IgA.

Imunocomplexos de pequeno tamanho geralmente não ativam o complemento e os grandes são removidos da circulação. Complexos de antígenos e anticorpos de tamanho intermediário são solúveis, permanecem na circulação e podem ser depositados em determinados órgãos, levando à ativação do sistema complemento que promove lise.[3]

Os principais órgãos envolvidos são pele, rins, articulações, vasos sanguíneos e pulmões, pois apresentam obstáculos para esses complexos.[2] O *clearance* dos imunocomplexos é realizado pelos fagócitos e quando não são adequadamente removidos da circulação depositam-se.

Vários fatores podem levar à formação dos imunocomplexos direcionados a antígenos próprios ou a agentes infecciosos. Nas infecções crônicas o antígeno permanece na circulação por longo tempo, como nas hepatites virais, medicamentos e doenças autoimunes, como o lúpus eritematoso sistêmico.[3]

O quadro clínico das doenças por imunocomplexos aparece após um período de latência que pode ser de dias a semanas.

Um exemplo de modelo experimental de doença mediada por imunocomplexos é a reação de Arthus, com depósito de imunocomplexos nas paredes dos pequenos vasos levando à vasculite.

A doença do soro foi observada inicialmente em pacientes que receberam soro heterólogo para tratamento de determinadas infecções, cuja manifestação ocorria dias após a medicação. Os sintomas mais frequentes são febre, dor articular, urticária, adenomegalia e alterações renais como proteinúria e hematúria.[2]

O diagnóstico é realizado pela história clínica associada a sintomas sugestivos. Através da avaliação laboratorial pode ser observada diminuição de complemento, presença de imunocomplexos circulantes e também pode ser necessária a biópsia do órgão envolvido. O tratamento depende do agente causador; se for medicamento, o mesmo deve ser suspenso, se infeccioso, deve-se tratar adequadamente a infecção.[3] Já em doenças autoimunes, como se trata de quadro crônico, deve ser feito controle adequado para evitar a atividade da doença.

Hipersensibilidade tipo IV ou tardia

Reações de hipersensibilidade tipo IV, também chamadas tardia ou celular, são mediadas por linfócitos T. Ocorrem 24 a 48 horas após o estímulo com o antígeno ao qual foi previamente sensibilizado.

As células T CD4+ e as citocinas produzidas durante o processo inflamatório ativam macrófagos e a ação dos linfócitos T citotóxicos CD8+ levam à lesão do tecido envolvido. Essas células podem reagir a antígenos próprios, a microrganismos ou outros antígenos.[2]

Toxinas de bactérias consideradas superantígenos podem ativar a produção de citocinas em grande quantidade devido à ativação de linfócito T.

Um exemplo de hipersensibilidade tardia é a dermatite de contato, que apresenta uma fase de sensibilização onde um hapteno (p. ex., níquel), ao ligar-se a proteínas da pele, torna-se imunogênico e é fagocitado por células de Langerhans que se dirigem aos linfonodos, diferenciam-se em células dendríticas e apresentam o antígeno ao linfócito T citotóxico e a Th1.[3]

Na etapa de desencadeamento, uma vez na circulação, esses linfócitos, quando em contato com esse antígeno, migram em direção a ele. Ocorre liberação de IL-2 que aumenta a população de linfócito no local do antígeno em 48 a 72 horas.

Os linfócitos T citotóxicos promovem lise e apoptose de células da derme e da epiderme e Th1, atuando por apoptose. Citocinas são liberadas levando a processo inflamatório e presença de lesões eritematodescamativas e edema local.

A fase de resolução ocorre após a retirada do antígeno, quando os linfócitos Th1 liberam interferon-gama (IFN-gama) que ativa os macrófagos e os antígenos são fagocitados e eliminados. As células Th17 são responsáveis pelo recrutamento de neutrófilos.

Há doenças autoimunes mediadas tanto por células T CD4+ quanto T CD8+, com característica crônica uma vez que são direcionadas a proteínas próprias.

Em infecções crônicas por determinados agentes, como na tuberculose, a imunidade celular é importante e pode ser verificada pelo PPD, que avalia se o indivíduo foi previamente exposto e se apresenta resposta a esse antígeno.[2]

A rejeição a transplantes é mediada por células T citotóxicas e Th1 do receptor, levando à lesão do órgão transplantado.[3]

De acordo com o padrão de citocinas e células envolvidas no processo inflamatório, a imunidade tardia pode ser dividida em quatro tipos: a, b, c e d.[13]

A reação de hipersensibilidade tipo IVa envolve células Th1, IFN-gama, TNF-alfa e ativação de monócitos e macrófagos. A reação tipo IVb está associada a Th2, IL-5, IL4, IL13 e eosinófilos. A reação tipo IVc envolve células T citotóxicas, perfurinas, granzimas, CD4+, CD8. A tipo IVd está relacionada com células Th17, CXCL-8, GM-CSF, IL-17, IL22, IL-8 com ativação de neutrófilos. Estes subtipos de resposta celular foram descritos na fisiopatologia de reações tardias a medicamentos.

Referências bibliográficas

1. Kalil J, Motta AA, Agondi RC. Alergia & imunologia – Aplicação clínica. São Paulo: Atheneu; 2015.
2. Abbas AK, Lichtman AH, Pillai S. Imunologia básica – Funções e distúrbios do sistema imunológico, 6. ed Rio de Janeiro: Guanabara Koogan; 2021.
3. Forte WCN. Imunologia do básico ao aplicado, 3. ed. Porto Alegre: Artmed; 2015.
4. Hopp RJ. Hypersensitivity reactions: an everyday occurrence in pediatric allergy clinics. Pediatr Allergy Immunol Pulmonol. 2020;33(1):12 8. doi:10.1089/ped.2019.1109
5. Quoc QL, Bich TCT, Jang JH, Park HS. Recent update on the management of anaphylaxis. Clin Exp Emerg Med. 2021 Sep;8(3):160-72. doi: 10.15441/ceem.21.121. Epub 2021 Sep 30. PMID: 34649404; PMCID: PMC8517462.

6. Ando T, Kitaura J. Tuning IgE: IgE-associating molecules and their effects on ige-dependent mast cell reactions. Cells. 2021 July 5;10(7):1697. doi: 10.3390/cells10071697. PMID: 34359869; PMCID: PMC8305778.

7. Abbas M, Moussa M, Akel H. Type I hypersensitivity reaction. 2021 July 21. In: StatPearls [Internet]. Treasure Island (FL): StatPearls Publishing. PMID: 32809396.

8. Gevaert P, Wong K, Millette LA, Carr TF. The role of IgE in upper and lower airway disease: more than just allergy! Clin Rev Allergy Immunol. 2022 Feb;62(1):200-15. doi: 10.1007/s12016-021-08901-1. Epub 2021 Sep 18. PMID: 34536215; PMCID: PMC8818003.

9. Theoharides TC, Tsilioni I, Ren H. Recent advances in our understanding of mast cell activation - or should it be mast cell mediator disorders? Expert Rev Clin Immunol. 2019 June;15(6):639-56. doi: 10.1080/1744666X.2019.1596800. Epub 2019 Apr 22. PMID: 30884251; PMCID: PMC7003574

10. Cheng SL. Immunologic pathophysiology and airway remodeling mechanism in severe asthma: focused on IgE-mediated pathways. Diagnostics (Basel). 2021 Jan 6;11(1):83. doi: 10.3390/diagnostics11010083. PMID: 33419185; PMCID: PMC7825545.

11. Nakamura T. The roles of lipid mediators in type I hypersensitivity. J Pharmacol Sci. 2021 Sep;147(1):126-31.

12. Miyata J, Fukunaga K, Kawashima Y, Ohara O, Arita M. Cysteinyl leukotriene metabolism of human eosinophils in allergic disease. Allergol Int. 2020 Jan;69(1):28-34. doi: 10.1016/j.alit.2019.06.002. Epub 2019 Jun 24. PMID: 31248811.

13. Pichler W, Yawalkar N, Schmid S, Helbling A. Pathogenesis of drug-induced exanthems. Allergy. 2002;57:884-93.

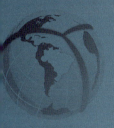

capítulo 3

Hipersensibilidade Imediata: Abordagem Diagnóstica

Antonio Abílio Motta
Monica Soares de Souza

Introdução

A investigação de sensibilização alérgica mediada por IgE é uma ferramenta importante na avaliação diagnóstica de várias condições como rinite alérgica, asma, dermatite atópica, alergia alimentar, alergia a medicamentos e venenos de insetos.[1]

Testes *in vitro* nas reações de hipersensibilidade imediata

A mensuração da IgE sérica específica para múltiplos alérgenos representa metodologia *in vitro* e pode auxiliar o reconhecimento de alergia quando corretamente associada à história clínica. Estes testes são baseados nas interações entre antígenos (alérgenos) e anticorpos específicos aos antígenos.[2,3] Na doença alérgica, os antígenos relevantes são proteínas derivadas de outros organismos vivos (plantas, animais, fungos, insetos, microrganismos). Ensaios imunológicos que avaliam IgE específicas *in vitro* são denominados incorretamente testes radioalergosorventes (RAST) porque estes testes foram os primeiros a serem utilizados. O termo "imune ensaio" é mais apropriado.

Imunes ensaios são disponíveis para:[2]

- Alimentos.
- Venenos de insetos (alergia a venenos de *Hymenoptera*).
- Aeroalérgenos ambientais (polens, fungos, alérgenos animais, ácaros e alérgenos de baratas).

- Látex da borracha natural.
- Número restrito de antibióticos betalactâmicos (penicilina).
- Número restrito de alérgenos ocupacionais (isocianatos e anidrido ftálico).

Os testes *in vitro* podem ser indicados para confirmar testes cutâneos negativos.

Os testes cutâneos para reações mediadas por IgE são mais indicados do que testes *in vitro*, pois são mais sensíveis, mais rápidos para execução e de menor custo. Algumas vantagens dos testes *in vitro* são descritas abaixo em relação aos testes cutâneos:[2]

- Não apresentam riscos aos portadores de doenças cardiovasculares e/ou história de anafilaxia. O risco de reação alérgica grave com testes cutâneos é baixo, mas inaceitável se dispomos de outro método diagnóstico.

- Não é necessária a suspensão de medicamentos como anti-histamínicos, antidepressivos, betabloqueadores, inibidores da enzima conversora de angiotensina. O uso de omalizumabe pode interferir em testes *in vitro*, exceto com a técnica Immunocap.

- Indicado nas formas graves de dermatite atópica, dermografismo, em lactentes abaixo de 12 meses de idade, período em que a pele expressa anergia, entre outras situações.

Há várias metodologias para execução dos testes IgE específicos para alérgenos: Teste imunoenzimático ELISA (*Enzyme-linked immuno sorbent assay*), por meio de de fluorescência ou quimiluminescência, testes radioalergosorventes (RAST) e técnica de ligação competitiva.[2]

A qualidade das medições de anticorpos IgE específicos para alérgenos relatadas pelos laboratórios de diagnóstico clínico de alergia não é uniformemente equivalente.[4]

De qualquer forma, a sensibilidade e a especificidade dos imunes ensaios variam conforme o sistema utilizado e a qualidade do alérgeno. Em geral, a sensibilidade varia de 60% a 95% e a especificidade de 30% a 90%. Em comparação, testes cutâneos (*prick*/puntura) geralmente têm alta sensibilidade e especificidade (> 85%) quando extratos inaláveis estandardizados de alta potência são usados.[2-4]

O avanço da biologia molecular permite, atualmente, o refinamento dos extratos alergênicos. Frações proteicas de diversas fontes alergênicas denominadas "componentes" (CRD, *component resolved diagnosis*) foram identificadas e conferem maior especificidade ao diagnóstico das alergias alimentares.

Em paralelo, os *microarrays* (ou plataforma multiplex) permitem que os componentes moleculares possam ser analisados concomitantemente quanto à capacidade de estimular a produção de IgE. Trata-se de um método semiquantitativo indicado para os casos de situações complexas de polissensibilização.[5,6]

Na prática clínica, as indicações para a utilização do CRD em pacientes com suspeita de alergia alimentar são as seguintes:[7]

- Discriminação entre reatividade cruzada e reatividade genuína em pacientes polissensibilizados.

- Avaliação do risco de reações sistêmicas graves x reações locais leves, em casos selecionados.

Testes de mensuração de IgG4 específicos não apresentam qualquer evidência científica em sua utilização no diagnóstico de alergias alimentares.[8]

Os testes de ativação de basófilos parecem ser promissores como adjuvantes aos testes de IgE, mas se encontram em andamento quanto à padronização do método.

▚ Testes *in vivo* nas reações de hipersensibilidade imediata

O teste cutâneo é o procedimento diagnóstico mais importante para a pesquisa da etiologia das alergias. Os testes ideais devem ser de fácil execução, com baixo custo, ter boa sensibilidade e especificidade, seguros, eficientes e com boa reprodutibilidade.

Os testes alérgicos devem ser realizados por profissionais da saúde treinados e em ambientes adequados. A sua interpretação deve ser realizada de preferência por alergista. Um teste alérgico positivo indica apenas a sensibilização do paciente ao alérgeno testado e sua interpretação deve ser sempre relacionada com a história clínica e o exame físico.[9]

O objetivo dos testes *in vivo* é reproduzir alguns sinais e/ou sintomas da doença alérgica e se o agente (antígeno) testado tem relação causal com o quadro clínico do paciente.[10]

Existe um risco potencial de reações sistêmicas pelos testes cutâneos, mas a frequência é inferior a 10% dos testes positivos. Já os testes de provocação são o padrão-ouro, pois comprovam a tolerância ou a reatividade à substância testada, permitindo seu uso seguro no futuro.

Uma história clínica minuciosa é fundamental para o diagnóstico de uma doença alérgica, sendo que a história torna-se importante para o diagnóstico de uma alergia.[11,12]

A vantagem dos testes cutâneos é que tem menor risco que os testes de provocação, pois a quantidade (dose) da substância suspeita utilizada é baixa, diferente da provocação, em que o paciente volta a utilizar a substância suspeita em dose "plena".

A escolha do tipo de teste cutâneo a ser realizado depende, basicamente, do mecanismo imunopatológico suspeito para aquele tipo de reação. Isso exige conhecimento dos mecanismos de hipersensibilidade de Gell & Coombs e da apresentação clínica das doenças que cada mecanismo pode acarretar.[12]

Podemos dividir os testes *in vivo* conforme o tipo de hipersensibilidade, segundo a classificação de Gell e Coombs (Tabela 3.1).

Tabela 3.1 – Tipo de hipersensibilidade e teste cutâneo recomendado	
Tipo de hipersensibilidade	**Testes in vivo indicados**
Imediata (Tipo I ou IgE mediada)	Teste de punctura e intradérmico de leitura imediata Teste de contato de leitura imediata Teste de provocação (ou desencadeamento)
Por imunocomplexos (Tipo III Reação de Arthus)	Intradérmico de leitura tardia de 4 a 8 horas
Tardia (Tipo IV)	Teste de contato de leitura tardia (*patch test* e *fotopatch test*) Intradérmico de leitura tardia de 48 e 96 horas

Os extratos alergênicos podem ser usados para realização de: teste cutâneo, teste de provocação, testes *in vitro e* imunoterapia alérgeno-específica (oral, sublingual e subcutânea). Os extratos mais usados nos testes de punctura são os antígenos derivados de: ácaros, fungos, polens, insetos *Hymenopteros,* alimentos, fâneros de animais e algumas medicações. Um bom extrato deve ser elaborado e padronizado por laboratório qualificado e indicado por sociedades da especialidade de alergia.

Teste de punctura de leitura imediata (*prick-test*)

O teste de punctura (TP), em conjunto com a história clínica, é o procedimento mais importante no diagnóstico das alergias mediadas por IgE. (reação Tipo I de Gell-Coombs).

Indicações

Asma, rinite, conjuntivite, alergia, medicamentos, alergia a venenos de insetos *Hymenopteros* (abelhas, marimbondos, vespas, marimbondos, formigas etc.), alergia a látex.

Contraindicações

História prévia de anafilaxia, asma mal controlada.[13]

Medicações que devem ser descontinuadas (Tabela 3.2)

Tabela 3.2 – Medicamentos que interferem com os testes cutâneos	
Medicamentos que devem ser evitados	**Tempo ideal de suspensão**
Anti-histamínicos H1 - Primeira geração - Segunda geração	48 a 72 horas 5 a 7 dias
Colírio anti-histamínico	3 dias
Anti-histamínicos de uso não alérgico	2 semanas
Medicações para vertigem e insônia	2 semanas
Anti-histamínico H2	48 horas
Corticoide tópico	7 dias ou fazer o teste em outra localização
Corticoide sistêmico (curso curto)	Não interfere
Antidepressivos tricíclicos	2 a 3 semanas
Inibidores da calcineurina	1 semana
Omalizumabe	Até 6 meses
Imunoterapia alérgeno-específica, antagonistas de leucotrieno, descongestionantes, beta-adrenérgicos	Não interfere

Material

Extratos padronizados, lanceta, puntor ou agulha hipodérmica (25 ou 26 G), algodão, álcool etílico, régua, fita adesiva (micropore) e caneta esferográfica.

Técnica

Coloca-se uma gota dos extratos alergênicos, uma solução de controle negativo e outra de controle positivo na superfície volar do antebraço do paciente, após a limpeza local com álcool etílico e algodão. A pele deve estar íntegra (sem lesões), as gotas devem estar a uma distância de cerca de 2 cm para que não se misturem. Uma lanceta própria de metal ou plástico deve ser utilizada para execução do teste. A lanceta (ou puntor) deve ser inserida perpendicularmente através da gota, fazendo-se uma pressão suficiente por 5 segundos para que a ponta perfure a pele através da gota. Com agulha hipodérmica, a pele deve ser perfurada pela gota em ângulo baixo (cerca de 45°) com o bisel virado para cima e a ponta levemente levantada, sem induzir sangramento. Deve-se utilizar um dispositivo para cada gota de extrato, evitando mistura dos alérgenos testados.[9,10]

A leitura deve ser feita após 15 a 20 minutos. São considerados positivos os testes com pápulas (eritema + edema) com diâmetro médio igual ou superior a 3 mm, após desconto do diâmetro do controle negativo caso haja formação de pápulas. O resultado positivo significa presença de IgE específica, demonstrando sensibilização ao alérgeno (Figura 3.1).[9]

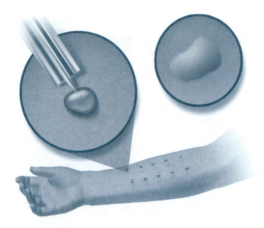

Fonte: Próprio autor.

Figura 3.1 – Técnica de aplicação e leitura (formação) da pápula no teste de punctura.

Prick to prick

Essa técnica é uma variação do teste de punctura disponível, utilizada principalmente com alimentos *in natur* como fonte de alérgeno. Na técnica do *prick to prick* fazemos uma punctura no alimento a ser testado e, a seguir, com a mesma lanceta utilizada, procedemos à punctura na pele do paciente (Figura 3.2).[9] Podemos testar também luvas de látex através desta técnica.

Uma pápula de pelo menos 3 mm de diâmetro será considerada positiva. Em casos em que haja dúvida se o teste positivo pode ser uma reação irritativa do alimento (reação falso-positiva), repetir o teste em um indivíduo sabiamente não sensibilizado ao alimento em questão (indivíduo controle).[14]

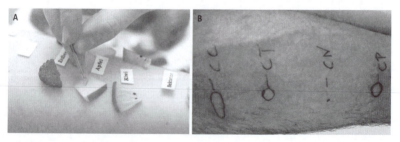

CC: castanha crua; CT: castanha torrada; CN: controle negativo; CP: controle positivo. Fonte: Próprio autor.

Figura 3.2 – **A:** Técnica do método *prick to prick*. **B:** *Prick to prick* positivo para castanha-do-pará.

Teste intradérmico

O teste intradérmico (TID) pode ser utilizado para avaliação de vários tipos de hipersensibilidade (Tipos: I, III e IVa). O TID é mais sensível que o teste de punctura, e os antígenos testados pela via intradérmica devem ter concentrações 25 a 50 vezes menores daquelas usadas nos testes de punctura.[9,13]

Indicação

O teste intradérmico está indicado quando o teste de punctura for negativo. Tem melhor reprodutibilidade e sensibilidade que o teste de punctura e é usado para calcular o *end-point* para imunoterapia.

Contraindicação

O TID está contraindicado nas mesmas situações já citadas anteriormente para o teste de punctura ou *prick test*. Alguns alérgenos não devem ser usados por via dérmica como: alimentos, sementes oleaginosas e látex, pelo alto risco de reações irritativas ou mesmo sistêmica (choque anafilático).[15]

Técnica

O teste deve ser realizado na face volar do antebraço, com a pele limpa previamente com algodão e álcool etílico. Deve ser utilizada uma seringa de 1 mL com uma agulha 10 × 4,5 ou 10 × 5. Injeta-se 0,03 a 0,05 mL do antígeno a ser testado por via intradérmica, com o bisel da agulha voltado para cima e com ângulo da seringa de 45° em relação à pele, com a distância mínima de 3 cm entre cada antígeno e de 5 cm se o antígeno testado for veneno de *Hymenoptera*. Após a injeção forma-se uma pápula onde os poros da pele ficam em maior evidência, com aspecto de "casca de laranja".[9,16] Devemos delimitar essa pápula com caneta esferográfica (Figura 3.3).

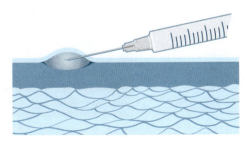

Fonte: Próprio autor.

Figura 3.3 – Técnica do local correto (derme) da aplicação do teste intradérmico.

A leitura é realizada após 15 a 20 minutos, no caso de reação do tipo I, sendo considerada como reação positiva se houver aumento da pápula inicial superior a 3 mm de diâmetro (Figura 3.4).

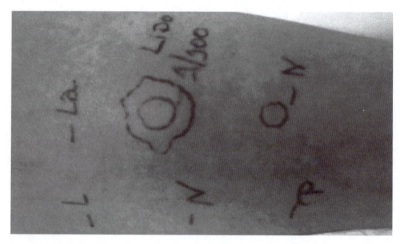

L: *prick* com lidocaína; La: *prick to prick* com luva de látex; N: controle negativo; P: controle positivo.
Fonte: Próprio autor.

Figura 3.4 – Teste intradérmico positivo para lidocaína na diluição 1:100.

Alguns estudos consideram a pápula positiva quando apresentar 5 mm de diâmetro ou mais.[9,16]

No caso da reação do tipo III (reação de Arthus), a leitura deve ser realizada após 4 a 8 horas. Se a reação for positiva, ocorre eritema e edema com enduração, às vezes hemorrágica, que pode evoluir para necrose após 48 a 72 horas. No caso das reações do tipo IVa, a leitura deve ser após 24 a 48 horas e é considerada positiva a reação com presença de nódulos subcutâneos iguais ou maiores que 5 mm.[9,17]

Testes de contato de leitura imediata

O teste de contato de leitura imediata (TCI) de leitura imediata é um procedimento diagnóstico para pesquisa da etiologia da dermatite de contato imediata.

Fundamentos imunológicos

O mecanismo fisiopatológico dos TCI é o do tipo I.[18]

Seleção de alérgenos

Os alérgenos (substâncias) usadas nos TCI em geral são substâncias que entram em contato direto com a pele ou mucosas do paciente como: medicações tópicas, borracha (látex) etc.[18]

Técnica

As substâncias (alérgenos) são colocados na dobra do braço-antebraço deixando-as por 15 a 20 minutos ou, no caso de luva de látex, vestir a luva no paciente e aguardar o tempo de leitura. O TCI positivo mostra o aparecimento de pápula com prurido.

Testes de provocação

Os testes de provocação (TP) fazem parte do arsenal de exames diagnósticos das reações de hipersensibilidade junto aos testes cutâneos, história clínica e exame físico. Os TP devem ser realizados quando os testes cutâneos são negativos ou não são exequíveis e tendo o paciente uma história positiva de sensibilização a algum antígeno.

O teste de provocação é a administração controlada de determinado antígeno (alimentos ou medicamentos) para diagnosticar reações de hipersensibilidade (RH) relacionadas com ele. O TP é o padrão-ouro para o diagnóstico das reações de hipersensibilidade, podendo confirmar, excluir ou demonstrar tolerância ao antígeno envolvido. O TP pode, quando positivo, reproduzir sintomas alérgicos a que se referia o paciente.[19,20]

Nem todo antígeno a que o paciente se refere na história pode ser usado numa provocação; devemos levar em conta a história clínica, o quadro clínico e o tipo de medicamento. O TP e a escolha do antígeno devem ser indicados e realizados por alergista apto a fazer este procedimento. Os antígenos indicados são: alimentos e alguns medicamentos. Às vezes o paciente refere na história clínica substâncias tóxicas ou irritantes que não podem ser usadas nas provocações.[20]

Os procedimentos diagnósticos para a avaliação das reações de hipersensibilidade são indicados conforme o tipo de reação, tempo de início e sua gravidade, conforme algoritmo a seguir (Figura 3.5).[21]

Indicações do teste de provocação

Como o valor preditivo negativo dos testes *in vivo* e *in vitro* não é 100%, os TP devem ser realizados para excluir a reação alérgica imediata por IgE específica e/ou testes cutâneos negativos. Além disso, algumas reações de

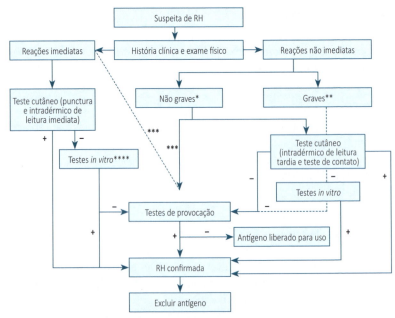

* Exantemas não complicados não graves. ** Reações graves (alta extensão e densidade das lesões de pele, longa duração, envolvimento de órgãos específicos). *** Para os AINE e os antibióticos não betalactâmicos, o valor diagnóstico dos testes cutâneos não está bem definido. No caso de urticária isolada, um TPD pode ser realizado de modo direto. **** Testes validados in vitro recomendados antes dos testes cutâneos, se houver história de reação grave ou se os testes cutâneos não forem possíveis ou recusados. ****** Na população pediátrica foi demonstrado que um teste de provocação a drogas pode ser realizado diretamente, sem teste cutâneo anterior, em crianças com exantemas não graves. Fonte: Adaptada de Pereira ARF, Agondi RC e Aun MV. In: Motta AA e Agondi RC. Alergia e imunologia - Aplicação clínica, 2.ed. Atheneu; 2021.

Figura 3.5 – Algoritmo para avaliação das reações de hipersensibilidade.

hipersensibilidade imediata a medicamentos são causadas por mecanismos não imunológicos. Como exemplo temos as reações aos anti-inflamatórios não esteroidais (AINE) causadas por alterações farmacológicas devido à inibição da via de ciclo-oxigenase. Nestes casos o TP é o único método diagnóstico disponível.[22,23]

Teste de provocação com medicamentos

Os testes de provocação com medicamentos (TPM) devem ser realizados, de preferência, em ambiente hospitalar por profissionais treinados, preparados para reconhecer sinais de uma reação positiva e tratar eventuais reações graves.[19]

A provocação só deve ser considerada quando o teste cutâneo for negativo com história clínica relevante, ou o teste com a droga suspeita for inconclusivo ou indisponível. Devemos sempre avaliar o risco-benefício individual. O paciente deve ser sempre informado sobre as consequências dos riscos envolvidos no TPM. Ciente de todas as implicações, o paciente deve assinar o consentimento livre e esclarecido. É importante documentar os detalhes pessoais do paciente, histórico médico e terapia medicamentosa concomitante antes de iniciar o TPM.[19,20]

Antes de se iniciar o teste também é realizado questionamento sobre sinais e sintomas e exame físico direcionado, incluindo sinais vitais, pico de fluxo expiratório e oximetria que serão reavaliados a cada etapa do teste.[24]

Existem indicações para a realização do teste de provocação com medicamentos, de acordo com as diretrizes europeias de 2003 (Tabela 3.3).[20]

Tabela 3.3 – Indicações para realização de um teste de provocação com medicamento (TPM)[20]		
	Indicação	**Exemplo**
1	Excluir RH em pacientes com história não sugestiva ou sintomas inespecíficos	Síncope isolada após anestesia local no dentista
2	Fornecer alternativa segura em pacientes com RH confirmada por fármaco não farmacologicamente relacionado	Antibiótico não betalactâmico em pacientes com RH induzida por betalactâmico; também útil quando paciente ansioso se recusa a usar medicação sem tolerância comprovada
3	Excluir reatividade cruzada em pacientes com RH confirmada	TPM com cefalosporina em paciente com RH à penicilina, ou AINE alternativo (p. ex., coxibe) em pacientes sensíveis ao AAS
4	Estabelecer diagnóstico definitivo em pacientes com história sugestiva de RH e testes diagnósticos negativos ou indisponíveis	Exantema maculopapular por amoxicilina e testes cutâneos e in vitro negativos

RH: reação de hipersensibilidade; AINE: anti-inflamatório não esteroidal; AAS: ácido acetilsalicílico.

Atualmente tem-se priorizado a realização das indicações 3 e 4 da Tabela 3.3, em que a reação prévia foi compatível e o risco de um TPM positivo é verdadeiramente maior. No caso de história clínica com alto valor preditivo positivo, as provas de provocação com medicamentos podem ser realizadas diretamente com um medicamento alternativo.[24,25]

Testes de provocação com alimentos

Os testes de provocação com alimentos devem ser realizados por equipe treinada e alergista em ambiente hospitalar, visto que as reações anafiláticas com alimentos costumam ser mais graves e rápidas do que aquelas com medicamentos. A sua indicação deve partir do alergista.

Os testes de provocação oral com alimentos (TPO) devem ser realizados também quando há suspeita de mecanismos imunológicos diferentes da hipersensibilidade mediada por IgE, como na síndrome de enterocolite induzida por proteína alimentar. O TPO pode ser a única maneira de confirmar o diagnóstico. A provocação com alimentos é o padrão-ouro no diagnóstico das reações adversas aos alimentos.

Nas provocações duplo-cego controladas por placebo (PDCCP), o alimento específico deve ser mascarado ("disfarçado") em um veículo para que o paciente não o perceba e, desta forma, é administrado de forma gradual. O alimento ativo e uma quantidade equivalente de placebo são administrados em ordem aleatória.

O PDCCP representa o padrão-ouro no diagnóstico da alergia alimentar. Na provocação aberta a ingestão do alimento suspeito deve ser feita sob supervisão para observação de possíveis reações adversas.[26]

🔹 Protocolos de testes de provocação com medicamentos

O principal instrumento para investigação das reações de hipersensibilidade imediata a medicamentos é o teste de provocação, pois apresenta maior sensibilidade. Importante ressaltar que reações graves como a síndrome de Stevens Johnson (SSJ), a necrólise epidérmica tóxica (NET), reação à droga com eosinofilia e sintomas sistêmicos (DRESS) e granulomatose com poliangiite (PEGA) são contraindicações absolutas de testes de provocação, visto que representam reações tardias sem possibilidade de dessensibilização pelo alto risco de morbimortalidade.

O Consenso Internacional (ICON) de Alergia a Drogas designa considerações e contraindicações dos TPM (Tabela 3.4).[19,27]

Tabela 3.4 – Considerações e contraindicações dos TPM	
1 TPM são contraindicados em RHM* não controláveis ou com risco de morte:	Reações cutâneas graves: SSJ, NET, DRESS, PEGA, vasculites, reações hematológicas ou qualquer envolvimento de órgãos internos com exceção da anafilaxia, que poderá ser testada após análise de risco/benefício.
2 TPM não são indicados quando:	Existência de alternativas bioquimicamente não relacionadas, doença grave associada ou gravidez (a menos que o medicamento seja essencial à doença associada ou necessário durante a gravidez ou parto).
3 TPM devem ser realizados sob as mais altas condições de segurança:	Equipe treinada, apta a identificar sinais precoces de uma reação positiva e para tratar uma reação com risco de vida.

*RHM: reações de hipersensibilidade a medicamentos.

Os TPM são realizados em ambiente hospitalar, inclusive em hospital-dia ou em centros de tratamento intensivo nos casos de anafilaxia sem terapias alternativas.

Capítulo 3 – Hipersensibilidade Imediata: Abordagem Diagnóstica **35**

A realização dos TPM deve ser realizada cerca de 4 a 6 semanas após a o evento da reação. Termos de consentimento livre e esclarecido são aplicados ao paciente ou responsável para que tenha ciência das intercorrências possíveis.

O paciente não deve utilizar medicamentos que possam interferir nos resultados do TPM como: anti-histamínicos, corticosteroides, antidepressivos tricíclicos, antileucotrienos. Pacientes em uso de betabloqueadores ou inibidores da ECA podem apresentar reações de mais difícil controle. A equipe médica deve estar atenta a essas situações.

A via oral representa a via mais segura, teoricamente, mas o ideal é repetirmos a via da exposição pela qual houve a reação ou a via necessária para uma exposição posterior.[19]

Em geral os TPM são simples e cegos, placebo-controlados, ou seja, somente o médico sabe se o que está sendo testado é placebo ou a medicação em questão. O placebo utilizado para TPM por via oral tem sido 5 a 10 mL de água destilada, com açúcar e cloreto de sódio. Se o medicamento envolvido na RHM for parenteral, uma dose inicial de soro fisiológico (NaCl 0,9%) pela mesma via do teste estará indicada. Porém, a dose inicial da medicação envolvida, o intervalo entre as doses, o número de etapas e a necessidade de prolongamento do teste (manter uso domiciliar por dias após provocação supervisionada inicial) não estão definidos.[28] O que se recomenda é que, antes de cada etapa, se reavalie o paciente, com questionamento de sinais e sintomas e exame físico com sinais vitais, pico de fluxo expiratório e oximetria.

Os TPM são realizados para anti-inflamatórios não esteroidais (AINE), anestésicos locais, antibióticos betalactâmicos e outras classes de antibióticos não betalactâmicos. Os TPM são realizados somente quando os testes cutâneos são negativos (exceto no caso de AINE) e num período mínimo de 30 dias após a reação ao medicamento.[20] Com relação aos AINE, se há uma história clínica altamente sugestiva de o paciente ser um reator cruzado com inibidores da ciclo-oxigenase 1, o uso dos inibidores específicos da ciclo-oxigenase 2 é uma alternativa mais segura de provocação.

Os TPM não diferenciam alérgicos de não alérgicos. Ressaltamos que um teste negativo não prova tolerância ao medicamento no futuro, mas significa que a reação de hipersensibilidade não ocorreu durante o desafio e na dose testada.

Para reações imediatas, os primeiros dados brasileiros publicados sugeriam a realização de cinco etapas: placebo, 10%, 20%, 30% e 40% da dose terapêutica (total 100%) com intervalos de 20 a 30 minutos.[29]

Atualmente, em reações não anafiláticas, o esquema mais usado é em três etapas: placebo, 10% e 90% a cada 30 minutos (Tabela 3.5).[30]

36 Manual Prático de Alergia e Imunologia – ASBAI

Tabela 3.5 – Sugestões de protocolos para testes de provocação em reações de hipersensibilidade imediata a medicamentos[27]			
	Busca de alternativa terapêutica	Confirmação diagnóstica	Anestésicos locais
Primeira etapa	Placebo (0%)	Placebo (0%)	TC
Esquema utilizado	0%; 10%; 90%	0%; 1%; 9%; 90%	TC; TID; TSC
Intervalo entre etapas	20-30 min	20-30 min	20-30 min
Tempo de observação final	Mínimo 60 min	Mínimo 60 min	Mínimo 60 min

TC: teste de punctura (medicamento não diluído); TID: teste intradérmico (diluição 1:10); TSC: teste subcutâneo (2 mL do medicamento não diluído); min: minutos.

O padrão-ouro para diagnóstico de hipersensibilidade a AINE é o teste de provocação. Testes cutâneos e de laboratório têm valor limitado.[31] O único AINE padronizado para teste cutâneo é a dipirona. O TPO é o teste escolhido para estabelecer uma reação de hipersensibilidade em relação à aspirina. Em alguns casos, um TPO é suficiente para estabelecer o diagnóstico (Tabela 3.6). Em outros casos serão necessários mais de um TPO. Em caso de reação a mais de um AINE, realizar teste de provocação inicialmente com AAS. Se o AAS for a droga envolvida na reação, realizar teste com ibuprofeno (se teste positivo, confirma-se o diagnóstico de reator cruzado).[32]

Tabela 3.6 – Teste de provocação oral de ácido acetilsalicílico em paciente com DREA*[33]			
	Dose		
Horário	Dia 1	Dia 2	Dia 3
07:00	Placebo	30 mg	100-150 mg
10:00	Placebo	45-60 mg	150-325 mg
13:00	Placebo	60-100 mg	325-650 mg

*Doença respiratória exacerbada por ácido acetilsalicílico.

🔖 Protocolos de testes de provocação oral para alimentos

O teste de provocação oral com alimentos (TPO) é realizado pela oferta gradativa da proteína alimentar suspeita de causar alergia. Os TPO devem ser efetuados por médicos especificamente treinados para administrar este procedimento.[34]

As dosagens de IgE específicas para antígenos alimentares vem demonstrando resultados cada vez mais fidedignos com os avanços da biologia molecular, porém, não há como afirmar com 95% de certeza se o paciente terá uma reação clínica a um alimento.

O TPO duplo-cego e controlado por placebo para alimentos é considerado o padrão-ouro para o diagnóstico de alergia alimentar ou para determinação do alcance da tolerância ao alimento específico. No entanto, tem desvantagens relacionadas com execução, custos e necessidade de internação. Os TPO abertos são os mais aplicados na prática clínica.

Principais indicações dos TPO para alimentos[35]

Necessidade de estabelecer a relação de causa e efeito entre o alimento e os sintomas.

- História de vários alimentos suspeitos e a associação a IgE específicas positivas.
- História de anafilaxia com alimento fortemente suspeito e IgE específica negativa ou associação à IgE específica negativa.
- Comprovar o alcance de tolerância ao alimento específico.
- Avaliar o efeito do processamento de alimento sobre o grau de tolerância (p. ex., leite assado ou *baked milk*).
- Suspender dietas restritivas baseadas em sintomas subjetivos ou inconsistentes com alergia alimentar.
- Alergias não mediadas por IgE (p. ex., síndrome da enterocolite induzida por proteínas alimentares [FPIES]).

Riscos para o TPO

Na Tabela 3.7 são descritas as possibilidades de reação que dependem da história clínica e exames laboratoriais.[34]

Tabela 3.7 – Avaliação de risco para a reação durante o TPO para alimentos			
Baixa probabilidade de reação	**Alta probabilidade de reação**	**Baixo risco de reação grave**	**Alto risco de reação grave**
Ingestão acidental ("escape") de pequena quantidade de alimento sem reação clínica	Reação nos últimos 6-12 meses	Sem história prévia de reação grave	História prévia de reação grave e/ou a traços do alimento
Marcadores preditivos de Tolerância (p. ex., nível de IgE específica)	Marcadores preditivos de alergia (p. ex., nível de IgE específica)	Alimentos usualmente não relacionados com reações graves (p. ex., frutas, legumes, carnes)	Alimentos usualmente relacionados com reações graves (p. ex., peixes, amendoim, frutos do mar, *nuts*)
		Sem história de asma	Presença de asma; outras condições que possam interferir no tratamento da anafilaxia grave: doença vascular, uso de betabloqueador, IOT

Critérios de exclusão para se realizar um TPO

Gravidez, asma não controlada, urticária crônica ativa, exacerbação da rinite alérgica e/ou da dermatite atópica, infecções agudas e uso de medicamentos que alteram a interpretação do TPO (Tabela 3.8).[34]

Tabela 3.8 – Medicações contraindicadas em TPO (tempo de interrupção antes do teste)	
Medicamentos	**Tempo**
Anti-histamínicos orais	3 a 10 dias
Fexofenadina	3 dias
Cetirizina	5 a 7 dias
Loratadina	7 dias
Hidroxizina e dexclorfeniramina	7 a 10 dias
Anti-histamínicos tópicos nasais	12 horas
Corticoides sistêmicos (orais/intramuscular/EV)	De 3 dias a 2 semanas
Antileucotrienos	24 horas
Agentes betabloqueadores	24 horas
Antidepressivos tricíclicos	5 dias
Inibidores da enzima conversora de angioedema	2 dias

Fluxo para realização de TPO

- História para avaliar contraindicações supracitadas do TPO.
- Explicar detalhadamente ao paciente e/ou familiares sobre o TPO, os riscos e benefícios, e as implicações dos resultados. Após esses esclarecimentos a assinatura do termo de consentimento livre e esclarecido deverá ser feita.
- Exame físico com aferição de peso, sinais vitais e, se possível, medida do *peak flow* ou VEF1.
- Cálculo das medicações necessárias para reações durante o TPO (adrenalina, anti-histamínico...).
- A oferta do alimento é gradativa, de acordo com a Tabela 3.9 ("sugestões de quantidade/tamanho das porções para TPO dos alimentos mais comuns em sua forma natural").
- Jejum ou refeição predefinida (p. ex., torradas e chá) para os pacientes.
- O TPO é exclusivo para o alimento suspeito. É proibido ofertar qualquer outro alimento durante o TPO e no período das primeiras 2 horas.

Capítulo 3 – Hipersensibilidade Imediata: Abordagem Diagnóstica

Tabela 3.9 – Sugestões de quantidade/tamanho das porções para TPO dos alimentos mais comuns[36]

Alimento	Quantidade
Leite	100 mL-150 mL
Ovo	1 ovo cozido
Soja	100 mL-150 mL de fórmula de soja
Amendoim	2 colheres de sopa de manteiga de amendoim
Feijão/ervilhas	45 g-50 g
Nuts (avelã, castanhas, nozes...)	30 g-40 g moídas
Gergelim	2 colheres de sopa de *tahine*
Peixe/carne	85 g-100 g
Grãos (arroz, milho, trigo, centeio...)	50 g-100 g de massa/arroz
Frutas	50 g-100 g de frutas cruas/cozidas/enlatadas (p. ex., pêssego) ½ ou 1 fruta pequena (maçã, banana, pera...) 100 mL-150 mL de suco de frutas
Vegetais	50 g-100 g de vegetais cozidos 50 g-100 g de vegetais folhosos crus 1 batata pequena cozida ou 70 g de batatas fritas

O Consenso Brasileiro sobre Alergia Alimentar publicado em 2018 sugere vários regimes posológicos para o TPO de alergia ao leite de vaca, de acordo com a literatura médica (Tabela 3.10). O intervalo entre as doses pode ser alterado para se adequar à cooperação do paciente e permitir um tempo adicional para melhor avaliação dos sintomas. A escolha de uma dose inicial pode ser ajustada para quantidades menores naqueles com reações prévias mais graves. Aromas ou condimentos seguros podem ser utilizados para tornar o sabor mais agradável para crianças. Não se deve forçar uma criança a comer o alimento, pois isso dificultará a interpretação do resultado do desafio.

Tabela 3.10 – Proposta de esquemas para TPO de leite de vaca[37]

Referências	Doses gradativas	Intervalo entre as doses (minutos)
Bock *et al.*, 1988; Sampson, 1999	Dobrar	15 a 60
Bindslev-Jensen *et al.*, 2004	Dobrar ou seguir escala logarítmica	15 a 30
Nowak-Węgrzyn *et al.*, 2009	1,3,10, 30,100 mL	30 a 60
Kneepkens & Meijer, 2009	Gotas nos lábios 1,3,10,30,50,100 mL	15 a 20
Mendonça *et al.*, 2012	1,4,10,15,20,25, 25 mL	15 a 20
Cianferoni et al., 2012	0,1, 0,5, 2,5, 5, 10, 30, 60, 120, 240 mL	15 a 20
Gushken et al., 2013	5,10,15,20,25,25 mL	15 a 30

Quando devemos interromper um TPO?

O TPO deve ser interrompido se um sintoma objetivo, como por exemplo, uma urticária generalizada ocorrer (Tabela 3.11). O TPO será então considerado positivo. Os sintomas subjetivos geralmente não são critérios para interrupção do TPO, mas o alergista deverá monitorar queixas como coceira na boca, na garganta ou no olho e atrasar o intervalo da próxima dose, ofertar água e observar se a coceira cessa espontaneamente.[35]

Os sintomas respiratórios devem ser sempre considerados. A obstrução nasal ou rinorreia que ocorram durante um TPO são sinais objetivos que justificam a interrupção do desafio e a observação atenta de sintomas adicionais.

Tabela 3.11 – Sintomas subjetivos e objetivos observados durante o TPO[35]		
Órgão	**Subjetivos**	**Objetivos**
Pele	Prurido	Urticária, angioedema, *flush*, eritema
Mucosa oral	Prurido	Bolhas, vermelhidão, edema
Trato gastrointestinal	Náusea, dor, cólicas	Vômito, diarreia
Nariz	Prurido	Obstrução, espirros, rinorreia, fungos
Olhos	Prurido	Vermelhidão, edema conjuntival
Pulmão	Aperto, dor, dispneia	Sibilos, uso de musculatura acessória, ↓FP*
Laringe	Aperto na garganta	Tosse seca, estridor, rouquidão
Sistema cardiovascular e neurológico	Tontura, vertigem, fraqueza	Taquicardia, choque, perda da consciência, ↓ PA**

*Queda da função pulmonar. **Queda da pressão arterial.

Tratamento das reações

Os anti-histamínicos orais são utilizados para tratamento dos sintomas decorrentes de um TPO considerado positivo na maioria das vezes. É importante lembrar que um TPO positivo conduz a observação do paciente por várias horas para monitorar sintomas adicionais, mesmo após o tratamento. A adrenalina deve estar prontamente disponível se houver aparecimento de sintomas adicionais. Em caso de sintomas respiratórios, os agentes beta-agonistas inalatórios devem ser utilizados em adição à epinefrina.

Os corticosteroides sistêmicos devem ser considerados na dependência da gravidade dos sintomas. O paciente deverá ter alta 2 a 4 horas após a resolução dos sintomas.

Orientações após TPO

O monitoramento pós-finalização do TPO deve durar, no mínimo, 2 horas. No caso de um TPO negativo, haverá o aconselhamento de adicionar o alimento à dieta no mínimo 3 vezes por semana para que a tolerância oral seja mantida. Em caso de TPO positivo, os pacientes e familiares são orientados a continuar a restrição alimentar. Todos os pacientes devem ter em mãos o contato médico por telefone e os principais medicamentos de emergência: epinefrina autoinjetável, salbutamol inalatório (aerossol dosimetrado ou solução para nebulização), anti-histamínicos e corticosteroides orais.

Testes de provocação nasal e conjuntival (TPC)

São procedimentos que reproduzem uma reação alérgica em condições padronizadas e controladas do alérgeno. O teste de provocação nasal (TPN) pode consumir tempo e seu uso na prática tem-se aplicado à rinite alérgica local.

Testes de broncoprovocação

Os testes de broncoprovocação (TBP) foram desenvolvidos com o intuito de avaliar a hiper-reatividade brônquica (HRB), caracterizada por resposta exagerada a estímulos que conduzem ao estreitamento das vias aéreas. Apesar de ser uma das principais características da asma, a HRB também pode ser encontrada em outras doenças, como rinite alérgica, DPOC, fibrose cística, entre outras. O TBP expõe o paciente a um estímulo broncoconstritor (metacolina ou histamina) e, logo após, é realizada a avaliação da função pulmonar com o intuito de obter-se, principalmente, o valor de volume expirado forçado no primeiro segundo (VEF1).[38]

🔖 Considerações gerais

Os avanços na tecnologia molecular e a melhor padronização dos extratos alérgicos vêm permitindo melhor abordagem diagnóstica nas reações de hipersensibilidade imediata e em outros mecanismos. No entanto, nem mesmo os mais modernos instrumentos laboratoriais devem ser utilizados isoladamente na investigação dos fatores etiológicos das alergias. Neste sentido, os papéis da anamnese criteriosa e do exame físico serão imprescindíveis para que, à luz da história clínica, os valiosos testes *in vivo* e *in vitro* disponíveis tenham sua aplicação clínica bem executada. Os testes de provocação, quando possíveis, são o padrão-ouro para comprovar o diagnóstico ou avaliar a tolerância.

Referências bibliográficas

1. Chong Neto HJ, Rosário NA. Studying specific IgE: in vivo or in vitro. Allergol Immunopathol. 2009;37:31-5.

2. Kowal K, DuBuske L, Bochner BS, Fedweg AM. Overview of in vitro allergy tests. UP TO DATE 2022 Apr.
3. Ansotegui IJ, Melioli G, Canonica GW et al. IgE allergy diagnostics and other relevant tests in allergy, a World Allergy Organization position paper. World Allergy Organ J. 2020;13:100080.
4. Chong Neto HJ, Chong-Silva DC, Rosário NA. Dosagem de IgE sérica total e IgE alérgeno específicas. Compêndio de Alergia e Imunologia Clínica. 2022;60:635-43.
5. Gupta M, Cox A, Nowak-Węgrzyn A, Wang J. Diagnosis of food allergy. Immunol Allergy Clin North Am. 2018;38(1):39-52.
6. Canonica GW, Ansotegui IJ, Pawankar R, Schmid-Grendelmeier P, van Hage M, Baena-Cagnani CE et al. A WAO – ARIA – GALEN consensus document on molecular-based allergy diagnostics. World Allergy Organ J. 2013;6(1):17.
7. Matricardi PM, Kleine-Tebbe J, Hoffmann HJ, Valenta R, Hilger C, Hofmaier S et al. EAACI Molecular Allergology User's Guide. Pediatr Allergy Immunol. 2016;27(S23):1-250.
8. Hammond C, Lieberman JÁ. Unproven diagnostic tests for food allergy. Immunol Allergy Clin North America. 2018;38(1):153-63.
9. Motta AA, Kalil J, Barros MT. Testes cutâneos. Rev Bras Alerg Imunopatol. 2005;28:73-83.
10. Motta AA, Kelmann NCP, Grecco O. Testes Alérgicos in vivo. In: Alergia & imunologia - Aplicação clínica. São Paulo: Atheneu; 2021:419-41.
11. Brockow K, Garvey LH, Aberer W, Atanaskovic-Markovic M, Barbaud A, Bilo MB et al. Skin test concentrations for systemically administered drugs - an ENDA/EAACI. Drug Allergy Interest Group position paper. Allergy. 2013;68:702-12.
12. Aun MV et al. Testes in vivo nas reações de hipersensibilidade a medicamentos - Parte I: testes cutâneos. Arq Asma Alerg Imunol. 2018;2(4):390-8.
13. Tourlas K, Burman D. Allergy testing. Prim Care Clin Office Pract. 2016;43:363-74.
14. Hauck PR, Williamson S. The manufacture of allergic extracts in North America. Clin Allergy Immunol. 2001;21(2-3):93-110.
15. Kowal K, DuBuske L et al. Overview of skin testing for allergic disease. Uptodate. 2016;14.
16. Rüeff F et al. Skin tests for diagnostic of allergic immediate-type reactions. Guideline of the German Society for Allergology and Clinical Immunology. Pneumologie. 2011;6598:484-95.
17. Castro FFM. Diagnóstico clínico e laboratorial em Alergia. Barueri, SP: Minha Editora; 2012:33-57.
18. Lazzarini R, Duarte I, Ferreia AL. Patch tests. An Bras Dermatol. 2013;88(6):879-88.
19. Demoly P, Adkinson F, Brockow K. Consenso internacional em Alergia Medicamentosa (ICON). Allergy. 2014;69:420-37.
20. Aberer W, Bircher A, Romano A et al. Drug provocation testing in the diagnosis of drug hypersensitivity reactions: general considerations. Allergy. 2003;58:854-63.
21. Demoly P, Kropf R, Bircher A et al. Drug hypersensitivity: questionnaire. EAACI interest group on drug hypersensitivity. Hypersensitivity. 1999;54(9):999-1003.
22. Messaad D, Sahla H, Benahmed S et al. Drug provocation tests in patients with a history suggesting an immediate drug hypersensitivity reaction. Ann Intern Med. 2004;140(12):1001-6.
23. Scherer K, Brockow K, Aberer W et al. Desensitization in delayed drug hypersensitivity reactions – an EAACI position paper of the Drug Allergy Interest Group. Allergy. 2013;68:844-52.
24. Doña I, Caubet JC, Brockow K, Doyle M, Moreno E, Terreehorst MJ. An EAACI task force report: recognising the potential of the primary care physician in the diagnosis and management of drug hypersensitivity. Clin Transl Allergy. 2018;8:16.

25. Kowalski ML, Asero R, Bavbek S et al. Classification and practical approach to the diagnosis and management of hypersensitivity to nonsteroidal anti-inflammatory drugs. Allergy. 2013;68(10):1219-32.

26. Gomes ER, Brockow K, Kuyucu S et al. Drug hypersensitivity in children: report from the pediatric task force of the EAACI Drug Allergy Interest Group. Allergy. 2016;71(2):149-61.

27. Aun MV, Queiroz GRS Testes de provocação com medicamentos. Compêndio de Alergia e Imunologia Clínica. 2022:59:630-3.

28. Soy O, Sahiner UM, Sekerel BE. Pro and contra: provocation tests in drug hipersensitivity. Int J Mol Sci. 2017;18(7):1437.

29. Aun MV, Malaman MF, Felix MMR, Menezes UP, Queiroz G, Rodrigues AT et al. Testes in vivo nas reações de hipersensibilidade a medicamentos - Parte II: testes de provocação. Braz J Allergy Immunol. 2019;3(1):7-12.

30. Iammatteo M, Ferastraoaru D, Koransky R, Alvarez-Arango S, Thota N, Akenroye A et al. Identifying allergic drug reactions through placebo-controlled graded challenges. J Allergy Clin Immunol Pract. 2017;5:711-7.

31. Kidon M, Blanca-Lopez N, Gomes E, Terreehorst I, Tanno L, Ponvert C et al. EAACI/ENDA Position Paper: Diagnosis and management of hypersensitivity reactions to non-steroidal anti-inflammatory drugs (NSAIDs) in children and adolescents. Pediatr Allergy Immunol. 2018;29:469-80.

32. Blanca-Lopez N, Haroun-Diaz E, Ruano FJ et al. Acetyl salicylic acid challenge in children with hypersensitivity reactions to nonsteroidal anti-inflammatory drugs differentiates between cross-intolerant and selective responders. J Allergy Clin Immunol Pract. 2018;6:1226-35.

33. Dias GMFS, Assis JP, Andrade CA, Aun MV, Kalil J, Bianchi PG, Agondi RC. Diagnóstico e tratamento da DREA: realidades na prática clínica. Arq Asma Alerg Imunol. 2018;2(1):123-9.

34. Solé D et al. Consenso Brasileiro sobre Alergia Alimentar. Diagnóstico, tratamento e prevenção. Arq Asma Alerg Imunol. 2018;2(1):39-82.

35. Ballmer-Weber BK, Beyer K. Methods in Allergy/Immunology: Foods Challenges. J Allergy Clin Immunol. 2017; doi: 10.1016/j.jaci.2017.06.038.

36. Nowak-Węgrzyn A, Assa'ad AH, Bahna SL, Bock SA, Sicherer SH, Teuber SS. Adverse Reactions to food Committee of American Academy of Allergy, Asthma & Immunology. Work group report: oral food challenge testing. J Allergy Clin Immunol. 2009;123 (Suppl):S365-83.

37. Cianferoni A, Garrett JP, Naimi DR, Khullar K, Spergel JM. Predictive values for food challenge-induced severe reactions: development of a simple food challenge score. Isr Med Assoc J. 2012;14:24-8.

38. Drobrzensky J, Murata JMK, Rosário Filho NA, Aun MV, Queiroz GRS. Broncoprovocação. Compêndio de Alergia e Imunologia Clínica. 2022;57: 613-9.

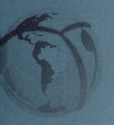

capítulo 4 Fatores Ambientais e Aeroalérgenos

Luane Marques de Mello
Raquel Prudente de Carvalho Baldaçara

Poluentes/irritantes

As alergias compreendem um grupo de doenças clinicamente diversas que decorrem de mecanismos patogênicos complexos. A interação entre fatores biológicos relacionados ao indivíduo e fatores ambientais, como já se sabe, está associada à sensibilização alérgica e ao desenvolvimento deste grupo de doenças. Entretanto, a exposição a substâncias de diferentes naturezas como biológica, física ou química, vem sendo considerada o principal fator de risco ambiental à saúde das pessoas, independentemente da sensibilização alérgica.[1]

Segundo a Organização Mundial da Saúde (OMS), quando o ar é contaminado e a atmosfera tem suas características naturais modificadas por qualquer composto químico, físico ou agente biológico, tem-se a poluição do ar. As populações que habitam áreas urbanas e industrializadas estão frequentemente sujeitas aos efeitos deletérios de uma grande diversidade de substâncias poluentes do ar, que podem se originar de fontes naturais (vapores naturais, atividade vulcânica, incêndios florestais, poeira carreada pelo vento e decomposição de matéria orgânica) ou de atividades antropogênicas, isto é, produzidas a partir da ação do homem em setores como agricultura, indústria e transporte. A exposição aos poluentes pode ocorrer tanto no ambiente externo (poluição do ar ambiental) quanto no interior dos espaços habitados (poluição intradomiciliar). Os poluentes podem, ainda, ser classificados em primários, quando as substâncias provêm de fontes naturais ou antropogênicas e são emitidas diretamente na atmosfera; e em secundários, quando resultam da modificação dos poluentes primários por meio de reações químicas e fotoquímicas que ocorrem na atmosfera.[2]

A poluição do ar afeta, de certa forma, toda a população e tem sido associada ao aumento da mortalidade prematura e da mortalidade total global, à ocorrência crescente de incapacidades e doenças crônicas envolvendo diferentes órgãos e sistemas.

Os pulmões e as vias aéreas superiores são os mais afetados. Mais de 10.000 litros de ar passam diariamente pelas vias respiratórias, favorecendo a inalação passiva de inúmeras substâncias nocivas. As crianças de baixa idade, os idosos e pessoas com condições de saúde preexistentes, como asma e DPOC, são frequentemente acometidos, especialmente pelos poluentes do ambiente intradomiciliar, o que inclui o tabaco.[3]

Os impactos negativos da poluição têm sido mais evidentes nos países de baixa e média renda, onde 98% das áreas urbanas não apresentam padrões de qualidade do ar adequados. Além disso, a perda de produtividade relacionada às doenças causadas pela poluição leva a uma queda do produto interno bruto de 2% ao ano nesses países, aumentando ainda mais a vulnerabilidade dessas populações.[1,4]

Várias substâncias já foram identificadas como poluentes, em ambientes externos e internos, diferindo entre si quanto às características físico-químicas e capacidade de causar danos à saúde humana e/ou animal (Tabela 4.1).[5]

Tabela 4.1 – Categorias de poluentes segundo similaridades físico-químicas	
Poluentes gasosos	Dióxido de nitrogênio (NO_2), óxidos de nitrogênio (NOx), óxido nitroso (N_2O), óxidos de enxofre (SOx), dióxido de enxofre (SO_2), monóxido de carbono (CO), dióxido de carbono (CO_2), ozônio (O_3), metano (CH_4), compostos orgânicos voláteis (VOC), amônia (NH_3)*
Poluentes orgânicos persistentes	Dioxinas
Metais pesados	Chumbo, mercúrio
Material particulado	MP_{10}; $MP_{2,5}$; $MP_{0,1}$ (PUF)
Poluentes de origem biológica (plantas, animais, insetos, agentes microbiológicos)	Aeroalérgenos: polens, ácaros da poeira domiciliar, baratas, epitélios de animais (cães, gatos, animais de grande porte), fungos.

Fonte: Adaptada de Kampa & Castanas. Environ Pollut. 2008;151(2):362-7.[5]

Os derivados da combustão dos combustíveis fósseis, utilizados como fonte de energia e em veículos motorizados, são os que mais agridem a atmosfera e afetam a saúde. A poluição do ar relacionada com o tráfego (TRAP) consiste em uma mistura de substâncias e representa importante fonte de poluição do ar. Emissões provenientes dos escapamentos dos veículos, poluentes secundários que se formam na atmosfera, evaporações e emissões não combustíveis, como poeira da estrada, material oriundo do desgaste dos pneus e freios são os principais componentes da TRAP. Carbono negro (*black carbon* ou BC), monóxido de carbono (CO), hidro-carbonetos (HC), óxidos e nitrogênio (NOx), dióxido de nitrogênio (NO$_2$), material particulado de diferentes diâmetros e partículas ultrafinas (PUF) são emitidos, principalmente pelos veículos em quantidades que variam de acordo com o tipo de combustível e a idade do veículo. Cada uma destas substâncias, dependendo de suas características, vão atuar, isoladamente ou em associação a outros elementos, causando danos à saúde.[5]

Efeitos da poluição sobre a saúde humana

Embora a poluição alcance, praticamente, toda a população do globo, os efeitos deletérios podem não acontecer de forma homogênea em todos os indivíduos expostos. Os impactos potenciais da TRAP na saúde depen-dem de algumas particularidades ligadas à exposição. As emissões geral-mente contêm diferentes tipos de poluentes (material particulado, carbono negro, óxidos de nitrogênio, espécies orgânicas, metais e outros), dificultan-do a identificação das substâncias envolvidas no efeito. A multiexposição é outra situação que pode favorecer a interação entre dois ou mais compo-nentes presentes no ambiente, criando um potencial diferente ou adicional para danos, não facilmente identificável. Além disso, as exposições também variam em função do tempo, do espaço, de atividades específicas e padrões de mobilidade dos indivíduos ampliando a variabilidade do risco.[3]

Como os poluentes causam prejuízos à saúde, têm sido motivo de investigação.[3,5] Do ponto de vista biológico, a indução de resposta infla-matória, estresse oxidativo e modificações epigenéticas são os principais mecanismos identificados. Estudos indicam que os efeitos deletérios po-dem acontecer anos depois, mesmo quando a exposição tiver ocorrido em etapas precoces na vida, como intraútero e primeiros anos de vida.[6]

A presença do poluente no tecido causa danos localmente, ativa as vias do estresse oxidativo, que vão degradar os lipídeos das membranas celula-res (lipoperoxidação), alterando sua integridade e permeabilidade. A produ-ção excessiva de radicais livres esgota a defesa antioxidante e estimula me-canismos pró-inflamatórios, com subsequente ativação celular, aumento na produção de citocinas e outros mediadores, amplificando a inflamação e favorecendo lesões em outros órgãos. A resposta inflamatória induzida tem perfil semelhante à inflamação do tipo T2 e parece estar associada à inibi-ção da síntese de interferon-gama e alteração no balanço das subpopula-ções de linfócitos Th1 e Th2. Mesmo se tratando de inflamação não alérgica mediada pelo estresse oxidativo, isto é, não envolvendo, pelo menos inicialmente, a presença de um antígeno, a inflamação gerada pela poluição parece ser mais exacerbada em indivíduos previamente sensibilizados.[7]

A exposição repetida ao poluente pode, ainda, afetar a função moduladora do endotélio, predispondo a condições vasculares, como a aterosclerose e disfunções metabólicas. A persistência de depósitos de material particulado não removido pelos macrófagos sobrecarregados parece funcionar como um estímulo adicional, podendo levar à inflamação crônica, fibrose e câncer de pulmão.[7]

Além disso, alterações em genes responsáveis pela regulação da resposta imune e inflamatória à poluição pode determinar maior suscetibilidade aos danos provocados por estas substâncias. Modificações epigenéticas, como metilação do DNA, acetilação das proteínas histonas e geração de RNAm não codificantes, afetam a expressão gênica, alterando as respostas genéticas e fisiológicas, tornando, portanto, o organismo mais suscetível aos efeitos nocivos promovidos pelos poluentes.[6,7] A Tabela 4.2 resume os principais poluentes e efeitos sobre a saúde humana.[6]

Tabela 4.2 — Principais poluentes e efeitos sobre a saúde humana

Poluente	Características	Efeitos
Monóxido de carbono (CO)	Um gás incolor, inodoro e tóxico oriundo da queima incompleta de combustível fóssil. É hidrossolúvel, passando rapidamente para corrente sanguínea	Hipóxia (compete com O_2 pela hemoglobina), agravamento de blefarites, sintomas nasais (rinite alérgica), doenças cardiovasculares (angina, infarto agudo do miocárdio, arritmias)
Metano (CH_4)	Gás inodoro, incolor e inflamável, oriundo da decomposição natural de matéria orgânica e da queima de biomassa. É um dos responsáveis pelo efeito estufa. Principal componente do gás natural, utilizado na geração de energia e como combustível em veículos motorizados	Tontura, dificuldade respiratória, perda da consciência e asfixia
Óxido nitroso (N_2O)	Gás incolor, inodoro, produzido a partir da queima de combustíveis fósseis ou na indústria (fertilizantes nitrogenados utilizados na agricultura e como anestésico, na medicina). É um intensificador do efeito estufa.	Tosse, dificuldade para respirar, exacerbação da asma e de sintomas nasais
Dióxido de carbono (CO_2)	É um gás produzido no processo de respiração celular e utilizado no processo da fotossíntese. Sua produção excessiva por meio da queima de combustível fóssil, processo de digestão e decomposição de matéria orgânica faz dele um poluente do ar e um dos responsáveis pelo efeito estufa	Dor de cabeça, irritação nos olhos, nariz ou garganta, tontura, náusea, fadiga, dificuldade de concentração, tosse, dificuldade para respirar, exacerbação da asma, especialmente em locais pouco ventilados
Óxidos de enxofre (SOx)	O dióxido de enxofre (SO_2) é o que causa mais danos ao meio ambiente e à saúde. Oriundo de processos industriais e atividades vulcânicas. Altamente solúvel em água. Na atmosfera, forma o ácido sulfuroso, causando a chuva ácida	Tosse, aumento da produção de muco pelas vias aéreas, hiper-responsividade brônquica, lesões cutâneas (irritativas e eczemas)

Continua...

Tabela 4.2 — Principais poluentes e efeitos sobre a saúde humana – continuação

Poluente	Características	Efeitos
Óxidos de nitrogênio (NOx)	São gases altamente reativos, formados durante a combustão pela ação microbiológica ou por raios. O dióxido de nitrogênio (NO_2) é um grande poluente do ar. Na atmosfera, o NOx reage com VOCs e CO, produzindo o O_3 troposférico. Também contribui para a chuva ácida na forma de ácido nítrico	Irritação ocular, conjuntivite, tosse, aumento da produção de muco pelas vias aéreas, hiper-responsividade brônquica, asma, rinite alérgica, lesões cutâneas (eczema) e câncer. Alterações epigenéticas, afetando mecanismos antioxidantes fisiológicos
Compostos orgânicos voláteis (VOCs) (benzeno, etilbenzeno, tolueno, xileno e estireno; formaldeído e acetaldeído)	Substâncias ou compostos orgânicos emitidos naturalmente pela vegetação ou queimadas, uso de combustível fóssil e atividades industriais	Sensibilização alérgica, sintomas irritativos em mucosa nasal, olhos, garganta e pele, hepatotoxicidade, efeitos no sistema nervoso central. Alguns são carcinogênicos
Amônia (NH_3)	Gás incolor, emitido principalmente a partir de atividades agrícolas (fertilizantes), queima de combustível fóssil, incineração de resíduos e encontrado na composição de produtos de limpeza. Na atmosfera, a amônia reage com outras substâncias, formando poluentes secundários	Sintomas irritativos na pele, olhos, garganta e vias respiratórias
Material particulado	São partículas finas de sólidos ou líquidos suspensos originadas de processos naturais (atividades vulcânicas, nevoeiros, tempestade de areia e outros) e pela ação humana (emissões oriundas de atividades industriais, mineração, uso de combustíveis fósseis, entre outros). Escapamentos de motores a diesel são fontes de material particulado (*diesel exhaust particles* ou DEP) e outros poluentes. Penetram nas vias aéreas, depositam-se, estimulam a resposta inflamatória local e estresse oxidativo ou são transportados para corrente sanguínea, causando danos à distância. Também podem carrear metais pesados, compostos orgânicos e gazes, agravando seus efeitos tóxicos	Irritação ocular, conjuntivite (MP_{10}), agravamento de blefarites, sintomas nasais (rinite alérgica), tosse, aumento da produção de muco pelas vias aéreas, hiper-responsividade brônquica, sensibilização alérgica, asma, lesão cutânea, fibrose pulmonar, câncer de pulmão
Ozônio (O_3)	Na atmosfera, bloqueia a radiação solar, mas quando é formado a partir de reações com outros poluentes na superfície da Terra (O_3 troposférico) é considerado um poluente do ar e pode afetar a saúde. Também é produzido por equipamentos de desinfecção e desodorização do ar, água e alimentos, impressoras a *laser* e fotocopiadoras presentes nos ambientes internos, podendo causar danos à saúde se excederem os níveis considerados seguros	Irritação ocular, conjuntivite, xeroftalmia, sintomas nasais (rinite alérgica), tosse, aumento da produção de muco pelas vias aéreas, hiper-responsividade brônquica, asma, lesões cutâneas (eczema), câncer
Poluição intradomiciliar	Gazes poluentes (O_3, NH_3, NO_2, CO, CO_2, SO_2), fumaças (incluindo tabaco, queima de biomassa, velas, incensos), VOCs e os materiais particulados (MP_{10}, $MP_{2,5}$ e $MP_{0,1}$)	Catarata, irritação ocular, conjuntivite, sensibilização alérgicas, exacerbação de asma e rinite, alérgica, lesões cutâneas (eczema atópico e de contato), síndrome do edifício doente (dor de cabeça, fadiga, letargia, prurido e ardor nos olhos, irritação de nariz e garganta, anormalidades na pele e falta de concentração)

Fonte: Schraufnagel DE *et al*. Chest. 2019;155(2):409-16.[6]

Dados de estudos conduzidos com 11 coortes de nascimentos incluídas em uma revisão sistemática e metanálise evidenciaram aumento na incidência de asma ao longo dos primeiros 6 anos de vida entre crianças expostas precocemente ao NO_2 e carbono negro (BC), e ao longo dos primeiros 12 anos de vida entre as expostas ao $MP_{2,5}$. Essa metanálise também evidenciou risco aumentado de RA e eczema, além de aumento da sensibilização a aeroalérgenos entre as expostas ao $MP_{2,5}$ e aos alérgenos alimentares entre as expostas aos dois poluentes (NO_2 e $MP_{2,5}$).[10]

Estudos também mostraram maiores chances de desenvolver asma entre crianças expostas a poluentes relacionados com o tráfego, especialmente o BC, NO_2, $MP_{2,5}$, MP_{10}, até a idade de 18 anos.[11]

Crianças expostas à poluição do ar nos primeiros anos de vida e em idade escolar também apresentam impacto negativo na função pulmonar até a adolescência. Os dados dos estudos analisados nessa revisão sistemática sugerem que as crianças afetadas persistem com a função reduzida ao longo do tempo, principalmente se a exposição se mantiver.[11]

Embora tanto a poluição externa quanto a intradomiciliar possam afetar as vias aéreas superiores, são os poluentes dos ambientes internos que mais impactam os sintomas e a qualidade de vida dos indivíduos com rinite alérgica. Existe uma infinidade de poluentes presentes nos domicílios e espaços fechados capazes de afetar a saúde, como: gazes poluentes (CO, CO_2, NO_2, SO_2, O_3, NH_3), compostos orgânicos (VOCs), material particulado (MP_{10}, $MP_{2,5}$ e $MP_{0,1}$), fumaças (tabaco, queima de biomassa, incensos e velas), produtos de limpeza, desodorizadores e equipamentos, além dos poluentes de origem biológica.[8]

Dentre esses poluentes, destaca-se o tabaco, fonte importante de poluição nos domicílios e ambientes de trabalho. O tabagismo primário ou ativo está associado à maior gravidade e dificuldade de controle dos sintomas respiratórios como na asma e rinite alérgica. Porém, é a exposição secundária (ou passiva) à fumaça do tabaco que impacta mais negativamente nos sintomas e na vida das pessoas.[12]

Aerolérgenos

As doenças alérgicas afetam grande parte da população. A perda da biodiversidade parece estar associada ao aumento das doenças alérgicas. A hipótese sugere que a redução da macrobiota ambiental em locais altamente industrializados e urbanizados resultaria na redução da microbiota comensal (disbiose), afetando os mecanismos de imunomodulação e a capacidade de controlar a resposta inflamatória e a sensibilização alérgica do sistema imunológico. Assim, estilos de vida urbanizados estariam relacionados com a maior susceptibilidade ao desenvolvimento de doenças alérgicas em indivíduos geneticamente predispostos devido a alteração da microbiota, exposição a aeroalérgenos e poluentes intra e extradomiciliares, além da combinação de fatores epigenéticos.[13]

Por outro lado, a diversidade geográfica (biodiversidade) pode influenciar o padrão de sensibilização de determinada população, à medida que aumenta a possibilidade de exposição à maior variabilidade de alérgenos. Um exemplo disso é o que ocorre em regiões de grande diversidade vegetal e a sensibilização a diferentes tipos de polens. Outros fatores a serem considerados, já discutidos anteriormente neste capítulo, é a influência de fatores ambientais como a poluição ambiental e dos ambientes internos, na sensibilização e surgimento de doenças alérgicas. As mudanças climáticas também parecem ter seu papel no desenvolvimento de doenças alérgicas por afetarem a biodiversidade geográfica.[14]

Conhecer os principais alérgenos e poluentes, além de conceitos epigenéticos, torna-se importante para compreendermos aspectos epidemiológicos do aumento exponencial de doenças alérgicas observado nos últimos anos, bem como desenvolver medidas preventivas para estas doenças.[13,14]

O desenvolvimento da biologia molecular permitiu a identificação de componentes moleculares de alérgenos naturais ou recombinantes, melhorando o diagnóstico, o tratamento e a prevenção das alergias. A nomenclatura oficial e sistemática do alérgeno pode ser consultada no *site* <www.allergen.org> (listados por World Health Organization e International Union of Immunological Societies – Allergen Nomenclature Sub-committee).

Alérgenos intradomiciliares

Os ácaros, fungos, baratas, epitélios de animais são os principais alérgenos intradomiciliares. A alta concentração destes alérgenos em ambientes fechados favorece a sensibilização e o desenvolvimento de sintomas como asma, rinite, conjuntivite alérgica, dermatite atópica. Estudos que analisam alérgenos de amostras de poeira doméstica em determinada população e a avaliação da sensibilização com teste cutâneo ou dosagem de IgE específicas são importantes e devem ser realizados periodicamente.[15,16]

No Brasil, os ácaros são os principais alérgenos intradomiciliares (*Dermatophagoides pteronyssinus, Dermatophagoides farinae, Blomia tropicalis*). Considera-se que 2 mcg de alérgeno de ácaro por grama de poeira seja a concentração capaz de induzir sensibilização e que 10 mcg/g de poeira seja capaz de desencadear sintomas em indivíduos já sensibilizados. Os principais alérgenos dos ácaros da família *Pyroglyphidae* encontram-se nas fezes destes animais (*Der p* 1, *Der p* 2, *Der p* 10, *Der p* 23, do *Dermatophagoides pteronyssinus* e *Der f* 1, *Der f* 2, do *Dermatophagoides farinae*). Isto também é verdadeiro para a *Blomia tropicalis*, ácaro de estocagem da família *Glycyphagidae* (*Blo t* 5, *Blo t* 21). A sensibilização a *Blomia tropicalis* é mais significativa em regiões tropicais e subtropicais. Um outro alérgeno com relevância clínica é o *Der p* 11 (isolado através do corpo do ácaro), sendo um novo marcador relacionado com a dermatite atópica.[17,18]

A sensibilização a alérgenos de baratas *Periplaneta americana* (*Per a* 1) e *Blatella germanica* (*Bla g* 1, *Bla g* 2) demonstrou-se correlacionar com a gravidade da asma. São alérgenos domiciliares ubíquos, sendo muito frequentes e de distribuição universal, principalmente em áreas urbanas.[16]

Com relação aos animais domésticos, os alérgenos do cão e gato são altamente prevalentes em ambientes domiciliares, mas também locais públicos, e frequentemente são carreados por roupas e sapatos. O principal alérgeno do cão (*Canis familiaris*) é o *Can f* 1 (lipocalina), detectado no epitélio e na saliva do cão e em menor quantidade na urina e nas fezes. Com relação ao gato (*Felis domesticus*), o *Fel d* 1 (secretoglobulina/uteroglobina) é o alérgeno mais importante e é produzido nas glândulas sebáceas deste animal.[17] Estudos relatam que 10% a 15% da população mundial possui IgE específica positiva para animais domésticos. No entanto, em um estudo realizado em Palmas-TO, foi identificada uma taxa mais alta de sensibilização ao epitélio do gato em crianças e adolescentes (28,7%), sendo o segundo alérgeno mais encontrado, perdendo apenas para *Dermatophagoides pteronyssinus*.[18] Na literatura médica há relatos de que a concentração de 1 mcg do alérgeno por grama de poeira pode causar sensibilização, enquanto 8 a 10 mcg/grama de poeira de *Fel d* 1 e *Can f* 1 podem desencadear sintomas de alergia respiratória.[15,16]

A sensibilização a altos níveis do alérgeno *Mus m* 1 presente na urina do camundongo (*Mus musculus*) vem aumentando nos últimos anos e se tornando um alérgeno de relevância clínica. Estes roedores estão presentes tanto em áreas urbanas, quanto em rurais e, frequentemente, em laboratórios de pesquisa, podendo sensibilizar trabalhadores e ser responsável por alergias ocupacionais. Importante, também, seria identificar a sensibilização a outros animais como cavalos, coelhos e porquinhos-da-índia. A polissensibilização a diversos animais domésticos é fator de risco para asma grave. Isto pode ocorrer em pacientes sensibilizados a alérgenos tipo lipocalina (*Fel d* 4, *Equ c* 1, *Can f* 6, *Rat n* 1).[19]

Com relação aos fungos, a taxa de sensibilização também é elevada. Os fungos são alérgenos que também podem estar em ambientes intra e extradomiciliares. No domicílio estão presentes em locais com umidade elevada e mal ventilados. Podem estar dispersos no ar na forma de esporos. Na Europa, prevalência de sensibilização a fungos do gênero *Alternaria* (*Alt a* 1) e *Cladosporium* (*Cla h* 1, *Cla h* 2) é variável, mas pode chegar a níveis altos, em torno de 3% a 30%. Outro fungo de relevância clínica é *Aspergillus fumigatus*, causador de aspergilose broncopulmonar alérgica.[16]

Alérgenos extradomiciliares

Além dos fungos presentes em ambientes internos e externos, destacam-se como alérgenos extradomiciliares os polens. Na região sul do Brasil, a estação polínica é frequentemente estudada em comparação às outras regiões do país.[25] Polens de gramíneas são os principais causadores de alergias respiratórias sazonais. Além disso, alérgenos como *Phleum pratense* e de polens da subfamília *Pooideae* são responsáveis por alta taxa de reatividade cruzada. Dependendo da região e condições climáticas, as taxas de sensibilização podem variar de 1% a 30% da população.[20,21]

Os principais alérgenos de polens distribuídos em todo o mundo são *Fagales, Oleaceae, Cupressaceae*. O alérgeno do pólen da bétula, da ordem de plantas *Fagales* (*Bet v* 1 – *Betula verrucosa*), é um dos principais alérgenos responsáveis por reações cruzadas entre alérgenos de frutas e vegetais, responsáveis pela síndrome da alergia oral.[21]

Com relação aos alérgenos da família *Oleaceae*, o *Ole e* 1 representa um alérgeno principal relacionado a grande reatividade cruzada entre alérgenos menores presentes em proteínas LTP (*lipid-transfer proteins*, 1,3-betaglucanase) de polens de outras plantas, principalmente entre polens de freixo (*Fraxinus excelsior*) e oliveira (*Olea europea*), além de plantas do gênero *Ligustrum*. Esse alérgeno pode correlacionar com sintomas de asma grave em estação polínica.[21]

Outros alérgenos de polens relevantes são da família *Cupressaceae* (*Cryptomeria japonica* – cedro japonês) e ciprestes (*Cupressus*) com reatividade cruzada entre polens com polissacarídeos liases/poligalacturonases em outras plantas (determinantes de carboidratos).[21]

No Brasil, é importante conhecermos a sensibilização a polens da população de cada região, já que mudanças climáticas e poluição podem interferir nas estações polínicas e aumentar a sensibilização da população a determinados alérgenos. Além disso, existe risco de reatividade cruzada entre alérgenos de polens de diversas plantas relacionadas com a vegetação local.[20] A Tabela 4.3 mostra os principais aeroalérgenos identificando o ambiente e a época da exposição.

Tabela 4.3 — Principais aeroalérgenos	
Alérgenos	**Ambiente/época**
Polens: Lpl p 1, Phl p 5, Cyn d 1, Amb a 1, Bet v	Extradomiciliar Primavera, verão, outono
Fungos: Alt a 1, Cla h 1	Intradomiciliar (perene) em áreas úmidas, não ventiladas Extradomiciliar (sazonal): esporos espalham facilmente pelo ar
Ácaros	Intradomiciliares Encontrados em colchões, travesseiros, móveis estofados, carpetes, cortinas. Ácaros se alimentam de restos celulares de pele e proliferam em ambientes quentes e úmidos
Animais domésticos Gato (Fel d 1) Cão (Can f 1)	Intradomiciliares Alérgenos principais são proteínas secretadas em glândulas sebáceas e salivares
Hamster, esquilos, coelhos	Intradomiciliares Podem ser alérgenos ocupacionais Urina é a principal fonte deste alérgeno
Ratos, camundongos Mus m 1, Rat n 1	Urina é fonte alergênica principal
Barata *Blatella* germânica (Bla g 1)	Minúsculas partículas de proteínas derramadas ou excretadas pelas baratas

Fonte: Adaptado de Global Atlas of Allergy. EAACI. 2014.[16]

🔖 Medidas preventivas e controle ambiental

A poluição do ar afeta o ecossistema e está relacionada com mudanças climáticas e com o desenvolvimento de doenças crônicas. Enquanto mudanças mais definitivas por parte dos formuladores de políticas públicas e das instituições são aguardadas em relação à poluição, medidas individuais com a finalidade de minimizar os efeitos deletérios de poluentes sobre a saúde humana devem ser incentivadas, em especial para os indivíduos com maior vulnerabilidade, como crianças, idosos e aqueles com condições preexistentes, como os alérgicos.[21]

Algumas iniciativas podem reduzir a exposição à poluição em ambientes internos e externos, e impactar positivamente, prevenindo o desenvolvimento ou agravamento de doenças, especialmente as doenças respiratórias.[21]

A prevenção das doenças é dividida em níveis primário, secundário e terciário. A prevenção primária consiste na eliminação de fator de risco ou agente etiológico, impedindo o desenvolvimento da doença. Para as doenças alérgicas seria impedir a sensibilização ao alérgeno. Na prática clínica, isso parece ser mais difícil de ser alcançado. Já a prevenção secundária tem como objetivo atuar no prognóstico da doença, impedindo agravamento ou exacerbações, enquanto a prevenção terciária impediria complicações ou sequelas relacionadas à doença.[22]

Para a prevenção primária de doenças alérgicas, com o objetivo de promover tolerância imunológica, deve-se incentivar aleitamento materno exclusivo nos primeiros 6 meses de vida (exceto quando há contraindicações); fortalecer o sistema imunológico, aumentando a conexão com ambientes naturais; praticar atividade física regular; ter uma dieta saudável e balanceada, rica em frutas, legumes e vegetais frescos; utilizar antibióticos somente quando houver necessidade; considerar o uso de probióticos, apesar de estudos controversos, podendo beneficiar a função imunológica; não se expor a fumaça do tabaco, não fumar.[23]

Usar máscaras faciais (PFF2 ou N95) em locais próximos a fontes primárias de poluentes; evitar atividade física em áreas externas em dias com maiores níveis de poluição do ar; optar por trajetos próximos a corredores verdes (bosques, parques, campos de esportes etc.), locais livres de congestionamentos e do tráfego pesado, preferencialmente onde as construções urbanas são mais heterogêneas e distantes umas das outras, permitindo a dispersão dos poluentes; substituir veículos movidos a combustíveis fósseis por veículos elétricos, quando possível; habituar-se a consultar sistemas de alerta de qualidade do ar ao planejar atividades ao ar livre, são iniciativas que podem trazer benefícios. Nos domicílios, substituir biomassa ou carvão por biogás (metano), gás liquefeito de petróleo (GLP), eletricidade ou energia solar ao cozinhar e aquecer o ambiente; manter locais de cocção sempre bem ventilados, com exaustores ou chaminés; usar purificadores de ar portáteis equipados com filtros de partículas de alta eficiência (HEPA) são medidas que reduzem a poluição dos ambientes internos e, portanto, consideradas medidas de prevenção secundária.[21]

Evitar fumar em ambientes fechados, especialmente nos domicílios e locais pouco ventilados, e evitar fazê-lo na presença de idosos, crianças e portadores de doenças respiratórias crônicas preexistentes é a medida mais recomendada para minimizar os riscos de prejuízos à saúde relacionadas com o tabaco.[24]

A prevenção secundária e terciária consiste em medidas como manutenção da medicação de controle das doenças alérgicas, especialmente as respiratórias e indicação da imunoterapia alérgeno-específica com o intuito de prevenir o agravamento da inflamação, exacerbações e remodelamento tecidual.[23]

As orientações aos pacientes alérgicos devem ser individualizadas, considerando o contexto socioeconômico, no intuito de promover o bem-estar biopsicossocial do indivíduo e controle de doenças alérgicas. Identificar precocemente as pessoas com risco acentuado para o desenvolvimento de doenças alérgicas, isto é, aqueles com pelo menos um parente de primeiro grau (pai, mãe, irmão) com doença alérgica documentada, no intuito de prevenir a sensibilização, ou pelo menos controlar o quadro clínico, é uma medida importante.[21]

As medidas de controle ambiental a ácaros da poeira doméstica visam diminuir a exposição a estes alérgenos, especialmente dos pacientes já sensibilizados. Desse modo seria importante executar medidas como evitar a exposição a tapetes, carpetes, móveis estofados, almofadas, bichos de pelúcia, livros e revistas que podem acumular poeira e ácaros. O quarto de dormir deverá ser arejado, ensolarado; evitar travesseiros de penas, evitar colchões de palhas; dar preferência a colchões e travesseiros de espuma com capas impermeáveis ou forrados de plásticos. As roupas de cama devem ser trocadas e lavadas regularmente, se possível, lavá-las em temperatura acima de 55° C e secá-las ao sol ou ar quente. Limpar a casa com pano úmido, evitando usar vassouras. Se utilizar aspirador de pó, este deve ter filtro do tipo *High Efficiency Particulate Arrestance* (HEPA). No momento da limpeza, o paciente alérgico, preferencialmente, não deve estar presente no local.[17]

Além disso, deve-se evitar a presença de altas concentrações de alérgenos de baratas e roedores (ratos), relacionados com maior prevalência de sibilância precoce e maior gravidade de asma especialmente em grandes centros industrializados.[16]

As principais medidas de controle de alergia aos fungos consistem em deixar um ambiente arejado e ensolarado, controlando a umidade, consertando vazamentos e infiltração em paredes. Evitar deixar roupas molhadas em banheiros e áreas úmidas do lar.[16,17]

Com relação aos cuidados de controle ambiental quanto às polinoses, pacientes altamente sensibilizados devem evitar exercícios físicos em locais com alta contagem de polens, principalmente entre 5 e 10 horas da manhã, em dias secos e com ventos; usar capacetes ao dirigir motos, usar óculos e máscaras de proteção; fechar portas e janelas de casa e de carros nos momentos de maior exposição à polens. O sistema de ventilação de carros e casas pode ser equipado com filtros adequados para polens. Evitar secar roupas ao ar livre em períodos com grande concentração de polens e, se possível, utilizar secadora automática.[17]

Apesar de alguns estudos serem controversos em relação ao efeito protetor das medidas de controle ambiental, é de consenso que elas devem ser consideradas, especialmente nos lares e ambientes frequentados por pacientes já sensibilizados e com doenças alérgicas estabelecidas com o intuito de reduzir a exposição aos aeroalérgenos e outros fatores ambientais, promovendo saúde e melhor qualidade de vida.

Referências bibliográficas

1. Landrigan PJ, Fuller R, Acosta NJR, Adeyi O, Arnold R, Basu N (Nil) et al. The Lancet Commission on pollution and health. Lancet. 2018;391(10119):462-512.
2. WHO Air quality Gudelines. WHO global air quality guidelines. Coast Estuar Process. 2021;1-360.
3. Fox M, Koehler K, Johnson N. Established and emerging effects of traffic-related air pollution [Internet]. Traffic-Related Air Pollution. Elsevier Inc.; 2020:207-28.
4. Andersen ZJ. Air pollution epidemiology [Internet]. Traffic-Related Air Pollution. Elsevier Inc.; 2020:163-82.
5. Kampa M, Castanas E. Human health effects of air pollution. Environ Pollut. 2008;151(2):362-7.
6. Schraufnagel DE, Balmes JR, Cowl CT, De Matteis S, Jung SH, Mortimer K, et al. Air Pollution and Noncommunicable Diseases: A Review by the Forum of International Respiratory Societies' Environmental Committee, Part 1: The Damaging Effects of Air Pollution. Chest [Internet]. 2019;155(2):409-16.
7. Naclerio R, Ansotegui IJ, Bousquet J, Canonica GW, D'Amato G, Rosario N, et al. International expert consensus on the management of allergic rhinitis (AR) aggravated by air pollutants: Impact of air pollution on patients with AR: Current knowledge and future strategies. World Allergy Organ J [Internet]. 2020;13(3):100106.
8. Rosário Filho NA, Urrutia-Pereira M, D'Amato G, Cecchi L, Ansotegui IJ, Galán et al. Air pollution and indoor settings. World Allergy Organization Journal. 2021;14(1):100499.
9. Bowatte G, Lodge C, Lowe AJ, Erbas B, Perret J, Abramson MJ, Matheson M & Dharmage SC. The influence of childhood traffic-related air pollution exposure on asthma, allergy and sensitization: a systematic review and a meta-analysis of birth cohort studies. Allergy. 2015;70(3):245-56.
10. Khreis H, Kelly C, Tate J, Parslow R, Lucas K & Nieuwenhuijsen M. Exposure to traffic-related air pollution and risk of development of childhood asthma: a systematic review and meta-analysis. Environment international. 2017:100:1-31.
11. Schultz ES, Litonjua AA & Melén E. Effects of long-term exposure to traffic-related air pollution on lung function in children. Current Allergy and Asthma Reports. 2017;17(6):41.
12. Lima LL, Cruz CM, Fernandes AG, Pinheiro GP, Souza-Machado C, Lima VB et al. Exposição à fumaça secundária do cigarro entre pacientes com asma: estudo transversal. Einstein (São Paulo). 2020;18:eAO4781.
13. Haahtela T, Alenius H, Lehtimäki J, Sinkkonen A, Fyhrquist N, Hyöty H et al. Immunological resilience and biodiversity for prevention of allergic diseases and asthma. Allergy. 2021 Dec;76(12):3613-26.
14. Celebi Sozener Z, Ozdel Ozturk B, Cerci P, Turk M, Gorgulu Akin B, Akdis M et al. Epithelial barrier hypothesis: effect of the external exposome on the microbiome and epithelial barriers in allergic disease. Allergy. 2022;77(5):1418-49.
15. Souza CCT, Rosário Filho NA. Perfil de alérgenos intradomiciliares comuns no Brasil: revisão dos últimos 20 anos. Rev Bras Alerg Imunopatol. 2012;35(2):47-52.
16. Annesi-Maesano I. Measuring exposure to environmental airbone allergens. In: Akdis CA, Demoly P, Hellings P, Muraro A, Papadopoulos NG, van Ree R. Global Atlas of Allergy. EAACI; 2014:124-126p.
17. Rubini NPM, Wandalsen GF, Rizzo MCV, Aun MV, Neto HJC, Solé D. Guia prático sobre controle ambiental para pacientes com rinite alérgica. Arq Asma Alerg Imunol. 2017;1(1):7-22.
18. Baldaçara RPC, Fernandes M de F, Baldaçara L, Aun WT, Mello JF, Pires MC. Prevalence of allergen sensitization, most important allergens and factors associated with atopy in children. Sao Paulo Med J. 2013;131(5):301-8.

19. Grönlund H. Pet allergens. In: Akdis CA, Demoly P, Hellings P, Muraro A, Padopoulos NG, van Ree R. Global atlas of allergy. EAACI; 2014:15-17p.
20. Taketomi EA, Camargo MS, Ferreira PSM, Vieira FAM. Doença alérgica polínica: polens alergógenos e seus principais alérgenos. Brazilian Journal of Otorhinolaryngology. 2006;72(4):562-7.
21. Ferreira F, Ferreira F, Gadermaier G. Tree pollen allergens. In: Akdis CA, Demoly P, Hellings P, Muraro A, padopoulos NG, van Ree R. Global Atlas of Allergy. EAACI; 2014:18-21p.
22. Sarinho EC, Chong Neto HJ, Antunes AA, Pastorino AC, Porto Neto AC, Kushiner FC et al. Guia prático de atualização – prevenção de doenças alérgicas. Resid Pediatr. 2018;8(1):11-9.
23. Haahtela T, Haahtela T. Best buys for allergy prevention and control. In: Akdis CA, Demoly P, Hellings P, Muraro A, Papadopoulos NG, van Ree R. Global Atlas of Allergy. EAACI; 2014:362-4p.
24. Carlsten C, Salvi S, Wong GWK, Chung KF. Personal strategies to minimise effects of air pollution on respiratory health: advice for providers, patients and the public. Eur Respir J [Internet]. 2020;55(6).

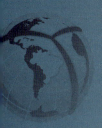

capítulo 5 Rinites

Adriana Teixeira Rodrigues
Fábio Chigres Kuschnir

Introdução

O termo rinite abrange um grupo de doenças crônicas das vias aéreas superiores de diferentes etiologias, geralmente causadas por inflamação da mucosa nasal e caracterizadas clinicamente pela presença de um ou mais dos seguintes sintomas: obstrução nasal, rinorreia, espirros e prurido nasal. A rinite crônica é definida pela presença de no mínimo dois sintomas nasais por pelo menos 1 hora por dia por um mínimo de 12 semanas por ano.[1] Pode interferir de modo significativo no sono, na produtividade laboral e no rendimento escolar, determinando uma pobre qualidade de vida aos pacientes e seus familiares. Por sua alta prevalência, cronicidade, presença em todas as faixas etárias e impacto sobre os custos diretos e indiretos em saúde, constitui importante problema de saúde pública em nível mundial.[2]

Classificação etiológica

- Existem diversas classificações para rinite, porém, em geral, quatro principais subgrupos de rinite crônica são reconhecidos de acordo com a sua etiologia (Figura 5.1).[3]
- **Rinite infecciosa:** em geral causada por vírus, é autolimitada, mas também pode ser resultante de infecções bacterianas e fúngicas com um curso prolongado da doença. A presença de secreções descoloridas e/ou formação de crostas são consideradas marcos clínicos deste subgrupo.

- **Rinite alérgica (RA):** considerada a doença não transmissível mais prevalente, é definida como a inflamação sintomática da mucosa nasal mediada por imunoglobulina E (IgE) em indivíduos sensibilizados a aeroalérgenos.
- **Rinite não alérgica não infecciosa (RNA):** envolve um grupo heterogêneo de pacientes que apresentam rinite crônica sem sinais clínicos de infecção e também sem sinais sistêmicos de inflamação alérgica (ausência de detecção de IgE específica sérica (sIgE) e/ou resultados positivos para testes cutâneos de leitura imediata (TC) para aerolérgenos). Frequentemente este grupo é chamado de RNA (rinopatia não alérgica) e compreende um grande número de entidades.
- **Rinite mista:** uma parcela significativa de pacientes com rinite crônica pode pertencer a este grupo de rinites, em que mais de um fator etiológico, conhecido ou não, pode estar presente.

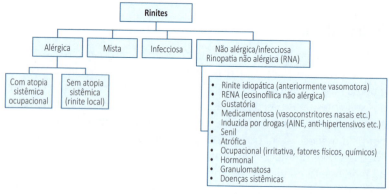

Fonte: Adaptada da referência nº 3.

Figura 5.1 – Classificação etiológica das rinites.

Fenótipos e endótipos de rinite

Cada vez mais a identificação de fenótipos e endótipos vem sendo utilizada na prática clínica com o objetivo de diagnosticar e tratar os pacientes de modo mais preciso e personalizado. Os fenótipos são definidos como características observáveis associadas a uma doença e, no caso da rinite, a presença de sintomas e sinais específicos, fatores desencadeantes, assim como a associação à idade e a multimorbidades são características que auxiliam na sua classificação (Tabela 5.1).[2]

Tabela 5.1 – Principais fenótipos/endótipos, características clínicas e laboratoriais de rinite alérgica e não alérgica

Fenótipo	Endótipo	Faixa etária	Desencadeantes	Principais sinais/ sintomas	Ferramentas diagnósticas	Comorbidades
Alérgica	Inflamação IgE	Infância Adolescente Adulto	Aeroalérgenos	Sintomas diários relevantes Prurido nasal e ocular Espirros, obstrução	História familiar (+) TCI e sIgE alérgenos (+)	Asma, conjuntivite, Dermatite atópica
Ocupacional	Inflamação IgE Inflamação não IgE HPR nasal	Adolescente Adulto	Alérgenos e irritantes de alto e baixo PM	Sintomas nasais e oculares	Exacerbada pelo trabalho TC, TPN (+)	Asma ocupacional, conjuntivite
RENA	Inflamação não IgE (> 20% eosinófilos mucosa nasal)	Adulto jovem, Mulheres	P. ex., Sensibilidade a AINE	Anosmia Hiper-reatividade brônquica	História clínica TC e TPN para aeroalérgenos (-)	Asma não alérgica, RSC, polipose nasal
Induzida por medicamentos	Neurogênica	Adulto jovem Adultos	Descongestionantes intranasais; cocaína	Obstrução nasal Hiperemia da mucosa nasal Nariz "seco"	História clínica	Não específico
Gustatória	Neurogênica HPR colinérgica	Adultos; idosos	Alimentos quentes, condimentos, álcool	Rinorreia aquosa e sintomas oculares	Sintomas induzidos por alimentos/álcool, TPN (+)	Não específico
Senil	Neurogênica HPR colinérgica	Início tardio (> 65 anos)	Inespecífico	Rinorreia aquosa bilateral Ausência de patologia mucosa e/ou endonasal	Testes alérgicos para exclusão	Não específico
Rinite idiopática	Não alérgica, neurogênica	Adulto, raro em crianças	Estímulos químicos e físicos	Congestão nasal, rinorreia aquosa, perda olfativa	História clínica Sintomas nasais pós-gatilhos, testes alérgicos para exclusão	Conjuntivite
Hormonal	Inflamação não IgE	Gestantes, mulheres em geral	Gravidez, puberdade, menopausa	Obstrução nasal, rinorreia	Sintomas diários TC e TPN para aeroalérgenos (-) Tabagismo	RA

HPR: hiperreatividade; PM: peso molecular; TC: teste cutâneo de leitura imediata; sIgE: IgE específica sérica; RENA: rinite eosinofílica não alérgica; RSC: rinossinusite crônica; TPN: teste de provocação nasal; AINEs: anti-inflamatórios não esteroides; AERD: doença respiratória exacerbada pela aspirina.

O termo endótipo refere-se a um mecanismo fisiopatológico subjacente relacionado com um subtipo de doença. Na prática clínica existem poucos biomarcadores capazes de caracterizar os diferentes endótipos de rinite, porém, a análise de biomarcadores utilizados em pesquisa permite a identificação de quatro principais endótipos de rinite.[4]

- Resposta imune tipo 2: em geral caracterizada pela presença de IgE específica a um aeroalérgeno, influxo de eosinófilos, basófilos e linfócitos Th2 na mucosa nasal e sintomas nasais agudos, secreção de interleucinas IL-4, IL-5 e IL-13.

- Resposta imune tipo 1 relacionada com IL-17, com influxo de neutrófilos e linfócitos T CD4 produtores de Interferon gama e fator de necrose tumoral em resposta a uma rinite infecciosa.

- Neurogênica: caracterizada pela expressão aumentada de canais de receptores potenciais transitórios vaniloides (RPT) nas fibras nervosas trigeminais após estímulos físicos e químicos com liberação de neuropetídeos (p. ex., substância P, neurocininas e peptídeo relacionado com o gene da calcitonina) levando, principalmente, a aumento da permeabilidade vascular, obstrução e hiperreatividade nasal.

- Disfunção epitelial: pode ser decorrente de inflamação primária ou secundária devido à resposta imunológica tipo 1 ou tipo 2. Células epiteliais, ao serem ativadas ou danificadas, até mesmo pelo próprio alérgeno, secretam citocinas ("alarminas") como a linfopoietina do estroma tímico, IL-33, IL-25, que ativam células linfoides inatas do tipo 2 (CLI2) diretamente ou via células apresentadoras de antígenos. Coletivamente, estas ações aumentam a secreção de IL-5 e IL-13 amplificando a reação alérgica inflamatória local do tipo 2, independente da presença de IgE.

Diagnóstico

Clínico

O diagnóstico de rinite baseia-se principalmente na anamnese e no exame físico. Na história ambiental devem-se buscar relações de causa-efeito entre as exposições a aeroalérgenos ou irritantes no domicílio e no local de trabalho e o aparecimento dos sintomas. A idade de início é outro dado importante, uma vez que cerca de 80% dos casos de rinite alérgica se iniciam na infância e na adolescência. Ainda no contexto da RA, a história familiar de atopia e/ou antecedentes pessoais de outras doenças alérgicas, como a dermatite atópica e a asma, devem ser investigados.[5] A história clínica também é a chave para o diagnóstico de fenótipos bem definidos de RNA, como a rinite gestacional/hormonal, rinite gustatória, rinite ocupacional e induzida por drogas. Assim, a idade do paciente, o estado hormonal, a exposição ocupacional/ambiental a gatilhos específicos de sintomas nasais, bem como o uso de medicamentos sistêmicos e nasais, e a frequência e/ou a predominância de um ou mais sintomas clássicos da doença podem fornecer pistas diagnósticas para caracterizar adequadamente o fenótipo/endótipo da rinite (Tabela 5.1).[2]

O exame físico pode revelar os chamados "estigmas atópicos", como escurecimento periorbitário, pregas infrapalpebrais (linha de Dennie-Morgan) e rarefação do terço distal das sobrancelhas (sinal de Hertoghe) sugestivos, mas não patognomônicos, de RA. Nos escolares e adolescentes, o repetido ato de coçar o nariz, denominado "saudação alérgica", pode ocasionar o aparecimento de prega transversa no dorso nasal (Figura 5.2).[5,6]

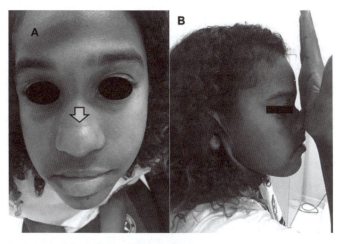

Fonte: Arquivo pessoal do autor autorizado pelo paciente.

Figura 5.2 – Estigmas atópicos na rinite alérgica: **A:** Linha infrapalpebral de Dennie Morgan; escurecimento periorbitário; prega nasal anterior. **B:** Saudação alérgica.

A rinoscopia anterior com espéculo nasal e luz frontal poderá revelar uma mucosa nasal hiperemiada com secreção hialina mucoide (aspecto de "clara de ovo") e cornetos nasais inferiores hipertrofiados típicos da RA aguda. Na doença crônica, de etiologia alérgica ou não, a mucosa pode adquirir coloração pálido-violácea. Deve-se, ainda, observar o alinhamento do septo nasal, presença e aspecto das secreções, úlceras, perfurações, cistos, corpo estranho, tumores e pólipos.[5] A Tabela 5.1 apresenta as principais características clínicas dos principais fenótipos/endótipos, de rinite alérgica e não alérgica.

Diagnóstico laboratorial

Testes *in vivo*

Testes cutâneos alérgicos de leitura imediata: apresentam alta sensibilidade e especificidade na identificação de sensibilização aos aeroalérgenos, sendo considerados o "padrão ouro" para confirmação diagnóstica de RA.[5]

Testes *in vitro*

▪ IgE específica sérica

Apresenta excelente correlação com os TC, especialmente quando realizados por meio da técnica de imunofluorescência enzimática (ImmunoCap®). Está indicada, principalmente, quando não é possível realizar o TC, como no caso de dermatite atópica extensa ou impossibilidade de interromper o uso de anti-histamínicos. Ambos os testes, *in vivo* e *in vitro*, podem ser realizados em qualquer idade e tornam-se especialmente relevantes se a imunoterapia específica com alérgenos (ITA) estiver sendo considerada. Os resultados dos métodos de investigação de IgE sempre devem ser interpretados de acordo com a história clínica, uma vez que podem ocorrer tanto resultados falso-positivos, como falso-negativos. É importante ressaltar que a evidência de sensibilização sistêmica por qualquer um dos métodos não significa, necessariamente, que os sintomas nasais são causados por alergia.[7] Em função de ser um fator desencadeante incomum de RA, a realização de testes cutâneos ou sIgE para alimentos não é recomendada nestes pacientes.[5]

▪ IgE sérica total

Apresenta baixa especificidade para o diagnóstico da rinite e, além disso, outras doenças comumente encontradas em nosso meio, como as parasitoses intestinais, podem apresentar níveis elevados desta imunoglobulina. Por outro lado, valores normais de IgE total para a idade não excluem o diagnóstico de RA.[5]

▪ Diagnóstico resolvido por componentes de antígenos (CRD) e ImmunoCap-ISAC *Microarray*

Não são métodos utilizados rotineiramente na avaliação da RA, entretanto, podem ser complementares aos testes de IgE citados anteriormente quando estes não forem elucidativos. Permitem a análise da reatividade a componentes específicos de um alérgeno, sendo utilizados, principalmente, na avaliação de reatividades cruzadas em pacientes com múltipla sensibilização. A análise de CRD (p. ex., ácaros, epitélios de animais) pode prever a persistência de RA e a probabilidade de desenvolvimento futuro de asma, e também orientar a ITA com maior precisão. Atualmente, o elevado custo e a escassez de extratos alergênicos comerciais para a ITA com componentes específicos são limitações destes métodos em nosso meio.[8]

Teste de provocação nasal com alérgenos

Pode ser realizado de diferentes maneiras, sendo utilizado, principalmente, para confirmar a sensibilização em RA, rinite ocupacional ou a probabilidade de o paciente ter RAL (ver item *Rinite alérgica local*).[9]

Citologia nasal e biópsias

Não são recomendadas de modo rotineiro, mas podem auxiliar na distinção entre uma etiologia inflamatória ou neurogênica. A detecção de inflamação eosinofílica na ausência de alergia sistêmica pode ser atribuída a RAL, RENA ou intolerância a medicamentos, como a aspirina e outros AINE.[10]

Endoscopia nasal

Permite um exame minucioso e completo da cavidade nasal, incluindo o complexo osteomeatal, e é particularmente importante nos quadros de rinite de longo curso, onde a rinossinusite crônica com (RSCcPN) e sem pólipos (RSCsPN) podem estar presentes.[11]

Exames de imagem

Em contraste com a endoscopia nasal, exames de imagem como tomografia computadorizada e ressonância magnética não são recomendados para avaliação inicial da rinite crônica.[3] A utilização de algoritmos diagnósticos incluindo anamnese, exame físico e exames laboratoriais tem utilidade prática e auxilia a identificação etiológica de pacientes com diferentes tipos de rinite crônica (ver item *Rinite alérgica local*).

Comorbidades e complicações

As vias aéreas superiores e inferiores estão intimamente relacionadas (hipótese das "vias aéreas unidas") e cerca de 80% dos pacientes asmáticos apresentam RA, considerada um fator de risco independente para o desenvolvimento de asma. A presença concomitante de asma e rinite está associada à polissensibilização em adultos e crianças. Além disso, a presença de rinoconjuntivite alérgica em pacientes com asma tem sido identificada como um fenótipo de maior gravidade e duração da doença. A concomitância dessas condições possivelmente exacerba uma à outra.[2]

Essas multimorbidades não parecem exclusivas das doenças que compartilham a inflamação do tipo Th2 mediada pela IgE. A doença pulmonar obstrutiva crônica (DPOC) também representa um fator de risco para rinite não infecciosa. Outros fatores de risco independentes para rinite em pacientes com DPOC incluem tabagismo e atopia, mostrando, também, neste caso, a conexão entre as vias respiratórias superiores e inferiores.[12]

Alterações no crescimento craniofacial, como face alongada ("fácies adenoideana"), palato em ogiva, má oclusão dentária, aumento da incidência de infecções respiratórias altas e hipertrofia linfoide, principalmente das adenoides, podem ocorrer em função da respiração oral de suplência crônica. Esta última pode levar a quadros de apneia obstrutiva e distúrbios do sono causando sonolência diurna e dificuldade de concentração que podem interferir no rendimento escolar da criança. A RA persistente também está associada à maior incidência de otite média crônica causada por disfunção da tuba de Eustáquio e pela interferência na ventilação da orelha média, podendo ocasionar deficiências auditivas temporárias ou permanentes.[5]

🔹 Diagnóstico diferencial

O diagnóstico diferencial das rinites é amplo e inclui alterações anatômicas e mecânicas. Além disso, uma variedade de doenças sistêmicas pode cursar com sintomas nasais associados (Quadro 5.1).

Quadro 5.1 – Diagnóstico diferencial das rinites crônicas	
Fatores mecânicos	
Hiperplasia adenoideana, desvio septal, cornetos hipertróficos, corpo estranho, tumores, pólipos, outras anormalidades anatômicas	
Doenças sistêmicas	
Distúrbios imunológicos	
Primários	Especialmente em erros inatos da imunidade com predominância de defeitos de anticorpos, imunodeficiências combinadas, deficiência de complemento, doença granulomatosa crônica, outros
Secundários	AIDS, pacientes transplantados, diabetes, outros
Doenças infecciosas	
Tuberculose, hanseníase, sífilis	
Doenças respiratórias	
DPOC, aspergilose broncopulmonar alérgica, fibrose cística	

Continua...

Quadro 5.1 – Diagnóstico diferencial das rinites crônicas – continuação
Doenças sistêmicas
Distúrbios multissistêmicos
Sarcoidose, poliarterite nodosa, lúpus eritematoso sistêmico, granulomatose eosinofílica com poliangiite (GEPA); granulomatose com poliangiite (GPA, anteriormente Wegener)
Doenças gastrointestinais
Doença de Crohn, colite ulcerativa
Doenças hematológicas
Mieloma múltiplo, leucemia linfocítica crônica
Outras causas
Fístula liquórica, discinesia ciliar primária, amiloidose

Fonte: Adaptado de referência nº 6.

Classificação da gravidade e controle da rinite

A avaliação da rinite por gravidade, frequência e exposição pode ajudar o clínico a desenvolver estratégias terapêuticas mais adequadas para cada paciente. Existem várias ferramentas para avaliação da gravidade da rinite, entretanto, pela sua praticidade, escalas de sintomas e/ou questionários de avaliação da qualidade de vida (QV) e/ou gravidade são os instrumentos mais utilizados no dia a dia.[5]

A classificação das diretrizes ARIA (*impact of allergic rhinitis on asthma*) de acordo com a frequência e a gravidade dos sintomas para RA é amplamente utilizada. A RA intermitente é definida como sintomas ≤ 4 dias por semana ou ≤ 4 semanas consecutivas, enquanto a RA persistente apresenta sintomas > 4 dias por semana e por > 4 semanas consecutivas. Também pode ser classificada como leve (nenhum critério), moderada (1-3) ou grave (todos os 4) com base no comprometimento de quatro critérios de gravidade (sono; atividades diárias, lazer e/ou esporte; desempenho escolar ou produtividade no trabalho; e o incômodo dos sintomas).[1]

A avaliação dos sintomas nasais e extranasais pode ser obtida de forma direta e rápida, por meio das escalas visuais analógicas (EVA) numéricas ou de faces. A EVA é um instrumento simples e rápido, já validado em adultos com RA, que permite a avaliação da gravidade da doença e a efetividade do tratamento utilizado. Usualmente é solicitado ao paciente que indique sobre a EVA o grau de desconforto ou incômodo causado pela rinite na última semana, sendo a nota apontada por uma escala que varia de 0 a 100 mm. Notas iguais ou superiores a 50 mm indicam rinite grave ou de difícil controle, e a menor diferença clinicamente relevante é de 23 mm (Figura 5.3). Os itens avaliados podem ser variáveis, mas constantemente estão presentes: prurido nasal, coriza, espirros e obstrução nasal. Quando há associação à conjuntivite alérgica, outros itens podem ser adicionados, como prurido ocular, hiperemia conjuntival, lacrimejamento e sensação de corpo estranho.[13]

Algumas escalas visuais direcionadas especificamente para crianças utilizam faces (*emojis*) a fim de que os sintomas de RA sejam avaliados pelos próprios pacientes em contraposição à avaliação dos responsáveis. Embora ainda requeiram validação, poderão permitir melhor concordância entre a gravidade dos sintomas e o controle da doença nesta faixa etária.[6]

De modo semelhante ao observado em diversas doenças crônicas, como a asma e a urticária crônica, o conceito de controle clínico na rinite tem sido valorizado nos últimos anos e pode ser avaliado por meio de questionários ou EVA. Diferentemente do nível de gravidade da doença, critério classicamente empregado para definir o tratamento da RA, o controle da RA parece ser um critério mais adequado para nortear o seu tratamento. As definições anteriores de gravidade e frequência podem ser aplicadas à RA, RNA ou rinite mista.[2]

A escala analógica visual, apesar de extremamente prática, não avalia aspectos da QV, deste modo é aconselhável o uso complementar de outras ferramentas no acompanhamento da rinite, entre elas destacamos como exemplos:

- *Control of Allergic Rhinitis and Asthma Test* (CARAT): é um questionário de sintomas e QV autoaplicável, composto por 10 itens, que avalia a frequência de sintomas de rinite e asma ao longo das últimas quatro semanas permitindo a gestão simultânea de ambas as doenças respiratórias. Também foi adaptado para crianças de 6-12 anos (CARAT-Kid).[14] Sua pontuação varia de 0 a 3 para cada item, com resultado interpretado por meio da soma dos 10 itens, sendo que quanto mais próxima de 30 a soma dos itens, melhor o controle das doenças. Pode ser acessado pelo *link* <http://www.new.caratnetwork.org/fastcarat-pt/index.html>.

- *Rhinitis Control Assessment Test* (RCAT): questionário autoaplicável validado para nossa cultura desenvolvido para o acompanhamento do controle de rinite e de conjuntivite alérgica. Ele é composto por seis itens que abordam aspectos de frequência de sintomas e impacto na qualidade de vida na última semana. Cada item pode ser pontuado de 1 a 5, sendo que o resultado é interpretado pela soma de todos os itens, com pontuações superiores a 22 indicando controle da doença.[15] Este questionário também possui uma versão pediátrica, RCAT kids (*Rhinitis Control Assessment Test*).

Mais recentemente foram desenvolvidos aplicativos de saúde para dispositivos móveis, em especial o *Mobile Airways Sentinel NetworK* (MASK), um sistema de tecnologia da informação e comunicação elaborado pela iniciativa ARIA centrado no paciente (adolescentes e adultos).[16] O MASK tem como principal objetivo avaliar o controle à aderência ao tratamento, uma lacuna não preenchida pela maioria dos questionários voltados para rinite. Por meio de uma EVA, este instrumento avalia o controle de rinite, conjuntivite e asma, além de aspectos relacionados com o sono e a produtividade no trabalho. Também possui algumas características específicas, como uma lista incluindo todos os medicamentos para rinite de acordo com cada país. Além disso, o aplicativo pode ser sincronizado com informações sobre qualidade do ar e quantificação de polens. Pode ser acessado pelo link <https://www.mask-air.com/pt-br>.

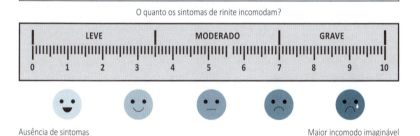

Fonte: Adaptada da referência nº 7.

Figura 5.3 – Escala visual analógica (EVA) para gravidade dos sintomas de rinite.

Tratamento

Medidas gerais

O tratamento da rinite compreende, além da farmacoterapia, a educação do paciente e sua família acerca dos fatores desencadeantes e a proteção do ambiente. O controle ambiental deve sempre ser parte integrante do plano terapêutico das rinites, independentemente de sua etiologia. A identificação dos gatilhos específicos para cada caso e a instituição de medidas inerentes à sua prevenção constituem importantes etapas para a abordagem adequada da rinite.[17]

Medidas visando à redução da concentração dos aeroalérgenos, mais frequentemente relacionadas com a sensibilização na RA, como os ácaros da poeira domiciliar, devem ser recomendadas rotineiramente e o paciente deve ser estimulado a segui-las. A proteção de colchões e travesseiros com tecidos impermeáveis, juntamente como o uso de acaricidas e filtros HEPA (*High Efficiency Particulate Air*) parecem eficazes na redução de sintomas de RA. Quando os principais alérgenos envolvidos são os epitélios de animais de pelo, deve-se evitar a presença dos mesmos no quarto e, especialmente, na cama do paciente. Caso não seja possível restringir o animal a uma única área da moradia, é recomendável utilizar purificadores do tipo HEPA.[17]

Medidas preventivas para redução dos sintomas da rinoconjuntivite alérgica sazonal produzida por polens, presentes em regiões de clima temperado no sul do Brasil, incluem a redução da exposição ao ar livre, especialmente nos períodos de alta contagem de polens, entre 5 e 10 horas da manhã e em dias secos, quentes e com ventos. As janelas de casa e automóveis devem permanecer fechados durante as estações de pico do pólen e, se possível, os sistemas de ventilação de casa e do carro devem ser equipados com filtros especiais para evitar estes alérgenos. Medidas adicionais incluem a inspeção regular do ambiente visando à redução dos focos de umidade e o extermínio de baratas. Além disso, é importante ressaltar que agentes ocupacionais como o trigo, poeira de madeira, detergentes e látex também podem estar implicados como causa de RA.[17]

Ações que minimizem a exposição a gatilhos inespecíficos intradomiciliares de rinite, como a fumaça de cigarro, material particulado e dióxido de nitrogênio derivados da combustão do gás de cozinha ou fogão à lenha e poluentes extradomiciliares como ozônio e dióxido de enxofre devem ser implementadas. Do mesmo modo, agentes irritantes como perfumes e produtos de limpeza, principalmente na forma de *sprays,* devem ser evitados.[17]

Lavagem nasal

Lavagem nasal com soluções salinas através de *sprays*, seringas ou garrafas tipo *squeeze* é recomendada como tratamento isolado ou adjuvante das rinites alérgica e não alérgica em adultos e crianças. Podem ser utilizadas soluções salinas isotônicas e hipertônicas, e embora haja controvérsia sobre as vantagens/ desvantagens das diferentes formulações em diferentes faixas etárias, devem-se considerar as preferências dos pacientes e o grau de aderência.[18]

Tratamento farmacológico

Anti-histamínicos H1 (anti-H1)

São considerados medicamentos de primeira linha no tratamento da RA, aliviando de forma eficaz os sintomas da sua fase imediata. No entanto, têm pouco efeito sobre a obstrução nasal. Além das formulações orais, estão disponíveis anti-H1 para uso tópico nasal e ocular. Os anti-H1 tópicos nasais têm eficácia similar aos compostos orais e apresentam como vantagem terapêutica o início de ação mais rápido e maior efetividade no controle da obstrução nasal e podem ser benéficos em alguns tipos de RNA (rinite ocupacional, rinite induzida por drogas, gustatória).[3,5,16]

Os anti-H1 podem ser classificados como clássicos ou de primeira geração (sedantes), e não clássicos ou de segunda geração (não sedantes) em função de sua passagem pela barreira hematoencefálica e consequente atividade sobre o sistema nervoso central. Em virtude de seu excelente perfil de segurança e vantagens terapêuticas no tratamento da rinite, anti-H1 de segunda geração devem ser sempre priorizados em relação aos compostos mais antigos em todas as faixas etárias. Cetirizina, levocetirizina e loratadina são classificados em categoria B e a fexofenadina e a desloratadina como categoria C na gravidez.[5] Os principais anti-H1 de segunda geração utilizados no tratamento da RA e suas respectivas doses são descritos na Tabela 5.2.

Descongestionantes nasais

Tem como principal objetivo o alívio rápido do bloqueio nasal e, de acordo com a via de aplicação, são divididos em dois grupos: descongestionantes tópicos intranasais (DT) e descongestionantes orais (DO).

Os DT produzem vasoconstrição por meio da ativação de receptores α-adrenérgicos, produzindo alívio rápido da obstrução nasal. Devem ser utilizados com cautela por, no máximo, 5 dias. Além de rinite medicamentosa de rebote, podem causar importantes efeitos cardiovasculares e do sistema nervoso central, sendo contraindicados em crianças com menos de 6 anos de idade. Também devem ser evitados em idosos, em função da maior incidência de hipertensão sistêmica, glaucoma e retenção urinária. Os descongestionantes tópicos nasais podem ser classificados em três grandes grupos: aminas aromáticas (efedrina, fenilefrina), aminas alifáticas (tuaminoeptano), derivados imidazólicos (nafazolina, oximetazolina).[5]

Os DO são indicados quando o controle da obstrução nasal não é obtido. São preferíveis em relação aos DT, não apresentando efeito rebote, no entanto, podem causar insônia, irritabilidade, cefaleia, palpitações e taquicardia. No Brasil, os DO, como a pseudoefedrina e felinefrina, só estão disponíveis em associação a anti-histamínicos.[5] As principais formulações e respectivas posologias das associações de DO a anti-H1 de segunda geração estão descritas na Tabela 5.2.

72 Manual Prático de Alergia e Imunologia – ASBAI

Tabela 5.2 – Anti-histamínicos de segunda geração de uso oral e tópico

Anti-H1	Apresentação	Posologia
Cetirizina	Solução oral 1 mg/mL Gotas 10 mg/mL Comp. 10 mg	2 a 6 anos: 2 g mg a cada 12 h 6 a 12 anos: 5 mg a cada 12 h > 12 anos: 10 mg/dia
Levocetirizina	Gotas 5 mg/mL Comp. 5 mg	2 a 6 anos: 5 gotas a cada 12 h > 6 anos: 20 gotas ou 1 comprimido 1 ×/dia
Loratadina	Xarope 1 mg/mL Comp. 10 mg	Maiores de 2 anos < 30 kg: 5 mg/dia ≥ 30 kg: 10 mg/dia
Desloratadina	Xarope 0,5 mg/mL Gotas 1,25 mg/mL Comp. 5 mg	6 meses a 2 anos: 1 mg 1 ×/dia (2 mL ou 16 gotas) 2 a 6 anos: 1,25 mg 1 ×/dia (2,5 mL ou 20 gotas) 6 a 12 anos: 2,5 mg 1 ×/dia (5 mL ou 40 gotas) > 12 anos: 5 mg/dia (10 mL ou 80 gotas)
Fexofenadina	Suspensão oral 6 mg/mL Comp. 60, 120 e 180 mg	6 meses a 2 anos: 15 mg (2,5 mL) a cada 12 h 2 a 11 anos: 30 mg (5 mL) a cada 12 h 6 a 12 anos: 60 mg/dia > 12 anos: 120 mg/dia
Ebastina	Solução oral 1 mg/mL Comp. 10 mg	2 a 6 anos: 2,5 mg 1 ×/dia 6 a 12 anos: 5 mg 1 ×/dia > 12 anos: 10 mg/dia
Bilastina	Comp. 20 mg Solução oral 4 mg/mL	≥ 12 anos: 20 mg/dia > 6 anos e > 20 kg: 10 mg/dia 1 h antes ou 2 h após refeições*
Rupatadina	Comp. 10 mg	≥ 12 anos: 10 mg/dia
Associação de anti-H1 + pseudoefedrina (PSE)		
Cetirizina + PSE	Cápsulas 5 mg/120 mg	≥ 12 anos: 1 cápsula a cada 12 h
Loratadina + PSE	Xarope 1 mg /120 mg/mL Compr. 5 mg/120 mg Compr. 10 mg/240 mg	Adultos e crianças > 6 anos > 30 kg: 5 mL a cada 12 h ≥ 12 anos: 1 comp. a cada 12 h ≥ 12 anos: 1 comp. a cada 24 h
Desloratadina + PSE	Compr. 2,5 mg/120 mg	≥ 12 anos: 1 cápsula a cada 12 h
Fexofenadina + PSE	Compr. 60 mg/120 mg	≥ 12 anos: 1 cápsula a cada 12 h
Ebastina + PSE	Compr. 10 mg/120 mg	≥ 12 anos: 1 comp. a cada 24 h
Anti-histamínicos de uso tópico		
Intranasal		
Azelastina	*Spray* nasal 1 mg/mL	Acima de 6 anos: 1 jato em cada narina a cada 12 h
Ocular		
Cetotifeno	Colírio 0,25 e 0,5 mg/mL	Crianças: ≥ 3 anos: 1 gota/olho 2 a 3 ×/dia (máx. 6 sem) Adultos: 1 gota/olho 2 a 3 ×/dia
Emedastina	0,5 mg/mL	≥ 3 anos: 1 gota/olho 2 ×/dia
Olopatadina	1 mg/mL 2 mg/ mL (S)	≥ 3 anos: 1 gota/olho 2 ×/dia ≥ 3 anos: 1 gota/olho 1 ×/dia
Epinastina	0,5 mg/mL	≥ 3 anos: 1 gota/olho 2 ×/dia

Corticosteroides intranasais (CIN)

São os medicamentos mais eficazes no tratamento de todos os sintomas da rinite alérgica. Seu início de ação é variável e, dependendo do composto, pode ocorrer entre 3 e 36 horas após a primeira dose. O controle clínico dos sintomas pode ser rápido, entretanto, para a supressão da inflamação nasal crônica deve ser utilizado por um período mínimo de 60 a 90 dias. A biodisponibilidade sistêmica dos CIN é muito baixa, especialmente em relação à fluticasona, mometasona e ciclesonida. Raramente apresentam efeitos adversos, sendo mais comuns aqueles de natureza local como irritação, epistaxe, espirros, ressecamento e ardência que, em geral, são dependentes da dose empregada e da técnica de aplicação. Desse modo, os pacientes devem ser orientados a não direcionar o jato para o septo nasal, apontando o *spray* em direção às asas nasais a fim de se evitar irritação local e sangramentos. Os CIN podem ser considerados durante a gravidez, dando-se preferência à budesonida, que é classificada como categoria B, pelo maior volume de estudos sobre seu uso em gestantes.

Alguns fenótipos de RNA podem-se beneficiar com o uso de CIN, no entanto, a maioria dos ensaios clínicos randomizados avaliando o uso de CIN em pacientes com RNA mostrou falta de eficácia no controle dos sintomas neste subgrupo de pacientes.[3,5,16] Os principais CIN disponíveis em nosso meio estão listados na Tabela 5.3.

Tabela 5.3 – Principais corticosteroides intranasais		
CIN	**Apresentação**	**Posologia**
Beclometasona	*Spray* 50 mcg/dose	6 a 12 anos: 1-2 jatos/narina a cada 12 h > 12 anos: 2 jatos/narina a cada 12 h
Budesonida	*Spray* 32/50 mcg/dose 32/50/100 mcg/dose 32/50/64 mcg/dose	Crianças > 6 anos: 1-2 jatos/narina, 1 ×/dia
Propionato de fluticasona	*Spray* 50 mcg/dose	4 a 11 anos: 1 jato/narina, 1 a 2 ×/ dia > 11 anos: 2 jatos/narina, 1 a 2 ×/ dia
Furoato de fluticasona	*Spray* 27,5 mcg/dose	2 a 11 anos: 1 jato/narina, 1 ×/dia ≥ 12 anos: 2 jatos/narina, 1 ×/ dia
Furoato e mometasona	*Spray* 50 mcg/dose	2 a 11 anos: 1 jato/narina, 1 ×/ dia ≥ 12 anos: 2 jatos/narina, 1 ×/ dia
Ciclesonida	*Spray* 50 mcg/dose	> 6 anos: 2 jatos/narina, 1 × ao dia
Triancinolona	*Spray* 55 mcg/dose *Spray* 50 mcg/dose	4 a 12 anos: 1 jato/narina, 1 ×/dia ≥ 12 anos: 2 jatos/narina, 1 ×/dia
Associação CIN + anti-H1 intranasal		
Propionato de fluticasona + azelastina	*Spray* 50 mcg/FLU 137 mcg/AZE dose	> 6 anos: 1 jato/narina, 2 ×/dia

Associação de corticosteroide + anti-histamínico para uso tópico nasal

A associação de anti-H1 (cloridato de azelastina) e CIN (propionato de fluticasona) para uso tópico está indicada, principalmente, para pacientes com mais de 6 anos de idade, com sintomas persistentes moderados ou graves e sem controle com anti-histamínicos e/ou CIN, sendo mais eficaz do que cada composto administrado como monoterapia de modo isolado (Tabela 5.3).[3,16]

Corticosteroides orais (CO)

Não são indicados rotineiramente na RA, exceto quando há necessidade de reversão da obstrução nasal persistente (bloqueio nasal) muitas vezes resistente aos CIN. Neste caso pode-se considerar um curso curto, de 4 a 5 dias, de prednisolona ou prednisona 1 a 2 mg/kg/dia, preferencialmente em dose única pela manhã.[5]

Antagonistas dos receptores dos leucotrienos (ARLT)

Em geral os estudos mostram que os ARLT são menos eficazes que os anti-H1 e os CIN no tratamento da RA. Não devem ser utilizados como terapia isolada na RA, mas podem ser úteis em pacientes com asma e rinite associadas. Também podem ser considerados nos casos de RSCcPN na AERD, onde também melhoram a segurança da dessensibilização à aspirina nestes pacientes.[16] Embora incomuns, seus possíveis efeitos colaterais como ideação e pensamento suicida, suicídios e alterações de comportamento ou humor requerem vigilância do seu uso.[19] O único composto existente em nosso meio é o montelucaste de sódio e a posologia recomendada é de 4 mg (de 2 a 5 anos de idade), 5 mg (de 6 a 14 anos) e 10 mg (em adolescentes a partir de 15 anos e adultos).

Cromoglicato dissódico (CGD)

Atua topicamente como estabilizador da membrana dos mastócitos, impedindo sua degranulação. São úteis no controle de coriza, espirros e prurido nasal, atuando pouco sobre a obstrução nasal. Embora sejam muito menos eficazes que os anti-H1 e CIN, apresentam excelente perfil de segurança, tornando-se uma alternativa terapêutica em crianças pequenas com rinite leve. Deve ser administrado de 4 a 6 vezes ao dia, o que dificulta a aderência ao tratamento.[5]

Anticolinérgicos

Inibem os receptores muscarínicos, importantes na produção de secreção nasal. O composto mais utilizado é o brometo de ipratrópio intranasal, atualmente não disponível para uso intranasal em nosso meio. São indicados para pacientes cujo sintoma principal é a rinorreia (rinite senil, rinite gustatória) não controlada pelos anti-H1 em associação ou não a DO ou CIN.[3,5]

Capsaicina

A capsaicina (CAPS) é um componente ativo de plantas do gênero *Capsicum*, como as pimentas. Atua sobre os RPT1 reduzindo a densidade da inervação da mucosa nasal sem afetar a integridade e a função das células epiteliais nasais ou mastócitos. A CAPS intranasal apresenta boa eficácia no controle dos sintomas de pacientes com rinite idiopática, entretanto, não se mostrou eficaz na RA nem em outras formas de RNA com endótipos inflamatórios ou outros endótipos neurogênicos, como a rinite do idoso.[3]

Imunoterapia específica com alérgenos (ITA)

Deve ser considerada quando o tratamento farmacológico não controla satisfatoriamente os sintomas da rinoconjuntivite alérgica, ou na impossibilidade de se realizar o controle adequado do ambiente, naqueles pacientes que apresentam, comprovadamente, uma reação IgE-mediada para um aeroalérgeno. Atualmente é a única opção terapêutica modificadora da doença e está associada à remissão e prevenção da progressão da RA, à melhora clínica e QV do paciente e também à diminuição de uso de medicamentos.[20] Pode ser administrada por via subcutânea ou sublingual. Ambas as vias de administração são seguras, eficazes e podem levar à tolerância que dura anos após a interrupção do tratamento.[21]

Plano terapêutico

O tratamento e as medidas preventivas devem ser individualizados para cada caso, entretanto, a maioria dos pacientes com RA já recebeu um tratamento prévio que deve orientar os profissionais de saúde quanto à prescrição atual. Desse modo, a efetividade e o padrão de uso de medicamentos em pacientes previamente tratados devem ser avaliados quando o tratamento futuro for iniciado. Em analogia com a asma, o ajuste da terapêutica farmacológica em etapas, de acordo a gravidade dos sintomas (*step-up* ou *step-down*), permitirá o melhor controle da doença (Quadro 5.2). A estratégia passo a passo deverá incluir as preferências do paciente (via de administração, medo de efeitos colaterais), possíveis efeitos colaterais e custos da medicação.[16]

Quadro 5.2 – Tratamento da rinite alérgica passo a passo

Etapa – nível de sintomas	Medicação sugerida
Etapa 1: sintomas leves	Anti-H1 não sedativos intranasais (AIN) ou orais
Etapa 2: sintomas moderados/graves e/ou RA persistente	Corticosteroides intranasais (CIN) A dose pode ser aumentada de acordo com a bula
Etapa 3: para pacientes com sintomas não controlados na etapa 2 (atuais ou passados)	Combinação de AIH + CIN Outras estratégias terapêuticas podem ser utilizadas
Etapa 4: para pacientes com sintomas não controlados na etapa 2 (atuais ou passados)	Curso curto adicional de corticosteroides orais pode melhorar os sintomas e manter o controle na etapa 3 Colírios de anti-H1 ou CGD podem ser adicionados para melhorar o controle dos sintomas oculares

Fonte: Adaptado da referência nº 16.

Os pacientes cujos sintomas não estão controlados na etapa 3 devem ser considerados como portadores de doença crônica grave das vias aéreas superiores e podem-se beneficiar de encaminhamento e avaliação alergológica e/ou exame nasal. Por outro lado, o tratamento da etapa 3 deve ser considerado como a primeira opção em pacientes com falha de tratamento anterior ou resistência à monoterapia.[16] A duração do tratamento será determinada pelo tipo de rinite (intermitente ou persistente). Em todos os momentos, o controle ambiental, a adesão do paciente e o domínio da técnica do dispositivo intranasal devem ser considerados como potenciais falhas terapêuticas e deverão ser monitorados.

Mais recentemente foram desenvolvidas diretrizes abordando o tratamento farmacológico e imunoterápico para o controle da RA que incorporaram evidências do mundo real baseadas na prática clínica, permitindo maior aplicabilidade dos resultados, muitas vezes limitada nos ensaios controlados randomizados.[22] Os algoritmos de *step-up/step-down* no controle da RA de adolescentes e adultos com ou sem tratamento prévio são demonstradas na Figura 5.4A e B.

Algumas diretrizes são direcionadas especificamente a crianças. A abordagem farmacológica para as diferentes etapas neste grupo etário é similar àquela descrita no Quadro 5.2, ressaltando que o uso da combinação de propionato de fluticasona + azelastina intranasal está autorizada a partir dos 6 anos de idade.[6]

Como discutido anteriormente, os pacientes com RNA constituem um grupo de diferentes fenótipos e mecanismos fisiopatológicos com gravidade variável. Desse modo, a estratégia terapêutica dependerá do conhecimento ou da suspeita da etiologia subjacente, seja ela decorrente de causa inflamatória, disfunção neurogênica, exposição a irritantes e/ou uso de medicamentos (Quadro 5.3).

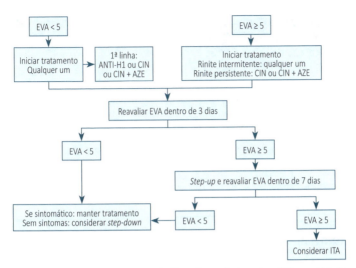

• EVA < 5 – tratar com AHO ou CIN ou MP-AzeFlu – checar diariamente a EVA por até 3 dias para possíveis ajustes. • EVA ≥ 5 – tratar com INS ou MP-AzeFlu – checar diariamente a EVA por até 7 dias para possíveis ajustes.
Fonte: Adaptada da referência nº 22.

Figura 5.4 – **A:** Avaliação do controle da rinite no paciente não tratado sintomático.

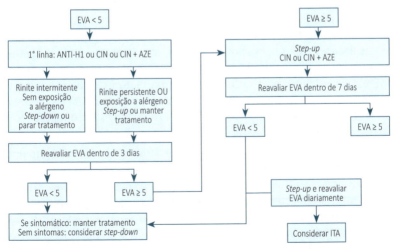

• EVA < 5 – tratar com AHO ou CIN ou MP-AzeFlu – checar diariamente a EVA por até 3 dias para possíveis ajustes. • EVA ≥ 5 – tratar com INS ou MP-AzeFlu – checar diariamente a EVA por até 7 dias para possíveis ajustes.
Fonte: Adaptada da referência nº 22.

Figura 5.4 – **B:** Avaliação do controle da rinite no paciente sintomático tratado.

Quadro 5.3 – Abordagem terapêutica dos principais fenótipos de rinopatia não alérgica (RNA)

Fenótipos RNA	Fisiopatologia	Tratamento
Rinite senil (> 65 a)	Hiper-reatividade colinérgica	BI
Rinite gustatória	Neurogênica	Evitar gatilhos, BI, CAPS, AIN
Rinite ocupacional NA	Inflamação não IgE/disfunção epitelial?	Evitar gatilhos, AIN, CIN
Hormonal	Inflamação não IgE/neurogênica?	CIN, cromonas?
Induzida por drogas	Neurogênica/inflamação não IgE	Evitar gatilhos, IN, CIN, CO
Idiopática	Neurogênica?/inflamação não IgE?	CIN, CAPS

BI: brometo de ipratrópio; CAPS: capsaicina intranasal; AIN: anti-H1 intranasal; CIN: corticosteroide intranasal; CO: corticosteroide oral.
Fonte: Adaptado de referência nº 3.

🔖 Rinite alérgica local

Conceito

A rinite alérgica (RA) é identificada pela presença de IgE específica sérica (sIgE) ou positividade do teste cutâneo de leitura imediata (TC) em pacientes com o característico fenótipo clínico da doença. Esses exames indicam apenas sensibilização e a confirmação da etiologia alérgica por vezes requer testes de provocação nasal (TPN) com o alérgeno. A classificação das doenças das vias aéreas (VA) em atópicas vem sendo gradualmente substituída por uma divisão baseada na presença de reatividade específica das VA ao alérgeno. Nesse sentido, pacientes com RA devem apresentar resultados positivos de TPN, juntamente com a presença de IgE específica detectável. Entretanto, é importante ressaltar que alguns indivíduos não atópicos com rinite podem apresentar respostas positivas ao TPN sem a presença de IgE específica sérica, sendo este fenótipo denominado de rinite alérgica local (RAL).[23]

Dados mais recentes indicam que a RA e a RAL podem coexistir em um mesmo paciente. Assim, indivíduos sensibilizados a alérgenos sazonais também podem apresentar sintomas perenes, com TPN positivo para alérgenos perenes, o que caracteriza a RAL associada à rinite sistêmica, ou a denominada rinite alérgica dupla (RAD). Além disso, outro subgrupo de pacientes pode apresentar uma rinite mista (RM), onde RA (TPN e TC positivos) e RNA (TPN e TC negativos) para alérgenos estão presentes de modo simultâneo.[24]

Em comparação com indivíduos com RNA, os pacientes com RAL são mais frequentemente do sexo feminino e jovens não fumantes, com sintomas nasais mais graves e início mais precoce da rinite, mas que também têm história familiar de atopia.[25]

Aproximadamente 36% dos pacientes com RAL relatam o início do quadro na infância com persistência e piora dos sintomas de rinite ao longo da vida. A RAL é considerada um fenótipo de rinite estável e independente, e não um estágio inicial da RA clássica.[26]

Imunopatologia da RAL

IgE específica na mucosa das vias aéreas

Na RA há IgE específica suficiente para saturar os receptores de alta afinidade FcεRI dos basófilos sanguíneos e aqueles da superfície dos mastócitos em tecidos periféricos, como a pele. Após saturar o sistema receptor FcεRI, a IgE específica encontra-se livre no soro e nas secreções das vias aéreas de indivíduos com RA. Por outro lado, em pacientes com RAL, a IgE específica sintetizada na mucosa nasal é suficiente para saturar os receptores FcεRI nos mastócitos residentes, e em mais de 50% dos casos também se liga aos basófilos periféricos, porém, não a ponto de saturá-los e, consequentemente, não é encontrada nos mastócitos da pele ou no soro. A maioria dos pacientes com RAL também não apresenta IgE específica nas secreções respiratórias, embora às vezes sejam detectados níveis baixos através do sistema linfático.[23]

Inflamação eosinofílica

A inflamação eosinofílica pode estar presente na mucosa nasal, independentemente do estado atópico do paciente. Em pacientes com RA, RAD e RAL, a proteína catiônica eosinofílica aumenta após o TPN positivo, mas não no TPN negativo, mesmo em pacientes atópicos. Além disso, um TPN positivo também induz aumento da triptase nasal em indivíduos RAL. Essas observações indicam que a RAL está associada às reações clássicas precoces e tardias da inflamação alérgica.[23]

Diagnóstico da RAL

Teste de provocação nasal

É considerado o padrão ouro para o diagnóstico de RAL e deve ser realizado sempre em ambiente controlado, seja ambulatorial ou hospitalar. Tem alta sensibilidade, especificidade e um bom perfil de segurança. Avalia-se a resposta alérgica por meio de medidas objetivas e subjetivas. O teste é bem tolerado por praticamente a totalidade dos pacientes com RAL.[27] Os principais critérios para a avaliação do TPN são demonstrados na Tabela 5.4.

Tabela 5.4 – Critérios utilizados na avaliação de um TPN positivo	
Medidas objetivas	
Pico de fluxo inspiratório nasal	Diminuição do fluxo ≥ 40%
Rinometria acústica	Diminuição de CSA-2 ≥ 40%
Rinomanometria anterior ativa	Diminuição do fluxo ≥ 40% a 150 Pa
Rinomanometria de 4 fases	≥ 40% de aumento na resistência efetiva logarítmica (log)
Medidas subjetivas	
Escala analógica visual	Sintomas ≥ 55 mm

CSA-2: áreas de seção transversal; Pa: pressão.
Fonte: Adaptada da referência nº 27.

Teste de ativação de basófilos

O teste de ativação de basófilos (BAT) pode ser realizado com o estímulo de um alérgeno. Resultados positivos foram relatados em cerca de 50% dos pacientes com RAL, através da análise no líquido do lavado nasal, podendo somar-se ao TPN no diagnóstico da RAL. No entanto, mais estudos são necessários para que o BAT possa ser recomendado para o diagnóstico de RAL de rotina.[28]

Um algoritmo para identificação de RAL e RAD entre pacientes com rinite crônica é mostrado na Figura 5.5.

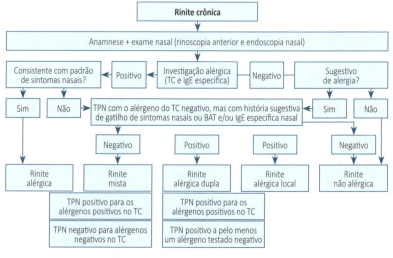

TC: teste cutâneo; BAT: teste de ativação de basófilos.
Fonte: Adaptada da referência nº 23.

Figura 5.5 – Algoritmo de diagnóstico de rinite alérgica local.

Tratamento

O controle ambiental, além do uso de anti-histamínicos de segunda geração e corticosteroides nasais são considerados os tratamentos usuais tanto da rinite alérgica sistêmica como da RAL.[23]

Imunoterapia com alérgenos (ITA) para alergia respiratória local

Ensaios clínicos demonstraram a capacidade da ITA em melhorar a qualidade de vida, diminuir sintomas conjuntivais e aumentar a tolerância nasal ao alérgeno, além de apresentar um perfil de segurança muito favorável em pacientes com RAL. Embora a literatura indique muitas semelhanças entre os efeitos clínicos e imunológicos da ITA em pacientes com RA e com RAL, o efeito a longo prazo do tratamento precisa ser investigado antes de sua recomendação para estes últimos na prática diária.[23]

Conclusões

- O termo rinite é um grande "guarda-chuva" que abrange um grupo de doenças de diferentes etiologias com sintomas e sinais nasais e uma grande variedade de características clínicas.
- Com base nessas características (p. ex., idade, multimorbidades), a rinite pode ser classificada em diferentes fenótipos.
- Diferentes fenótipos também podem ter diferentes mecanismos fisiopatológicos ou endótipos. A descrição do fenótipo RAL desafiou o conceito de atopia como o único fator de alergia.
- A identificação dos fenótipos/endótipos de rinite permite diagnóstico e tratamento mais precisos e personalizados dos pacientes.
- Atualmente percebe-se que atopia e alergia representam dois fenômenos distintos que requerem diferentes métodos de identificação diagnóstica. As evidências indicam que os mecanismos alérgicos locais não afetam apenas os pacientes com RAL, mas também estão envolvidos em outros fenótipos de rinite.
- O tratamento deve considerar o fenótipo de cada paciente e ser indicado passo a passo de acordo a gravidade dos sintomas visando ao melhor controle da rinite alérgica.

Referências bibliográficas

1. Bousquet J, Khaltaev N, Cruz AA, Denburg J, Fokkens WJ, Togias A et al. Allergic Rhinitis and its Impact on Asthma (ARIA) 2008 update (in collaboration with the World Health Organization, GA(2)LEN and AllerGen). Allergy. 2008;63 Suppl 86:8-160.

2. Mullol J, Del Cuvillo A, Lockey RF. Rhinitis phenotypes. J Allergy Clin Immunol Pract. 2020 May;8(5):1492-503.
3. Hellings PW, Klimek L, Cingi C, Agache I, Akdis C, Bachert C et al. Non-allergic rhinitis: position paper of the European Academy of Allergy and Clinical Immunology. Allergy. 2017 Nov;72(11):1657-65.
4. Papadopoulos NG, Bernstein JA, Demoly P, Dykewicz M, Fokkens W, Hellings PW et al. Phenotypes and endotypes of rhinitis and their impact on management: a PRACTALL report. Allergy. 2015;70:474-94.
5. Sakano E, Sarinho EC, Solé D, Cruz AA, Pastorino AC, Tamashiro E et al. IV Consenso Brasileiro sobre Rinites – Documento conjunto elaborado pelas Associação Brasileira de Alergia e Imunologia, Associação Brasileira de Otorrinolaringologia e Cirurgia Cérvico Facial e Sociedade Brasileira de Pediatria. http://www.aborlccf.org.br/consensos/Consenso_sobre_Rinite-SP-2017.pdf.
6. Scadding GK, Smith PK, Blaiss M, Roberts G, Hellings PW, Gevaert P et al. Allergic rhinitis in childhood and the New EUFOREA Algorithm. Front Allergy. 2021 July 14;2:706589.
7. Nevis IF, Binkley K, Kabali C. Diagnostic accuracy of skin-prick testing for allergic rhinitis: a systematic review and meta-analysis. Allergy Asthma Clin Immunol. 2016 Apr 27;12:20.
8. Steering Committee Authors and Review Panel Members. A WAO – ARIA – GA2LEN consensus document on molecular- based allergy diagnosis (PAMD@): update 2020. World Allergy Organ J. 2020;13:100091.
9. Augé J, Vent J, Agache I, Airaksinen L, Campo Mozo P et al. EAACI Position paper on the standardization of nasal allergen challenges. Allergy. 2018 Aug;73(8):1597-608.
10. Rimmer J, Hellings P, Lund VJ, Alobid I, Beale T, Dassi C et al. European position paper on diagnostic tools in rhinology. Rhinology. 2019 July 25;57(Suppl S28):1-41.
11. Fokkens WJ, Lund VJ, Hopkins C, Hellings PW, Kern R, Reitsma S et al. European Position Paper on Rhinosinusitis and Nasal Polyps 2020. Rhinology. 2020 Feb 20;58(Suppl S29):1-464.
12. Bergqvist J, Andersson A, Olin A-C, Murgia N, Schiöler L, Bove M et al. New evidence of increased risk of rhinitis in subjects with COPD: a longitudinal population study. Int J Chron Obstruct Pulmon Dis 2016;11:2617-23.
13. Klimek L, Bergmann K, Biedermann T, Bousquet J, Hellings P,Jung K et al. Visual analogue scales (VAS): measuring instruments for the documentation of symptoms and therapy monitoring in cases of allergic rhinitis in everyday health care – Position paper of the German Society of Allergology. Allergol J Int. 2017;26:16-24.
14. Amaral R, Carneiro AC, Wandalsen G, Fonseca JA, Sole D. Control of Allergic Rhinitis and Asthma Test for Children (CARATKids): Validation in Brazil and cutoff values. Ann Allergy Asthma Immunol. 2017 May;118(5):551-6.e2.
15. Fernandes PH, Matsumoto F, Solé D, Wandalsen GF. Translation into Portuguese and validation of the Rhinitis Control Assessment Test (RCAT) questionnaire. Braz J Otorhinolaryngol. 2016;82(6): 674-9.
16. Bousquet J, Schünemann HJ, Hellings PW, Arnavielhe S, Bachert C, Bedbrook A et al. MACVIA clinical decision algorithm in adolescents and adults with allergic rhinitis. J Allergy Clin Immunol. 2016 Aug;138(2):367-74.e2.
17. Rubini NPM, Wandalsen GF, Rizzo MCV, Aun MV, Chong Neto HJ, Sole D. Guia prático sobre controle ambiental para pacientes com rinite alérgica. Arq Alergia Imunol. 2017;1(1):7-22.
18. Casado AFM, Baptistella E, Kosugi EM, Matsumoto FY, Mizoguchi FM, Romano FR et al. "Tratamento não farmacológico". Em: Rinite alérgica na pandemia. ASBAI, ABORL-CCF, São Paulo; 2021:30-8. E-Book.
19. Dixon EG, Rugg-Gunn CE, Sellick V, Sinha IP, Hawcutt DB. Adverse drug reactions of leukotriene receptor antagonists in children with asthma: a systematic review. BMJ Paediatr Open. 2021 Oct 13;5(1): e001206.

20. Dhami S, Nurmatov U, Arasi S, Khan T, Asaria M, Zaman H, Agarwal A, Netuveli G et al. Allergen immunotherapy for allergic rhinoconjunctivitis: a systematic review and meta--analysis. Allergy. 2017 Nov;72(11):1597-631.

21. Drazdauskaitė G, Layhadi JA, Shamji MH. Mechanisms of allergen immunotherapy in allergic rhinitis. Curr Allergy Asthma Rep. 2020 Dec 12;21(1):2.

22. Bousquet J, Schünemann HJ, Togias A, Bachert C, Erhola M, Hellings PW et al. Next-generation Allergic Rhinitis and Its Impact on Asthma (ARIA) guidelines for allergic rhinitis based on Grading of Recommendations Assessment, Development and Evaluation (GRADE) and real-world evidence. J Allergy Clin Immunol. 2020;145(1): 70-80. e3.

23. Testera-Montes A, Salas M, Palomares F, Ariza A, Torres MJ, Rondón C et al. Local respiratory allergy: from rhinitis phenotype to disease spectrum. Front Immunol. 2021 June 2;12:691964.

24. Eguiluz-Gracia I, Fernandez-Santamaria R, Testera-Montes A, Ariza A, Campo P, Prieto A et al. Coexistence of nasal reactivity to allergens with and without IgE sensitization in patients with allergic rhinitis. Allergy. 2020;75(7):1689-98. 10.1111/all.14206.

25. Rondón C, Campo P, Galindo L, Blanca-López N, Cassinello MS, Rodriguez-Bada JL et al. Prevalence and clinical relevance of local allergic rhinitis. Allergy. 2012;67(10):1282-8. 10.1111/all.12002.

26. Matsumoto FY, Gonçalves TRT, Solé D, Wandalsen GF. Local allergic rhinitis in children: a systematic review. Allergol Immunopathol (Madr). 2022 Mar 1;50(2):40-7.

27. Augé J, Vent J, Agache I, Airaksinen L, Campo Mozo P, Chaker A et al. EAACI Position paper on the standardization of nasal allergen challenges. Allergy. 2018 Aug; 73(8):1597-608.

28. Krzych-Fałta E, Wojas O, Samoliński BK, Majsiak E, Białek S, Lishchuk-Yakymovych K. Gold standard diagnostic algorithm for the differential diagnosis of local allergic rhinitis. Postepy Dermatol Alergol. 2022 Feb;39(1):20-5.

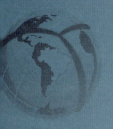

capítulo 6 Asma: Diagnóstico

Faradiba Sarquis Serpa
Joseane Chiabai

Diagnóstico clínico

O diagnóstico da asma é estabelecido com base em critérios clínicos que incluem história e exame físico, além da evidência de obstrução reversível do fluxo de ar, ou hiper-responsividade das vias aéreas.[1]

A história clínica deve ser detalhada e conter informações sobre as manifestações clínicas comuns à asma, como dispneia, sibilância, tosse e/ou opressão torácica; desencadeantes; frequência e evolução dos sintomas, e resposta a tratamentos prévios; história familiar de asma e/ou doenças alérgicas e comorbidades. Ao exame físico, os sibilos podem estar presentes em casos de exacerbação ou na doença não controlada. A ausência dos sibilos não excluiu o diagnóstico de asma. O Quadro 6.1 descreve algumas características dos sintomas associados à probabilidade de asma.[2]

Em crianças com história de sibilância recorrente, o diagnóstico de asma é mais provável quando sibilos ou tosse ocorrem com exercícios, riso ou choro, na ausência de uma infecção respiratória; quando há histórico de outras doenças alérgicas, como dermatite atópica ou rinite alérgica; há familiares de primeiro grau com asma; e melhora dos sintomas com uso de tratamento profilático para asma durante 2 a 3 meses e piora após interromper tratamento.[2]

Vários escores preditivos foram desenvolvidos nas duas últimas décadas para auxiliar a identificação de pré-escolares com risco de desenvolverem asma, sendo os desempenhos bastante heterogêneos.[3,4] Destes, o índice

86 Manual Prático de Alergia e Imunologia – ASBAI

Quadro 6.1 – Sintomas respiratórios e probabilidade de asma
Aumentam a probabilidade
Dispneia, sibilância, tosse e/ou opressão torácica: • Ocorrência de 2 ou mais desses sintomas (especialmente em pacientes adultos) • Frequentemente pioram à noite ou no início da manhã • Variam ao longo do tempo e em intensidade • Desencadeados por infecções virais respiratórias, exercício, alérgenos, mudanças de temperatura, riso ou irritantes (cheiros fortes, fumaças e poluentes atmosféricos, principalmente cigarro)
Reduzem a probabilidade
• Tosse isolada sem outros sintomas respiratórios • Produção crônica de catarro • Dispneia associada à tontura, vertigem e/ou parestesia • Dor torácica • Dispneia induzida por exercício com inspiração ruidosa

Fonte: Adaptado de GINA, 2022.[2]

preditivo de asma (IPA), proposto por Castro-Rodrigues e modificado por Guilbert, frequentemente é empregado em ensaios clínicos e recomendado por diretrizes.[3-5] A Tabela 6.1 apresenta uma proposta de índice preditivo de asma em menores de 3 anos.

Tabela 6.1 – Índice preditivo de asma em pré-escolares	
> 3 episódios de sibilância **+** **1 critério maior e/ou 2 menores**	
Critérios maiores	**Critérios menores**
Um dos pais com diagnóstico de asma	Rinite alérgica diagnosticada por médico
Diagnóstico médico de dermatite atópica	Sibilância não relacionadas a resfriado
Sensibilização alérgica a um ou mais aeroalérgenos (IPA modificado)	Eosinofilia ≥ 4%
	Sensibilidade alérgica a alimentos (IPA modificado)

Fonte: Adaptada de Guilbert TW et al., 2004.[5]

Exames complementares (biomarcadores)

Os exames complementares que avaliam o comprometimento funcional do paciente com asma têm como objetivo auxiliar na confirmação do diagnóstico, documentar a gravidade da obstrução ao fluxo aéreo, monitorar o curso da doença e as modificações decorrentes do tratamento.

Devido à importância do processo inflamatório na asma e à heterogeneidade da doença, a análise de marcadores inflamatórios tem sido cada vez mais valorizada, pois ajuda a identificar o endótipo da doença, melhora a avaliação do controle e orienta as escolhas terapêuticas, principalmente na asma grave.[6,7]

Os principais endótipos descritos, até o momento, são o tipo 2 (eosinofílico) e não tipo 2 (não eosinofílico). O endótipo tipo 2 ocorre em, aproximadamente, 50% dos pacientes e caracteriza-se por resposta imunológica tipo 2 com participação de eosinófilos e aumento da fração exalada de óxido nítrico, associado ou não à atopia.[6] O Quadro 6.2 resume alguns métodos de avaliação do comprometimento funcional e inflamatório da via aérea.

Quadro 6.2 – Métodos de avaliação do comprometimento funcional e inflamatório das vias aéreas	
Método	*Sugestivo de asma*
Espirometria	Obstrução da via aérea evidenciada por redução VEF1CVF (< 0,75 a 0,80 em adultos e < 0,90 em crianças) Reversibilidade da obstrução por aumento do VEF1 > 12% e > 200 mL em relação ao valor basal, 10-15 minutos após inalação de 200-400 mcg de salbutamol Espirometria normal não exclui o diagnóstico de asma
Broncoprovocação com metacolina	Redução no VEF1 de 20% ou mais, após inalação de baixa concentração de metacolina (< 4 mg/mL); usado principalmente em pacientes com sintomas compatíveis com asma, mas com testes de função pulmonar normais
Oscilometria	Elevada resistência da via aérea em 5 Hz; área de reatância elevada; aumento da frequência de ressonância (Fres); reatância a 5 Hz mais negativa que o predito
Pletismografia	Aumento do volume residual e da relação volume residual/capacidade pulmonar (sinais de aprisionamento aéreo) ou aumento da capacidade pulmonar total (hiperinsuflação pulmonar)
Radiografia de tórax ou tomografia computadorizada de alta resolução (TC)	Usualmente normal, mas pode excluir outros diagnósticos, como enfisema, neoplasia, doença infiltrativa, pneumonia TC pode mostrar aprisionamento aéreo; espessamento brônquico, hiperinsuflação
Hemograma	Eosinofilia, particularmente > 300/µL; caracteriza o endótipo da asma tipo 2 Utilizado na seleção de paciente com asma grave para terapia com mepolizumabe, benralizumabe e dupilumabe
IgE total	Elevada na asma tipo 2 alérgica. Utilizada na seleção de paciente para terapia com omalizumabe
Prick test ou IgE específica para aeroalérgenos	Positivos na asma tipo 2 alérgica, particularmente para alérgenos perenes (ou alérgenos sazonais com correspondente variação sazonal dos sintomas). Útil nos pacientes com asma tipo 2 alérgica, leve ou moderada e com VEF1 > 70%, para seleção de alérgenos para imunoterapia. Utilizado na seleção de pacientes com asma grave para terapia com omalizumabe
Fração exalada de óxido nítrico	Avaliação da inflamação na asma tipo 2. Níveis ≥ 25 ppb são indicativos de asma. Valores > 50 ppb associados a eosinófilos > 300 µL são preditores de exacerbação
Escarro induzido	Eosinófilos ≥ 3% caracterizam inflamação eosinofílica na asma tipo 2

Fonte: Adaptado de McCracken JL *et al.*, 2017;[1] Custovic A *et al.*, 2022.[8]

Espirometria

A espirometria é o método mais utilizado na prática clínica para avaliação funcional do paciente com asma. Visa documentar a obstrução ao fluxo aéreo expiratório e pode variar de completamente normal à gravemente obstruída. Ela mede volumes e fluxos aéreos derivados de manobras inspiratórias e expiratórias máximas forçadas ou lentas. Vários parâmetros são obtidos por meio dessas manobras, e duas medidas são importantes para o diagnóstico de limitação ao fluxo de ar: a capacidade vital forçada (CVF), que representa o maior volume de ar mobilizado em uma expiração, por meio de manobras forçadas; e o volume expiratório forçado no primeiro segundo (VEF1), que é o volume de ar exalado no primeiro segundo durante a manobra de CVF. A redução da relação VEF1/CVF indica distúrbio ventilatório obstrutivo, sendo a variabilidade e a reversibilidade dessa limitação avaliados por variações no VEF_1 ou pico de fluxo expiratório (PFE). Deste modo, a limitação e variabilidade do fluxo aéreo expiratório são critérios para o diagnóstico de asma.[2] O Quadro 6.3 mostra os critérios para diagnóstico funcional da asma, considerando-se a variabilidade ao fluxo aéreo em crianças e adultos, além da broncoprovocação.

Quadro 6.3 – Diagnóstico funcional da asma em crianças e adultos	
1. Limitação do fluxo aéreo expiratório	Relação VEF1/CVF reduzida (< 75% a 80% em adultos, < 90% em crianças)
E	
2. Variabilidade excessiva na função pulmonar (FP) (um ou mais dos seguintes):	Quanto maior a variação, ou quanto mais vezes a variação em excesso for observada, mais confiável será o diagnóstico. Se inicialmente negativo, os testes podem ser repetidos durante os sintomas ou no início da manhã.
• Prova broncodilatadora positiva	Adultos: aumento de 200 mL e 12% no VEF1 (maior confiança se aumento > 15% e > 400 mL). Crianças: aumento no VEF1 de 12% do predito. Mudança medida 10-15 minutos após o uso de 200-400 mcg de salbutamol ou equivalente, comparada a medidas pré-broncodilatador.
• Excessiva variabilidade do PFE, medidas matinais e vespertinas, ao longo de 2 semanas	Adultos: variabilidade média diurna no PFE > 10% Crianças: variabilidade média diurna no PFE > 13%
• Significativo aumento da FP depois de 4 semanas de tratamento anti-inflamatório	Adultos: aumento no VEF_1 > 12% e > 200 mL (ou PFE > 20%) após 4 semanas de tratamento, na ausência de infecção respiratória
• Teste de broncoprovocação com exercício positivo	Adultos: redução no VEF1 > 12% e > 200 mL do basal Criança: redução no VEF1 > 12% do predito, ou PFE > 15%
• Teste de broncoprovocação positivo (usualmente somente para adultos)	Redução ≥ 20% ou mais, no VEF1 basal em teste de broncoprovocação com metacolina; ou ≥ 15% com hiperventilação em salina hipertônica ou manitol

Fonte: Adaptado de GINA, 2022.[2]

Caso não se verifique reversibilidade na espirometria inicial, ou seja, variação no VEF1 inferior a 200 mL e 12% após broncodilatador, o exame pode ser repetido quando o paciente estiver sintomático.[2,9] Ao longo do tratamento da asma, a variabilidade ao fluxo aéreo pode reduzir e pode ocorrer aumento da função pulmonar, portanto, é importante avaliar espirometrias prévias. Por outro lado, em alguns pacientes a obstrução pode-se tornar fixa ou irreversível ao longo do tempo.[2] Muitas vezes pacientes com obstrução fixa são diagnosticados apenas por critérios clínicos, entretanto, recomenda-se, nesses casos, reduzir a etapa de tratamento com posterior reavaliação, ou realizar exame de espirometria após 15 dias de uso de corticosteroide sistêmico para que se documente a reversibilidade, e o diagnóstico de asma seja o mais objetivo possível.[10,11] Portanto, a avaliação sistemática do paciente com asma orienta o diagnóstico e o tratamento adequados (Figura. 6.1).[12]

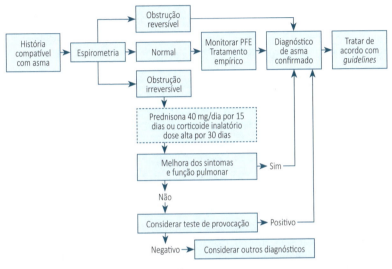

Fonte: Adaptada de Gherasim A *et al.*, 2018.[12]

Figura. 6.1 – Algoritmo para a avaliação do paciente com sintomas de asma.

Cabe ressaltar que o exame de espirometria é importante tanto na avaliação inicial, confirmando o diagnóstico de asma, como também para determinar a efetividade do tratamento ao longo do tempo. Portanto, é recomendado que o exame seja realizado por profissional habilitado, seguindo padrões internacionais ou nacionais, e que os resultados preencham critérios de aceitabilidade e reprodutibilidade, evitando erros de interpretação.[13] Na faixa etária pediátrica, as crianças com mais de 6 anos de idade, em geral, já têm capacidade de compreensão para realizar o exame, desde que sejam estimuladas e orientadas pelo examinador.

Pletismografia

A pletismografia corporal é um método não invasivo que avalia volumes pulmonares com bastante acurácia, identificando aprisionamento aéreo e hiperinsuflação, por meio de medidas do volume residual (VR), da capacidade pulmonar total (CPT) e da relação VR/CPT.[14] O VR está aumentado na presença de fechamento prematuro das vias aéreas e aprisionamento de ar e tem mostrado uma relação mais estreita com as mudanças na resistência periférica, correlacionando-se com a função das pequenas vias aéreas. Como a CPT é comumente elevada em doença obstrutiva, a razão VR/CPT deve ser avaliada simultaneamente. A elevação da relação VR/CPT está presente na hiperinsuflação e é marcadamente aumentada nos pacientes graves em comparação com asmáticos não graves.[14] É um exame que se tem mostrado bastante útil para complementar dados da espirometria, apesar de ainda serem necessários mais estudos validando os achados, além de não estar amplamente disponível.[15]

Oscilometria

Os testes que avaliam a impedância do sistema respiratório, utilizando a técnica de oscilometria, têm-se destacado nos últimos anos pela acurácia em detectar doença da via aérea, de forma precoce, incluindo indivíduos que não conseguem realizar os métodos convencionais, como crianças e idosos.[16,17]

A técnica mede as propriedades mecânicas do sistema respiratório, por meio de um estímulo sonoro gerado no nível da boca e se propaga no sistema respiratório, gerando oscilações de pressão e fluxo. Por meio dessas oscilações, mede-se a impedância (Z), que é a força necessária para fazer o ar fluir para dentro e para fora do sistema respiratório. A impedância tem dois componentes: a resistência (R), que tem relação com o calibre da via aérea, e a reatância (X).

Os principais parâmetros medidos são: resistência a 5 hertz (R5 Hz), que representa a resistência de todo o sistema respiratório, resistência a 20 hertz (R20 Hz), que corresponde às grandes vias aéreas, diferença entre R5 e R20, que é a resistência de pequenas vias, reatância a 5 hertz (X5 Hz), que reflete as forças elásticas do pulmão e representa a periferia dos pulmões, e a área de reatância (AX), que tem relação direta com a obstrução de pequenas vias aéreas.[18,19]

Vários estudos comparando os resultados da Técnica de Oscilações Forçadas (FOT) e espirometria encontraram boa correlação entre os métodos na detecção de obstrução na via aérea, apesar de cada exame avaliar aspectos diferentes da função pulmonar.[20] A técnica complementa informações fornecidas pela espirometria, prevendo perda de controle da doença, ocorrência de exacerbações e detectando alterações mesmo em indivíduos com VEF$_1$ normal.[18-20] Até o momento não há consenso sobre os valores de referência encontrados em indivíduos normais, e mais estudos são necessários para estabelecer as características de desempenho (sensibilidade e especificidade) dos diferentes parâmetros que podem ser avaliados com essa técnica.

Avaliação do estado alérgico e inflamação

Eosinofilia

A contagem de eosinófilos periféricos acima de 150 células/mm³ tem boa correlação com número de eosinófilos no escarro e contribui para definição do endótipo da asma predominantemente impulsionada por mediadores tipo 2, mas sua ausência não exclui o diagnóstico. Correlação ainda maior é descrita com número de eosinófilos periféricos acima de 300 células/mm³.[21]

Na asma grave, os eosinófilos sanguíneos também são úteis para identificar pacientes elegíveis e mais propensos a responder a terapias específicas, como esteroides ou anticorpos monoclonais, como o mepolizumabe, o benralizumabe e o dupilumabe. Tais evidências são mais significativas para adultos comparado a crianças, uma vez que haja escassez de dados que sustentem a utilidade dos eosinófilos sanguíneos para um diagnóstico de asma em criança.[6]

Avaliação da sensibilização alérgica

A presença de atopia aumenta a probabilidade de que pacientes com sintomas respiratórios tenham asma alérgica, mas isso não é específico nem está presente em todos os fenótipos de asma. E, na maioria das crianças com sibilância recorrente após 3 anos de idade, a sensibilização alérgeno-específica é um dos principais fatores de risco para o desenvolvimento da asma.[22,23]

A avaliação da sensibilização a alérgenos pode ser realizada por meio de *prick test* (teste cutâneo) ou dosagem de IgE alérgeno-específica.

A avaliação da alergia tornou-se cada vez mais importante nos últimos anos, à medida que os agentes biológicos se tornaram disponíveis para tratamento. A dosagem de IgE total e IgE específica para aeroalérgenos (*in vivo ou in vitro*) deve ser realizada, pois esses testes podem orientar estratégias de prevenção de alérgenos e sugerir o uso potencial de terapêutica monoclonal anti-IgE.[1]

Óxido nítrico exalado

A medida da fração de óxido nítrico exalado (FeNO) é um método quantitativo, não invasivo, simples e seguro de avaliar a presença de inflamação nas vias respiratórias e pode ser usada como um dos biomarcadores na avaliação dos pacientes com sintomas de asma desde o diagnóstico até avaliação do controle e resposta aos tratamentos.[24] FeNO abaixo de 25 ppb em adultos e de 20 ppb em crianças indica baixa probabilidade de inflamação eosinofílica e resposta a corticosteroides. Quando acima de 50 ppb em adultos e 35 ppb em crianças, indica presença de inflamação eosinofílica e possibilidade de resposta a corticosteroides. A medida de FeNO pode ser afetada por outros fatores, incluindo atopia, tabagismo, infecção e dieta.[24]

Diagnóstico diferencial

O diagnóstico diferencial de asma é extenso, requerendo anamnese e exame físico cuidadosos. O Quadro 6.4 mostra os principais diagnósticos diferenciais da asma na faixa etária pediátrica e em adulto, com os principais sinais e sintomas para a suspeita diagnóstica de cada condição clínica. É importante ressaltar que várias condições consideradas no diagnóstico diferencial da asma, também, podem ocorrer como comorbidades, incluindo rinossinusites e doença do refluxo gastroesofágico, que contribuem para o agravamento dos sintomas e pioram na qualidade de vida dos asmáticos.[2]

Quadro 6.4 – Diagnóstico diferencial de asma

Idade	Condição	Sintomas
6 a 11 anos	Rinossinusite crônica	Obstrução, secreção, prurido nasal, espirros, pigarro
	Aspiração de corpo estranho	Sintoma súbito, início unilateral
	Bronquiectasia Discinesia ciliar primária	Tosse produtiva, sinusite, infecção recorrente
	Cardiopatia congênita	Sopro cardíaco, cianose
	Displasia broncopulmonar	Prematuridade, sintoma desde o nascimento
	Fibrose cística	Tosse e produção de muco excessivos, sintomas gastrointestinais
12 a 39 anos	Rinossinusite crônica	Obstrução, secreção, prurido nasal, espirros, pigarro
	Disfunção de corda vocal	Dispneia, sibilos inspiratórios com ou sem estridor
	Hiperventilação, síndrome do pânico	Tontura, parestesia, respiração suspirosa
	Fibrose cística	Tosse e produção de muco excessivos
	Bronquiectasia	Tosse produtiva, infecção recorrente
	Cardiopatia congênita	Sopro cardíaco
	Alfa-1 antitripsina	Dispneia, história familiar de enfisema precoce
	Aspiração de corpo estranho	Sintoma súbito, início unilateral
40 anos ou mais	Disfunção de corda vocal	Dispneia, sibilos inspiratórios com ou sem estridor
	Hiperventilação, síndrome do pânico	Tontura, parestesia, respiração suspirosa
	DPOC	História de tabagismo ou outras exposições de risco, dispneia progressiva aos esforços e persistente, tosse com expectoração
	Insuficiência cardíaca	Dispneia aos esforços, sintomas noturnos, edema de membros inferiores
	Tosse relacionada com medicamentos	Tratamento com inibidor de ECA
	Doenças pulmonares intersticiais	Dispneia aos esforços, tosse seca, baqueteamento digital
	Embolia pulmonar	Dispneia de início súbito, dor torácica
	Obstrução de vias aéreas centrais	Dispneia não responsiva aos broncodilatadores
Todas idades	Tuberculose	Tosse crônica, hemoptise, dispneia; e/ou fadiga, febre, sudorese (noturna), perda de peso

Fonte: Adaptado de GINA, 2022.[2]

Considerações finais

O diagnóstico da asma requer uma avaliação detalhada de dados clínicos e é importante que se evite tanto o super quanto o subdiagnóstico. Assim sendo, testes objetivos que avaliam o comprometimento da função pulmonar devem ser realizados, sempre que possível. A espirometria é o método mais utilizado com o objetivo de documentar a obstrução variável ao fluxo aéreo expiratório. Marcadores de inflamação, como eosinófilos e avaliação do estado de alergia, complementam o diagnóstico e direcionam condutas terapêuticas.

Referências bibliográficas

1. McCracken JL, Veeranki SP, Ameredes BT, Calhoun WJ. Diagnosis and management of asthma in adults: a review. JAMA. 2017 July 18;318(3):279-90.
2. Global Initiative for Asthma. Global strategy for asthma management and prevention, 2022. Disponível em: https://ginasthma.org/.
3. Wandalsen GF, Solé D, Bacharier LB. Identification of infants and preschool children at risk for asthma: predictive scores and biomarkers. Curr Opin Allergy Clin Immunol. 2016;16(2):120-6.
4. Castro-Rodriguez JA, Cifuentes L, Martinez FD. Predicting asthma using clinical indexes. Front Pediatr. 2019 July 31;7:320.
5. Guilbert TW, Morgan WJ, Zeiger RS, Bacharier LB, Boehmer SJ, Krawiec M et al. Atopic characteristics of children with recurrent wheezing at high risk for the development of childhood asthma. J Allergy Clin Immunol. 2004;114(6):1282-7.
6. Saglani S, Menzie-Gow AN. Approaches to asthma diagnosis in children and adults. Front Pediatr. 2019 Apr 17;7:148.
7. Zinellu E, Piras B, Ruzittu GGM, Fois SS, Fois AG, Pirina P. Recent advances in inflammation and treatment of small airways in asthma. Int J Mol Sci. 2019;20(11).
8. Custovic A, Siddiqui S, Saglani S. Considering biomarkers in asthma disease severity. J Allergy Clin Immunol. 2022;149(2):480-7.
9. Global initiative for asthma – GINA. Difficult-to-treament severe asthma in adolescents and adult patients. Diagnosis and management. Disponível em: https://ginasthma.org/.
10. Bel EH, Sousa A, Fleming L, Bush A, Chung KF, Versnel J et al. Diagnosis and definition of severe refractory asthma: an international consensus statement from the Innovative Medicine Initiative (IMI). Thorax. 2011;66(10):910-7.
11. von Bülow A, Backer V, Bodtger U, Søes-Petersen NU, Assing KD, Skjold T et al. The level of diagnostic assessment in severe asthma: A Nationwide real-life study. Respir Med. 2017;124:21-9.
12. Gherasim A, Dao A, Bernstein JA. Confounders of severe asthma: diagnoses to consider when asthma symptoms persist despite optimal therapy. World Allergy Organ J. 2018;11(1):29.
13. Levy ML, Quanjer PH, Booker R, Cooper BG, Holmes S, Small I et al. Diagnostic spirometry in primary care: Proposed standards for general practice compliant with American Thoracic Society and European Respiratory Society recommendations: a General Practice Airways Group (GPIAG)1 document, in association with the Association for Respiratory Technology & Physiology (ARTP)2 and Education for Health3 1 www.gpiag.org 2 www.artp.org 3 www.educationforhealth.org.uk. Prim Care Respir J. 2009;18(3):130-47.

14. Carr TF, Altisheh R, Zitt M. Small airways disease and severe asthma. World Allergy Organ J. 2017;10(1):1-9;
15. Korten I, Zacharasiewicz A, Bittkowski N, Hofmann A, Lex C. Asthma control in children: Body plethysmography in addition to spirometry. Pediatr Pulmonol. 2019;54(8):1141-8.
16. Lundblad LKA, Siddiqui S, Bossé Y, Dandurand RJ. Applications of oscillometry in clinical research and practice. Can J Respir Crit Care, Sleep Med. 2019;5:1:54-68.
17. Starczewska-Dymek L, Bozek A, Jakalski M. The Usefulness of the Forced Oscillation Technique in the Diagnosis of Bronchial Asthma in Children. Can Respir J. 2018:7519592.
18. Shirai T, Kurosawa H. Clinical Application of the forced oscillation technique. Intern Med. 2016 ;55(6):559-66.
19. Czövek D, Shackleton C, Hantos Z, Taylor K, Kumar A, Chacko A et al. Tidal changes in respiratory resistance are sensitive indicators of airway obstruction in children. Thorax. 2016;71(10):907-15.
20. de Oliveira Jorge PP, de Lima JHP, Chong E Silva DC, Medeiros D, Solé D, Wandalsen GF. Impulse oscillometry in the assessment of children's lung function. Allergol Immunopathol (Madr). 2019;47(3):295-302.
21. Yancey SW, Keene ON, Albers FC, Ortega H, Bates S, Bleecker ER et al. Biomarkers of severe eosinophilic asthma. J Allergy Clin Immunol. 2017;140:1509-18.
22. Just J, Bourgoin-Heck M, Amat F. Clinical phenotypes in asthma during childhood. Clin Exp Allergy. 2017;47(7):848-55.
23. Stern J, Pier J, Litonjua AA. Asthma epidemiology and risk factors. Semin Immunopathol. 2020;42(1):5-15.
24. Dweik RA, Boggs PB, Erzurum SC, Irvin CG, Leigh MW, Lundberg JO et al. An Official ATS Clinical Practice Guideline: Interpretation of Exhaled Nitric Oxide Levels (FENO) for Clinical Applications. Am J Respir Crit Care Med. 2011;184:602-15.

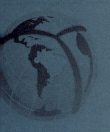

capítulo 7

Tratamento da Asma

Gustavo Falbo Wandalsen
Pedro Francisco Giavina Bianchi Júnior

Tratamento da asma na criança

O tratamento da asma nas crianças segue conceitos e objetivos semelhantes ao dos adultos, podendo ser dividido no tratamento de controle e no tratamento das exacerbações. O tratamento de controle visa a redução do processo inflamatório, controle dos sintomas, prevenção das exacerbações e da função pulmonar. Nas crianças atenção especial é dada aos possíveis eventos adversos do tratamento, em especial do corticosteroide inalado e na redução do uso de corticosteroide sistêmico por conta das exacerbações.[1]

A educação sobre a doença é de grande importância, particularmente na eliminação ou redução dos fatores desencadeantes e entendimento das diferenças entre tratamento sintomático (de alívio) e tratamento de manutenção regular (controle).[1]

A via inalatória é a principal via utilizada na farmacoterapia da asma em crianças de qualquer idade com o propósito de obter rápido alívio dos sintomas com efeitos colaterais mínimos. A escolha do dispositivo inalatório deve ser individualizada, baseando-se na experiência da família, custo e facilidade de uso. A Tabela 7.1 mostra as recomendações do consenso Global Initiative for Asthma (GINA), publicado em 2022, para a escolha do dispositivo inalatório de acordo com a idade.

Os corticosteroides inalados são as principais drogas empregadas no tratamento da asma em crianças de qualquer idade. São fármacos potentes que apresentam comprovada ação no controle da inflamação pulmonar e na redu-

Tabela 7.1 – Recomendações para escolha de dispositivos inalatórios para crianças com asma segundo a faixa etária

Faixa etária	Preferência	Alternativa
< 4 anos	Aerossol dosimetrado com espaçador e máscara facial	Nebulização com máscara facial
4 a 6 anos	Aerossol dosimetrado com espaçador	Nebulização
> 6 anos	Inalador em pó ou aerossol dosimetrado com espaçador	Nebulização

Fonte: Traduzida da GINA 2022.[1]

ção dos sintomas. O controle dos sintomas e a melhora da função pulmonar tendem a ocorrer em uma a duas semanas de tratamento, porém, frequentemente, há necessidade de uso prolongado e os sintomas tendem a reaparecer em semanas ou meses se o tratamento for interrompido. A dose diária preconizada de corticosteroides inalados é dependente da gravidade e do nível de controle da asma. A Tabela 7.2 apresenta as doses consideradas baixas, médias e altas para os diferentes corticosteroides inalados para as crianças entre 6 e 11 anos de idade. Para os adolescentes, as doses são as mesmas dos adultos. Para as crianças pequenas (≤ 5 anos) há apenas a indicação de dose baixa de corticosteroide, utilizado sempre com espaçador (Tabela 7.3).

Os principais efeitos colaterais locais dos corticosteroides inalados são a candidíase oral e a rouquidão, pouco frequentes em crianças e que podem ser evitados com medidas simples, como o uso de espaçadores e a lavagem da cavidade oral após a administração da droga. Entre os eventos adversos sistêmicos, pode-se observar redução na função do eixo hipotálamo-hipófise-adrenal quando administrados em doses altas ou médias, e redução do crescimento (principalmente no primeiro ano de uso).

O tratamento da asma deve ser baseado no nível de controle da doença que inclui o controle dos sintomas e a presença e frequência de exacerbações. A avaliação do controle dos sintomas nos escolares e adolescentes é idêntica àquela feita nos adultos e levemente diferente nas crianças pequenas (Tabela 7.4).

Tabela 7.2 – Doses diárias de corticosteroide inalado para crianças acima de 5 anos em mg

Corticosteroide	Dose baixa	Dose média	Dose alta
Beclometasona (MDI-HFA, partícula padrão)	100 a 200	> 200 a 400	> 400
Budesonida (DPI)	100 a 200	> 200 a 400	> 400
Ciclesonida (MDI-HFA)	80	> 80 a 160	> 160
Propionato de fluticasona (DPI e MDI-HFA)	50 a 100	> 100 a 200	> 200
Mometasona (MDI-HFA)	100	100	200
Budesonida (nebulização)	250 a 500	> 500 a 1.000	> 1.000

MDI: aerossol dosimetrado; HFA: hidrofluoralcano; DPI: inalador de pó.
Fonte: Traduzida de GINA 2022.[1]

Tabela 7.3 – Doses diárias de corticosteroides inalados (doses baixas em mg) em crianças com 5 anos de idade ou menos

Corticosteroide	Dose mínima diária (µg)
Beclometasona (MDI-HFA, partícula padrão)	100
Budesonida (nebulização)	500
Ciclesonida (MDI-HFA)	Sem estudos
Propionato de fluticasona (MDI-HFA)	50
Mometasona (MDI-HFA)	100

MDI: aerossol dosimetrado; HFA: hidrofluoralcano; DPI: inalador de pó.
Fonte: Traduzida de GINA 2022.[1]

Tabela 7.4 – Avaliação do controle da asma (domínio de sintomas) em crianças menores de 6 anos de idade

Últimas 4 semanas	Controlada	Parcialmente controlada	Não controlada
Sintomas diurnos mais de uma vez por semana			
Alguma limitação de atividades	Nenhum item	1 ou 2 itens	3 ou 4 itens
Uso de medicação de resgate (SABA) mais de uma vez por semana			
Despertar noturno por asma ou tosse noturna			

Fonte: Traduzida de GINA 2022.[1]

O tratamento farmacológico da asma é categorizado em etapas de acordo com o nível de controle da doença. Na Tabela 7.5 é mostrado o esquema de tratamento dos escolares e na Tabela 7.6 dos pré-escolares e lactentes. Recomenda-se que o tratamento seja escalonado até a obtenção do controle da asma. Uma vez alcançado, pode-se tentar reduzir gradualmente a medicação após período de 3 meses, até a suspensão total da medicação de controle ou alcance de um esquema mínimo necessário à manutenção do controle dos sintomas.

Tabela 7.5 – Esquema de tratamento farmacológico da asma em escolares (6 a 11 anos)

	Etapa 1	Etapa 2	Etapa 3	Etapa 4*	Etapa 5**
Opção preferencial	SABA + CI s/n	CI dose baixa	CI (dose baixa) + LABA ou CI (dose média) ou CI (dose muito baixa) + Formoterol (MART)	CI (dose média) + LABA ou CI (dose baixa) + Formoterol (MART)	CI (dose alta) + LABA ou adicionar anti-IgE ou anti-IL4R
Outras opções	CI dose baixa	LTRA ou SABA + CI s/n	CI (dose baixa) + LTRA	Adicionar tiotrópio ou LTRA	Adicionar anti-IL5 ou CO (dose baixa)
Tratamento de alívio	SABA (ou CI + Formoterol) s/n				

SABA: beta-2 agonista de curta duração; LABA: beta-2 agonista de longa ação; CI: corticosteroide inalado; LTRA: antagonista de receptor de leucotrienos; CO: corticosteroide oral; *: encaminhar para avaliação de especialista; **: encaminhar para avaliação fenotípica.
Fonte: Traduzida de GINA 2022.[1]

Tabela 7.6 – Esquema de tratamento farmacológico da asma em pré-escolares e lactentes (≤ 5 anos)

	Etapa 1	Etapa 2	Etapa 3	Etapa 4
Opção preferencial		CI dose baixa	Dobrar dose CI	Avaliação de especialista
Outras opções	CI intermitente	LTRA ou–CI intermitente	CI (dose baixa) + LTRA Considerar avaliação de especialista	Adicionar LTRA ou CI intermitente
Tratamento de alívio	SABA, se necessário			

SABA: beta-2 agonista de curta duração; CI: corticosteroide inalado; LTRA: antagonista de receptor de leucotrienos.
Fonte: Traduzida de GINA 2022.[1]

Tratamento da asma no adulto

Nas últimas décadas, observamos grande evolução no tratamento da asma, com redução de 75% no número de internações pela doença no sistema único de saúde. Hoje é raro encontrarmos pacientes em unidades de terapia intensiva em decorrência de crises de asma. Entretanto, a mortalidade não diminuiu e cerca de 2.000 pessoas morrem anualmente pela doença, a maioria em decorrência de falta de tratamento adequado.[1]

A maneira de classificar a asma também foi evoluindo. Inicialmente a doença era classificada em intermitente e persistente leve, moderada ou grave. Posteriormente observou-se que também era importante avaliar o controle da asma (não controlada, parcialmente controlada ou controlada) e seus riscos futuros (risco de exacerbação, perda de função pulmonar e potenciais efeitos adversos da terapia). Atualmente a doença é classificada sugundo a etapa de tratamento (etapa 1 a 5) da iniciativa GINA em que o paciente se encontra. Essa última classificação engloba gravidade e controle da asma, além da resposta à terapia. Embora ainda não possamos falar em cura da asma, o objetivo do tratamento é obtermos a remissão da doença, que pode ser clínica ou completa, com ou sem farmacoterapia (Tabela 7.7).[2]

Tabela 7.7 – Classificação da remissão da asma

	Com medicamento	Sem medicamento
Clínica	Quadro clínico (paciente assintomático) Prova de função pulmonar normal ou próxima ao normal e sem mostrar obstrução brônquica reversível Sem uso de corticosteroide sistêmico	
Completa	Sem sinais de inflamação Valores normais de eosinófilos sanguíneos, eosinófilos no escarro e feno (óxido nítrico exalado) Sem hiper-responsividade brônquica	

Fonte: Adaptada de Menzies-Gow A *et al.*,2021.[2]

Diversos biomarcadores devem ser utilizados em cojunto na avaliação do controle da asma, não existindo um marcador perfeito. Corriqueiramente, a história clínica, o exame físico e a prova de função pulmonar norteiam o tratamento do paciente. A depender da adesão do médico e de seu paciente, assim como do acesso, os questionários de aferição de controle, Asthma Control Test (ACT), Asthma Control Questionnaire (ACQ), Asthma Control Scoring System (ATAQ), Asthma Control Scoring System (ACSS), o pico de fluxo expiratório e a medida do óxido nítrico exalado também podem ser utilizados na assistência médica. Estudos têm demonstrado que nem sempre há uma correlação entre os diversos biomarcadores, enfatizando a necessidade de analisá-los em grupo. Por exemplo, o VEF1 (volume expiratório forçado no primeiro segundo), um dos índices mais empregados no acompanhamento dos pacientes, pode não manter correlação com o óxido nítrico exalado e com os questionários de aferição do controle da asma. Outros biomarcadores são aplicados mais em pesquisas clínicas, como a celularidade do escarro induzido, a provocação brônquica inespecífica e os questionários de qualidade de vida (AQLQ).[1]

Desafiados pela alta prevalência e morbidade da asma, um problema de saúde mundial que traz grande impacto social e econômico, diversas Organizações, Sociedades e Serviços desenvolveram protocolos, diretrizes e consensos para melhorar o manejo da doença. A iniciativa GINA, estratégia global de recomendações para melhor prevenção e tratamento da asma, é a mais utilizada em todo o mundo. Seus autores enfatizam que a estratégia global necessita ser adaptada às condições, recursos e serviços locais.[1]

Atualmente, a asma é considerada uma síndrome, ou ao menos uma doença com diversos fenótipos. Os dois principais, com características nítidas e distintas, são a asma alérgica e a não alérgica (Tabela 7.8). Além da classificação segundo sua etiologia, a doença também pode ser classificada de acordo com sua gravidade, nível de controle, fatores desencadeantes de crise, inflamação subjacente da via aérea, resposta terapêutica, entre outros critérios.[3]

Pacientes com asma alérgica tendem a apresentar o início dos sintomas mais precocemente e ter uma evolução mais benigna, desde que a doença seja adequadamente tratada, do que a doença de fenótipo não alérgico. A taxa de hipersensibilidade aos anti-inflamatórios é menor e normalmente outras doenças atópicas (dermatite atópica, conjuntivite alérgica) são referidas na história pessoal e familiar. Suas exacerbações estão caracteristicamente relacionadas com a exposição aos aeroalérgenos aos quais o paciente apresenta sensibilização. O mecanismo fisiopatológico subjacente à inflamação das vias aéreas é a hipersensibilidade tipo 1, com indução de uma resposta inflamatória tipo 2, muitas vezes com infiltrado eosinofílico relevante. Apresentam IgE total elevada e IgE sérica específica que podem ser detectadas nos tetes cutâneo e no soro.[1]

Tabela 7.8 – Características da asma alérgica e da asma não alérgica		
	Asma alérgica	**Não alérgica**
Característica	**Atópica ou extrínseca**	**Não atópica ou intrínseca**
Início	Precoce	Tardio
Antecedentes pessoais e familiares de atopia	+ (Dermatite atópica e conjuntivite alérgica)	-
Piora com alérgenos	+	-
Gravidade	Menor	Maior
Hipersensibilidade a AINEs	Menor	Maior
Infiltrado eosinofílico (escarro/sangue)	+	+/-
IgE total	Elevada	Normal
IgE específica	Presente	Ausente
Fisiopatologia	Hipersensibilidade tipo I	???

Fonte: Adaptada de Takejima P et al., 2017.[3]

Por outro lado, a asma não alérgica tem início mais tardio e a evolução mais tortuosa. A história característica é a de uma mulher que com cerca de 40 anos de idade tem infecção viral de vias aéreas e inicia quadro de crises recorrentes de broncospasmo. Não são observadas crises desencadeadas por aeroalérgenos nesses pacientes, que também não apresentam outras doenças alérgicas, embora frequentemente tenham rinite não alérgica e hipersensibilidade aos AINEs. Observamos inflamação tipo 2 com infiltrado eosinofílico na maioria dos pacientes com asma não alérgica, embora a inflamação neutrofílica possa ser observada nesse fenótipo com mais frequência. Por definição, não são detectadas IgE séricas específicas a aeroalérgenos, mas a IgE sérica total pode estar aumentada, possivelmente devido a um estímulo policlonal. Os mecanismos envolvidos no desencadeamento inicial da asma não alérgica ainda não foram totalmente elucidados.[1]

O tratamento da asma compreende três modalidades terapêuticas que devem ser consideradas concomitantemente no manejo da doença: controle ambiental, farmacoterapia, e imunoterapia. Inicialmente, o principal objetivo do tratamento farmacológico da asma era aliviar o broncospasmo, facilitando o fluxo de ar pelas vias aéreas. Foram desenvolvidos broncodilatadores cada vez mais seletivos e de melhores características farmacocinéticas e farmacodinâmicas. Os dispositivos inalatórios também se tornaram mais eficientes. Porém, o grande avanço no tratamento da doença foi baseado no conceito de que subjacente ao broncospasmo existe um processo inflamatório que precisa ser tratado. Os corticosteroides inalados, um marco no tratamento da asma, mudaram a evolução natural da doença, inclusive de sua mortalidade.[1]

A farmacoterpia da asma é constituída por medicamentos controladores e medicamentos de resgate (alívio). Todos os pacientes com asma deveriam ter acesso a um broncodilatador beta-2 agonista de rápida ação para o tratamento de sintomas agudos; esta intervenção isolada é apropriada para pacientes com asma intermitente, definida como sintomas que ocorrem em até duas vezes na semana e com função pulmonar normal. Para pacientes com asma persistente, definida como sintomas mais de duas vezes na semana ou função pulmonar alterada, um medicamento controlador diário de manutenção deve ser iniciado. A iniciativa Global Initiative for Asthma (GINA) define 5 etapas de tratamento. A partir da etapa 2 é indicado, para pacientes com sintomas persistentes de asma, o uso de corticoide inalado (CI) (Tabela 7.9).[1]

Tabela 7.9 – Esquema de tratamento farmacológico da asma em adolescentes e adultos					
	Etapa 1	**Etapa 2**	**Etapa 3**	**Etapa 4***	**Etapa 5****
Opção preferencial	Baixa dose CI/ Formoterol de demanda	Baixa dose CI/ Formoterol ou Dose baixa CI	Dose baixa CI/ LABA	Dose média CI/ LABA	LAMA Considerar: dose alta CI/LABA anti-IgE,-IL5/rIL5,-rIL4/ IL13,-TSLP)
Outras opções	Baixa dose CI/SABA de demanda	LTRA ou Baixa dose CI/SABA, se necessário	Dose média CI ou Dose baixa CI + LTRA	Dose alta CI + LAMA ou LTRA	Adicionar Dose baixa de CO
Tratamento de alívio	Opção preferencial: Baixa dose, CI/Formoterol de demanda Outra opção: SABA de demanda				

SABA: beta-2 agonista de curta duração; LABA: beta-2 agonista de longa ação; CI: corticoide inalado; LTRA: antagonista de receptor de leucotrienos; CO: corticosteroide oral.
Fonte: Traduzida de GINA 2022.[1]

Os beta-2 agonistas de longa duração (LABAs) não devem ser utilizados como monoterapia. A adição de LABA ao CI diário melhora o escore dos sintomas da asma, diminui os sintomas de asma noturna, diminui o uso de beta-2 agonista de curta duração, reduz o número de exacerbações, melhora a função pulmonar e diminui o risco de internações relacionadas com a asma. As exacerbações com necessidade de corticoide oral ou de internação reduziram com a adição de LABA aos CIs.[1]

Outras opções terapêuticas são a associação de antileucotrienos aos CIs naqueles pacientes que apresentem alguma contraindicação para a utilização de LABA, a teofilina usada como um broncodilatador adicional se a asma se mantiver difícil de controlar após altas doses de CI e LABA e o brometo de tiotrópio, que é um anticolinérgico inalado de longa duração associado ao CI ou ao CI+LABA para aqueles pacientes exacerbadores. Mais recentemente, o advento dos imunobiológicos tem permitido o tratamento de pacientes com formas mais complexas e graves da doença.[1]

Houve duas grandes mudanças na farmacoterapia para a asma propostas nas últimas versões da iniciativa GINA. Primeiro, atualmente, preconiza-se que os pacientes já utilizem na primeira etapa de tratamento uma associação de broncodilatador de ação rápida e corticoide inalados para controle das crises de asma. Essa medida combate uma triste realidade ainda observada no Brasil, que são os pacientes que tratam apenas as crises de asma nos serviços de emergência com broncodilatadores e abusando dos corticoides sistêmicos, medicamentos que não necessitam de prescrição médica para serem adquiridos no Brasil. Esses pacientes não fazem acompanhamento médico e não utilizam corticoides inalados de manutenção. A segunda grande mudança foi a incorporação de cinco anticorpos monoclonais que bloqueiam a inflamação tipo 2 observada na grande maioria dos pacientes com asma. Esses imunobiológicos têm permitido o tratamento de pacientes com asma grave com inflamação tipo 2 que não estava controlada apesar do uso de altas doses de corticoide e LABA inalados.[1]

Nesse cenário desenvolvemos um protocolo para orientar o manejo dos pacientes que têm o diagnóstico de asma (Figura 7.1).[4] No primeiro bloco, as ações se concentram em analisar situações que estão mais comumente associadas aos quadros de asma que se mantêm sem controle, apesar da terapêutica, a princípio, adequada. Nesse bloco sugere-se que o diagnóstico da doença seja confirmado; a doença fenotipada e endotipada; o controle ambiental otimizado; a aderência ao tratamento avaliada; e a técnica de utilização da medicação inalada conferida. No segundo bloco do protocolo, comorbidades e condições associadas à asma devem ser pesquisadas e identificadas, pois o tratamento destas auxilia no controle da asma. Salienta-se a importância do diagnóstico e do tratamento da rinite que está presente na grande maioria dos pacientes com asma, constituindo o conceito da *united airway disease*. Após a identificação e o controle das situações e comorbidades descritas nos blocos 1 e 2, o bloco 3 aborda ações que podem auxiliar no controle da asma. Com a especialização e o aprofundamento do conhecimento na área da saúde, a abordagem das doenças mais graves e complexas é mais bem realizada por equipes multiprofissionais e multidisciplinares. Para a minoria dos pacientes que, após todas as medidas descritas, ainda tem asma sem controle adequado e refratária ao tratamento, outros fenótipos e endótipos da doença devem ser investigados: asma corticodependente, insensível ao corticoide (corticorresistente), neutrofílica, associada à obesidade, entre outros. Nessa fase, a farmacoterapia deve ser otimizada mais uma vez, inclusive com a utilização de anticorpos monoclonais e antimuscarínicos de longa duração (LAMA), se necessário.[1]

Portanto, o manejo da asma evoluiu muito nos últimos 20 anos e deve ser apropriado ao fenótipo e endótipo da doença, que são determinados através da mensuração de biomarcadores. O tratamento deve ser instituído precocemente e com a devida intensidade necessária para controlar a doença e evitar crises, o remodelamento das vias aéreas e a perda de função pulmonar. O tratamento da asma visa melhorar a qualidade de vida dos pacientes e induzir a remissão da doença, diminuindo sua morbidade e taxa de mortalidade.

• Confirmar o diagnóstico • Definição do fenótipo • Controle ambiental • Adesão ao tratamento • Utilização da medicação • Otimizar o tratamento • Avaliação multiprofissional • Asma neutrofílica? • Resistência aos corticosteroides? • LAMA e/ou imunobiológicos	• Rinossinusite • Refluxo gastroesofágico • DPV • ABPA • Reação adversa a fármacos • S. Churg-Strauss • Imunodeficiências • Obesidade • ACO • Apneia obstrutiva do sono

COMORBIDADES

Fonte: Adaptada de Giavina-Bianchi P *et al.*, 2010.[4]

Figura 7.1 – Protocolo para abordagem da asma.

Há mais de um fenótipo de asma grave, algumas formas decorrentes de anos de tratamento inadequado da doença, mas outras apresentariam maior gravidade intrínseca. O uso de agentes biológicos é fundamental e muda o prognóstico nestes pacientes, permitindo o controle da doença, inclusive com a diminuição de internações por exacerbações e melhoria na qualidade de vida. Há evidências científicas abundantes mostrando a eficácia e segurança destas medicações. A tônica da discussão deve ser: custo, acesso, população-alvo, critérios de resposta terapêutica, critérios para retirada da medicação e criação de centros de referência.[5]

Os anticorpos monoclonais estão indicados na asma grave não controlada, apesar de tratamento apropriado, com evidências de inflamação tipo 2. A escolha do anticorpo monoclonal deve ser personalizada e depende do fenótipo e endótipo do paciente, assim como de outras variáveis como custo, acesso e preferências do paciente. Grande parte dessa população pode ser tratada e ter benefícios com mais de um anticorpo monoclonal (Tabela 7.10). A resposta tipo 2 é uma rede com diversas vias redundantes, e o desafio é escolher a melhor maneira para bloquear essa resposta. Quando a via IgE é a preponderante, o uso do omalizumabe é uma boa opção, assim como quando o eosinófilo tem papel principal na inflamação, independente de etiologia alérgica ou não, o mepolizumabe e o benralizumabe são boas escolhas. O dupilumabe e o tezepelumabe estão bem indicados sempre que tivermos algum indício de inflamação tipo 2, independente da existência de processo alérgico IgE mediado. O tezepelumabe também pode ser utilizado no tratamento da inflamação não tipo 2 das vias aéreas. O paciente com asma grave não controlada apresenta processo inflamatório das vias aéreas bastante enraizado e estruturado, o que justifica o tratamento desses pacientes com imunobiológicos por pelo menos um ano, inclusive com benefícios progressivos, mesmo após 6 meses. A interrupção do tratamento com 6 meses está associada à piora do paciente. Após a introdução de um anticorpo monoclonal, a resposta terapêutica deve ser aferida com 6 meses e, em caso de não resposta, outro anticorpo pode ser indicado com boa chance de eficácia.[1]

Portanto, o manejo da asma evoluiu muito nos últimos 20 anos e deve ser apropriado ao fenótipo e endótipo da doença, que são determinados pela mensuração de biomarcadores. O tratamento deve ser instituído precocemente e com a intensidade necessária para controlar a doença, evitar crises, prevenir o remodelamento das vias aéreas e a perda de função pulmonar. O tratamento da asma visa a melhorar a qualidade de vida dos pacientes e induzir a remissão da doença, diminuindo sua morbilidade e taxa de mortalidade.[1]

Tabela 7.10 – Escolha do anticorpo monoclonal para o tratamento da asma grave não controlada apesar de tratamento apropriado

Anticorpo monoclonal	Eligibiliddae	Fator preditor	Comorbidades
Anti-IgE Omalizumabe	Asma grave alérgica Sensibilização Peso e nível de IgE Crise no último ano	Eosinófilos sanguíneos ≥ 260 cels/mm³ FeNO ≥ 20 ppb Exacerbações com alérgenos Início na infância	Urticária crônica espontânea RSCcPN
Anti-IL5 Mepolizumabe Anti-IL5r Benralizumabe	Asma grave eosinofílica Eosinófilos sanguíneos ≥ 300 cels/mm³ Crise no último ano	Eosinófilos altos Exacerbadores Início na idade adulta Polipose nasal Corticosteroides sistêmicos FEV1 < 65%	RSCcPN Síndrome hipereosinofílica poliangiite granulomatosa eosinofílica
Anti-IL4r/IL13r Dupilumabe	Asma grave eosinofílica/ Inflamação tipo II Eosinófilos sanguíneos ≥ 150 cels/mm³ FeNO ≥ 25 ppb Crise no último ano Corticoides sistêmicos	Eosinófilos altos FeNO alto Dermatite atópica moderada/ grave Polipose nasal	Dermatite atópica moderada/grave RSCcPN
Anti-TSLP Tezepelumabe	Asma grave Crise no último ano	Eosinófilos altos FeNO alto	

RSCcPN: rinossinusite crônica com polipose nasal.
Fonte: Adaptada de GINA 2022.[1]

Referências bibliográficas

1. Global Initiative for Asthma (GINA) 2022. Disponível em: http://www.ginasthma.org.
2. Menzies-Gow A, Szefler SJ, Busse WW. the relationship of asthma biologics to remission for asthma. J Allergy Clin Immunol Pract. 2021;9(3):1090-8.
3. Takejima P, Agondi RC, Rodrigues H, Aun MV, Kalil J, Giavina-Bianchi P. Allergic and nonallergic asthma have distinct phenotypic and genotypic features. Int Arch Allergy Immunol. 2017;172(3):150-60.
4. Giavina-Bianchi P, Aun MV, Bisaccioni C, Agondi R, Kalil J. Difficult-to-control asthma management through the use of a specific protocol. Clinics (São Paulo). 2010;65(9):905-18.
5. Pitrez PM, Giavina-Bianchi P, Rizzo JÂ, Souza-Machado A, Garcia GF, Pizzichini MMM. An expert review on breaking barriers in severe asthma in Brazil: time to act. Chron Respir Dis. 2021;18:14799731211028259.

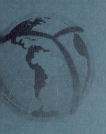

capítulo 8

Fenótipos e Diagnóstico Diferencial da Asma

Eduardo Costa de Freitas Silva
Georgia Véras de Araújo Gueiros Lira

Introdução

A asma é uma doença respiratória crônica comum, com prevalência que varia de 1% a 21% na maioria dos centros analisados no Brasil pelo *International Study of Asthma and Allergies in Childhood* (ISAAC), e é caracterizada por sintomas variáveis de sibilância, dispneia, aperto no peito e/ou tosse, além de limitação variável do fluxo aéreo.[1] Esta síndrome clínica pode ter diferentes apresentações fenotípicas, associadas a diferentes mecanismos biomoleculares (endótipos), ainda não completamente conhecidos. Sua frequência e variabilidade de características tornam fundamental seu correto diagnóstico, que se pode tornar difícil em diversas situações, nas diferentes faixas etárias.[2]

Fenótipos e endótipos da asma

Um fenótipo pode ser definido como as propriedades observáveis de um organismo que são produzidas pelas interações do genótipo e do ambiente ou a apresentação clínica de um indivíduo com um genótipo particular.[3] O exemplo clássico de publicações que caracterizaram a asma em diferentes fenótipos de acordo com suas características clínicas e história natural na infância vem da coorte de Tucson, Arizona. Neste estudo, foram definidos fenótipos de sibilância recorrente em crianças, na década de 1990, de acordo com a presença ou não de atopia e a evolução natural da doença.[4]

Os fenótipos clássicos da asma, alérgica/extrínseca e não alérgica/intrínseca, continuam sendo úteis para a categorização da maioria dos pacientes na prática clínica, e as ferramentas preditivas de asma [*Asthma Predective Index* (API); Prevenção e Incidência de Asma e Alergia a Ácaros (PIAMA); ferramenta Leicester] na infância são extremamente úteis para decisões clínicas nessa faixa etária. Para definir asma pelo API, Castro-Rodriguez *et al*. usaram uma combinação de asma diagnosticada por médico e pelo menos um episódio de sibilância nos últimos 12 meses, ou três ou mais episódios de sibilos, independentemente do diagnóstico médico. No estudo PIAMA, Caudri *et al*. definiram asma na idade de avaliação do resultado com base em qualquer um dos seguintes: pelo menos um episódio de sibilos nos últimos 12 meses, diagnóstico médico de asma ou medicação para asma entre as idades de 7 e 8 anos. Já o escore de risco desenvolvido por Pescatore *et al*. definiu asma como uma combinação de sibilos e medicação para asma nos últimos 12 meses. Nenhuma medição objetiva (por exemplo, testes de função pulmonar) foi usada para avaliar a asma em qualquer um dos estudos.[5]

O API é um dos instrumentos mais utilizados e procura identificar o lactente sibilante com risco de desenvolver a doença. Antecedente familiar de atopia e dermatite atópica são considerados critérios maiores, enquanto o diagnóstico de rinite alérgica pessoal, sibilância sem infecção de vias aéreas superiores e eosinofilia sanguínea ≥ 4% são critérios menores. A presença de um critério maior ou dois menores em lactente com três ou mais episódios de sibilância é considerado alto risco para o desenvolvimento de asma.[6]

O API recebeu alterações posteriormente e ficou conhecido como API modificado, que difere por requerer quatro ou mais episódios de sibilância e incluir a sensibilização alérgica para aeroalérgenos, como critério maior e sensibilização para alimentos (leite, ovos ou amendoim), como critério menor, substituindo o diagnóstico médico de rinite do estudo original. No entanto, estudos longitudinais continuam usando o API original pela praticidade e custo, e porque a sensibilização a diferentes alérgenos varia conforme as regiões estudadas.[7]

A caracterização mais detalhada de endofenótipos é fundamental pelo potencial de predição de resposta a determinado tipo de tratamento, o que inclui os imunobiológicos para asma grave com inflamação tipo 2 (T2). Um endótipos, ou endofenótipo, é um subtipo da doença definido funcional e patologicamente por um mecanismo molecular e/ou pela resposta a um tratamento específico.[8] Exemplos mais próximos dessa definição de endótipos, que podem ser considerados subtipos de asma eosinófila, são a doença respiratória exacerbada por anti-inflamatórios (DREA) e a aspergilose broncopulmonar alérgica (ABPA). Apesar de toda a evolução do conhecimento sobre mecanismos biomoleculares da asma nos últimos 20 anos, os endofenótipos mais conhecidos estão ligados à via de ativação eosinofílica (T2). Pouco se sabe ainda sobre endofenótipos não T2 e menos ainda na asma pediátrica. Revisões mais detalhadas sobre o tema, que fogem ao escopo desta obra, estão disponíveis.[9,10]

O Quadro 8.1 resume as principais características clínicas, funcionais e fisiopatológicas dos endofenótipos de asma descritos até o momento.

Quadro 8.1 – Endofenótipos da asma nas diferentes faixas etárias			
Endofenótipo	**Características clínico-funcionais**	**Tipo de inflamação/ vias biológicas envolvidas**	**Biomarcadores descritos e/ou em investigação**
Asma associada à infecção viral no lactente e na criança	Primeiros anos de vida. Pode persistir na idade adulta, superposta ou não a outro fenótipo predominante (p.ex., asma alérgica, asma por exercício)	Inflamação neutrofílica, eosinofílica ou mista, dependendo do agente infeccioso e da genética do paciente	A infecção por RV aumenta a ativação de STAT6 e NF-kB promovendo a expressão de quimiocinas ligantes do CCR4: CCL17 e CCL22, promotoras de inflamação do tipo 2 na asma
Asma eosinofílica alérgica de início precoce	Início na infância. Pode ser: leve, moderada e grave. Presente com outras doenças atópicas. Boa resposta aos corticosteroides.	Inflamação eosinofílica (tipo 2 com IgE/Th2). Atopia e ILC2.	IgE total e específica. Eosinófilos no escarro > 2%. FeNO > 25 ppb
Asma eosinofílica de início tardio	Início no adulto de forma moderada à grave. Atopia menos frequente. RSC mais frequente. Declínio acelerado de função pulmonar.	Inflamação eosinofílica (tipo 2: não Th2). ILC2.	Eosinófilos no escarro > 2%. FeNO > 25 ppb. Periostina aumentada (?). Impactação mucoide.
Asma eosinofílica de início tardio com DREA	Início no adulto. Pode ser moderada à grave. 2/3 são atópicos. Sensibilidade a AINEs. RSC com polipose.	Inflamação eosinofílica (tipo 2: Th2 ou não). Maior expressão de LTR e 5-LO.	Eosinófilos no escarro > 2%. Eosinofilia sanguínea. FeNO > 25 ppb. LTE4 urinário aumentado.
Asma eosinofílica com ABPA ou MBPA	Início em qualquer idade. Pode ser moderada à grave. Associada à atopia. Infiltrados, bronquiectasias, possibilidade de fibrose.	Inflamação eosinofílica (tipo 2: IgE/Th2) e por IgG/imunocomplexos.	IgE total > 1.000. Eosinofilia no escarro e sangue. FeNO > 25 ppb. IgE e IgG específicas para antígenos fúngicos no sangue. Bronquiectasias centrais e impactação mucoide.
Asma eosinofílica na GEPA	Início no adulto. Asma grave associada à vasculite sistêmica com acometimento de diferentes órgãos-alvo (disfunção renal, cardíaca, polineuropatia).	Vasculite granulomatosa com manifestação de asma e inflamação eosinofílica pulmonar.	Eosinofilia muito elevada no escarro e sangue. FeNO > 25 ppb. ANCA positivo em até 35% a 40% dos casos. LTE4 urinário pode estar aumentado. Eotaxina3 e IL2Rs solúvel no LBA.

Continua...

Quadro 8.1 – Endofenótipos da asma nas diferentes faixas etárias – continuação

Endofenótipo	Características clínico-funcionais	Tipo de inflamação/ vias biológicas envolvidas	Biomarcadores descritos e/ou em investigação
Asma/ broncospasmo induzido por exercício	Em geral se manifesta na infância e adolescência. Pode persistir na idade adulta, associada ou não a outro fenótipo predominante, ou pode-se desenvolver isoladamente em atletas de alto rendimento.	Ativação direta de mastócitos por hiperventilação, redução da temperatura e aumento da osmolaridade da via aérea, com vasodilatação reflexa na submucosa brônquica.	Hiper-responsividade brônquica na provocação por hiperventilação eucápnica ou com manitol. IL8 no escarro induzido. LTE4 urinário aumentado.
Asma não eosinofílica com obesidade	Início após a puberdade ou na idade adulta. Mais mulheres afetadas. Muito sintomática. Hiper-responsividade variável.	Pouca ou nenhuma inflamação eosinofílica (tipo 2). Obstrução brônquica pela obesidade. Disfunção do metabolismo oxidativo com maior estresse oxidativo.	Ausência de marcadores T2. IMC elevado/FeNO baixo. PCR elevada. Aumento de IL6 e adipocinas.
Asma neutrofílica	Início em qualquer idade. Pode estar associada a infecções e exposição ao tabaco. Muito sintomáticos, mas com menos exacerbações fatais que na asma T2.	Inflamação neutrofílica (não T2). Disfunção da imunidade inata, inflamassoma. IL8, IL17? Redução de atividade antioxidante?	Ausência de marcadores T2. Neutrófilos > 50% no escarro induzido. IL1β, IL8 no LBA.
Asma paucigranulocítica	Início tardio. Maior gravidade clínica e funcional.	Disfunção de músculo liso?	Ausência de marcadores T2. Desconhecidos.

ABPA: aspergilose broncopulmonar alérgica; AINEs: anti-inflamatórios não esteroidais; ANCA: anticorpo anticitoplasma de neutrófilo; CCR4: receptor de quimiocina C-C tipo 4; DREA: doença respiratória exacerbada por anti-inflamatórios; FeNO: fração exalada de óxido nítrico; LTE4: leucotrieno E4; ppb: partes por bilhão; GEPA: granulomatose eosinofílica com poliangeíte (anteriormente chamada síndrome de Churg-Strauss); MBPA: micose broncopulmonar alérgica; PCR: proteína C reativa; RSC: rinossinusite crônica; RV: rinovírus; IgE: imunoglobulina E; LBA: lavado broncoalveolar; LT$_R$: receptores para leucotrienos; 5-LO: 5-lipoxigenase; IL8: interleucina 8, IL17: interleucina 17; ILC2: célula linfoide inata tipo 2; ILC3: célula linfoide inata tipo 3; IL5: interleucina 5; EO: eosinófilo.
Fonte: Elaborado pelos autores.

Diagnóstico diferencial da asma em crianças e adolescentes

Durante a infância, o diagnóstico diferencial de asma torna-se uma tarefa difícil, pois várias doenças podem simular os episódios de sibilância e tosse, dentre estas sobressaem-se as infecções respiratórias virais. Outras possibilidades diagnósticas podem ser identificadas de acordo com a idade do paciente e a periodicidade dos sintomas respiratórios.[11]

De acordo com a idade do paciente, o diagnóstico diferencial da asma, em menores de 3 meses, está geralmente relacionado às anomalias congênitas do pulmão e vias aéreas, infecções precoces e às alterações secundárias do pulmão no prematuro. Os possíveis diagnósticos mais frequentes nesta idade são: displasia broncopulmonar, síndromes coqueluchoides, infecções pulmonares neonatais, cardiopatias congênitas, paralisia de cordas vocais, distúrbios da deglutição, tumores intratorácicos e malformações das vias aéreas superiores e inferiores.[12]

Entre as faixas etárias do lactente e pré-escolar, aumentando ainda mais as possibilidades diagnósticas, a asma pode expressar-se sem sibilância e dispneia, podendo se apresentar somente como tosse seca recorrente, muitas vezes noturna e/ou diurna, dificultando o diagnóstico.

Em crianças maiores e adolescentes, os sintomas e sinais da asma são geralmente de mais fácil reconhecimento, principalmente quando se mantêm as sibilâncias recorrentes que respondem bem ao uso de broncodilatadores e corticoides inalatórios.

O diagnóstico diferencial com asma, de acordo com a frequência e periodicidade dos sintomas respiratórios, prioriza algumas enfermidades que apresentam sinais e sintomas mais persistentes. O Quadro 8.2 estabelece as principais características clínicas, laboratoriais e complementares na faixa etária pediátrica.

Quadro 8.2 – Características diferenciais das principais enfermidades que fazem diagnóstico diferencial com a asma na faixa etária pediátrica

Enfermidades	Características clínicas principais	Características laboratoriais/complementares
Rinossinusite crônica	Pela unicidade das vias aéreas, o processo inflamatório nasal, causado pela rinite crônica alérgica ou não alérgica, pode-se estender em vias aéreas e simular intensa obstrução ao fluxo de ar. A síndrome do gotejamento nasal pode facilitar a tosse crônica, que muitas vezes está associada ao decúbito.	Diagnóstico clínico com a presença persistente de dois ou mais sintomas: obstrução, prurido, rinorreia e coriza em lactentes e, em crianças maiores, a presença de um sinal/sintoma clínico importante. Exames complementares devem ser realizados de acordo com as características clínicas de cada paciente: eosinófilos e IgE específicas séricas (rinite alérgica), teste de provocação nasal (rinite alérgica local), endoscopia nasal e teste do suor (poliposes nasais da fibrose cística), TC de seios paranasais (cistos e alterações anatômicas).
Hiper-responsividade brônquica por infecções	Nas síndromes coqueluchoides, a sibilância pode persistir por semanas, principalmente em lactentes. Importante destacar os acessos de tosse seguidos de guincho inspiratório que podem estar presentes na coqueluche ou síndrome coqueluchoide. As pneumonias atípicas, em qualquer faixa etária, também podem gerar quadros de broncospasmo e sibilância.	Os achados do leucograma nas pneumonias atípicas e síndromes coqueluchoides podem ser inespecíficos. Em bebês nascidos de parto vaginal com pneumonia, conjuntivite e eosinofilia sérica, a infecção por *Chlamydia* deve ser pensada. Na coqueluche, o leucograma pode apresentar atipia linfocitária a partir da segunda semana de doença. A radiografia de tórax é necessária para pacientes internados. Testes sorológicos e imunológicos: para evidenciar os agentes causais.

Continua...

Quadro 8.2 – Características diferenciais das principais enfermidades que fazem diagnóstico diferencial com a asma na faixa etária pediátrica – continuação

Enfermidades	Características clínicas principais	Características laboratoriais/ complementares
Síndromes aspirativas	Os sintomas respiratórios, além da dispneia, podem ser: tosse seca crônica, estridor e, em casos mais acentuados, episódios de cianose e apneia. Sintomas gastrointestinais podem estar presentes. Em crianças menores, devem-se identificar sinais de alerta: perda de peso, irritabilidade, recusa alimentar, broncospasmo e cianose.	Anamnese e exame físico cuidadosos são importantes antes dos exames. Ultrassonografia abdominal: informações como comprimento do esfíncter esofagiano inferior e dimensões do piloro. Manometria esofágica: avalia a peristalse esofágica e pressões dos esfíncteres esofagianos. Estudo contrastado de esôfago, estômago e duodeno: avaliação anatômica de estenoses e dilatações. Endoscopia: visualização direta da mucosa esofágica. PHmetria: permite a monitoração do pH esofágico e é de grande valia na DRGE.
Displasia broncopulmonar	Afecção pulmonar que acomete recém-nascidos prematuros que tiveram a síndrome do desconforto respiratório, necessitando de VMA. Clinicamente são observados taquipneia, sibilo, roncos, dispneia e retrações torácicas em bebês que foram prematuros.	A radiografia de tórax evidencia aprisionamento aéreo e a TC de tórax, em cortes inspiratórios e expiratórios, pode evidenciar áreas de hiperinsuflação com áreas de aprisionamento aéreo, com distorções da arquitetura e densidades lineares radiais.
Bronquiolite viral e obliterante	Mais comum em lactentes e com predominância pelo vírus sincicial respiratório, é frequentemente identificado como primeiro episódio de sibilância. Apesar de o quadro agudo ser autolimitado, lactentes que apresentam quadros moderados a graves tendem a sibilarem com maior frequência nos dois meses após evento inicial. A persistência da sibilância, com agravamento clínico respiratório, faz pensar em complicação tardia, como a bronquiolite obliterante.	Pródromos gripais antecedem o quadro de bronquiolite, que pode ser classificada de acordo com a gravidade clínica. O hemograma e radiografia de tórax são inespecíficos, mas podem ser solicitados para descartarem outras doenças. Saturometria de oxigênio deve ser utilizada para avaliar hipoxemia. A gasometria arterial deve ser preferencial em casos graves e em pacientes internados. Isolamento viral, detecção antigênica, resposta sorológica e identificação por métodos moleculares (PCR) podem ser avaliados após coleta nasofaríngea ou por lavado broncoalveolar.
Fibrose cística	A tosse crônica é a manifestação respiratória mais comum, com produção de secreções mucosa, espessa e, às vezes, purulenta. Alguns pacientes podem ser oligossintomáticos por muito tempo, o que não impede a progressão silenciosa das bronquiectasias. A maioria apresenta reagudizações de bronquites, pneumonias e doenças pulmonares supurativas. Os pacientes tendem a não ganhar peso e a ter sinusites crônicas.	O teste do pezinho básico contempla a alteração na proteína Cystic Fibrosis Transmembrane Regulator (CFTR) que é de triagem. Teste do suor com dosagem do cloro, quando alterado, deve ser confirmado pela segunda vez. Espirometria: ocorre redução progressiva do VEF1, que se correlaciona com a gravidade da doença. A TCAR de tórax: é utilizado o escore de Bhalla, que se correlaciona com os valores da função pulmonar. Microbiologia das secreções respiratórias: deve ser solicitada a cada consulta agendada e nas infecções pulmonares ativas pelo aspirado nasotraqueal.

DRGE: doença do refluxo gastroesofágico; VMA (ventilação mecânica assistida).
Fonte: Elaborado pelos autores.

🔖 Diagnóstico diferencial da asma em adultos e idosos

Enfermidades que podem se confundir ou simular a asma em adultos incluem a doença pulmonar obstrutiva crônica (DPOC), a síndrome de tosse da via aérea superior (anteriormente denominada de gotejamento pós--nasal) e tosse secundária a medicamentos, bronquiectasias, insuficiência cardíaca, hiper-responsividade laríngea, doenças parenquimatosas pulmonares eosinofílicas, tromboembolismo pulmonar, obstrução de via aérea central e tuberculose pulmonar.[13-20]

A doença pulmonar obstrutiva crônica (DPOC) é uma doença comum, prevenível e tratável, caracterizada por sintomas respiratórios e limitação ao fluxo aéreo persistentes. Essas alterações são devidas a anormalidades da via aérea e/ou dos alvéolos, geralmente causadas pela exposição a partículas ou gases nocivos.[21] A DPOC compartilha com a asma o distúrbio ventilatório obstrutivo, porém não tem a mesma característica de variabilidade da obstrução ao fluxo aéreo vista na asma, o que se reflete na persistência e progressividade dos sintomas. Alguns pacientes com asma de longa evolução, maior idade e que fumaram ou ainda fumam podem apresentar características superpostas das duas condições, sendo classificados como superposição asma-DPOC.[21]

A síndrome de tosse da via aérea superior (STVAS) é um dos fenótipos da tosse crônica e engloba a ocorrência de tosse persistente ou recorrente secundária a doenças que cursam com inflamação da mucosa da via aérea superior, como rinites, rinossinusites e faringites alérgicas ou não, além de adenotonsilites, afecções do ouvido externo e médio e outras condições menos comuns, como discinesia ciliar e granulomatose de Wegener. A tosse crônica ou recorrente também pode ser secundária ao uso de medicamentos (p. ex., inibidores da ECA) e deve ser lembrada no diagnóstico diferencial da tosse variante da asma.[22]

Não raramente, as enfermidades podem coexistir entre si, assim como ser comorbidades da própria asma, e uma abordagem multidisciplinar, com diferentes especialistas, pode ser necessária à boa condução do caso clínico. O Quadro 8.3 resume os principais aspectos clínico-laboratoriais diferenciais destas doenças em relação à asma em adultos e idosos.

Quadro 8.3 – Características diferenciais principais entre asma e outras enfermidades em adultos e idosos		
Enfermidades	**Características clínicas principais**	**Características laboratoriais/ complementares**
Asma	Sintomas variáveis, exacerbações com períodos assintomáticos ou poucos sintomas entre elas. Início predominante na infância/adolescência, forte associação à rinite e atopia. Principais desencadeantes de sintomas são infecções de vias aéreas superiores (VAS), exposição a alérgenos ambientais, poluentes, irritantes, alterações climáticas e exercícios.	Imagem de tórax normal na maioria dos casos (aprisionamento aéreo em exacerbações e em casos graves). Espirometria com distúrbio ventilatório obstrutivo e resposta broncodilatadora positiva. Gasometria só alterada em crises graves. A maioria tem testes cutâneos positivos ou IgE sérica específica para alérgenos ambientais, mas uma parcela tem asma não alérgica.

Continua...

112 Manual Prático de Alergia e Imunologia – ASBAI

Quadro 8.3 – Características diferenciais principais entre asma e outras enfermidades em adultos e idosos – continuação

Enfermidades	Características clínicas principais	Características laboratoriais/ complementares
Doença pulmonar obstrutiva crônica (DPOC)	Sintomas persistentes, dispneia aos esforços e progressiva sem tratamento. Início em adultos com história de exposição crônica a partículas e gases (tabagismo é o principal fator). Infecção respiratória é a principal causa de descompensação.	Imagem de tórax anormal (hiperinsuflação, áreas de enfisema), espirometria com distúrbio ventilatório obstrutivo e resposta broncodilatadora negativa. Gasometria persistentemente alterada. Sensibilidade alérgica pode estar presente, mas sem relação causal com a doença.
Síndrome de tosse da via aérea superior (STVAS)	Tosse persistente associada ao período pós-infecção viral respiratória, ou a presença de rinite ou rinossinusite crônica alérgica ou não, sem ocorrência de sibilância. Nas condições inflamatórias da VAS, o gotejamento pós-nasal pode estar associado, e a tosse tende a piorar com o decúbito. Diagnóstico prévio de IVAS recente, rinite/ rinossinusite crônica ou afecção auditiva.	TC com espessamento mucoso de seios da face ou até pólipos na rinossinusite crônica. Até a metade dos pacientes com rinite ou rinossinusite alérgica pode ter hiper-responsividade brônquica, exacerbada por IVAS, mas a espirometria tende a ser normal. Testes cutâneos ou IgE sérica positiva nos casos de alergia.
Bronquiectasias	Tosse crônica e recorrente, produtiva com infecções secundárias. Pode ocorrer sibilos associados à obstrução por muco. História prévia de condições potencialmente causais, como infecções pulmonares recorrentes, associadas ou não a imunodeficiências primárias, secundárias ou a defeitos congênitos, como fibrose cística, deficiência de alfa1-antitripsina e disfunção mucociliar, DPOC, asma com aspergilose alérgica, acometimento pulmonar em colagenoses. Até 40% dos casos são idiopáticos.	Brônquios com paredes espessadas e dilatadas, cilíndricas ou saculares na TC de tórax. Pode haver atenuação em mosaico, devido a áreas de aprisionamento aéreo por obstrução por muco e outras alterações associadas à causa primária (p. ex., atelectasias, retrações fibróticas na tuberculose, nódulos pulmonares em colagenoses). A espirometria pode mostrar distúrbio ventilatório obstrutivo, misto ou não mostrar anormalidades.
Insuficiência Cardíaca (IC)	Em geral, adultos e idosos com doenças de risco para IC como diabetes *mellitus*, hipertensão arterial sistêmica e/ou doença coronariana entre outras, ou jovens e crianças com história de cardiomiopatia familiar ou valvopatia reumática. A dispneia tende a surgir aos esforços e/ou ao decúbito (dispneia paroxística noturna) Os sinais indicativos de congestão sistêmica são turgência jugular, hepatomegalia e edema de membros inferiores, e deve-se atentar para a presença de sopros na ausculta cardíaca, seja por valvopatia primária ou secundária à dilatação ventricular.	A telerradiografia de tórax pode mostrar aumento da área cardíaca e sinais de congestão pulmonar, como inversão do padrão vascular com perda do predomínio dos vasos das porções inferiores dos campos pulmonares, além de linhas B, por edema intersticial pulmonar. O eletrocardiograma pode mostrar alterações do eixo cardíaco e sinais de isquemia miocárdica. O ecocardiograma mostrará objetivamente a presença de aumento de cavidades cardíacas, de disfunções segmentares ou globais da contratilidade do ventrículo esquerdo e medirá sua fração de ejeção (normal > 50%).
Discinesia ou hiper--responsividade laríngea	Episódios agudos de dispneia com estridor e tosse laríngea. Remissão espontânea. Mais frequente em mulheres e em qualquer idade. Pode estar associada à asma grave, DRGE, exercício físico e estresse emocional.	A espirometria pode demonstrar amputação da alça inspiratória, se o evento ocorrer durante o exame. Não há distúrbio obstrutivo com redução da relação VEF1/CVF e nem resposta broncodilatadora. A laringoscopia dinâmica pode demonstrar o movimento anormal das cordas vocais.

Continua...

Capítulo 8 – Fenótipos e Diagnóstico Diferencial da Asma **113**

Quadro 8.3 – Características diferenciais principais entre asma e outras enfermidades em adultos e idosos – continuação

Enfermidades	Características clínicas principais	Características laboratoriais/ complementares
Doenças pulmonares com eosinofilia	Síndrome de *Löffler*: tosse seca, desconforto torácico, eventualmente sibilância. Regiões endêmicas para ascaridíase, ancilostomíase e estrongiloidíase	Infiltrados pulmonares bilaterais migratórios ou evanescentes em exames seriados, presença de larvas de parasitas na secreção brônquica, ovos de parasitas no exame de fezes.
	Pneumonia eosinofílica crônica: dispneia de evolução lenta (meses), pode haver tosse produtiva, sibilância, febre, sudorese noturna e perda ponderal. Sibilos e/ou estertores na ausculta pulmonar. Metade dos pacientes tem atopia e acomete mulheres 2:1 homens.	Eosinofilia sanguínea em geral > 1.000/cc na maioria dos casos. Aumento de VHS, PCR e plaquetas. Infiltrados pulmonares bilaterais e periféricos. Eosinofilia no lavado broncoalveolar e ausência de agentes infecciosos.
	Granulomatose eosinofílilca com poliangeíte: asma associada à neuropatia, sinusopatia, sintomas pulmonares e eosinofilia.	Eosinofilia sanguínea (> 10% ou > 1.500/cc). Infiltrados pulmonares. ANCA positivo (40% dos casos). Vasculite com eosinofilia.
Tromboembolismo pulmonar (TEP)	Fatores de risco presentes (p. ex., fratura de membro inferior, internação por arritmia atrial ou infarto do miocárdio nos últimos 3 meses, cirurgia para prótese de quadril ou joelho, grande trauma, trauma medular, tromboembolismo prévio entre outros). Dispneia e dor torácica súbitas. Pré-síncope ou síncope aumentam a suspeição. Pode haver hemoptoicos. Instabilidade circulatória indica TEP grave.	Alterações radiográficas. Hipoxemia em 60% dos casos, hipercapnia frequente. Sinais de sobrecarga ventricular direita e/ou bloqueio de ramo direito no ECG. Fibrilação atrial pode ocorrer. Aumento de D-dímero no sangue (por ativação da coagulação e fibrinólise) > 500 ng/mL até 75 anos de idade e níveis (*cut-offs*) diferenciados para ≥ 75 anos. Angiotomografia pulmonar é o método de escolha para estudo da circulação pulmonar no TEP.
Obstrução de via aérea central	Dispneia, tosse e estridor, em geral insidiosos. Pode haver chiado que tende a ser localizado ou regional. Sintomas inicialmente aos esforços, que podem evoluir para o repouso.	Imagem do tórax (radiografia e, preferencialmente, TC) mostra alterações sugestivas. A espirometria mostrará achatamento da alça inspiratória, expiratória ou de ambas, dependendo da natureza da obstrução. Broncoscopia permitirá avaliar o nível e a gravidade da obstrução, além da coleta de material microbiológico e citológico, se indicados.
Tuberculose pulmonar	Doença de alta prevalência em nosso meio. Deve ser sempre lembrada diante da tosse persistente. Outros sintomas são dispneia, hemoptoicos ou hemoptise, febre e emagrecimento. Pode cursar com sibilância em indivíduos com hiper-responsividade brônquica.	Alterações radiográficas sugestivas. Baciloscopia do escarro espontâneo ou induzido. Baciloscopia e cultura do lavado broncoalveolar. Técnicas de amplificação (PCR) para detecção do DNA micobacteriano no escarro.

TEP: tromboembolia pulmonar; ANCA: anticorpo antineutrófilo.
Fonte: Elaborado pelos autores.

Considerações finais

- A asma tem evolução e sintomas variáveis nas diferentes faixas etárias.
- A síndrome asma se apresenta na prática clínica com diferentes fenótipos (alérgica, não alérgica, induzida por infecção viral, induzida por exercícios, associada à obesidade entre outros).
- A asma tem em sua fisiopatogenia diferentes mecanismos em investigação (endótipos: asma eosinofílica alérgica, eosinofílica não alérgica, neutrofílica, paucigranulocítica, associada à vasculite sistêmica etc.).
- Diferentes enfermidades de diferentes sistemas orgânicos podem causar sintomas semelhantes aos da asma, e algumas delas podem coexistir.
- O diagnóstico diferencial da asma deve ser feito com base em dados clínicos e de exames complementares, sempre que necessário, e é fundamental para a correta abordagem da doença.
- Quando houver dúvidas, a abordagem multidisciplinar, com a avaliação de outros especialistas, é extremamente útil e necessária.

Referências bibliográficas

1. Walker JM, Land CL, Butz A. NIH Public Access. 2015;26(4):297-306.
2. Comitee GS. Global Initiative for Asthma 2021 Updates. Published online 2021.
3. Wenzel SE. Asthma phenotypes: The evolution from clinical to molecular approaches. Nat Med. 2012;18(5):716-25.
4. Martinez FD, Wright AL, Taussig LM, Holberg CJ, Halonen M, Morgan WJ. Asthma and Wheezing in the First Six Years of Life. N Engl J Med. 1995;332(3):133-8.
5. Colicino S, Munblit D, Minelli C, Custovic A, Cullinan P. Validation of childhood asthma predictive tools: A systematic review. Clin Exp Allergy. 2019;49(4):410-18.
6. Bao Y, Chen Z, Liu E, Xiang L, Zhao D, Hong J. Risk Factors in Preschool Children for Predicting Asthma During the Preschool Age and the Early School Age: a Systematic Review and Meta-Analysis. Curr Allergy Asthma Rep. 2017;17(12).
7. Chang TS, Lemanske RF, Guilbert TW et al. Evaluation of the Modified Asthma Predictive Index in High-Risk Preschool Children. J Allergy Clin Immunol Pract. 2013;1(2):152-6.
8. Anderson GP. Endotyping asthma: new insights into key pathogenic mechanisms in a complex, heterogeneous disease. Lancet. 2008;372(9643):1107-19.
9. Asano K, Ueki S, Tamari M, Imoto Y, Fujieda S, Taniguchi M. Adult-onset eosinophilic airway diseases. Allergy. 2020;75(12):3087-99.
10. Ray A, Camiolo M, Fitzpatrick A, Gauthier M, Wenzel SE. Are We Meeting the Promise of Endotypes and Precision Medicine in Asthma? Physiol Rev. 2020;100(3):983-1017.
11. Ullmann N, Mirra V, Di Marco A et al. Asthma: Differential diagnosis and comorbidities. Front Pediatr. 2018;6(October):1-9.
12. Perez-Tarazona S, Gomis GM, López MP, Jiménez CL, Pérez-Lara L. Definitions of bronchopulmonary dysplasia: Which one should we use? J Pediatr. Published online May 2022.
13. Busse WW, Kraft M. Current unmet needs and potential solutions to uncontrolled asthma. Eur Respir Rev. 2022;31(163).

14. Pereira MC, Athanazio RA, Roth Dalcin P de T et al. Consenso brasileiro sobre bronquiectasias não fibrocísticas. *J Bras Pneumol.* 2019;45(4):1-24.
15. Heidenreich PA, Bozkurt B, Aguilar D et al. 2022 AHA/ACC/HFSA Guideline for the Management of Heart Failure: A Report of the American College of Cardiology/American Heart Association Joint Committee on Clinical Practice Guidelines. Vol 145; 2022.
16. Allen J, Wert M. Eosinophilic Pneumonias. J Allergy Clin Immunol Pract. 2018;6(5):1455-61.
17. Furuta S, Iwamoto T, Nakajima H. Update on eosinophilic granulomatosis with polyangiitis. Allergol Int. 2019;68(4):430-6.
18. Konstantinides S V., Meyer G, Bueno H et al. 2019 ESC Guidelines for the diagnosis and management of acute pulmonary embolism developed in collaboration with the European respiratory society (ERS). Eur Heart J. 2020;41(4):543-603.
19. Guedes F, Branquinho MV, Sousa AC, Alvites RD, Bugalho A, Maurício AC. Central airway obstruction: is it time to move forward? BMC Pulm Med. 2022;22(1):1-16.
20. Rossato Silva1 D, Fouad Rabahi2 M, Sant'Anna CC et al. Diagnosis of tuberculosis: a consensus statement from the Brazilian Thoracic Association. J Bras Pneumol. 2021;47(2):e20210054.
21. GOLD Executive Commitee GOLD Report 2021. Published online 2021.
22. Rouadi PW, Idriss SA, Bousquet J et al. WAO-ARIA consensus on chronic cough - Part II: Phenotypes and mechanisms of abnormal cough presentation — Updates in COVID-19. World Allergy Organ J. 2021;14(12):100618.

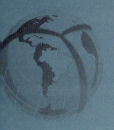

capítulo 9 Rinossinusite e Polipose Nasal

Eduardo Costa de Freitas Silva
Iramirton Figuerêdo Moreira
Sérgio Dortas Junior

Definição

A rinossinusite (RS) é definida como a inflamação da cavidade nasal e seios paranasais e está associada a sintomas como obstrução e congestão nasal, coriza, dor e pressão na face, e comprometimento do olfato. É um termo que abrange várias condições, incluindo RS aguda (RSA) e RS crônica (RSC). A RSA tem uma prevalência de 6% a 15% e geralmente é a consequência de um resfriado comum. A RSC é um importante problema de saúde pública e afeta 5%-12% da população geral.[1,2]

Classificação

A RSC pode ser classificada considerando-se a presença de pólipos nasais: com pólipos nasais (RSCcPN) e sem pólipos nasais (RSCsPN).[1] Os pólipos nasais são reconhecidos como lesões inflamatórias originárias do meato nasal projetando-se para as fossas nasais e são mais frequentemente observadas em homens. Embora apenas uma minoria de pacientes com RSC tenha pólipos (cerca de 30%), estes estão associados à maior gravidade da doença e impactam negativamente a qualidade de vida e produtividade dos pacientes, impondo um ônus econômico em sistemas de saúde.[3]

A atualização mais recente do European Position Paper on Rhinosinusitis and Nasal Polyps (EPOS 2020) classifica a RSC em primária e secundária

(Figuras 9.1 e 9.2) e divide cada uma em doença localizada e difusa de acordo com a distribuição anatômica. Na RSC primária a doença é definida pelo endótipo, em tipo 2 ou não tipo 2 (Figuras 9.1 e 9.2).[1]

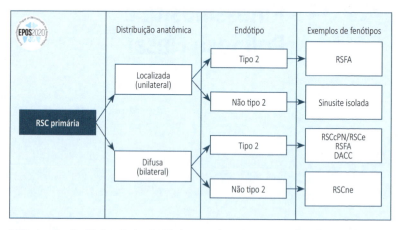

RSFA: rinossinusite fúngica alérgica; DACC: doença atópica do compartimento central; RSCcPN: rinossinusite crônica com polipose nasal; RSCe: RSC eosinofílica; RSCne: RSC não eosinofílica.
Fonte: Retirada da EPOS 2020.[1]

Figura 9.1 – Classificação da RSC primária.

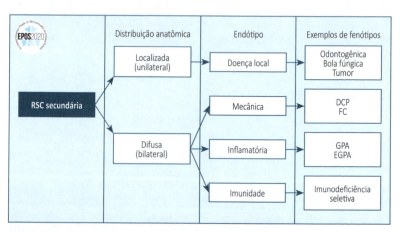

RSC: rinossinusite crônica; DCP: discinesia ciliar primária; FC: fibrose cística; GPA: granulomatose com poliangiite (D. Wegener); GEPA: granulomatose eosinofílica com poliangiite (D. de Churg Strauss).
Fonte: Retirada da EPOS 2020.[1]

Figura 9.2 – Classificação da RSC secundária.

Diagnóstico e avaliação clínica da RSC

O diagnóstico da RSC é feito a partir do reconhecimento dos sintomas, corroborados por achados radiológicos e endoscópicos que confirmem um processo inflamatório local.[1] Os sintomas característicos são congestão nasal e rinorreia, acompanhados de dor facial em pressão e/ou redução do olfato. Os sintomas devem persistir por mais de 12 semanas e ser confirmado por achados endoscópicos de inflamação da mucosa, secreção e alterações polipoides na mucosa, e/ou tomografia computadorizada (TC) demonstrando espessamento mucoso.[1,4]

A história clínica deve ser focada na duração, frequência e gravidade dos sintomas nasossinusais e no seu impacto na qualidade de vida (QV) e na capacidade de realizar atividades diárias normais. Quantificar os sintomas usando uma medida de resultado avaliada pelo paciente, como a Escala Visual Analógica de Sintomas (EVAS) e o questionário *Sino-Nasal Outcome Test* com 22 itens (SNOT22), que avalia o impacto na qualidade de vida (Figura 9.3 e Tabela 9.1), melhora a avaliação.

A avaliação da história do paciente deve considerar comorbidades como rinite alérgica e doenças respiratórias inferiores, como asma e bronquiectasias, e o controle da doença, pois isso é importante para orientar a terapia.[5] Congestão nasal ou broncospasmo induzidos por anti-inflamatórios não esteroidais (AINEs) devem ser questionados e definidos.[6] Os pacientes também podem relatar exacerbação dos sintomas após a ingestão de bebidas alcoólicas.[7]

A identificação de pacientes com controle deficiente da doença pode fornecer informações sobre a progressão para cirurgia ou, após a cirurgia, a necessidade de cirurgia de revisão ou outras opções de tratamento sistêmico, como corticosteroides e biológicos.[1,8,9]

Uma vez feito o diagnóstico de RSC, a avaliação deve considerar se esta é RSC primária (isto é, inflamação crônica originária e limitada aos seios paranasais) ou secundária, ocorrendo como parte de uma doença multissistêmica (manifestação de doenças autoimunes ou imunodeficiências) ou provenientes de uma fonte fora dos seios (p. ex., CRS odontogênica) (Figuras 9.1 e 9.2).[1,10]

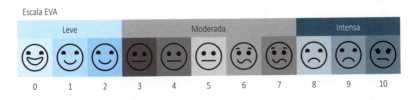

Figura 9.3 – Escala Visual Analógica (EVA).

120   Manual Prático de Alergia e Imunologia – ASBAI

Tabela 9.1 – Questionário SNOT-22

Abaixo você encontrará uma lista de sintomas e problemas sociais/emocionais que afetam os pacientes que sofrem de rinossinusite. Gostaríamos de saber mais sobre esses problemas e ficaríamos gratos por responder as seguintes perguntas sobre os seus sintomas. Não há nenhuma resposta certa ou errada e somente você pode nos fornecer esta informação. Avalie, por favor, como foram seus problemas nas duas últimas semanas. Obrigado pela sua participação. Caso tenha alguma dúvida no preenchimento do questionário, solicite auxílio ao médico.

Considerando a gravidade dos problemas, classifique a intensidade dos sintomas circulando o número correspondente da escala	Nenhum problema	Problema muito leve	Problema leve	Problema moderado	Problema grave	Pior problema possível
1. Necessidade de "assoar" o nariz	0	1	2	3	4	5
2. Espirros	0	1	2	3	4	5
3. Nariz "escorrendo"	0	1	2	3	4	5
4. Tosse	0	1	2	3	4	5
5. Secreção do nariz indo para a garganta	0	1	2	3	4	5
6. Secreção grossa saindo do nariz	0	1	2	3	4	5
7. Sensação de ouvido cheio ou tampado	0	1	2	3	4	5
8. Tontura ou vertigem	0	1	2	3	4	5
9. Dor de ouvido	0	1	2	3	4	5
1 0. Dor ou pressão no rosto	0	1	2	3	4	5
11. Dificuldade para conseguir dormir	0	1	2	3	4	5
12. Acorda no meio da noite	0	1	2	3	4	5
13. Falta de um boa noite de sono	0	1	2	3	4	5
14. Acorda cansado	0	1	2	3	4	5
15. Fadiga ou cansaço durante o dia	0	1	2	3	4	5
16. Diminuição do seu rendimento para realizar atividades do seu dia a dia	0	1	2	3	4	5
17. Diminuição da sua concentração para realizar atividades do seu dia a dia	0	1	2	3	4	5
18. Frustrado, agitado ou irritado	0	1	2	3	4	5
19. Tristeza	0	1	2	3	4	5
20. Sensação de vergonha	0	1	2	3	4	5
21. Dificuldade para sentir "cheiros" ou "gostos"	0	1	2	3	4	5
22. Nariz entupido	0	1	2	3	4	5

NOME: _____ SEXO: _____ IDADE: _____ RH: _____
DATA: __ / __ / ____ TELEFONE: _____ DATA DA CIRURGIA: __ / __ / ____
DIAGNÓSTICO: _____ CIRURGIA REALIZADA: _____
Após a cirurgia, você ficou: ( ) Muito melhor; ( ) Pouco melhor; ( ) Igual; ( ) Pouco pior; ( ) Muito pior; comparado a antes da cirurgia

RSCcPN não controlada é definida como "doença persistente ou recorrente apesar do tratamento em longo prazo com corticosteroides intranasais (CIs) e ter recebido pelo menos 1 curso de corticosteroide sistêmico nos 2 anos anteriores (ou com contraindicação médica ou intolerância a corticosteroides sistêmicos) e/ou cirurgia nasossinusal prévia (a menos que tenha uma contraindicação médica ou não queira submeter-se à cirurgia).

RSCcPN com comorbidade é definida como "polipose nasal coexistente com outra doença inflamatória tipo 2 como asma, doença respiratória exacerbada por anti-inflamatórios (DREA), dermatite/eczema atópico, rinite alérgica, urticária, alergia alimentar ou esofagite eosinofílica".[8] De forma prática, os critérios utilizados para avaliação de controle e gravidade da RSCcPN e endótipo tipo 2 estão apresentados na Figura 9.4.[8]

Em pacientes com RSCcPN tipo 2 **grave não controlada** com terapias base, corticoides sistêmicos ou cirurgia, o uso de um biológico pode ser considerado

| **Não controlada:** RSCcPN persistente apesar do uso de corticoides intranasais, com pelo menos um curso de corticoides sistêmicos nos últimos 2 anos e/ou cirurgia prévia | **Grave:** RSCcPN bilateral com NPS ≥ 4 e sintomas persistentes apesar de uso de corticoides intranasais e necessidade de terapias adicionais
• Pólipos bilaterais
• NPS ≥ 4
• Sintomas persistentes:
• Perda do olfato (0-3) ≥ 2
• NCS (0-3) ≥ 2
• SNOT-22 ≥ 35
• Escala geral de sintomas VAS (0-10) ≥ 5 |

Abordagem para investigação de RSCcPN tipo 2:
• Investigar asma, alergia ou DREA
• Em caso negativo, verificar contagem de eosinófilos ≥ 250 cels/µL, IgE total ≥ 100 UI/mL, eosinofilia tecidual ≥ 10 cels/campo de grande aumento

NCS: escore de congestão nasal; NPS: escore de pólipo nasal; SNOT-22: *Sino-Nasal Outcome Test* (qualidade de vida) com 22 itens; EVA: escala visual analógica.
Fonte: Modificada de Bachert *et al.*[8]

Figura 9.4 – Critérios para definição de gravidade, controle e endótipo 2 na RSCcPN.

Tratamento

A conduta terapêutica inicial apropriada na RSC inclui corticoterapia tópica em altas doses por 12 semanas (em *sprays* comerciais ou em lavagem com alto volume de budesonida diluída em solução fisiológica), educação do paciente para essas medidas assim como para cuidados ambientais de acordo com sua sensibilidade alérgica e, eventualmente, curso de corticosteroide sistêmico (p. ex., prednisona ou equivalente 40 a 60 mg pela manhã, durante 10 a 14 dias) nos casos mais graves ou que não respondem adequadamente ao tratamento tópico. Muitos aspectos devem ser considerados para a indicação de cirurgia e de biológicos (Figura 9.5). Atualmente

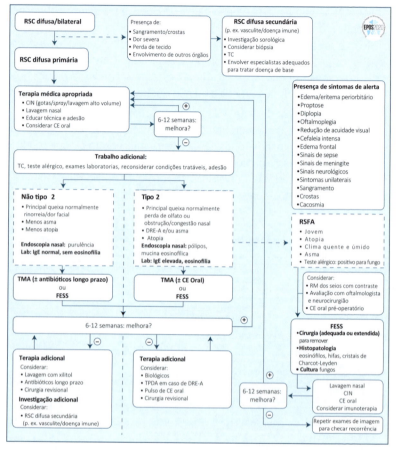

TMA: tratamento médico apropriado; FESS: cirurgia endoscópica sinusal funcional; TAPD: tratamento com aspirina após dessensibilização; RSC: rinossinusite crônica; TC: tomografia computadorizada; CENS: cirurgia endoscópica funcional dos seios paranasais; CIN *spray*: corticosteroide intranasal *spray*; RM: ressonância magnética; DRE-A: doença respiratória exacerbada por aspirina e anti-inflamatórios não esteroidais; AINE: anti-inflamatórios não esteroidais; CE: corticosteroide.[1]

Figura 9.5 – Esquema de manejo da RSC difusa.

não existem parâmetros que possam ser usados para prever a resposta individual de um paciente com RSCcPN grave a qualquer um dos biológicos especificamente.[1]

Em pacientes com RSCcPN refratários, a terapia usual e com recorrência dos pólipos, que têm como alvo os principais componentes da inflamação tipo 2, os biológicos têm sido utilizados com resultados animadores, dentre estes o antirreceptor alfa de IL-4 (dupilumabe), anti-IgE (omalizumabe), anti-

-IL5/R (mepolizumabe, benralizumabe). Os dois primeiros já estão aprovados no Brasil para indivíduos ≥ 18 anos com RSCcPN não controlada grave.[12]

A seleção da terapia biológica e o monitoramento devem considerar as seguintes indicações e desfechos, como mostra a Figura 9.6.[8]

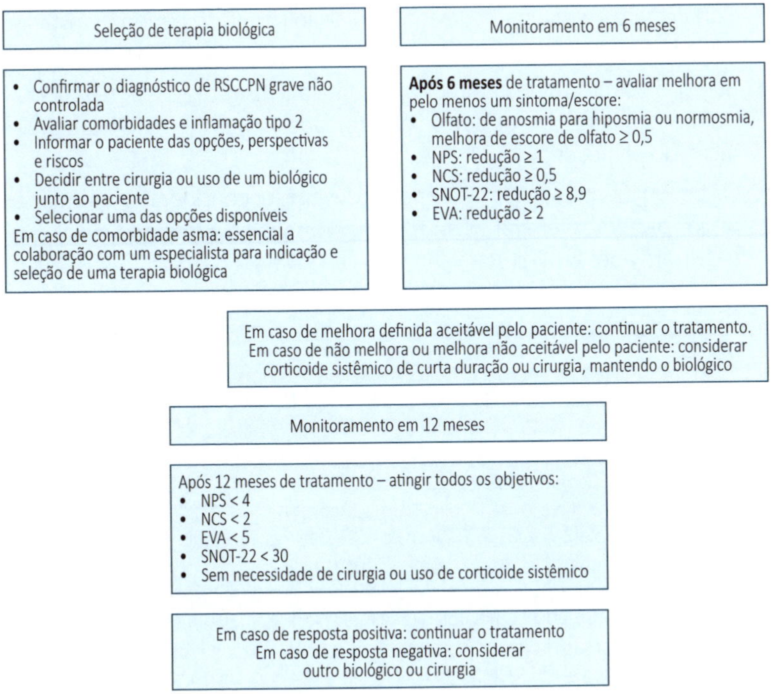

Seleção de terapia biológica
• Confirmar o diagnóstico de RSCCPN grave não controlada • Avaliar comorbidades e inflamação tipo 2 • Informar o paciente das opções, perspectivas e riscos • Decidir entre cirurgia ou uso de um biológico junto ao paciente • Selecionar uma das opções disponíveis Em caso de comorbidade asma: essencial a colaboração com um especialista para indicação e seleção de uma terapia biológica

Monitoramento em 6 meses
Após 6 meses de tratamento – avaliar melhora em pelo menos um sintoma/escore: • Olfato: de anosmia para hiposmia ou normosmia, melhora de escore de olfato ≥ 0,5 • NPS: redução ≥ 1 • NCS: redução ≥ 0,5 • SNOT-22: redução ≥ 8,9 • EVA: redução ≥ 2

Em caso de melhora definida aceitável pelo paciente: continuar o tratamento. Em caso de não melhora ou melhora não aceitável pelo paciente: considerar corticoide sistêmico de curta duração ou cirurgia, mantendo o biológico

Monitoramento em 12 meses
Após 12 meses de tratamento – atingir todos os objetivos: • NPS < 4 • NCS < 2 • EVA < 5 • SNOT-22 < 30 • Sem necessidade de cirurgia ou uso de corticoide sistêmico

Em caso de resposta positiva: continuar o tratamento
Em caso de resposta negativa: considerar
outro biológico ou cirurgia

Figura 9.6 – Esquema de indicação de biológico e monitoramento da RSCcPN difusa não controlada grave.[8]

Considerações finais

- A RSC é uma doença inflamatória crônica heterogênea e multifatorial. A RSCcPN causa impacto substancial na qualidade de vida dos pacientes, sendo a perda do olfato e distúrbios do sono características essenciais desta enfermidade.

- Os principais mediadores inflamatórios na RSCcPN são a IL-4, IL-5, IL-13, IgE.

- Apesar dos tratamentos disponíveis, muitos pacientes apresentam recorrência dos pólipos nasais após cirurgia, com comprometimento da qualidade de vida.

- Asma, rinite alérgica e DREA são comorbidades comuns.
- Endoscopia nasal, TC de seios paranasais e biomarcadores são fundamentais na abordagem da polipose nasal.
- Tratamentos convencionais não têm como alvo a inflamação tipo 2 e não controlam a doença em longo prazo.
- Corticosteroide sistêmico garante um alívio por curto período e está associado a efeitos adversos.
- Remoção cirúrgica dos pólipos apresenta alta taxa de recorrência, especialmente quando associada a comorbidades, e nem sempre há recuperação do olfato.
- Os biológicos para inflamação tipo 2 devem ser considerados no manejo dos pacientes refratários ao tratamento médico adequado e nos que recidivam após cirurgia.

Referências bibliográficas

1. Fokkens WJ, Lund VJ, Hopkins C, Hellings PW, Kern R, Reitsma S et al. European Position Paper on Rhinosinusitis and Nasal Polyps 2020. Rhinology. 2020;58(Suppl S29):1-464.
2. Bachert C, Pawankar R, Zhang L, Bunnag C, Fokkens WJ, Hamilos DL et al. ICON: chronic rhinosinusitis. World Allergy Organ J. 2014;7(1):25.
3. Kucuksezer UC, Ozdemir C, Akdis M, Akdis CA. Chronic rhinosinusitis: pathogenesis, therapy options, and more. Expert Opin Pharmacother. 2018;19(16):1805-15.
4. Bachert C, Marple B, Schlosser RJ, Hopkins C, Schleimer RP, Lambrecht BN et al. Adult chronic rhinosinusitis. Nat Rev Dis Primers. 2020;6(1):86.
5. Bhattacharyya N, Lee LN. Evaluating the diagnosis of chronic rhinosinusitis based on clinical guidelines and endoscopy. Otolaryngol Head Neck Surg. 2010;143(1):147-51.
6. Kowalski ML, Agache I, Bavbek S, Bakirtas A, Blanca M, Bochenek G et al. Diagnosis and management of NSAID-Exacerbated Respiratory Disease (N-ERD)-a EAACI position paper. Allergy. 2019;74(1):28-39.
7. Cardet JC, White AA, Barrett NA, Feldweg AM, Wickner PG, Savage J, et al. Alcohol-induced respiratory symptoms are common in patients with aspirin exacerbated respiratory disease. J Allergy Clin Immunol Pract. 2014;2(2):208-13.
8. Bachert C, Han JK, Wagenmann M, Hosemann W, Lee SE, Backer V et al. EUFOREA expert board meeting on uncontrolled severe chronic rhinosinusitis with nasal polyps (CRSwNP) and biologics: Definitions and management. J Allergy Clin Immunol. 2021;147(1):29-36.
9. Smith KA, Orlandi RR, Oakley G, Meeks H, Curtin K, Alt JA. Long-term revision rates for endoscopic sinus surgery. Int Forum Allergy Rhinol. 2019;9(4):402-8.
10. Hopkins C, Lee SE, Klimek L, Soler ZM. Clinical assessment of chronic rhinosinusitis. J Allergy Clin Immunol Pract. 2022;17:S2213-2198(22):00135-0.
11. Kosugi EM, Chen VG, Fonseca VM et al. Translation, cross-cultural adaptation and validation of SinoNasal Outcome Test (SNOT): 22 to Brazilian Portuguese. Braz J Otorhinolaryngol. 2011;77(5):663-9.
12. De Corso E, Bilò MB, Matucci A, Seccia V, Braido F, Gelardi M et al. Personalized management of patients with chronic rhinosinusitis with nasal polyps in clinical practice: a multidisciplinary consensus statement. J Pers Med. 2022;12(5):846.

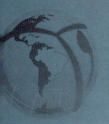

capítulo 10 Alergia Ocular

Elizabeth Maria Mercer Mourão
Leda das Neves Almeida Sandrin

Introdução

A alergia ocular (AO) engloba diferentes tipos clínicos de manifestação de inflamação da superfície ocular e pálpebras, mediada por mecanismos de hipersensibilidade tipos I e IV. A prevalência de alergia ocular é de cerca de 20% a 40%.[1] A AO tem aumentado devido a diversos fatores genéticos e ambientais (p. ex., alimentação, poluição, alérgenos). Muitos casos de AO permanecem sem diagnóstico, e a automedicação é observada com muita frequência. O impacto em gastos e na qualidade de vida desses pacientes é expressivo. Resposta inflamatória gerada pelos mecanismos de hipersensibilidade dos tipos I e IV, com ativação de linfócitos Th2, mastócitos e eosinófilos,[2,3] é responsável pelos principais sinais e sintomas da AO. Ativação de subtipos linfocitários Th1 ocorre na ceratoconjuntivite atópica (CCA)[4] e na blefaroconjuntivite de contato (BCC). A inflamação eosinofílica causa dano tecidual por meio de uma série de proteínas liberadas, como proteína catiônica, proteína básica maior, peroxidase e neurotoxina, e é responsável pelo remodelamento da superfície ocular e manutenção dos sintomas nas conjuntivites crônicas.[2,5]

Pacientes com formas graves e persistentes de AO devem ter uma abordagem multidisciplinar, com especialistas nas áreas de alergia e oftalmologia, a fim de aperfeiçoar o diagnóstico, o tratamento e a prevenção de complicações.

As complicações mais frequentes da AO são: disfunção de filme lacrimal (olho seco), ceratites inflamatórias e infecciosas, ceratocone, glaucoma e catarata.[1]

As principais manifestações clínicas da AO são: hiperemia conjuntival, prurido ocular, lacrimejamento, secreção ocular mucinosa, quemose e dermatite palpebral. Dor e fotofobia ocorrem nos casos de comprometimento da córnea.

Classificação[1,6]

A AO é classificada em:

Conjuntivite alérgica sazonal (CAS)

É mediada por hipersensibilidade tipo I. Sendo assim, os mastócitos sensibilizados da conjuntiva ocular degranulam após contato com alérgenos ambientais sazonais, como polens de gramíneas, e iniciam a cascata inflamatória. Na região sul e oeste do Brasil, a rinoconjuntivite alérgica sazonal ocorre principalmente nos meses de agosto a dezembro. Em geral os sintomas são diários e persistem por pelo menos um mês. Os pacientes apresentam prurido ocular intenso, hiperemia ocular, lacrimejamento, reação papilar discreta, edema de pálpebras e secreção serosa ou mucosa. Em casos agudos, pode ocorrer quemose (edema intenso de conjuntiva bulbar e tarsal).

Conjuntivite alérgica perene (CAP)

Juntamente com a CAS, são responsáveis por 95% dos casos de AO. É mediada por hipersensibilidade tipo I, porém os sintomas persistem por um período maior que 4 dias por semana em pelo menos um mês de duração. Alérgenos perenes, presentes na poeira doméstica (ácaros, fungos, barata, escamas dérmicas de animais) ou em ambiente de trabalho, ativam a degranulação de mastócitos de forma persistente e desencadeiam o quadro inflamatório que é similar à CAS, porém, por ser mais persistente, associa-se a um número maior de complicações, como ceratite puntata e reação papilar mais intensa.

Ceratoconjuntivite atópica (CCA)

É uma forma grave e crônica de AO que ocorre geralmente a partir da terceira década de vida, podendo ocorrer em pacientes mais jovens. A dermatite atópica está presente em praticamente 100% dos casos.

Clinicamente, os pacientes apresentam hiperemia conjuntival, podendo ocorrer edema de limbo, nódulos de Horner-Trantas e dermatite em pálpebras. Reação papilar intensa é observada especialmente em tarso inferior. Casos graves podem causar redução da acuidade visual devido a defeitos epiteliais desencadeados por inflamação crônica, deficiência de limbo, retração palpebral e perda de cílios. Fotofobia e dor estão frequentemente presentes e geralmente associadas a ceratites, úlceras de córnea ou infecção secundária.

Ceratoconjuntivite vernal (CCV)

É uma forma grave de AO crônica. Inicia-se, geralmente, na primeira década de vida, com predomínio em meninos. Tem tendência a desaparecer após a puberdade e associa-se, com frequência, a outros sintomas de atopia. O exame físico evidencia papilas gigantes predominantemente em tarso superior, nódulos de Horner-Trantas e edema no limbo, intensa hiperemia conjuntival e comprometimento da córnea, podendo evoluir com ceratites leves até úlceras em escudo e/ou opacidade corneana com neovascularização. Os sintomas de fotofobia intensa e lacrimejamento podem ser incapacitantes, e ceratocone pode estar presente.

Blefaroconjuntivite de contato (BCC)

É uma doença que acomete pálpebras e superfície ocular em decorrência da sensibilização a produtos que entram em contato com os olhos e/ou pálpebras. Os principais alérgenos envolvidos estão presentes em maquiagem, produtos de higiene pessoal, esmaltes de unha, tinturas de cabelo, perfumes e produtos presentes em colírios e/ou pomadas oculares (neomicina, cloreto de benzalcônio etc.). Apresenta-se como reação eczematosa em pálpebras, com hiperemia, liquenificação, descamação e vesículas nas fases agudas. O mecanismo envolvido pode ser irritativo ou imunológico por meio de hipersensibilidade tipo IV mediada por linfócitos Th1.

Conjuntivite papilar gigante (CPG)

É uma inflamação causada por irritação mecânica secundária à presença de lentes de contato gelatinosas, prótese ocular e até mesmo suturas. Em geral, ocorre reação papilar na conjuntiva tarsal superior (Figura 10.1).

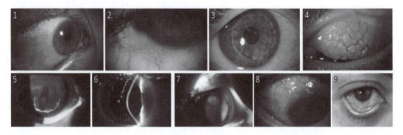

Fonte: Leda das Neves Almeida Sandrin – IOSC Hospital.

Figura 10.1 – 1. Hiperemia conjuntival em CAP; 2. Hiperemia conjuntival em CAS; 3. Transplante de córnea devido a ceratocone; 4. Papilas gigantes em tarso superior (CCV); 5. Ceratite herpética em CCA; 6. Ceratocone em paciente com CAP; 7. Úlcera em escudo em CCA; 8. Nódulos de Horner-Trantas, hiperemia conjuntival e edema de limbo em CCA; 9. Conjuntivite alérgica sazonal (hiperemia e quemose discreta).

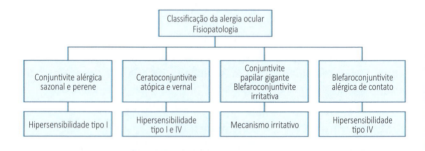

Figura 10.2 – Classificação da alergia ocular.

Tabela 10.1 – Manifestações clínicas da alergia ocular						
	CAS	**CAP**	**CCV**	**CCA**	**BCC**	**CPG**
	++++	++	+	±	–	–
Apresentação	Intermitente	Persistente	Persistente com exacerbações intermitentes	Crônico	Crônico com exacerbações intermitentes	Persistente
Mecanismo Imunológico	IgE	IgE	IgE/Não IgE	IgE/Não IgE	Não IgE	Não alérgico
Alergia associada	Rinite alérgica Asma	Rinite alérgica Asma	Atopia presente ou não	Dermatite atópica, rinite, asma	± Dermatite contato em outros locais	Sem atopia
Idade/Sexo	Início infância/ adulto jovem	Início infância/ adulto jovem	++ Crianças sexo M (M/F = 3/1); resolução > 20	++ Adultos (18-50 anos)	++ Mulheres de meia-idade ou mais velhas (F/M = 2/1)	–

Continua...

Tabela 10.1 – Manifestações clínicas da alergia ocular – continuação

	CAS	CAP	CCV	CCA	BCC	CPG
	++++	++	+	±	–	–
Pálpebras	Edema	Edema	Edema, ptose	Eczema, blefarite	Eczema	–
Conjuntiva	Papilas finas, hiperemia	Papilas finas, hiperemia	Papilas gigantes, hiperemia	Papilas gigantes, hiperemia	Hiperemia	Papilas gigantes
Córnea	CPS raramente	CPS raramente	Nódulos de Horner-Trantas, úlceras, CPS	Nódulos de Horner-Trantas, úlceras, CPS	–	Raro

CAS: conjuntivite alérgica sazonal; CAP: conjuntivite alérgica perene; CCV: ceratoconjuntivite vernal; CCA: ceratoconjuntivite atópica; BCC: blefaroconjuntivite de contato; GPC: conjuntivite giganto-papilar; CPS: ceratite puntata superficial; M: Masculino; F: Feminino.
Fonte: Adaptada de Consensus Document on allergic conjunctivitis.[7]

Diagnóstico[1,7,8]

Exames físicos geral e oftalmológico

O diagnóstico da AO é essencialmente clínico. Baseia-se na história pessoal e familiar de atopia, sintomas e sinais clínicos de alergia.

Exame geral para pesquisa de outras comorbidades alérgicas, como rinite alérgica, asma e dermatite atópica, deve ser realizado. A alergia ocular pode estar associada à rinite alérgica em 97% dos casos.[1]

Prurido ocular, lacrimejamento, olho vermelho e sensação de corpo estranho são os principais sintomas. Em casos mais graves, pacientes podem apresentar fotofobia, dor e irritação ocular.

Alguns achados clínicos podem ser visualizados a olho nu, como hiperemia de conjuntiva bilateral, edema de limbo, nódulos de Horner-Trantas e papilas em tarso.

O exame oftalmológico completo com auxílio da lâmpada de fenda para biomicroscopia deve ser realizado em todos os casos crônicos ou na presença de dor e/ou queixa de dificuldade visual.

Na biomicroscopia podem ser identificados: hiperemia de conjuntiva bulbar e tarsal, presença de papilas finas ou grandes preferencialmente nos tarsos superior (CCV) e inferior (casos de CCA), quemose (edema intenso de conjuntiva bulbar em casos agudos), nódulos de Horner-Trantas e edema de limbo. Alterações em glândulas de meibômio, cílios e pele da pálpebra devem ser pesquisadas para diagnóstico de disfunção de glândula de meibômio, rosácea, dermatite seborreica e dermatite de contato. Com o auxílio de corantes, como fluoresceína e luz de cobalto, podem-se identificar ceratite puntata e úlcera de córnea.

Em casos de prurido contínuo, exames complementares, como topografia e/ou tomografia de córnea, devem ser considerados para exclusão de presença de ectasia corneana, principalmente se o paciente apresentar astigmatismo irregular ou miopia com piora progressiva. Deve-se ficar alerta para casos de ceratocone incipiente, nos quais as alterações tomográfica e topográfica precedem as ametropias a ele relacionadas.

A aferição da pressão intraocular (PIO) com tonômetro de aplanação é um exame fundamental e deve ser realizada a cada duas semanas em casos de uso de colírios à base de corticoide.

Na biomicroscopia de fundo de olho, podem ser encontrados descolamento de retina e escavação do nervo óptico em pacientes com casos muito graves e complicações.

Infecções oportunistas (como herpes simples, conjuntivites virais e bacterianas), uveítes, episclerite, glaucoma, olho seco e até mesmo neoplasias de superfície ocular podem causar olho vermelho e mimetizar sintomas de alergia ocular.

Testes cutâneos com leitura imediata

Os testes cutâneos com leitura imediata (*prick test*) consistem na aplicação epicutânea de alérgenos na face volar do antebraço, com puntura e leitura após 20 minutos. São ferramentas de diagnóstico etiológico de quadros alérgicos mediados por IgE. Testes positivos confirmam o diagnóstico etiológico, embora possam ocorrer testes negativos em casos de AO não mediada por IgE ou devido a casos de alergia localizada. Entretanto, para indicação de imunoterapia alérgeno-específica, é necessário definir o(s) alérgeno(s) para adequado planejamento técnico. É um procedimento diagnóstico de alta sensibilidade/especificidade e seguro, quando realizado com os princípios técnicos adequados (extrato de boa qualidade, profissional experiente) e aplicados em pacientes adequadamente selecionados (sem lesão cutânea no local do teste, sem cardiopatia, não gestantes e sem uso de anti-histamínicos). Quadros de alergia sistêmica, como anafilaxia, podem ocorrer e, portanto, os testes devem ser realizados por profissional habilitado e em ambiente preparado para tratamento de emergências.

Testes cutâneos com leitura tardia

Os testes cutâneos de contato com leitura tardia (*patch test*) podem ser positivos, principalmente para pigmentos de cosméticos, timerosal, látex (cola de cílios), acrílico (colas de cílios e cremes), alérgenos de esmalte de unhas, cosméticos faciais, conservantes de colírios, produtos para higiene pessoal e pigmentação de cabelo. Vale ressaltar que a blefaroconjuntivite de contato pode coexistir com conjuntivite alérgica e blefaroconjuntivite atópica. Os testes têm boa sensibilidade/especificidade quando realizados sob condições técnicas adequadas. Podem desencadear reações inflamatórias intensas e hiperpigmentação pós-inflamatória no local da aplicação. A técnica consiste na colocação de antígenos (haptenos) em pequenas câmaras que ficarão em contato com a pele do dorso por meio de fitas adesivas durante 48 horas. Pode-se aplicar luz no local após a retirada da fita para investigação de antígenos que causam fotossensibilidade. A leitura do teste é então realizada 48 horas (quando é retirada a fita) e 96 horas após colocação. Edema, hiperemia e vesiculação aparecem nos locais de contato com os produtos para os quais o paciente está sensibilizado.

Dosagem de IgE específica

Indicada para pesquisa do alérgeno envolvido na AO, quando houver contraindicação para aplicação de testes de puntura com leitura imediata (p. ex., gestantes, uso contínuo de anti-histamínicos, dermatite atópica extensa).

Outros exames

Eosinofilia e aumento de IgE sérica total podem estar presentes. Testes de provocação ocular com antígenos, dosagem de osmolaridade da lágrima e pesquisa de IgE lacrimal podem ser indicados em casos específicos e de difícil diagnóstico.

Diagnóstico diferencial e complicações

Casos de ceratites infecciosas e inflamatórias, uveítes, glaucoma, úlcera de córnea, ceratocone, conjuntivites infecciosas (bacterianas e virais) e disfunção de filme lacrimal (DFL) podem simular ou estar presentes nos casos de AO, sendo a presença de dor ou disfunção visual sintomas de alerta para complicações.

As ceratites podem ser inflamatórias secundárias a danos da barreira epitelial ocular, devido à ação de agentes químicos de colírios, como o cloreto de benzalcônio ou por disfunção de filme lacrimal. Outras causas frequentes de ceratites são as infecciosas por herpes simples, bacterianas (estafilococos, *Pseudomonas*) e as úlceras em escudo secundárias à ação dos metabólitos eosinofílicos sobre a córnea.

As conjuntivites bacterianas causam olho vermelho, secreção ocular purulenta e copiosa, podendo se sobrepor aos casos de AO.

A DFL devida ao desequilíbrio da superfície ocular é frequente na AO. O aumento da osmolaridade lacrimal é causado pela elevada taxa de evaporação da lágrima e provoca sintomas similares aos da alergia ocular, sendo a disfunção das glândulas de meibômio e a diminuição/ alteração na produção de mucinas pelas células caliciformes da conjuntiva os principais fatores relacionados a esse agravo na AO. A baixa ingesta de água, o uso excessivo de dispositivos eletrônicos, a poluição, a exposição a agentes irritantes, as doenças autoimunes, os diuréticos, os anti-histamínicos, os antidepressivos, a rosácea e a dermatite seborreica estão entre as causas de DFL.[9,10]

A DFL pode agravar o processo inflamatório da AO. Por outro lado, a AO está entre as diversas causas de DFL (Figura 10.3).

O prurido crônico pode causar astigmatismo irregular, miopia, afinamento da córnea, ceratocone e descolamento de retina.[11]

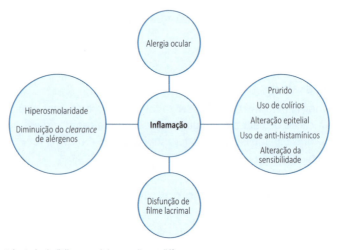

Fonte: Adaptada de "Allergy and dry eye disease".[10]

Figura 10.3 – Ciclo vicioso da alergia ocular e olho seco.

Tratamento[8,9,12]

É importante considerar uma abordagem multidisciplinar, com oftalmologistas e alergistas, em casos de alergia ocular grave e/ou persistente.

- O tratamento deve ser individualizado, e a atenção aos detalhes é fundamental.
- O controle do prurido ocular é muito importante.

Capítulo 10 – Alergia Ocular **133**

- A coexistência de mais de uma forma de alergia ocular é frequente.
- A frequência de reavaliação do paciente com alergia ocular vai depender da intensidade do quadro clínico.
- O uso de colírios de corticoide deve sempre ser acompanhado por oftalmologistas.
- O escalonamento do tratamento deve sempre ser realizado de acordo com a intensidade do quadro clínico.
- Dor ocular e diminuição da acuidade visual são sinais de alerta para complicações.
- Os colírios medicamentosos devem ser instilados antes da colocação ou após a retirada das lentes de contato.
- Pacientes com alergia ocular podem apresentar outras comorbidades oculares, como rosácea, meibomite por demodex e dermatite seborreica.

Medidas gerais

Cuidados ambientais

Pacientes com alergia a alérgenos da poeira doméstica têm benefícios no uso de capas antiácaro, limpeza com pano úmido nos móveis e piso, lavagem frequente de cobertores e roupas guardadas, uso de aspiradores de pó com filtros especiais e cuidados com o sofá (uso de revestimentos impermeáveis ou higienização frequente).

Por outro lado, pacientes com alergia a polens devem evitar exposição ao ar livre em dias secos e ventosos, principalmente de agosto a dezembro na região oeste do sul do Brasil. Nesses casos, fechar os vidros e secar as roupas em locais não expostos ao vento diminuem a exposição aos polens.

Afastamento de agentes irritantes e produtos químicos alergênicos são fundamentais no tratamento de BCC e CPG.

Pacientes com AO podem ter dificuldade em utilizar lentes de contato.

Uso de compressas geladas

Compressas geladas são indicadas nos casos agudos de AO. Essas promovem vasoconstrição e diminuição do prurido. Cuidados com higiene (lavar bem as mãos antes de aplicar as compressas) e orientação para evitar a exposição da superfície do olho diretamente com a água devem ser lembrados. Infecções causadas pelo contato direto da superfície ocular com água corrente podem ser graves, como ocorre nos casos das ceratites por *Acantamoeba*.

Medicamentos tópicos

Uso de lubrificantes oculares

Diversos lubrificantes oculares estão disponíveis para uso, sendo importante cuidar a presença ou não de conservantes (geralmente à base de amônio quaternário, como cloreto de benzalcônio). As principais características dos lubrificantes são: ser ou não hiposmolar, aumentar a viscosidade do filme lacrimal e proteger a superfície ocular com lipídeos. Deve-se individualizar a indicação dos lubrificantes de acordo com o principal defeito do filme ocular observado. Lubrificantes sem conservantes podem ser utilizados várias vezes ao dia, por outro lado, quando houver presença de conservantes, o uso deve ser restrito de quatro a seis vezes ao dia devido ao risco de epiteliopatia corneana.[13]

Uso de anti-histamínicos e estabilizadores de membrana

Os colírios com efeito anti-histamínico isolado podem causar ardência e irritação ocular, com pouco controle nos casos de alergia ocular moderada e grave.

Os estabilizadores de membrana isolados possuem efeito anti-inflamatório que pode ser adequado em casos leves. Entretanto, necessitam ser reaplicados várias vezes ao dia, o que pode levar a dano epitelial devido aos conservantes. São indicados para uso em gestantes e são a única classe de colírios para AO disponível no sistema público de saúde no Brasil.

Medicamentos de dupla ação

São medicamentos tópicos que possuem ação antagonista aos receptores de histamina – estabilizam membrana de mastócitos, diminuindo a produção de mediadores de fosfolipídeos de membrana. São utilizados de duas a quatro vezes ao dia e são os prinicipais agentes utilizados na AO. A olopatadina, o cetotifeno e a alcaftadina estão disponíveis no Brasil, sendo que a alcaftadina apresenta ação anti-H4 (receptor de histamina presente nas células do sistema imune, como eosinófilos).

Uso de corticoides oculares

Os corticoides em forma de colírio diminuem a produção de citocinas inflamatórias e inibem a fosfolipase A2 e seus metabólitos, o que pode ser muito eficaz em casos mais graves. Entretanto, o acompanhamento com exame oftalmológico a cada duas semanas deve ser indicado devido ao risco do aumento da pressão intraocular e glaucoma, bem como o risco de desenvolvimento de catarata em longo prazo e infecções, como ceratite herpética.

Uso de corticoides nasais

O uso de corticoides nasais, em especial o furoato de fluticasona, furoato de mometasona e dipropionato de fluticasona com azelastina, mostrou-se capaz de reduzir os sintomas oculares em pacientes com rinoconjuntivite alérgica, sem aparente risco no aumento da pressão intraocular.[8]

Imunomoduladores tópicos

Os colírios com ciclosporina-A e tacrolimo exercem ação anti-inflamatória e podem funcionar como poupadores de corticoide, apresentando efeitos equivalentes a esses e/ou superiores em casos crônicos de difícil manejo.

A ciclosporina-A age inibindo a ativação do fator nuclear NF-kB, assim, regulando os genes das citocinas pró-inflamatórias. A apresentação comercial é de 0,05%, podendo ser manipulada em concentrações de 1% a 2%. Já o tacrolimo age inibindo mastócitos e diminuindo a produção de citocinas inflamatórias, podendo ser utilizado em colírios na dose de 0,03% a 0,1%. Ambas as drogas são administradas de 2 a 4 vezes ao dia.[8]

Imunobiológicos

O anti-IgE (omalizumabe) é um anticorpo humanizado que se liga à fração Fc livre de IgE. Sua ação diminui a expressão de receptores de IgE de alta afinidade em basófilos e mastócitos, aumenta o *clearance* de IgE ligada aos antígenos e diminui a ligação da IgE aos receptores de alta afinidade. É indicada para casos de asma grave, urticária crônica espontânea e polipose nasal. A dose é calculada a partir dos níveis séricos de IgE e peso corporal. Em geral, doses mensais ou quinzenais de 75 a 600 mg, para pacientes com 6 anos de idade ou mais, são aplicadas por via subcutânea com acompanhamento médico e em ambiente hospitalar. A segurança na gestação não está comprovada.

O antirreceptor de IL4 (dupilumabe) age promovendo a diminuição da ativação dos linfócitos Th2, eosinófilos e mastócitos.[14]

São agentes promissores no tratamento de alergia ocular grave, em especial na ceratoconjuntivite atópica e vernal. Deve-se salientar que ainda não está previsto em bula o uso de imunobiológicos para tratamento isolado da AO. Alguns relatos de casos sobre uso dessas drogas mostraram eficácia no tratamento.[15,16]

Imunoterapia alérgeno-específica[9]

A imunoterapia alérgeno-específica sublingual ou subcutânea é indicada para rinoconjuntivite alérgica, quando identificado o alérgeno e em casos nos quais o controle ambiental ou a diminuição à exposição aos alérgenos não são eficazes. A imunoterapia promove imunomodulação com estímulo do eixo Th1, aumento da expressão de IL-10 e TGF-beta. A resposta é duradoura e, quando indicada precocemente, evita a evolução da doença. O tratamento é prolongado: necessita período de indução e manutenção. Além disso, deve ser realizado em ambiente preparado para reações adversas, acompanhado por profissionais médicos experientes e com o uso de alérgenos de boa qualidade.

Tabela 10.2 – Critérios clínicos de controle da conjuntivite alérgica

Sintomas	Controlada	Não controlada
Prurido Lacrimejamento Desconforto visual	Sintomas ausentes ou menos que dois dias por semana	Qualquer intensidade de sintomas, presente mais de 2 dias por semana
Escala visual	Menor que 5	Maior ou igual a 5
Hiperemia (Escala Efron)	0-1	2-4

Fonte: Adaptada de "Consensus Document on Allergic Conjunctivitis."[7]

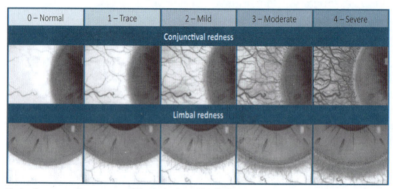

Fonte: Consensus Document on Allergic Conjunctivitis.[7]

Figura 10.4 – Escala de Efron.

Tabela 10.3 – Tratamento da alergia ocular

Classificação	Mecanismo de ação	Efeitos Colaterais	Nome genérico	Posologia
Lubrificante	Diluição e remoção de alérgenos da superfície ocular	Uso contínuo pode causar dano epitelial devido ao preservativo	Derivados da celulose Lipídicos	1 a 6 ×/dia (com preservativo) Uso ilimitado (sem preservativo)
Anti-histamínicos tópicos	Antagonista parcialmente seletivo de receptor de histamina	Queimação ocular, cefaleia, gosto amargo	Epinastina	2 a 4 ×/dia

Continua...

Capítulo 10 – Alergia Ocular

Tabela 10.3 – Tratamento da alergia ocular – continuação

Classificação	Mecanismo de ação	Efeitos Colaterais	Nome genérico	Posologia
Estabilizadores de membrana	Estabilizador de membrana de mastócitos	Sensação de queimação e prurido ocular	Cromoglicato de sódio	2% a 4% 4 ×/dia
Medicamentos de dupla ação	Antagonista seletivo de receptor de histamina e estabilizador de mastócito	Prurido, irritação	Olopatadina Cetotifeno Alcaftadina (ação anti-H4)	1 ou 2 ×/dia (0,1%) 2 a 3 ×/dia 2 a 3 ×/dia
Corticoide tópico	Bloqueio intracelular de síntese de proteínas inflamatórias e bloqueio de fosfolipase A2, ciclo-oxigenase 1 e 2	Aumento da pressão intraocular, catarata	Loteprednol Prednisolona Fluormetalona Dexametasona	2/2 h ou 4/4 h por 3 a 4 semanas Fazer retirada lenta quando usar por mais que 7 dias *Necessária avaliação oftalmológica sempre
Imunomoduladores tópicos	Atividade anti-inflamatória e imunomoduladória por meio de inibição da NF-kB	Sensação de queimação, cefaleia, sensação de corpo estranho e hiperemia ocular	Ciclosporina Tacrolimo	1 a 2% 2 a 4 ×/dia 0,05% 2 a 4 ×/dia Gotas 0,03 a 0,1% 2 a 4 ×/dia Pomada 0,03% 2 a 4 ×/dia
Imunoterapia alérgeno-específica	Estímulo do eixo Th1, aumento de produção de IL-10 e TGF-beta	Alergia, anafilaxia	Imunoterapia alérgeno-específica (sublingual ou subcutânea)	Período de indução e período de manutenção

Fonte: Adaptada de Brazilian guidelines for the monitoring and treatment of pediatric allergic conjunctivitis.[8]

Referências bibliográficas

1. Bielory L, Delgado L, Katelaris CH, Leonardi A, Rosario N, Vichyanoud P. ICON: Diagnosis and management of allergic conjunctivitis. Ann Allergy Asthma Immunol. 2020;124(2):118-34.
2. Saban DR. The chemokine receptor CCR7 expressed by dendritic cells: a key player in corneal and ocular surface inflammation. Ocular Surface. 2014;12(2):87-99.
3. Ono SJ, Abelson MB. Allergic conjunctivitis: update on pathophysiology and prospects for future treatment. Journal of Allergy and Clinical Immunology. 2005;115(1):118-22.
4. Trocme SD, Sra KK. Spectrum of ocular allergy. Curr Opin Allergy Clin Immunol. 2002;2(5):423-7.
5. Vichyanond P, Pacharn P, Pleyer U, Leonardi A. Vernal keratoconjunctivitis: a severe allergic eye disease with remodeling changes. Pediatr Allergy Immunol. 2014;25(4):314-22.
6. Shoji J. Ocular allergy test and biomarkers on the ocular surface: Clinical test for evaluating the ocular surface condition in allergic conjunctival diseases. Allergol Int. 2020;69(4):496-504.
7. Sanchez-Hernandez MC, Montero J, Rondon C, Benitez del Castillo JM, Velazquez E, Herreras JM, et al. Consensus document on allergic conjunctivitis (DECA). J Investig Allergol Clin Immunol. 2015;25(2):94-106.
8. Ronconi CS, Issaho DC, Ejzenbaum F, Hopker LM, Sole D, Chong Neto HJ et al. Brazilian guidelines for the monitoring and treatment of pediatric allergic conjunctivitis. Arq Bras Oftalmol. 2021;85(4):415-25.

9. Leonardi A, Silva D, Perez Formigo D, Bozkurt B, Sharma V, Allegri P et al. Management of ocular allergy. Allergy. 2019;74(9):1611-30.
10. Leonardi A, Modugno RL, Salami E. Allergy and dry eye disease. Ocul Immunol Inflamm. 2021;29(6):1168-76.
11. Ben-Eli H, Erdinest N, Solomon A. Pathogenesis and complications of chronic eye rubbing in ocular allergy. Curr Opin Allergy Clin Immunol. 2019;19(5):526-34.
12. Sandrin LNA, Santo RM. Ocular allergy therapy perspectives: review on the main therapeutic targets. Rev Bras Oftalmol. 2015;74(5):319-24.
13. Jones L, Downie LE, Korb D, Benitez-Del-Castillo JM, Dana R, Deng SX et al. TFOS DEWS II Management and Therapy Report. Ocul Surf. 2017;15(3):575-628.
14. Harb H, Chatila TA. Mechanisms of Dupilumab. Clin Exp Allergy. 2020;50(1):5-14.
15. Doan S, Amat F, Gabison E, Saf S, Cochereau I, Just J. Omalizumab in severe refractory vernal keratoconjunctivitis in children: case series and review of the literature. Ophthalmol Ther. 2017;6(1):195-206.
16. Fukuda K, Ebihara N, Kishimoto T, Fukushima A. Amelioration of conjunctival giant papillae by dupilumab in patients with atopic keratoconjunctivitis. J Allergy Clin Immunol Pract. 2020;8(3):1152-5.

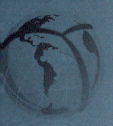

capítulo 11 Imunoterapia com Alérgenos

Fernando Monteiro Aarestrup
Veridiana Aun Rufino Pereira

▚ Introdução

A imunoterapia com alérgenos (ITA) representa o estado da arte no tratamento de doenças alérgicas. A ITA é a única estratégia terapêutica com potencial curativo, promovendo a redução do uso de drogas e o controle dos sintomas em longo prazo, mesmo após o fim do tratamento. No Brasil, os ácaros da poeira domiciliar *Dermatophagoides pteronyssinus*, *Dermatophagoides farinae* e *Blomia tropicalis* são os alérgenos que têm maior relevância clínica.[1]

A ITA deve ser personalizada e individualizada de acordo com o grau de reatividade e relevância clínicas da sensibilização alérgica apresentado pelo paciente. A imunoterapia por via subcutânea (ITSC) é o método utilizado originalmente desde os primórdios do desenvolvimento da ITA em 1911.[2] A imunoterapia sublingual (ITSL) vem sendo estudada há mais de quatro décadas e está disponível no Brasil sob a forma de gotas.

Para realização da ITA há necessidade de procedimento exclusivo pertinente à formação do profissional alergista e imunologista: a identificação dos alérgenos por meio de testes alérgicos e interpretação adequada de exames complementares. A formação profissional do especialista em alergia e imunologia além de proporcionar preparo adequado em propedêutica clínica e terapêutica farmacológica inclui a realização de testes alérgicos específicos e a indicação e implementação adequadas da ITA. Deste modo, o especialista em alergia e imunologia é um profissional singular no que tange à capacidade de aplicar conhecimentos atuais de imunologia, proporcionando diagnóstico etiológico acurado e imunomodulação da resposta alérgeno-específica.

Indicações

A ITA vem sendo utilizada mundialmente há mais de um século para o tratamento de rinoconjuntivite, asma e alergia a veneno de himenópteros, nos pacientes com evidência de mecanismo IgE específico a alérgenos clinicamente relevantes. Em 2011, Cox *et al.* incluíram a dermatite atópica associada à sensibilização a aeroalérgenos nas possíveis indicações de imunoterapia.[1-3]

A decisão de iniciar ITA depende de uma série de fatores: preferência do paciente, adesão ao tratamento, necessidade de medicação e controle ambiental, efeitos adversos dos medicamentos utilizados no tratamento, coexistência de rinite e asma e prevenção de asma em pacientes com rinite.[1]

Contraindicações

Enquanto as indicações clínicas para ITA são bem definidas, as contraindicações permanecem controversas. Trata-se de uma situação clínica em que a administração de extratos alergênicos não deve ser realizada, pois pode comprometer a segurança do paciente (doenças concomitantes, uso de medicamentos).

As principais contraindicações absolutas da imunoterapia são:[4-6]

- Obstrução crônica irreversível das vias aéreas, incluindo pacientes com VEF1 < 70% do predito, apesar do tratamento adequado.
- Doenças autoimunes, neoplasias, imunodeficiências em atividade.
- Indivíduos HIV positivos com contagem de CD4 < 200 células/mm³.
- Distúrbio psiquiátrico grave.

As contraindicações relativas são:[4-6]

- Asma grave não controlada.
- Uso de betabloqueadores, inibidores da ECA e inibidores da monoaminoxidase.
- Doenças cardiovasculares.
- Gestação – a imunoterapia não deve ser indicada durante a gravidez, mas a dose poderá ser mantida até o final da gestação, se a paciente engravidar durante o tratamento.

Extratos alergênicos para ITA

- No Brasil, a RESOLUÇÃO CFM N° 2.215/2018 <https://sistemas.cfm.org. br/normas/visualizar/resolucoes/BR/2018/2215> regulamenta o emprego de extratos alergênicos para fins diagnósticos e terapêuticos nas doenças alérgicas. A responsabilidade técnica dos serviços de alergia e imunologia deve ser exercida por médico com registro de qualificação de especialista (RQE) em alergia e imunologia, no CRM de sua jurisdição, conforme Capítulo III, artigo 9°, parágrafo 1° do Anexo da Resolução CFM n° 2.147/2016 <https://sistemas.cfm.org.br/normas/ visualizar/resolucoes/BR/2016/2147>.

- Nos serviços com atendimento exclusivo de pacientes pediátricos, a responsabilidade técnica deve ser exercida por médico com RQE em alergia e imunologia ou RQE em alergia e imunologia pediátricas.

- Os extratos alergênicos naturais são amplamente utilizados em todo o mundo para a realização de testes alérgicos e imunoterapia com alérgenos (ITA). As formulações podem ser aquosas, glicerinadas e liofilizadas.

- A apresentação em extratos aquosos com solução salina tamponada associada à albumina sérica humana ou glicerina é a mais utilizada com a finalidade de aumentar o tempo de validade.

- A escolha de extratos alergênicos de qualidade é fator primordial para o sucesso da ITA. O ideal é que seja conhecida a quantidade de alérgenos totais e alérgenos principais expressa em microgramas/mL. A potência biológica também deve ser conhecida. As empresas que comercializam extratos padronizados devem disponibilizar estas informações.

- Os extratos alergênicos naturais apresentam variações entre diferentes produtos e lotes, devendo a padronização ser um procedimento de controle de qualidade obrigatório no processo de fabricação.

- Alérgenos recombinantes estão substituindo cada vez mais os extratos alergênicos naturais no diagnóstico de sensibilização alérgica. Vacinas baseadas em alérgenos recombinantes e peptídeos estão sendo desenvolvidas e estarão em breve no mercado.

- Com o emprego de alérgenos recombinantes, poderemos comparar a quantidade de alérgenos principais e potência biológica entre diferentes produtos por conhecer com exatidão as características do extrato que utilizaremos. Certamente, esta nova tecnologia permitirá um avanço na ITA, possibilitando resultados clínicos mais consistentes e uniformes.

🔖 Esquemas para ITA subcutânea (ITSC)

Os esquemas utilizados apresentam duas fases: indução e manutenção. A fase inicial de indução corresponde ao aumento gradual da dose e da concentração do extrato até atingir o valor ideal de tratamento. A fase de manutenção caracteriza-se pela aplicação da dose terapêutica efetiva por um período até alcançar 3 a 5 anos de tratamento.[1-4]

Normalmente, a diluição inicial da ITSC é de 1:10.000 ou 1:1.000 (vol/vol), embora diluições maiores possam ser usadas em pacientes muito sensíveis. A fase de indução pode ser lenta, como nos esquemas convencionais, levando meses para chegar à dose terapêutica.[1-4] Na Tabela 11.1 observa-se um exemplo de indução de esquema convencional utilizado no Serviço de Alergia do Hospital do Servidor Público Estadual de São Paulo (HSPE-SP). A fase de manutenção no HSPE-SP é realizada com 0,8 mL de 10^{-1} com 2 doses semanais, 2 doses quinzenais e, por fim, doses mensais até completar pelo menos 3 anos de tratamento (cerca de 35 doses).

Tabela 11.1 – Fase de indução de esquema convencional utilizado no HSPE-SP			
1:10.000 W/V ou 100 PNU/mL: 10^{-4}	1:1.000 W/V ou 1.000 PNU/mL: 10^{-3}	1:100 W/V ou 10.000 PNU/mL: 10^{-2}	1:10 W/V ou 100.000 PNU/mL: 10^{-1}
0,1 mL	0,1 mL	0,1mL	0,1 mL
0,2 mL	0,2 mL	0,2 mL	0,2 mL
0,4 mL	0,4 mL	0,4 mL	0,4 mL
0,8 mL	0,8 Ml	0,8 mL	0,8 mL

Os esquemas rápidos foram desenvolvidos com o intuito de acelerar a fase de indução da imunoterapia, aumentando assim a adesão ao tratamento. Podem ser *cluster, rush* ou *ultra rush*.[7,8] Na fase de indução do protocolo *cluster* são aplicadas duas ou mais injeções por visita ao consultório, com intervalo de 30 minutos. A Tabela 11.2 ilustra o método aplicado no HSPE-SP.

Tabela 11.2 – Fase de indução de esquema *cluster* utilizado no HSPE-SP				
1ª semana	*2ª semana*	*3ª semana*	*4ª semana*	*5ª semana*
1:100.000 W/V ou 10 PNU/mL: 10^{-6}	1:10.000 W/V ou 100 PNU/mL: 10^{-5}	1:1.000 W/V ou 1.000 PNU/mL: 10^{-4}	1:100 W/V ou 10.000 PNU/mL: 10^{-3}	1:10 W/V ou 100.000 PNU/mL: 10^{-2}
0,1 mL	0,1 mL	0,1 mL	0,1 mL	0,1 mL
0,3 mL	0,3 mL	0,3 mL	0,3 mL	0,3 mL
0,4 mL	0,4 mL	0,4 mL	0,4 mL	0,4 mL

Esquemas *rush* e *ultra rush* são mais rápidos que *cluster*, permitindo que o paciente alcance a dose de manutenção em poucos dias ou no mesmo dia, respectivamente.[7,8] Entretanto, estes esquemas exigem internação, pelo maior risco de reações adversas. As Tabelas 11.3 e 11.4 demonstram exemplos destes protocolos mais rápidos.

Tabela 11.3 – Fase de indução de esquema *rush*[6]

		Volume das injeções (mL)	Intervalo entre as aplicações
1° dia	1:1.000 W/V	0,1- 0,2- 0,4- 0,8	2 horas
2° dia	1:100 W/V	0,1- 0,2- 0,4- 0,8	2 horas
3° dia	1:10W/V	0,1- 0,2- 0,4- 0,8	2 horas

Tabela 11.4 – Fase de indução de esquema *ultra rush*[7]

		Volume das injeções (mL)	Intervalo entre as aplicações
1ª dose	1: 10.000 W/V	0,05	15 minutos
2ª dose	1: 10.000 W/V	0,2	15 minutos
3ª dose	1: 1.000 W/V	0,05	15 minutos
4ª dose	1: 1.000 W/V	0,2	15 minutos
5ª dose	1: 100 W/V	0,05	30 minutos
6ª dose	1: 100 W/V	0,2	60 minutos
7ª dose	1: 10 W/V	0,05	60 minutos
8ª dose	1: 10 W/V	0,2	Aguardar 120 minutos

🔖 Esquemas para ITA sublingual (ITSL)

A dose de manutenção utilizada deve levar em consideração as características do extrato alergênico. A diluição final para alcançar a dose de manutenção desejada, dependendo das características do extrato, geralmente é alcançada com diluições de 1:10, 1:5 ou 1:1.

Os ajustes de dose podem ser realizados aumentando ou diminuindo a concentração, o número de gotas e/ou a frequência de aplicação.[1,9,10] Cada gota corresponde a 0,05 mL, desse modo podemos calcular as doses específicas de acordo com as características de cada extrato, conforme exemplificação a seguir:

- Extrato diluição 1:1 – 15 mg de alérgenos/mL:
  - ◆ Frasco de 8 mL – 120 mg (conteúdo total).
  - ◆ Gota 0,05 mL – 0,75 mg/gota.

- Extrato diluição 1:10 – 1,5 mg de alérgenos/mL:
  - Frasco de 8 mL – 12 mg (conteúdo total).
  - Gota 0,05 mL – 0,075 mg/gota.

Técnica de aplicação

- A primeira dose de cada frasco, especialmente na mudança de concentração, deve ser sempre realizada sob supervisão médica.
- As doses posteriores podem ser realizadas em casa, preferencialmente no mesmo horário.
- Antes da aplicação devemos sempre agitar o frasco para homogeneizar a solução de extrato alergênico.
- A aplicação pode ser feita na região sublingual ou vestíbulo bucal.
- O paciente deve manter a vacina em contato com a mucosa bucal por um tempo de 1-2 minutos e depois deglutir.
- Recomenda-se a não ingestão de alimentos 10 min antes e após a aplicação.
- Inicialmente, podem-se utilizar doses diárias na fase de indução com duração de aproximadamente um mês para cada frasco com 8 mL, seguindo o seguinte protocolo: dia 1: 1 gota; dia 2: 2 gotas; dia 3: 3 gotas; dia 4: 4 gotas; dia 5: 6 gotas.
- Na fase de manutenção podem-se utilizar 3 gotas diariamente; neste caso, a duração de um frasco de 8 mL será de aproximadamente 2 meses.
- Consultas periódicas durante todo o tratamento devem ser realizadas antes de iniciarmos um novo frasco.
- Outros esquemas posológicos podem ser utilizados de acordo com as especificações dos fabricantes.

Contraindicações exclusivas da imunoterapia sublingual[11]

- Intervenções cirúrgicas na cavidade oral (extração dentária).
- Gastroenterite aguda.
- Esofagite eosinofílica.
- Reação local grave à ITSL.
- Hipersensibilidade a algum ingrediente inativo da preparação.
- Reação sistêmica grave a qualquer forma de IT.
- Inflamações orais, úlceras, líquen plano.

Referências bibliográficas

1. Aarestrup FM, Taketomi EA, Galvão CES et al. Manual de boas práticas clínicas para imunoterapia com alérgenos. Livro Eletrônico de Referência – LER. https://asbai.org.br/ler-manual-de-boas-praticas-clinicas-para-imunoterapia-com-alergenos/.

2. Cox L, Nelson H, Lockey R, Calabria C, Chacko T, Finegold I et al. Allergen Immunotherapy: a practice parameter third update. J Allergy Clin Immunol. 2011; 127(1):S1-S55.

3. Alvaro-Lozano M, Akdis CA, Akdis M, Alviani C, Angier E, Arasi S et al EAACI Allergen Imm unotherapy User's Guide. Pediatr Allergy Immunol. 2020 May;31 Suppl 25(Suppl 25):1-101.

4. Bousquet J, Pfaar O, Togias A, Schünemann HJ, Ansotegui I, Papadopoulos NG et al. 2019 ARIA Care pathways for allergen immunotherapy. Allergy. 2019 Nov;74(11):2087-102.

5. Pitsios C, Demoly P, Bilò MB, Sturm GM, Rodriguez Del Rio P, Gawlik R et al. Clinical Contraindications to Allergen Immunotherapy: an EAACI Position Paper – Allergy. 2015;70(8):897-909.

6. Pitsios C, Tsoumani MB, Bilò MB, Sturm GJ, Rodríguez del Río P, Gawlik R et al. Contraindications to allergen immunotherapy: a global approach. Clin Transl Allergy. 2019;9:45.

7. Myoung-Eun Kim, Jeong-Eun Kim, Joon-Mo Sung, Jin-Woo Lee, Gil-Soon Choi, Dong-Ho Nahm. Safety of accelerated schedules of subcutaneous allergen immunotherapy with house dust mite extract in patients with atopic dermatitis. J Korean Med Sci. 2011; 26(9):1159-64.

8. Teachout J, Vandegrift S, Schafer C, Uekert S, Gell K. Improved patient adherence to subcutaneous allergen immunotherapy using a modified rush immunotherapy protocol. Ann Allergy Clin Immunol. 2019 Mar;122(3):347-9.

9. Canonica GW, Cox L, Pawankar R, Baena-Cagnani CE, Blaiss M, Bonini S et al. Sublingual immunotherapy: World Allergy Organization Position Paper 2013 update. World Allergy Organ J. 2014 Mar;7(1):6.

10. Roberts G, Pfaar O, Akdis CA, Ansotegui IJ, Durham SR, Gerth van Wijk R et al. EAACI Guidelines on Allergen Immunotherapy: Allergic rhinoconjunctivitis. Allergy. 2018 Apr;73(4):765-98.

11. Greenhawt JM, Oppenheimer MN, Hal N, Lockey R, Lieberman P, Nowak-Wegrzyn A et al. Sublingual immunotherapy: a focused allergen immunotherapy practice parameter update. Ann Asthma Allergy Immunol. 2017;118(3):276-82.

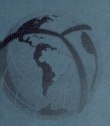

capítulo 12 Dermatite Atópica

Herberto José Chong Neto
Márcia Carvalho Mallozi

Diagnóstico clínico

A dermatite atópica (DA) é uma doença inflamatória cutânea e crônica de etiologia multifatorial que se manifesta clinicamente sob a forma de eczema. As pessoas afetadas apresentam, em geral, antecedente pessoal ou familiar de atopia. O eczema é caracterizado por eritema mal definido, edema e vesículas no estágio agudo e, no estágio crônico, por placa eritematosa bem definida, descamativa e com grau variável de liquenificação. O termo eczema atópico é aceito como sinônimo de DA.[1]

O diagnóstico de DA é essencialmente clínico. O prurido é o principal sintoma e ocorre em todas as faixas etárias. Os surtos iniciam com prurido, mesmo sem lesões visíveis, e na sequência surgem eritema, pápulas e infiltração. O eczema recorre em surtos desencadeados por diversos fatores, frequentemente difíceis de detectar. A morfologia do eczema e sua localização variam conforme a faixa etária e pode ser classificada em:[2]

- **Lactente:** as lesões localizam-se na face, poupando o triângulo nasolabial, no couro cabeludo, no tronco e na região extensora dos membros. As lesões de eczema caracterizam-se pela presença de pápulas ou placas eritematosas pruriginosas, com exsudação e crosta hemática (Fluxograma 12.1).
- **Pré-puberal (2-10 anos):** predomina o eczema subagudo e crônico. A pele é seca e áspera, as lesões localizam-se nas pregas antecubitais e poplíteas, resultando na liquenificação (espessamento das linhas natu-

rais cutâneas) e no aparecimento de placas circunscritas. A exsudação resulta na formação de crostas hemáticas, e a infecção secundária por *Staphylococcus* é frequente, e as lesões se tornam úmidas, com crostas amareladas denominadas de melicéricas.

- **Puberal (adolescente):** as lesões tornam-se liquenificadas em decorrência da coçadura crônica e localizam-se nas flexuras dos membros e do pescoço. Pode haver acometimento isolado da face (periocular e perioral), do dorso das mãos e dos pés, punhos e tornozelos (Figura 12.1).

O prurido associado às características clínicas descritas na Figura 12.1 determina o diagnóstico de dermatite atópica.[1]

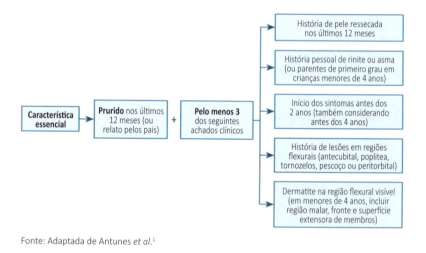

Fonte: Adaptada de Antunes *et al.*[1]

Figura 12.1. Critérios clínicos para o diagnóstico de dermatite atópica.

Classificação de gravidade

A apresentação clínica da DA varia de formas leves e localizadas até formas graves e disseminadas. As formas graves necessitam de tratamento intensivo e reavaliações seriadas, em períodos curtos, para evitar ou tratar precocemente os surtos. A fim de determinar o tratamento, predizer a frequência das reavaliações e mesmo quantificar a melhora ou piora clínica a cada avaliação, notou-se a necessidade de uniformizar os critérios.

O índice SCORAD (*Scoring Atopic Dermatitis*) considera a extensão da doença, a gravidade da lesão e a presença de sintomas subjetivos, como prurido e a perda de sono. A extensão das lesões é indicada pela letra A, está de acordo com a regra dos nove e corresponde a 20% da pontuação.

A gravidade das lesões é representada pela letra B, corresponde a 60% da pontuação e é composta por seis itens avaliados em uma lesão ativa (eritema, pápulas, escoriação, exsudação ou formação de crostas, liquenificação e xerose), cada item pontua de 0 a 3. Os sintomas subjetivos, como prurido durante o dia e despertares noturnos, são avaliados de 0 a 10 por meio de uma escala analógica visual, indicados pela letra C, e somam 20% da pontuação. A pontuação obtida é então inserida em uma fórmula (A/5 + 7B/2 + C) que fornece o resultado que pode variar de 0 a 103. Existem aplicativos para *smartphones* que calculam o valor do índice, que inclui a superfície corporal afetada, a gravidade das lesões e do prurido. Um escore menor do que 25 indica doença leve, entre 25 e 50 indica dermatite moderada e é maior do que 50 nas formas graves.[1,3]

Outro escore de gravidade utilizado é o EASI (*Eczema Score and Severity Index*). Este elimina os sintomas subjetivos e permite melhor avaliação da gravidade de cada lesão. Em cada região do corpo (cabeça e pescoço, membros superiores, membros inferiores e tronco) é definida a extensão, que pode variar de 0% a 100%. Depois, uma lesão em cada área é avaliada em uma escala de 0 a 3 para eritema, edema ou pápulas, escoriação e liquenificação. A somatória resulta em uma pontuação que classifica a doença em: muito leve (0,1 a 1); leve (1,1 a 7); moderada (7,1 a 20); grave (21,1 a 50); ou muito grave (50,1 a 72). Esse escore também se encontra disponível em aplicativo para celular denominado de EASI *calculator*.[4]

Recentemente, uma medida de desfecho relatada pelo paciente (*patient reported outcome measures* – PROMs) foi desenhada para avaliar o controle da dermatite atópica em adultos, o ADCT (*Atopic Dermatitis Control Test*). Foi realizada uma pesquisa qualitativa, incluindo revisão de literatura, entrevistas com clínicos experientes e conceito combinado elicitação/interrogatório cognitivo com pacientes com DA, para fornecer uma lista de conceitos abrangentes que capturam o controle da DA por perspectiva do médico e do paciente. Métodos quantitativos avaliaram as propriedades psicométricas do instrumento e definiram o limiar de controle para a DA. Uma pontuação de ≥ 7 pontos no ADCT foi identificada como limiar ideal para identificar pacientes cuja DA não está sob controle.[5]

Tratamento

O objetivo do tratamento é alcançar e manter controle dos sintomas de modo que estes sejam ausentes ou leves e que não interfiram nas atividades diárias do paciente, e sem o uso de terapia medicamentosa. Mesmo que esse nível não seja atingido, o objetivo é manter o paciente com sintomas leves, sem exacerbações que afetem suas atividades.[6] Como o prurido é o sinto-

-ma-chave na DA, todo tratamento visa à ruptura do ciclo vicioso: Prurido – inflamação – mais prurido; para isso a educação de pais e pacientes deve ser norteada em três aspectos: hidratação da pele, evitar os desencadeantes alergênicos e o uso correto de medicações anti-inflamatórias.[7] Mais recentemente, novos fármacos foram desenvolvidos para tratamento da DA.[8]

Hidratação

A hidratação da pele é a base de tratamento na DA. Essa hidratação deve ser individualizada, de modo que o melhor hidratante é aquele que o paciente vai realmente usar, considerando a preferência quanto à textura em loção, creme ou pomada, e o custo, que será de uso diário, e em alguns pacientes várias vezes ao dia, e ao longo de anos. Os hidratantes são compostos por combinações variáveis de emolientes, umectantes e substâncias oclusivas, devendo-se evitar produtos com fragrância, conservantes e substâncias sensibilizantes.[6,7]

O melhor momento de aplicação do hidratante/emoliente é imediatamente após um banho rápido e morno (27-30° C), usando sabonetes líquidos com pH ácido (pH 5-6) ou *sindet* de limpeza, após uma secagem suave com a pele levemente úmida, sendo passado na pele com ou sem lesão.[7,9]

As bandagens, conhecidas como *wet dressings* ou *wet wraps*, são indicadas para pacientes em *flare*, ou com lesões agudas, exsudativas e erosivas.[9] Os corticosteroides tópicos (CET) podem ser aplicados de forma diluída (–p. ex., 1:3 para classe IV/potência média e 1:5 para classe III/ potência alta), por até 14 dias (geralmente 3 dias são suficientes).[7,9]

Controle da inflamação

Os medicamentos mais utilizados para o controle das crises são os corticosteroides e os inibidores da calcineurina, ambos de uso tópico.

Corticosteroides

Os CET ainda são a opção de tratamento de primeira linha na DA.[9] Os corticosteroides controlam os principais sintomas da DA, como o prurido e as lesões eczematosas, mas podem apresentar efeitos colaterais, especialmente em locais quando utilizados de forma prolongada ou mesmo quando utilizados corticosteroides de alta potência em regiões de pele mais fina. Existem diferentes dosagens de CET (leve, moderado, potente e superpotente) e diferentes formulações (cremes, pomadas, loções) disponíveis (Tabela 12.1).[9] O CET a ser usado deverá sempre ser o de menor potência capaz de controlar a inflamação. Nas lesões moderadas ou graves, deve-se optar por uma terapêutica de média potência, pois os resultados serão mais rápidos, encurtando-se o tempo de uso.[7] O tempo de uso recomendado nas crises é até que ocorra melhora significativa da lesão e redução da sua espessura, para isto, podem ser necessários de dias a semanas.

Tabela 12.1 – Potência dos corticosteroides tópicos[7]

Grupo I – superpotentes

- Propionato de clobetasol 0,05% (creme e pomada)

Grupo II – potentes

- Dipropionato de betametasona 0,05% (pomada)
- Valerato de betametasona 0,1% (pomada)
- Halcinonida 0,1% (pomada)
- Valerato de diflucortolona (creme e pomada)

Grupo III – potentes

- Dipropionato de betametasona 0,05% (creme)
- Valerato de betametasona 0,1% (creme)
- Halcinonida 0,1% (creme)
- Acetonido de triancinolona (pomada)

Grupo IV – potência média

- Furoato de mometasona 0,1% (pomada)
- Acetonido de fluocinolona (pomada)
- Prednicarbato (pomada)
- Acetonido de triancinolona (creme)
- Desonida (pomada)
- Aceponato de metilprednisolona (creme)

Grupo V – potência média

- Furoato de mometasona 0,1% (creme)
- Acetonido de fluocinolona (creme)
- Prednicarbato (creme)
- Desonida (creme)
- Aceponato de metilprednisolona (creme)

Grupo VI – potência leve

- Fluorandrenolida (creme ou pomada)
- Hidrocortisona (pomada)
- Pivalato de flumetasona (creme ou pomada)

Grupo VII – leve

- Hidrocortisona (creme)
- Dexametasona
- Prednisolona
- Metilprednisolona

Inibidores de calcineurina

Os inibidores de calcineurina (ICN) demonstram bons efeitos anti-inflamatórios e muito bons efeitos antipruriginosos, mas sem os efeitos adversos associados aos CET, como atrofia de pele. No Brasil estão disponíveis, para uso tópico, dois inibidores de calcineurina: o pimecrolimo e o tacrolimo, ambos em duas aplicações diárias.[7] O pimecrolimo, na concentração de 1% creme, pode ser indicado a partir dos 3 meses de idade. O tacrolimo é indicado a partir dos dois anos de idade, com apresentações em pomada contendo 0,03% (uso pediátrico e face em adultos), e 0,1% (no corpo, em maiores de 16 anos) da droga. A pomada de tacrolimo mostra um alto nível de eficácia nas lesões de DA que foram difíceis de serem tratadas com CET, considerando as reações adversas. Sua eficácia depende da absorção do fármaco: o local de aplicação e função de barreira, tendo como principal indicação as erupções de face e pescoço, no entanto, existem restrições para sua aplicação, diferente dos CET, o tacrolimo pomada não pode ser aplicado em superfícies erosivas ou ulceradas em que sua eficácia é limitada.[6]

Tratamento da dermatite atópica grave e refratária (imunossupressão)

O tratamento sistêmico com glicocorticoides, ciclosporina, azatioprina, micofenolato de mofetil, metotrexato visa à supressão de células T, porém afeta outros tipos celulares e favorece o aparecimento de diversos efeitos adversos que podem limitar seu uso. A escolha deve ser individualizada de acordo com o fenótipo, gravidade, idade e comorbidades do paciente e perfil de eficácia, segurança e custo do tratamento.[7,10]

Glicocorticoides

O tratamento de curto prazo (até 1 semana) por via oral pode ser uma opção para tratar um surto agudo em casos excepcionais de DA. A dose diária deve ser ajustada e não exceder 0,5 mg/kg de peso corporal. Seu uso em longo prazo em pacientes com DA não é recomendado. A indicação em crianças deve ser feita com mais cautela do que em adultos.[1]

Ciclosporina A (CYA)

Está aprovada em muitos países europeus e no Brasil para o tratamento da DA e é considerada opção de primeira linha para pacientes com DA grave que necessitam de tratamento imunossupressor sistêmico. A CyA é muito eficaz e frequentemente utilizada na DA, tanto em crianças como em adultos, na dose de 3-5 mg/kg/dia, dividida em duas doses diárias (manhã e noite). Após 6 semanas, esta dose pode ser reduzida para 2,5-3 mg/kg (fase de manutenção), não ultrapassando 2 anos de regime contínuo, guiado pela eficácia clínica e tolerância da droga. É aconselhável monitorização detalhada do paciente, principalmente do estado renal. Ambas as terapias de curto e longo prazo são úteis na DA. A vacinação está contraindicada durante a terapia com CYA. Pode ser usada na gestação.[7,10]

Azatioprina (AZA)

Tem sido utilizada no tratamento de DA grave. Há evidências de sua eficácia na redução dos sintomas cutâneos, redução do prurido e perda de sono, diminuindo a colonização por estafilococos. Foi recomendada como opção terapêutica de segunda linha para DA moderada à grave. Os pacientes devem ser avaliados para a atividade da tiopurina metil-transferase (TPMT) antes do início do tratamento para reduzir o risco de toxicidade da medula óssea. A dose recomendada é de 1-3 mg/kg/dia. Em mulheres grávidas, a AZA só deve ser usada sob estrita indicação. Não deve ser combinado o uso de fototerapia, e proteção UV eficaz diária deve ser usada.[7,1]

Metotrexato (MTX)

É amplamente utilizado no tratamento da psoríase, porém sua ação no controle da DA refratária é limitada pela escassez de publicações, especialmente na faixa etária pediátrica. O MTX pode ser dado por via oral, intravenosa e subcutânea. As doses iniciais (5 a 10 mg/semana) e de manutenção (7,5 a 25 mg/semana) variam de acordo com a faixa etária e resposta terapêutica, sempre com suplementação semanal de ácido fólico (5 mg) durante o tratamento. Como o MTX é teratogênico, homens e mulheres em idade fértil devem usar métodos contraceptivos durante a terapia.[7,10]

Micofenolato Mofetil (MMF)

A sua utilidade e o bom perfil de segurança têm sido documentados em crianças com DA grave, porém, assim como MMF, permanece como opção terapêutica de terceira linha em razão dos poucos estudos de eficácia em larga escala. O MMF tem sido utilizado (*off label*) para tratamento da DA na dose de 3 g/dia, se ciclosporina não for eficaz ou não indicada. O MMF é teratogênico, assim, homens e mulheres devem usar métodos contraceptivos eficazes durante o tratamento.[7,10]

Imunobiológicos

No caminho da medicina de precisão, visando à terapia-alvo para o tratamento da DA, um número considerável de novos fármacos está sendo estudado. No Brasil, atualmente, dispomos de algumas drogas liberadas: um imunobiológico, dupilumabe e duas pequenas moléculas, upadacitinibe e baracitinibe.[8]

▪ Dupilumabe

Um anticorpo monoclonal que inibe o IL-4 e o IL-13, por ligação às subunidades IL-4a e IL-13a-1 do receptor, inibindo a via de sinalização JAK-STAT. Há uma redução da produção de citocinas de padrão Th2, IgE e melhora na função da barreira cutânea. Indicado para DA de moderada à grave que tenha necessidade de tratamento sistêmico.[8] As doses recomendadas na Tabela 12.2.

Tabela 12.2 – Doses recomendadas de dupilumabe (injeções subcutâneas de 200 e 300 mg)		
Paciente	**Dose inicial**	**Dose de manutenção**
Adultos e adolescente > 60 kg	600 mg (2 injeções)	300 mg (1 injeção) a cada 2 semanas
Adolescentes < 60 kg e crianças a partir de 30 kg até menos de 60 kg	400 mg (2 injeções)	200 mg (1 injeção) a cada 2 semanas
Crianças 6 a 12 anos a partir de 15 kg até menos de 30 kg	600 mg (2 injeções)	300 mg (1 injeção) a cada 4 semanas

Fonte: Dra. Márcia Mallozi.

▪ Upadacitinibe

É um inibidor seletivo de Janus Kinase 1 (JAK 1). Melhora nos sinais e sintomas de DA foi observada, após a primeira semana, em pacientes com upadacitinibe usando 7,5; 15; 30 mg, com redução significativa no prurido. Dose recomendada de 15 mg podendo ser aumentada para 30 mg.[8,11]

▪ Baracitinibe

É um inibidor de JAK 1 e JAK 2. Pacientes que receberam 4 mg por 16 semanas alcançaram uma melhora significativa de pelo menos 50% no EASI em comparação a placebo. Dose recomendada 1 comprimido de 4 mg por via oral.[8,11]

Fototerapia

A utilização como adjuvante no tratamento da DA é mais recente, mas já consagrada na literatura. A fototerapia pode melhorar ou mesmo clarear totalmente as lesões da DA, diminuir a colonização bacteriana e reduzir a necessidade e potência dos corticosteroides tópicos, mas os efeitos benéficos variam de paciente a paciente. A terapia ultravioleta deve ser considerada para não respondedores a tratamentos com anti-inflamatórios tópicos, bem como para paciente com reações adversas a tratamentos convencionais.[6,7]

Outros imunobiológicos e pequenas moléculas estão em diferentes fases de estudo para o tratamento sistêmico da DA.[8]

Imunoterapia

A imunoterapia antígeno-específica (ITAE) não é recomendada como uma opção geral de tratamento para DA. A ITAE pode ser considerada para pacientes selecionados, de forma individualizada, com sensibilização de ácaros da poeira doméstica, bétula ou pólen de gramíneas, que têm DA grave e exacerbação clínica após exposição ao alérgeno causador ou teste de contato positivo de atopia correspondente positivo.

Outras intervenções:

- Um curso curto de antibiótico sistêmico, como cefalosporina, pode ser considerado em pacientes com DA infectados com *S. aureus*.[10]

- A aplicação em longo prazo de antibióticos não é recomendada devido ao risco de aumentar as resistências e sensibilizações.[10]

- Tratamento com antissépticos tópicos, incluindo banho com hipoclorito de sódio diluído 0,005% deve ser considerado, se houver sinais clínicos de superinfecção bacteriana.[4]

- Eczema herpético deve ser tratado sem demora usando-se terapia antiviral sistêmica, como aciclovir.[10]

- A vacinação contra vírus varicela-zóster é recomendada para crianças com DA. Os pais de crianças atópicas devem ser incentivados a manter vacinação completa de seus filhos.[10]

- A terapia antifúngica ou sistêmica pode ser eficaz em alguns pacientes com DA, principalmente naqueles com variante "cabeça e pescoço" da DA ou com IgE demonstrando sensibilização para *Malassezia*.[10]

Referências bibliográficas

1. Antunes AA, Solé D, Carvalho VO, Bau AEK, Kuschnir FC, Mallozi MC et al. Guia prático de atualização em dermatite atópica – Parte I: etiopatogenia, clínica e diagnóstico. Posicionamento conjunto da Associação Brasileira de alergia e Imunologia e da Sociedade Brasileira de Pediatria. Arq Asma Alerg Imunol. 2017;1:131-56.
2. Wollenberg A, Christen-Zach S, Taieb A, Paul C, Thyssen JP, de Bruin-Weller M et al. ETFAD/EADV Eczema task force 2020 position paper on diagnosis and treatment of atopic dermatitis in adults and children. J Eur Acad Dermatol Venereol. 2020;34:2717-44.
3. Oranje AP, Glazenburg EJ, Wolkerstorfer A, de Waard-van der Spek FB. Practical issues on interpretation of scoring atopic dermatitis: the SCORAD index, objective SCORAD and the three-item severity score. Br J Dermatol. 2007;157:645-8.
4. Chopra R, Vakharia PP, Sacotte R, Patel N, Immaneni S, White T et al. Relationship between EASI and SCORAD severity assessments for atopic dermatitis. J Allergy Clin Immunol. 2017;140:1708-10.
5. Pariser DM, Simpson EL, Gadkari A, Bieber T, Margolis DJ, Brown M et al. Evaluating patient-perceived control of atopic dermatitis: design, validation, and scoring of the Atopic Dermatitis Control Tool (ADCT). Curr Med Res Opin. 2020;36:367-76.

6. Katoh N, Ohya Y, Ikeda M, Ebihara T, Katayama I, Saeki H et al. Japanese guidelines for atopic dermatitis 2020. Allergol Int. 2020;69(3):356-69.

7. Carvalho VO, Solé D, Antunes AA, Bau ANK, Kuschnir FC, Mallozi MC, et al. Guia prático de atualização em dermatite atópica - Parte II: abordagem terapêutica. Posicionamento conjunto da Associação Brasileira de Alergia e Imunologia e da Sociedade Brasileira de Pediatria. Arq Asma Alerg Imunol. 2017;1:157-82.

8. Puar N, Chovatiya R & Paller AS. New treatments in atopic dermatitis. Ann Allergy Asthma Immunol. 2021;126(1):21-31.

9. Wollenberg A, Barbarot S, Bieber T, Christen-Zaech S, Deleuran M, Fink-Wagner A et al. ETFAD/EADV Eczema task force 2020 position paper on diagnosis and treatment of atopic dermatitis in adults and children. J Eur Acad Dermatol Venereol. 2018;32(5):657-82.

10. Wollenberg A, Barbarot S, Bieber T, Christen-Zaech S, Deleuran M, Fink-Wagner A. Consensus-based European guidelines for treatment of atopic eczema (atopic dermatitis) in adults and children: part II. J Eur Acad Dermatol Venereol. 2018;32:850–78.

11. Nezamololama N, Fieldhouse K, Metzger K, Gooderham M. Emerging systemic JAK inhibitors in the treatment of atopic dermatitis: a review of abrocitinib, baricitinib, and upadacitinib. Drugs Context. 2020;16;9:2020-8-5.

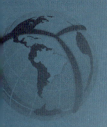

capítulo 13 Dermatite de Contato

Maria Elisa Bertocco Andrade
Octavio Grecco

Introdução

As dermatites de contato (DC) são reações cutâneas resultantes da exposição direta a algum agente externo ("molécula estranha") com a participação ou não de luz ultravioleta (fótons) na superfície da pele. Cerca de 80% dos casos de dermatite de contato são provocados por substâncias irritativas que ocasionam a dermatite de contato irritativa (DCI). A inflamação da Dermatite de Contato Irritativa ocorre quando há dano tecidual direto ocasionado pelo contato com o agente irritante. A DCI pode ser desencadeada por um irritante primário absoluto que pode apresentar pH alto (substância básica) ou baixo (substância ácida) que danifica a pele com o primeiro contato causando lesões, como bolhas ou úlceras, tem o aspecto semelhante à queimadura. Substâncias irritativas podem ocasionar lesões após contatos repetidos ou prolongados, como detergentes, sabões, fezes e urina, constituindo assim os irritantes primários relativos. A dermatite de contato alérgica (DCA) é desencadeada por mecanismos imunológicos, causada por substâncias orgânicas ou inorgânicas[1]. As DCs são responsáveis por 10% das consultas atendidas em consultórios de dermatologistas e alergistas. Cerca de 90% de todas as dermatoses ocupacionais são DCs causadas pelo contato direto com produtos químicos no local de trabalho.[2]

A dermatite de contato alérgica e a dermatite de contato irritativa podem ser diferenciadas quanto a causas, mecanismos fisiopatológicos, predisposição genética e testes cutâneos, e, quanto à apresentação clínica,

158 Manual Prático de Alergia e Imunologia – ASBAI

tempo de aparecimento das lesões, resolução e demarcação anatômica da lesão (Quadro 13.1). Atualmente, estima-se que temos no meio ambiente ao redor de seis milhões de produtos químicos; destes, mais de 5 mil já foram citados na literatura médica como sensibilizantes de contato, e cerca de 1% seriam responsáveis por 80% das DCAs. Quando o agente causador da dermatite pode ser identificado e evitado, a cura da dermatite é evidente. Se o contato persistir, a dermatite pode-se tornar crônica e de difícil tratamento, podendo até impedir as atividades diárias do indivíduo.[3]

Quadro 13.1 – Principais diferenças entre as dermatites alérgicas de contato e irritativa			
	Dermatite de contato alérgica		**Dermatite de contato irritativa**
Frequência	20%		80%
Causas mais frequentes	Cosméticos	Fragrâncias Biocidas	
	Sais metálicos	Níquel Cromo Cobalto Mercúrio	Água Sabões
	Biocidas	Formaldeído	Detergentes
	Plantas	Anacardiáceas Compostas	Solventes
	Aditivos da borracha	Carba-*mix* Mercapto-*mix* Tiuram-*mix*	Graxas Ácidos e álcalis
	Resinas plásticas	Epóxi Acrílicos	Fibra de vidro
	Medicamentos tópicos		
Quantidade do agente	Menor		Maior
Mecanismo	Imunológico Tipo IV		Lesão direta, queratinócitos, imunidade inata
Sensibilização	Sim		Não
Testes	Teste de contato Teste de contato com fotossensibilização Teste de provocação		Nenhum

Carba-mix: difenilguanidina, dietilcarbamato de zinco, dibutilcarbamato de zinco; mercapto-mix: mercaptobenzotiazol, benzotiazol dissulfito, benzotiazol sulfonamida; tiuram-mix: tetrametiltiuram monossulfito, tetrametiltiuram dissulfito, tetraetiltiuram monossulfito, dipentametilenotiuram dissulfito. Fonte: Adaptado de Motta AA et al.[2]

Diagnóstico clínico

O quadro clínico da dermatite de contato varia conforme a fase em que se encontra.

- **Fase aguda** (Figura 13.1A): é a fase inicial da dermatite: lesões eritematosas com edema, pápulas, vesículas, acompanhadas de prurido intenso.

- **Fase subaguda:** eritema, edemas menos intensos, vesículas rompidas com presença de secreção e crostas.
- **Fase crônica** (Figura 13.1B): liquenificação, prurido intenso e lesões hiperceratósicas, podendo ocorrer fissuras. Na DCI a lesão geralmente é circunscrita e apresenta, às vezes, bordas nítidas, o que normalmente não ocorre na DCA.

Conforme o local acometido pela DCA, o aspecto das lesões pode variar. Por exemplo, áreas delicadas com um estrato córneo fino, como as pálpebras, pênis e escroto, eritema e edema, geralmente superam as pápulas e vesículas.[4] As mesmas características clínicas se desenvolvem na estomatite alérgica de contato e na vulvite alérgica.[4]

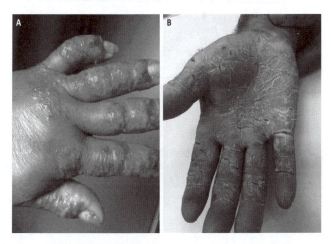

Fonte: Arquivo pessoal de Octavio Grecco.

Figura 13.1 – **A:** Dermatite de contato alérgica aguda por cimento, teste de contato 2+ para bicromato de potássio. (Arquivo pessoal de Octavio Grecco). **B:** Dermatite de contato alérgica, crônica, por cimento, teste de contato 2+ para bicromato de potássio.

Além disso, o local do corpo fornece pistas importantes para a causa da DCA e é o ponto de partida para obter o histórico detalhado, que é crucial para orientar o teste de contato para a identificação do alérgeno responsável. Os principais agentes causais e respectivos locais encontram-se discriminados no Quadro 13.2. Uma reação alérgica de contato geralmente não é limitada na forma aguda predominantemente na área de contato, porém pode-se espalhar amplamente para outras áreas. Os principais diagnósticos diferenciais estão descritos no Quadro 13.3.

160 Manual Prático de Alergia e Imunologia – ASBAI

Quadro 13.2 – Locais acometidos e prováveis agentes causais da dermatite de contato

Local	Principais agentes
Couro cabeludo	Tintura de cabelo, xampus, condicionadores, alisantes, "permanentes", chapéus, grampos de cabelo
Face	Cosméticos para cabelos, face e mãos; medicamentos tópicos, perfumes, plantas, armações de óculos, filtro solar
Pálpebras	Produtos para unhas, rímel, delineador e sombra
Orelhas	Brincos, perfumes, xampus
Lábios	Batom, pasta de dente, enxaguatório bucal, frutas
Pescoço	Colares, perfumes, cosméticos capilares e faciais, filtro solar, medicamentos tópicos, tecidos
Cavidade oral	Agentes aromatizantes em cremes dentais/enxaguantes bucais, doces, gomas, frutas; materiais para restauração dentária: eugenol, bálsamo do Peru, colofônia, exposições de procedimentos odontológicos: látex, antibióticos, anestésicos, resinas acrílicas[5]
Tronco	Metais, elásticos, roupas íntimas
Axilas	Desodorantes, tecidos
Genital	Fármacos, cosméticos, preservativos masculino e feminino, tecidos, anticonceptivos tópicos (diafragma, géis, DIU), metais, brinquedos sexuais
Mãos	Ocupacional, sabões, detergentes, luvas, plantas, cosméticos, borrachas, couro, metais
Pés	Calçados (colas, borrachas, couro), meias

Fonte: Adaptado de Motta & Grecco, 2015. [2]

Quadro 13.3 – Principais alérgenos e respectivos locais onde são encontrados

	Hapteno	Onde é encontrado
Metais	Níquel	Joias, bijuterias, utensílios de cozinha e talheres, objetos de metal em geral, roupas e alimentos (chá preto, cacau, oleaginosas, leguminosas, alimentos e bebidas enlatados)
	Cobalto	Maquiagem dos olhos e pigmentos de tatuagem azuis, argila, fabricação de plásticos, alvenaria, tinturas de cabelo, vitamina B12, ligas de implantes metálicos
	Cromo	Cimento, curtimento de couro, tintas, aço inoxidável e como corante verde em sabonetes, cosméticos e pigmentos de tatuagem, levedura de cerveja, carne bovina, fígado, tomilho, pimenta preta e cravo, e em suplementos dietéticos
Biocidas	Formaldeído	Esmaltes, maquiagem, sabonete líquido, desodorantes, xampus, produtos para alisamento capilar
Biocidas liberadores de formaldeído	Quartenium 15	Cosméticos, produtos de cuidados pessoais e em alguns fluidos de corte para metalurgia. Reação cruzada: derivado de amônio quaternário, como cloreto de benzalcônio
	Imidazolidinil ureia	Loções infantis, xampu, condicionadores, desodorantes
	Diazolinidil ureia	Produtos de cuidados pessoais
	DMDM hidantoína	Xampus e produtos de cuidados pessoais
	Bronopol	Produtos de limpeza corporal, lenços umedecidos

Continua...

Capítulo 13 – Dermatite de Contato **161**

Quadro 13.3 – Principais alérgenos e respectivos locais onde são encontrados – continuação		
	Hapteno	*Onde é encontrado*
Biocidas	Isotiazolinonas (Kathon CG, Euxyl K100, ou Grotan K)	Produtos de cuidados pessoais, lenços umedecidos, sabões para lavar roupas
	Parabenos	Produtos de cuidados pessoais e farmacêuticos; reatividade cruzada com parafenilenodiamina, anestésicos locais grupo éster e sulfonamidas; assados e doces, produtos lácteos congelados, doces e geleias, produtos de peixe marinado, maionese, mostarda, legumes processados, molhos para salada, refrigerantes e sucos de frutas, molhos condimentados
	Metildibromoglutaronitrilo	Fluidos de corte, refrigerantes, colas e adesivos, loções faciais e corporais, produtos de limpeza e lenços umedecidos, amaciantes e sabonetes líquidos
	Timerosal	Preparações tópicas, cosméticos, imunoglobulinas injetáveis, e vacinas
	Iodopropilbutil carbamatos	Produtos industriais
Fragrâncias		Perfumes e PCPs
Aceleradores da borracha	Tiurans	Dissulfiram
	Carbamatos	Materiais com látex e nitrila
	Mercaptobenzotiazol	Luvas de látex e nitrila, óleos de corte, misturas anticongelantes, graxas, adesivos, preparações veterinárias, como pós e *sprays* para pulgas e carrapatos
	Diaquiltioureia	adesivos, tinta comercial, removedor de cola, detergentes, fungicidas, inseticidas e fotocópias
Adesivos	Resina fenol-formaldeído	Cintas, mangas e roupas de Neoprene, couro, óleo de motor, tintas de impressão, fibra de vidro, madeira compensada e alvenaria, selantes
	Colofônia	Adesivos (bandagens adesivas), plastificantes, tecidos, asfalto/cimento, goma de mascar, limpadores de couro, revestimento de papel fotográfico, rímel, papel jornal, absorventes higiênicos
	Resina epóxi	Artigos esportivos (raquetes de tênis), peças de veículos, material de construção
Acrilatos	Etil acrilato	Dentaduras, aparelhos auditivos, produtos para unhas artificiais, obturações dentárias, colas e tintas
	Metilmetacrilato	Cimento ósseo ortopédico, adesivos médicos, lentes de contato, lentes intraoculares, aparelhos auditivos
	Etilcianoacrilato	Unhas artificiais
	Octil-cianoacrilato	Colas cirúrgicas

Fonte: Adaptado de Schalock *et al.*, 2022.[6]

Principais alérgenos

Existem catalogados mais de 5.200 produtos capazes de desencadear sensibilização.[5] Estes agentes sensibilizantes estão agrupados, conforme sua composição ou ação. Os principais grupos são metais, biocidas que antigamente eram chamados de conservantes agrupados como formaldeído/liberadores de formaldeído, não formaldeído e outros, fragrâncias, adesivos e acrilatos.

Os diagnósticos diferenciais encontram-se entre as doenças eczematosas, infecções, fotodermatites e dermatites de contato não eczematosas, e as principais doenças estão descritas no Quadro 13.4.

Quadro 13.4 – Principais diagnósticos diferenciais da dermatite de contato	
Eczemas	Dermatite atópica Dermatite seborreica Pitiríase rósea Eczema numular Disidrose mãos e pés Erupções eczematosas por medicamentos
Infecções	Herpes Tinhas Celulites Impetigo
Fotodermatites	Lúpus eritematoso Erupção polimórfica à luz
Dermatites não eczematosas	Psoríase Líquen plano

Fonte: Adaptado de Motta & Grecco, 2022.[7]

Teste de contato (*patch test*)

É o padrão-ouro para diagnóstico etiológico de dermatite de contato, mas sua indicação deve ser embasada na história e no exame físico, sendo um método auxiliar. Tem sensibilidade de 70% e especificidade de 80%.[8]

Indicações

- Eczemas que não melhoram, mas pioram apesar do tratamento adequado e da eliminação de irritantes. Ocorre recidiva ou continuidade do eczema após interrupção do tratamento.[8,9]

- Dermatose crônica sem etiologia estabelecida ou que podem se agravar por DC (dermatite atópica, dermatite seborreica, de estase, eczema numular, psoríase e disidrose), principalmente em face ou pálpebras, mãos, úlceras nas pernas ou ânus/vulva.[8,9]

- Dermatoses que afetam e/ou limitam o trabalho/vida cotidiana do paciente ou na suspeita de dermatite de contato ocupacional. Lembrar-se de excluir o contato por próteses e órteses e reações medicamentosas como etiologia da dermatite de contato.[8,9]

Pré-avaliação ao teste de contato

Antes de indicar o teste de contato é necessário checar possível contraindicação, como o uso de imunossupressores (corticoides sistêmicos 30 dias antes do teste) e exposição solar (15 dias antes do teste).[8-10]

Caracterização e escolha dos alérgenos a serem utilizados no teste de contato

Preparo das baterias e contensores

Os alérgenos são preparados em concentração adequada para penetrar melhor na pele, sem causar irritação local. São dispersos em veículo adequado, sendo o petrolato (vaselina) o mais utilizado por manter estabilidade dos alérgenos, ter baixo custo e permitir uma boa oclusão.

As substâncias líquidas estão disponíveis em solução aquosa, ou diluídas em solventes (acetona, etanol, metiletilcetona) ou gel hidrofílico.[8]

As substâncias são colocadas em câmaras projetadas para evitar reações de sensibilização ao seu próprio material, e permitir a definição de dose/área com precisão.

As substâncias sólidas e semissólidas são colocadas diretamente nas câmaras, ocupando aproximadamente metade da câmara, sem tocar a borda.

As substâncias líquidas são dispensadas em papéis-filtros colocados nas câmaras, e a quantidade deve ser suficiente para umedecer o papel-filtro. Substâncias voláteis e líquidas devem ser colocadas imediatamente antes do teste.[8,9,11]

Existem diversos tipos de câmaras. Podem ser de alumínio montadas em fita adesiva de poliéster ou poliuretano transparente e resistente à água (*Finn Chamber e Aqua – Epitest*, Finlândia) ou câmaras de polipropileno com um papel-filtro cromatográfico fixado sem cola em fita de poliéster médico hipoalergênico (*Van der Bend Patch Test Chambers*). Existe outro tipo de contensor, com sistema de célula fechada, cuja câmara é de espuma plástica de polietileno sem aditivos e com papel-filtro incorporado (IQ Ultimate™ *Chemotechnique Diagnostics*). Esta última é resistente à água e elástica, permitindo atividades diárias normais. As câmaras são agrupadas em 10 por tira e seu preenchimento com os alérgenos disponíveis em baterias ou séries, selecionadas com base na história clínica.

Um tipo de teste de contato pré-preparado com algumas substâncias está disponível (TRUE TEST). Contém o Painel 1.3, 2.3 e 3.3 e inclui 35 alérgenos comuns e um controle negativo. Permite melhor padronização da quantidade de alérgenos aplicados e maior reprodutividade, no entanto pela disponibilidade limitada de alérgenos está sujeito a uma perda de 60% a 70% de resultados relevantes e tem um custo mais elevado.[8,9]

Tipo de baterias ou séries

Existem diversas baterias disponíveis. Recomenda-se testar a bateria padrão que detecta até 80% das alergias relevantes e complementar com outras séries e amostras do paciente, se necessário. A data de validade deve ser observada de maneira rigorosa, pois a estabilidade química dos alérgenos em petrolato é muito variável.[8]

Todos os haptenos devem ser protegidos da luz solar direta e armazenado em geladeira seca de 2°C a 8°C.[9]

- Exemplos de baterias ou séries disponíveis no Brasil estão no Quadro 13.5

Quadro 13.5 – Baterias ou séries disponíveis no Brasil	
Bateria/série	*Quantidade de substâncias*
Padrão	30
Cosméticos	10
Regional	10
Alimentos	10
Capilar	15
Unhas	20
Corticosteroides	7
Pediátrica	20
Anti-inflamatórios	10
Calçados	17
Dental	24 ou 30
Latino-americana	40
Fragrâncias	Substâncias isoladas

Preparo e aplicação das baterias

A aplicação das substâncias nas câmaras deve obedecer à ordem inversa da leitura, ou seja, a substância nº 1 deve ser colocada na câmara superior direita, e a nº 6, na câmara superior esquerda. Ao aplicar nas costas, a ordem dos alérgenos será invertida: a câmara nº 1 ficará na parte superior à esquerda. É muito importante identificar o número/série correspondente, marcando ao redor de todo o contensor ou ao menos duas câmaras. Rotule /documente claramente a localização dos adesivos nas anotações do paciente.[8]

A pele deve ser limpa com éter ou álcool 70%.

O local ideal para colocação dos contensores é na parte superior das costas, evitando a linha média e escápula. Não é recomendado colocar sobre articulações, pois o movimento pode deslocar o material e gerar erro nos resultados. Não se deve aplicar sobre peles irritadas, bronzeadas, com

Capítulo 13 – Dermatite de Contato **165**

múltiplas lesões e/ou tatuagens. A presença de pelo dificulta a adesão da fita contensora, e para melhor adesão deve-se cortar ou pressionar na direção do crescimento antes de aplicar o teste. Na impossibilidade de aplicação no dorso, pode-se utilizar a região posterolateral de braços, face anterior da coxa e parte inferior das costas. Se necessário, para garantir a adesão, pode-se reforçá-los com fita extra nas margens dos contensores. [8]

Não realizar em pacientes com lesões agudas, ulcerada ou inflamada. Se segundo teste de contato for necessário, não aplicar no mesmo local em até 3 semanas.[8,9]

Leituras

Os alérgenos aplicados são deixados por 48 horas e então retirados (tempo suficiente para absorção cutânea dos alérgenos). Deixar uma fita identificando a série e os números aplicados. Pode-se remarcar o local, se necessário. Aguarde 10 a15 minutos após a remoção inicial dos adesivos para avaliação.

- 1ª leitura com 48 horas.
- 2ª leitura com 96 horas – momento ideal.

Outras leituras com 7 dias ou mais podem ser necessárias e aumentam em 10% a detecção das reações alérgicas. As leituras e interpretações do resultado e relevância devem ser feitas por profissional habilitado. Um teste pode ser relevante em relação a contato anterior e não relacionado com dermatose atual.[8,9]

Interpretação dos resultados

Os resultados são classificados usando os Critérios do Grupo Internacional de Dermatite de Contato (ICDRG, 1970) que estão no Quadro 13.6. [8-10]

Quadro 13.6 – Critérios do Grupo Internacional de Dermatite de Contato para resultado de teste de contato		
?	Eritema leve	Reação duvidosa
+	Reação positiva fraca	Eritema, infiltração e/ou pápulas
++	Reação positiva forte	Eritema, infiltração, pápulas, vesículas
+++	Reação positiva extrema	Eritema intenso, infiltração e vesículas
RI	Reação irritativa	*
-	Reação negativa	
NT	Não testado	

*Leitura positiva em 48 horas que se torna negativa em 96 horas. Pode ocorrer eritema em área bem demarcada, ser descamativa, purpúrica/hemorrágica ou petequial.

Resultados positivos devem ser registrados no prontuário do paciente e fornecidos por escrito ao paciente sobre onde o alérgeno é encontrado e possíveis alternativas que o substituam.[8,11] É importante contextualizar a reação com a história do paciente. Pode-se indicar o uso de corticoide tópico se reação for intensa.[8-11]

Os testes estão sujeitos a resultados falso-positivo ou falso-negativo[8] (Quadro 13.7), assim como reações adversas[11] (Quadro 13.8), como mostrado a seguir.

Quadro 13.7 – Causas de resultados falso-positivo e falso-negativo em testes de contato[8,11]

Falso-negativo	Falso-positivo
Diluição do(s) produto(s) muito fraca	Concentração de produto(s) muito alta
Má absorção ou muito pouco de alérgenos aplicados	Pressão (alça de sutiã ou coçadura)
Imunossupressão oral	Veículo irritativo
Imunossupressão tópica no local do teste	Reação ao adesivo utilizado
Leitura precoce do resultado	Presença de impurezas – contaminação
Teste aplicado em área não recomendada	Síndrome da pele excitada (*angry back*)
Exposição ao sol antes e durante o teste	Adjacente a uma reação forte positiva
Perda de adesivo do teste de contato	Irritação aguda com resposta positiva forte

Quadro 13.8 – Efeitos colaterais/complicações em teste de contato[11]

Eritema e prurido na área (máximo algumas semanas)
Bolhas se reação positiva forte
Reagudização de dermatite
Queloides, cicatrizes permanentes
Angry Back Skin – se várias reações positivas (dermatite ativa no momento do teste)
Hiperpigmentação
Infecção – rara e pode exigir antibioticoterapia
Despigmentação por exposição a produtos químicos, ocupacionais ou do paciente (leucoderma tóxico) – muito rara (1 em 10.000)
Anafilaxia – reação imediata e é extremamente rara
Alérgenos altamente coloridos – manchar roupa/móveis
Necrose
Prurido intenso

Limitação de sensibilidade por imunossupressor

O uso de medicamentos imunossupressores pode levar a erro diagnóstico, apesar de não ser um consenso, a dose que permite o uso sem interferência nos resultados é mostrada no Quadro 13.9.

Quadro 13.9 – Medicamentos com alto risco de resultados falso-negativos[9-12]	
Medicamento	**Intervalo ou dose permitida para realizar teste**
Prednisona > 10 mg/d (alguns consideram a dose < 20 mg/d – mas respostas fracas podem não ocorrer)	4 semanas
Corticosteroides tópicos ou inibidores de calcineurina nos locais de aplicação do PT	1 semana
Ciclosporina	> 2,0 mg/kg/dia
Metotrexato	> 0,20 mg/kg/semana *Consenso Britânico 0,25 mg/kg/sem seguro
Exposição ultravioleta/solar no local do teste	1 semana (até 4 sem. ou + após intensa radiação UV)
Imunossupressores não esteroides: azatioprina, micofenolato de mofetil e tacrolimo sistêmico	Sem dados suficientes para recomendações específicas; efeitos dose-dependentes
Crisaborol, inibidores da Jak ou dupilumabe	Não há consenso

Podem ser usados, se necessário:

- 1. Prednisona < 10 mg/d.
- 2. MTX < 0,20 mg/kg/sem.
- 3. Inibidores de TNF-a (infliximabe, adalimumabe, etanercept), ustekinumabe (anti IL-12 /IL-23) e anti-histamínicos.

Orientações para o paciente ao realizar o teste de contato

Obter o consentimento informado (TCLE), com objetivos e o procedimento do teste de contato, os prováveis sintomas no local do teste, como coceira, eritema, vesículas e bolhas, e a possibilidade de aparecimento de sintomas sistêmicos e complicações, que, se intensos, deve procurar avaliação médica. Informar por escrito sobre como cuidar de teste de contato e do retorno para leitura. Orientar para evitar atividades que resultem em sudorese excessiva como atividades físicas. Manter a área testada seca, não lavar o local (exceto se uso de fitas contensoras que permitem o banho). Se os adesivos estiverem se soltando reforçar com outra fita adesiva. Não recolocar se caírem, pois a aplicação incorreta leva a erro na interpretação de resultados. Verificar se leram, compreenderam esta informação e assinaram o TCLE e deixar canal de contato para esclarecer dúvidas ou problemas que o paciente possa ter.[8]

Fotopatch test

É realizado na suspeita de participação de radiação ultravioleta (UV) como potencializador ou desencadeante da DC. As substâncias são aplicadas em duplicada e retiradas após 48 horas. Um dos lados é coberto com material opaco à radiação UV, e o lado descoberto é exposto a raios UVA na dose de 5 a 15 J/cm^2 (de acordo com tipo de hapteno e pele) e distância de 50 cm por 16 minutos. Nova leitura é feita após 48 horas da irradiação e interpretada como no Quadro 13.10.[8]

Quadro 13.10 – Orientações para leitura em *fotopatch test*		
Área não irradiada	**Área irradiada**	**Diagnóstico final**
Negativo	Positivo	Alergia por contato com foto
Positivo	Positivo	Alergia de contato

Teste com produtos do paciente

Nem sempre a substância suspeita de ser a causa da dermatite de contato está disponível comercialmente em uma bateria ou série, mas é possível testá-la na concentração e veículo adequados, obedecendo a critérios rigorosos a partir da ficha técnica do produto, verificação com o fabricante se pode ser testado, tendo como bases fontes confiáveis de manuais disponíveis para este fim. A maioria dos alérgenos é testada na concentração de 0,01% a 10%, desde que o pH do produto esteja entre 4 e 9. Não se podem testar substâncias totalmente desconhecidas, produtos químicos, como ácidos fortes, álcalis fortes, venenos, substâncias adstringentes, cimento e concreto, cal, cera de automóveis, e de assoalho, removedor de tinta e de ferrugem, gasolina, diesel, querosene, lascas de metal (grossas) e anticongelantes.[8,11,13]

Teste de contato aberto

Produto é gotejado na pele puro ou dissolvido (água, acetona). Deixa-se secar, sem ocluir. As leituras são feitas em intervalos regulares nos primeiros 30 a 60 minutos para detectar reações imediatas, incluindo urticária. A segunda leitura deve ser realizada em nos 3° e 4°dias.[5,8]

Teste de contato semiaberto

Utilizado para avaliar a presença de irritantes. Pequena quantidade do produto é aplicada com cotonete, em área 2 × 2 cm (1 × 1 cm – Consenso Europeu). Após secar e excluir urticária de contato, a área é coberta com fita adesiva por 2 dias, e a leitura é feita em 48 horas e 96 horas.[8,11,12]

ROAT (*repeated open application test* – teste de aplicação aberta repetitiva)

Realiza-se a aplicação da substância suspeita duas vezes ao dia por 7 dias na face anterior do braço, fossa antecubital, retroauricular ou região escapular.

Se a reação for positiva, mesmo antes de completar os 7 dias, deve-se suspender a aplicação da substância. É indicado se o resultado do teste convencional for fracamente positivo ou ambíguo, para se determinar relevância clínica, testar um novo produto antes do uso em área mais ampla.[2,5] Se o produto a ser testado for destinado a ser deixado na pele, como cosméticos, hidratantes e medicamento tópico, pode ser mantido sem lavagem, mas se for projetado para ser lavado (sabonetes ou xampus) deve ser lavado. Importante não testar produto irritante (detergentes domésticos).[8,11]

Uma escala modificada para leitura de resultados de teste de aplicação aberta repetidos é destinada para uma área de aplicação de 3×3 cm^2. Cada variável (1–4) deve receber uma pontuação de 0 a 4. As pontuações são somadas, e uma reação positiva varia de 5 a 17 pontos. O requisito mínimo para teste positivo (em negrito) é a presença de eritema e infiltração representados por pápulas cobrindo no mínimo 25% da área de teste, como mostra o Quadro 13.11.[8]

Quadro 13.11 – Escala para leitura de resultados de teste de aplicação aberta repetidos				
Pontuação por critério	**0**	**1**	**2**	**3**	**4**
1. Área de aplicação envolvida	0	1% a 24%	25% a 49%	50% a 89%	90% a 100%
2a. Eritema (envolvimento)	Nenhum	Manchado	Homogêneo	–	–
2b. Eritema (intensidade)	Nenhum	Fraco	Médio	Forte	–
3. Pápulas	Nenhum	< 5	5 a 10	> 10	Infiltração homogênea
4. Vesículas	Nenhum	< 5	5 a 10	> 10	Confluente

Teste de contato em situações especiais

Gravidez e lactação

Não há contraindicação formal, mas geralmente são evitados por questões médico-legais e não baseadas em evidências. A absorção das substâncias é mínima e não compromete o feto, no entanto as alterações imunes típicas da gravidez podem interferir na resposta ao teste.[10,11]

Crianças

Assim como em adultos, o teste de contato é o método diagnóstico padrão-ouro para confirmar DCA em crianças. Os resultados do teste de contato pediátrico refletem os dos adultos. O teste de contato em crianças requer considerações específicas incluindo diferenças na área de superfície corporal disponível, capacidade/maturidade para a realização de teste de *patch*. Alguns alérgenos, como a parafenilenodiamina, por serem fortes sensibilizantes, devem ser evitados em crianças. Como as crianças podem apresentar dermatite conjugal mais comumente, avaliação das exposições nos cuidadores também deve ser considerada. Sugere-se que, para crianças de 6 a 12 anos, os testes de contato devem ser aplicados apenas 24 horas antes da primeira leitura para reduzir reações irritantes e potencial sensibilização, mas não é consenso.[2]

Idosos

Podem ser utilizadas as mesmas baterias e séries de adultos.[10]

Dermatite atópica

Indicada a realização, se houver piora de dermatite, resistência ou piora com a terapia tópica, ou reaparecimento rápido após sua suspensão.[10]

Atopic patch test (APT)

Auxiliar na identificação de alérgenos alimentares e inalantes (ácaros). Ainda não está bem padronizado e tem baixa sensibilidade, sendo preferível o uso de alimentos frescos em vez de kits comercializados, assim como câmaras de 12 mm para aumentar a acurácia.[12]

🔖 Tratamento da dermatite de contato

Evitar o alérgeno

Uma vez identificado o alérgeno ou irritante, o paciente deve ser aconselhado a evitar o contato com o agente e informado sobre reatividade cruzada. O uso de proteção cutânea adequada, principalmente trabalhadores com DCA ou DCI, pois a doença pode persistir e necessitar de tratamento em longo prazo e modificações no local de trabalho.[14]

Tratamento medicamentoso

Podem-se usar medicamentos adjuvantes apropriados ao tratamento, dependendo da gravidade e da localização da dermatite.

Corticosteroides

O uso prolongado de esteroides sistêmicos deve ser evitado, assim como as pomadas de corticosteroides fluorados potentes em áreas de pele mais fina, como áreas intertriginosas, pálpebras e face, e em crianças pequenas. Se os sintomas piorarem, a possibilidade de sensibilização para o próprio corticosteroide, o veículo ou outros ingredientes deve ser considerada.[14]

Outros imunossupressores

Outros tratamentos para controlar a inflamação incluem ciclosporina, azatioprina, metotrexato, psoraleno e UVA, medidas que são utilizadas como segundas abordagens, mediante resistência aos corticosteroides. Quando uma área delicada, como dobras cutâneas ou pálpebras, é afetada, inibidores tópicos de calcineurina, como tacrolimo ou inibidores da fosfodiesterase 4 (PDE4), também podem ser eficazes.[14]

Dupilumabe foi testado com sucesso na DAC sistêmica ao níquel e provou ser alguma ação no manejo da DAC recalcitrante.[15]

Os inibidores de TNF-a não bloquearam respostas alérgicas de contato. Como os níveis de IL-17 são mais elevados na DC o uso de secuquinumabe foi tentado na DC, mas, na prática clínica, não houve melhora clínica substancial. O provável papel da IL-23 na DCA recentemente veio à tona. Quando o ustequinumabe foi administrado a cinco pacientes com DCA recalcitrante, apenas um paciente apresentou melhora clínica. No entanto, mesmo este efeito não foi suficiente para evitar a recidiva da doença durante a reexposição ao alérgeno agressor.[15]

Até agora, nenhum biológico provou ser útil no tratamento da DCA, e a indução de tolerância oral não foi bem-sucedida. Portanto, as estratégias preventivas constituem uma forma única e eficaz para o manejo da DCA.[15] Os riscos e benefícios dessas opções de tratamento precisam ser considerados; informado consentimento antes do uso é necessário.[14]

🔖 Conclusão

A padronização dos testes de contato garante sua validade, precisão e reprodutibilidade. Os alérgenos devem ser utilizados em concentrações e armazenamento adequados, assim como se deve obedecer aos critérios de seleção e exclusões consistentes. Lembrar que a leitura, interpretação dos resultados e estabelecimento da relevância do teste de contato dependem da habilidade e treinamento dos profissionais de saúde profissional, mas ainda conta com certa subjetividade.[8]

Referências bibliográficas

1. Rashid RS, Shim TN. Contact dermatitis. BMJ. 2016;353:3299-313.
2. Goldenberg A, Ehrlich A, Machler BC, Jacob SE. Patch Test Clinic Start-up: from basics to pearls. Dermatitis. 2020;31(5):287-96.
3. Motta AA, Grecco O. Dermatite de contato. In: AA Motta, Agondi RC. Alergia e imunologia – Aplicação clínica. São Paulo. Atheneu; 2015:203-16.
4. Woodruff CM, Trivedi MK, Botto N, Kornik R. Allergic contact dermatitis of the vulva. Dermatitis. 2018;29(11):233-43.

5. De Groot A. Patch testing, 4th ed. UPDATE 2018-2022.
6. Cifuentes M, Davari P, Rogers RS 3rd. Contact stomatitis. Clin Dermatol. 2017 Sep-Oct;35(5):435-40.
7. Motta AA, Grecco O. Dermatite de Contato. In: Sole D, Rosario Filho NA, Rubini NPM. Compêndio de Alergia de Imunologia Clínica do básico à prática clínica. São Paulo: Editora dos Editores; 407-17.
8. Lazzarini R, Duarte I, Ferreira AL. An Bras Dermatol. 2013;88(6):879-88.
9. ESCD patch test guideline. In: Johansen et al. Contact Dermatitis. 2015;73: 195-221.
10. Fonacier L, Bernstein DI, Pacheco K, Holness DL, Blessing-Moore J, Khan D et al. American Academy of Allergy, Asthma & Immunology; American College of Allergy, Asthma & Immunology; Joint Council of Allergy, Asthma & Immunology. Contact dermatitis: a practice parameter-update 2015. J Allergy Clin Immunol Pract. 2015;(3 Suppl):S1-39.
11. Patch testing: a best practice guide. British Dermatological Nursing Group; 2016:1-56.
12. Owen JL, Vakharia PP, Silverberg JI. The role and diagnosis of allergic contact dermatitis in patients with atopic dermatitis. Am J Clin Dermatol. 2018;199:293-302.
13. Tous-Romero F, Ortiz Romero PL, de Frutos JO. Usefulness of Patch Testing With Patient's Own Products in the Diagnosis of Allergic Contact Dermatitis. Dermatitis. 2021;32(1):38-41.
14. Brites GS, Ferreira I, Sebastião AI, Silva A, Carrascal M, Neves BM, Cruz MT. Allergic contact dermatitis: From pathophysiology to development of new preventive strategies. Pharmacol Res. 2020;162:105-282.
15. Bhatia, et al. Review of biologics in allergic contact dermatitis. Contact Dermatitis. 2020;83:179-81.

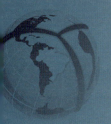

capítulo 14 Urticária

Luis Felipe Chiaverini Ensina
Rosana Câmara Agondi

Definição

A urticária é uma condição que se caracteriza pelo desenvolvimento de urticas e/ou angioedema e pode ser classificada de acordo com a duração dos sintomas em aguda ou crônica.[1]

Na urticária aguda, os sintomas persistem por até 6 semanas, porém, mais comumente, duram 2 a 3 semanas. Até 25% da população em geral poderá apresentar um quadro de urticária aguda em algum momento da vida, acometendo mais frequentemente as crianças e os adultos jovens.[1-3] As principais possíveis causas da urticária aguda são as infecções (principalmente virais) e medicamentos (especialmente os anti-inflamatórios não esteroidais), entretanto, em mais de 50% dos casos a causa pode não ser identificada.[4]

Na urticária crônica, as urticas associadas ou não ao angioedema permanecem por 6 semanas ou mais, na maioria dos dias da semana ou de forma recorrente.[2,3] A prevalência é de 1% a 3% na população mundial, acometendo todas as faixas etárias, porém com maior frequência entre 30 e 50 anos, particularmente nas mulheres (70%).[5] A urticária crônica (UC) pode ser subclassificada em UC espontânea, quando não há um desencadeante específico, e UC induzida (UCInd), quando há um estímulo específico identificado. As UCInd compreendem as urticárias dermográfica, de contato ao frio, de contato ao calor, solar, vibratória, de pressão tardia, colinérgica, aquagênica e de contato (Quadro 14.1).[2,3]

Quadro 14.1 – Classificação da urticária crônica	
Urticária crônica espontânea (UCE)	**Urticária crônica induzida (presença de um fator desencadeante específico)**
• Aparecimento espontâneo de urticas e/ou angioedema por > 6 semanas • Sem um fator desencadeante específico	• Urticária dermográfica • Urticária de contato ao frio • Urticária de pressão tardia • Urticária solar • Urticária de contato ao calor • Angioedema vibratório • Urticária colinérgica • Urticária de contato • Urticária aquagênica

Fonte: Adaptado de Zuberbier T *et al*. Allergy. 2022.[2]

Diagnóstico

A história clínica detalhada e o exame físico são essenciais para o diagnóstico das urticárias. Muitas vezes, durante uma consulta de rotina, as lesões podem não estar presentes devido à fugacidade das mesmas, e fotos podem auxiliar.

As urticas são lesões circunscritas, elevadas e com formato variável, pruriginosas, que apresentam início súbito e desaparecem, geralmente, entre 30 minutos a 24 horas, sem lesão residual. Em 40% a 50% das vezes, há presença de angioedema concomitante ou, eventualmente, como principal manifestação clínica. Este angioedema histaminérgico se apresenta de forma súbita, não raramente associado à sensação de queimação mais que prurido e resolução mais lenta, em até 72 horas.[2,3]

Na urticária aguda, por ser autolimitada, não se recomenda nenhum exame adicional para o diagnóstico. A investigação complementar só é recomendada quando houver a suspeita na anamnese de um desencadeante associado aos sintomas, como na urticária relacionada à alergia alimentar (hipersensibilidade tipo I) ou por hipersensibilidade aos anti-inflamatórios não esteroidais.[2,3]

Para a urticária crônica (UC), sugere-se focar a avaliação em sete principais objetivos: confirmar o diagnóstico; excluir diagnósticos diferenciais; procurar causas subjacentes; identificar as consequências da UC; avaliar preditores do curso da doença; resposta ao tratamento; além de monitorar a atividade, o impacto e o controle da doença.[2,3]

Atualmente, os exames recomendados para avaliação da UCE incluem hemograma completo, VHS e/ou PCR para todos os pacientes e IgE total e IgG anti-TPO para os pacientes em acompanhamento com especialistas.[2]

A urticária crônica, muitas vezes, está associada a um grande impacto na qualidade de vida, interferindo nas atividades cotidianas e profissionais ou escolares. Para avaliação e seguimento clínico dos pacientes com UC, foram desenvolvidas várias ferramentas. Essas ferramentas incluem UAS7(escore de atividade da urticária em 7 dias), o UCT (o teste de controle da urticária) e o CU-Q2oL (questionário de qualidade de vida na urticária crônica), que avaliam, respectivamente, a atividade da doença, controle e a qualidade de vida dos pacientes.[4-6]

Entre os principais diagnósticos diferenciais, a vasculite urticariforme (urticária vasculite) deve ser considerada quando as lesões persistem no mesmo local por mais do que 24 horas. A biópsia de lesão é fundamental, e as características histopatológicas incluem leucocitoclasia, extravasamento de hemácias, depósito de fibrina, infiltrado neutrófiico, edema de células endoteliais.[7] Quando a manifestação única é o angioedema, devemos investigar o angioedema hereditário, condição em que os sintomas são mediados por bradicinina. As principais diferenças entre os angioedemas histaminérgico e não histaminérgico (bradicinina) estão na Tabela 14.1.[8]

Tabela 14.1 – Comparação entre as características clínicas do angioedema histaminérgico e do angioedema bradicinérgico

Características clínicas do AE	Histaminérgico	Bradicinérgico
Início	Rápido (minutos)	Insidioso (horas)
Duração	24-48 h	48-72 h ou mais
Urticária	Frequente	Não
Edema de laringe	Possível	Possível
Dor abdominal	Possível	Frequente (AEH)
Hipotensão	Frequente	Raro
Resposta ao AH1, CE e adrenalina	Eficaz	Não eficaz

AEH: angioedema hereditário; AH1: anti-histamínico; CE: corticosteroide.
Fonte: Modificada de Depetri F *et al.* Eur J Int Med. 2019.[8]

Tratamento

O tratamento das urticárias (aguda e crônica) tem como objetivo o controle completo dos sintomas.[2,3] Considerando-se que a histamina é o principal mediador inflamatório relacionado aos sintomas da urticária, o tratamento deve sempre ser iniciado com anti-histamínicos não sedantes de 2ª geração. O uso de anti-histamínicos de primeira geração não é recomendado pelo risco de efeitos adversos que incluem sonolência, diminuição na capacidade de atenção e aprendizado, irritabilidade entre outros.[9] Para os pacientes que não respondem às doses licenciadas dos anti-histamínicos de segunda geração, pode-se considerar uma dose de duas ou quatro ve-

176 Manual Prático de Alergia e Imunologia – ASBAI

zes maior. No entanto, é importante observar que a segurança das doses aumentadas foi avaliada apenas com os seguintes anti-histamínicos: levocetirizina, bilastina, fexofenadina, desloratadina, rupatadina e cetirizina.[2,3]

Nas urticárias agudas, o tratamento com os anti-histamínicos deve ser mantido por pelo menos 2 a 3 semanas, podendo ser estendido pelo tempo necessário. O tempo de tratamento com anti-histamínicos nas urticárias crônicas é indeterminado, uma vez que deverão ser utilizados até que a urticária entre em remissão, sempre com a menor dose possível para manter os sintomas controlados.[2,3]

Cerca de 50% dos pacientes com urticárias crônicas não respondem aos anti-histamínicos, mesmo com o uso de doses quadruplicadas por mais de 2 a 4 semanas.[10] O omalizumabe, um anticorpo monoclonal anti-IgE, que atua bloqueando a ativação dos mastócitos via IgE e/ou receptores de alta afinidade para IgE, é a droga de escolha para ser adicionada aos anti-histamínicos nestes casos. A dose inicial é de 300 mg a cada 4 semanas, podendo ser aumentada para 450 mg ou até 600 mg nos respondedores parciais.[2] A resposta ao omalizumabe pode demorar até 6 meses, mas a maioria dos pacientes respondedores melhora entre os primeiros dias até 3 meses após o início do tratamento. Uma vez controlados os sintomas, o omalizumabe deve ser mantido por pelo menos 6 meses. Após este período, sugere-se aumento progressivo entre os intervalos, até 8 a 10 semanas, antes de interromper. Se houver recidiva dos sintomas, devemos retornar ao esquema posológico anterior.[11]

Existem poucos dados sobre a eficácia e segurança do omalizumabe em crianças menores de 12 anos. No entanto, uma revisão sistemática que analisou séries de casos indica que o tratamento foi eficaz para a maioria dos pacientes, sem nenhum evento adverso observado.[12] Da mesma forma, os estudos em pacientes com urticárias induzidas também são limitados, mas indicam benefício tanto nos casos em que estas se apresentam isoladamente, como nos casos em que estão associadas à UCE.[13,14]

Estudos de vida real mostram que o omalizumabe é capaz de controlar os sintomas da urticária em até 85% dos pacientes tratados.[15] No entanto, existem indivíduos que apresentarão melhora com o tratamento e poderão se beneficiar da ciclosporina. A ciclosporina deve ser iniciada na dose de 3 mg/kg/dia, podendo chegar até a dose de 5 mg/kg/dia.[2,3] É importante estar atento aos potenciais efeitos colaterais, sendo os mais importantes aqueles relacionados com alterações nos níveis pressóricos, funções hepática e renal, que deverão ser avaliados antes e durante todo o tratamento. Assim que o os sintomas estiverem controlados, deve-se manter a menor dose possível. Pacientes com resposta parcial ao omalizumabe também poderão se beneficiar com a associação de doses mais baixas de ciclosporina (2 mg/kg/dia).[16] A Figura 14.1 mostra o algoritmo de tratamento da urticária.

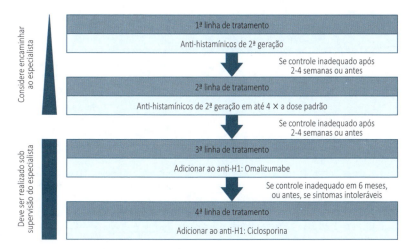

Fonte: Adaptada de Zuberbier et al. 2022.[2]

Figura 14.1 – Algoritmo para o tratamento da urticária.

Drogas, como anti-histamínicos H2, dapsona, metotrexato, montelucaste entre outros, só devem ser indicadas quando as tentativas mencionadas anteriormente fracassarem, uma vez que não existam evidências que indiquem eficácia no controle dos sintomas.[2,3]

Finalmente, por quanto tempo devemos tratar a urticária? A resposta é simples: devemos "tratar a doença até que o paciente melhore". Não se deve ter pressa para suspender os medicamentos, mas evitar manter por muito tempo, se a urticária já estiver em remissão.

Referências bibliográficas

1. Sabroe RA. Acute urticaria. Immunol Allergy Clin N Am. 2014;34:11-21.
2. Zuberbier T, Latiff AHA, Abuzakouk M, Aquilina S, Asero R, Baker D et al. The international EAACI/GA²LEN/EuroGuiDerm/APAAACI guideline for the definition, classification, diagnosis, and management of urticaria. Allergy. 2022;77:734-66.
3. Ensina LF, Valle SOR, Campos RA, Agondi R, Criado P, Bedrikow RB et al. Guia prático da Associação Brasileira de Alergia e Imunologia para o diagnóstico e tratamento das urticárias baseado em diretrizes internacionais. Braz J Allergy Immunol. 2019;3:382-92.
4. Kulthanan K, Chiawsirikajorn Y, Jiamton S. Acute urticaria: etiologies, clinical course and quality of life. Asian Pac J Allergy Immunol. 2008;26:1-9.

5. Weller K, Maurer M, Bauer A, Wedi B, Wagner N, Schliemann S et al. Epidemiology, co-morbidities, and healthcare utilization of patients with chronic urticaria in Germany. J Eur Acad Dermatol Venereol. 2022; 36:91-9.
6. Valle SOR, Dortas-Junior SD, Dias GAC, Motta AA, do Amaral CSF, Martins EAPR et al. Ferramentas para avaliação e acompanhamento da urticária crônica. Arq Asma Alerg Imunol. 2018;2:209-24.
7. Puhl V, Bonnekoh H, Scheffel J, Hawro T, Weller K, von den Driesch P et al. A novel histo-pathological scoring system to distinguish urticarial vasculitis from chronic spontaneous urticaria. Clin Transl Allergy. 2021;e12031.
8. Depetri F, Tedeschi A, Cugno M. Angioedema and emergency medicine: from pathophy-siology to diagnosis and treatment. Eur J Int Med. 2019;59:8-13.
9. Church MK, Maurer M, Simons FER, Bindslev-Jensen C, Cauwenberge PV, Bousquet J et al. Risk of first-generation H1-antihistamines: a GA2LEN position paper. Allergy. 2010;65:459-66.
10. Gonçalo M, Gimenéz-Arnau A, Al-Ahmad M, Ben-Shoshan M, Bernstein JA, Ensina LF et al. The global burden of chronic urticaria for the patient and society. Brit J Dermatol. 2021;184:226-6.
11. Larenas-Linnemann DES, Parisi CAS, Ritchie C, Cardona-Villa R, Cherrez-Ojeda I, Cherrez A et al. Update on Omalizumab for Urticaria: What's New in the Literature from Mechanisms to Clinic. Current allergy and asthma reports. 2018;18(5):33.
12. Al-Shaikhly T, Rosenthal JA, Ayars AG, Petroni DH. Omalizumab for Chronic Urticaria in Children Less than 12 Years of Age: A Systematic Review. Ann Allergy Asthma Immunol. 2019;123:208-210.e2.
13. Maurer M, Metz M, Brehler R, Hillen U, Jakob T, Mahler V et al. Omalizumab treatment in patients with chronic inducible urticaria: A systematic review of published evidence. J Allergy Clin Immun. 2017; 141:638-49.
14. Dortas Junior S, Azizi G, Valle S. Efficacy of omalizumab in chronic spontaneous urticaria associated with chronic inducible urticaria. Ann Allergy Asthma Immunol. 2020;125:486-7.
15. Ensina LF, Valle SOR, Juliani AP, Galeane M, Santos RV dos, Arruda LK et al. Omalizumab in Chronic Spontaneous Urticaria: A Brazilian Real-Life Experience. Int Arch Allergy Imm. 2016;169:121-4.
16. Sánchez J, Alvarez L, Cardona R. Cyclosporine and omalizumab together: A new option for chronic refractory urticaria. J Allergy Clin Immunol Pract. 2020;8:2101-3.

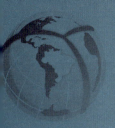

capítulo 15 Prurido Crônico

Cláudia Soïdo Falcão do Amaral
Clóvis Eduardo Santos Galvão

Definição

O prurido caracteriza-se por uma sensação desagradável na pele que faz com que haja necessidade de coçar. Esta sensação emana da pele e é transferida ao sistema nervoso central pelas fibras nervosas periféricas.[1] É classificado como prurido crônico (PC) quando os sintomas ultrapassam o período de seis semanas.[2,3] Pode afetar de forma significativa a qualidade de vida, uma vez que interfere no sono e no desenvolvimento das atividades diárias, gerando ansiedade e muitas vezes quadros depressivos.[4] Devido à apresentação clínica variável e à possibilidade de diferentes etiologias, muitas vezes representa um desafio para o médico assistente.[5]

É considerado um sintoma comum com prevalência estimada entre 8% e 25,5%, conforme relatado em vários estudos europeus de base populacional, sendo referido como uma das 50 manifestações clínicas mais prevalentes no mundo.[5,6] Com relação à faixa etária, o PC é frequente nos idosos por uma série de fatores, como a perda da função de barreira cutânea, levando à xerose e liquenificação. Neuropatias, doenças sistêmicas e psiquiátricas, uso de determinados fármacos e a própria imunossenescência podem estar relacionados à etiologia do PC nesta faixa etária.[5,7] Costuma ser mais prevalente no sexo feminino e nos pacientes negros.[5]

Etiologia

De acordo com a etiologia, pode ser classificado em primário ou idiopático e secundário. O PC primário é aquele em que não há a identificação da causa. Em geral é um diagnóstico de exclusão representando 70% dos casos. Entretanto, acredita-se que, destes 70%, cerca de 20% representem causas que ainda não foram identificadas. O secundário é aquele em que a etiologia é diagnosticada.[2]

As principais causas de PC incluem as doenças dermatológicas, caracterizadas especialmente por um processo inflamatório cutâneo, entretanto muitas causas não dermatológicas estão envolvidas na etiologia do PC. É, portanto, um sintoma comum naqueles quadros de dermatoses com lesões cutâneas primárias, mas também pode estar relacionado a doenças sistêmicas, sem que as lesões cutâneas primárias estejam presentes.[8] Na Tabela 15.1, estão listadas as principais causas dermatológicas e não dermatológicas de PC.

Tabela 15.1 – Principais etiologias do prurido crônico

Doenças dermatológicas	Doenças sistêmicas
Dermatite atópica	Renal
Dermatite de contato	Hepatobiliar
Psoríase	Endocrinológica
Líquen plano	Reumatológica
Urticária	Hematológica
Pitiríase rubra pilar	Oncológica
Prurigo nodular	Doenças infecciosas sistêmicas
Amiloidose cutânea	Doenças neurológicas com disfunção neuropática
Escabiose	Doenças psiquiátricas
Dermatofitoses	Reações adversas a medicamentos
Pênfigo bolhoso	
Doença de Darier	

Fonte: Adaptada de Valente C *et al.*, 2019[2] e Roh YS *et al.*, 2022.[5]

Diagnóstico diferencial

Lesões cutâneas visíveis nem sempre estão presentes, e desta forma o diagnóstico diferencial para prurido generalizado sem lesões primárias pode ser amplo e muitas vezes requer anamnese e investigação mais abrangentes. Além disso, como mencionado anteriormente, o prurido pode ser uma manifestação dermatológica de uma grande variedade de doenças sistêmicas. Embora, a coceira resulte mais comumente de xerose (pele seca) ou eczema, o diagnóstico diferencial sistêmico abrange cirrose, distúrbios hematológicos, infecção, reações a medicamentos e malignidade.[9] Anti-inflamatórios não esteroidais, antibióticos, anticonvulsivantes, antiarrítmicos, hormônios e outros estão entre os fármacos já relatados como causadores de prurido generalizado.[8] Doenças sistêmicas são a causa em 14% a 24% dos pacientes com prurido sem origem dermatológica primária. Os sintomas constitucionais podem apontar para malignidade ou infecção subjacente. Histórias de compartilhamento de agulhas, ou contato sexual sem proteção, podem implicar em infecção por HIV ou hepatite C. Polidipsia e poliúria podem indicar *diabetes mellitus*. A doença renal pode levar ao prurido urêmico, e a intolerância à temperatura pode significar disfunção tireoidiana. Mudanças de humor, preocupação desproporcional ou padrões obsessivos podem sugerir uma causa psiquiátrica de coceira.[10] Frequentemente ignorado, o prurido tem o potencial de comprometer gravemente a qualidade de vida. Segundo alguns autores, o prurido crônico pode ser tão debilitante quanto a dor crônica.[9]

Investigação diagnóstica

O diagnóstico do prurido crônico baseia-se na história clínica, nos exames físico e laboratoriais.

A anamnese deve ser a mais abrangente possível, procurando caracterizar como e quando iniciou o quadro clínico, a intensidade, se é localizado ou generalizado, o impacto na qualidade de vida, presença de história familiar de atopia e outras doenças familiares, relação com alimentos, novos fármacos, viagens, produtos de uso pessoal, história de internação, contato com outras pessoas com sintomas semelhantes e outros.[2,9] O exame físico detalhado tem como objetivo inicial caracterizar se há a presença de lesão cutânea primária.[5] Se esta estiver presente, pode direcionar a avaliação para o diagnóstico de um quadro dermatológico.[10] Na ausência de lesão primária, examinar toda a pele, incluindo couro cabeludo, orelhas, cavidades oral e anogenital, avaliar órgãos e sistemas, cadeias ganglionares, emagrecimento e qualquer outro achado clínico que possa sugerir comprometimento sistêmico.[8] Em geral, a investigação inicia-se com exames laboratoriais gerais: hemograma completo, avaliação das funções renal, hepática e tireoidiana, além das provas de atividade inflamatória. A avaliação laboratorial mais ampla e específica, assim como exames de imagem e biópsia serão realizados em função da história clínica, de doenças preexistentes e dos achados no exame físico. Na verdade, há um consenso de que uma investigação mais extensa deve ser reservada para pacientes que não apresentam achados físicos de doenças na pele e/ou não respondem a um curso curto de terapia antipruriginosa. A Figura 15.1 traz uma proposta de investigação resumida para os casos de prurido.[2,8,9]

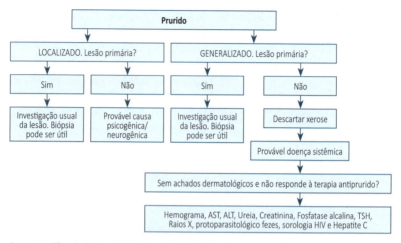

Fonte: Modificada de Nowak D & Yeung J, 2017.[9]

Figura 15.1 – Estratégias resumidas para investigação do prurido.

Tratamento

Sempre que possível, o tratamento deve ser direcionado à causa primária do prurido. Terapias não farmacológicas, tópicas e sistêmicas estão disponíveis. Não existem evidências robustas de ensaios clínicos randomizados para o tratamento do prurido, e os tratamentos que existem possuem dados inconsistentes de eficácia, mesmo quando adequados para a causa da coceira. A Figura 15.2 apresenta as principais intervenções não farmacológicas e farmacológicas para o tratamento do prurido.[9]

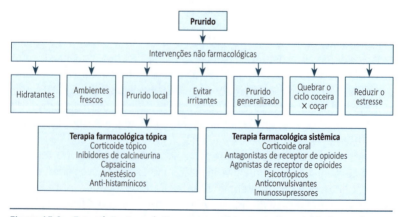

Figura 15.2 – Estratégias terapêuticas para o tratamento do prurido.[9]

Intervenções não farmacológicas

A hidratação frequente é útil para restaurar a barreira da pele, especialmente porque a xerose pode causar e exacerbar o prurido. A perda de água transepidérmica correlaciona-se com a intensidade da coceira e reflete a função de barreira da pele. O prurido pode ser minimizado por hidratação consistente. Os pacientes devem evitar banhos excessivos e ressecar a pele com sabonetes e produtos de limpeza. Curiosamente, temperaturas mais quentes diminuem o limiar dos receptores para estímulos pruriginosos. Os pacientes devem usar roupas mais leves e água morna durante o banho. A hidratação com um emoliente alivia consideravelmente o ressecamento, diminuindo a queixa de prurido. Irritantes da pele, como lã, devem ser evitados. O ciclo "coceira × coçar" também deve ser quebrado, por exemplo, ocluindo áreas pruriginosas e aparando as unhas. A terapia comportamental também é eficaz no tratamento do prurido da dermatite atópica e outras causas, onde os participantes aprendem a suprimir conscientemente o reflexo de coçar por meio de distração e reversão de hábitos.[11]

Intervenções farmacológicas

Tratamento farmacológico tópico

Em doenças de pele localizadas, as preparações tópicas são preferencialmente utilizadas. Embora não sejam diretamente antipruriginosos, tanto os corticosteroides tópicos, quanto os inibidores de calcineurina tópicos podem melhorar tanto a inflamação, quanto a coceira associada em dermatoses inflamatórias, como dermatite atópica, psoríase e líquen plano. Eles também podem ajudar a quebrar o ciclo "coceira × coçar" em pacientes com lesões secundárias, como *prurigo nodularis* ou líquen simples crônico. Anestésicos tópicos, como creme de pramoxina ou a mistura de lidocaína e prilocaína, podem ser benéficos nos pruridos pós-queimadura, urêmico e neuropático. Embora os anti-histamínicos tópicos sejam frequentemente prescritos para prurido, os resultados na literatura são controversos. Apenas a doxepina tópica, um antidepressivo tricíclico e um potente antagonista dos receptores H1 e H2, tem evidências de eficácia clínica que apoiam o seu uso para dermatite atópica.[9] Existem poucos estudos sobre a eficácia de pomada de capsaicina (0,025% a 0,075%) para prurido generalizado e *prurigo nodularis* em pacientes em diálise e com prurido induzido por psoríase. Embora não haja relatos demonstrando seus efeitos sobre o prurido associado a outras doenças, a pomada de capsaicina pode ser uma opção em casos de prurido resistente ao tratamento.[12]

Tratamento farmacológico sistêmico

Até o momento, não há estudos randomizados e duplo-cegos sobre anti-histamínicos para prurido generalizado. Existe um estudo controlado randomizado avaliando os efeitos antipruriginosos do antidepressivo doxepina, que tem ação anti-histaminérgica em pacientes em diálise. Embora, tenha havido vários ensaios clínicos envolvendo anti-histamínicos para doenças de pele pruriginosas, incluindo prurido generalizado, esses estudos apresentaram baixos níveis de evidência. Entretanto, os anti-histamínicos têm sido recomendados como droga de primeira escolha para prurido generalizado pela maioria das diretrizes vigentes, sobretudo os não sedantes.[12,13]

Os antagonistas dos receptores m-opioides no sistema nervoso central podem aliviar o prurido desinibindo o efeito dos neurônios transmissores da dor nos neurônios pruriceptivos. Os fármacos deste grupo, como naloxona, nalmefeno e naltrexona, têm evidência de eficácia clínica para uso em prurido de colestase, urticária crônica e dermatite atópica. Agonistas de receptores k-opioides no sistema nervoso central, como butorfanol ou nalfurafina, por outro lado, podem inibir diretamente o prurido, especialmente quando induzido por opiáceos, e apresentam evidência de eficácia e segurança no controle do prurido urêmico.[9]

Existem vários medicamentos psicotrópicos que podem ser benéficos para o tratamento do prurido. Os inibidores seletivos da recaptação de serotonina, como paroxetina e sertralina, têm evidências de eficácia para seu uso em várias causas sistêmicas de prurido. A paroxetina pode ser útil no prurido grave de origem não dermatológica (p. ex., linfoma sistêmico e carcinoma sólido).[9]

Existem boas evidências de que os anticonvulsivos, gabapentina e pregabalina, podem ser, particularmente, úteis nos pruridos urêmico, idiopático e neuropático, e há relatos de casos e séries demonstrando sua eficácia para prurido generalizado induzido por outras causas. Sua eficácia inclusive sugere um componente neuropático no prurido urêmico.[9,13]

No geral, como já mencionado anteriormente, faltam estudos randomizados com fortes evidências para avaliar adequadamente a maioria dos fármacos utilizados no controle do prurido crônico, e muitos dos resultados existentes são inconsistentes. Muitos autores enfatizam que as principais causas do prurido generalizado são xerose e eczema. A maioria dos pacientes melhora com terapia não farmacológica, incluindo hidratação frequente. Se essa via falhar, são necessárias investigações adicionais para ajudar a orientar o tratamento subsequente com qualquer uma das muitas abordagens tópicas e sistêmicas de causas específicas disponíveis.

Referências bibliográficas

1. Hashimoto T, Yosipovitch G. Itching as a systemic disease. J Allergy Clin Immunol. 2019;144(2):375-80.
2. Valente C, Rosmaninho I. Prurido crónico - Da etiologia ao tratamento. Rev Port Imunoalergologia. 2019;27(3):219-32.
3. Yosipovitch G, Bernhard JD. Chronic pruritus. N Engl J Med. 2013;368(17): 1625e1634.
4. Fowler E. Yosipovitch G. Chronic itch management: therapies beyond those targeting the immune system. Ann Allergy Asthma Immunol. 2019;123(2):158-65.
5. Roh YS, Choi J, Sutaria N, Kwatra SG. Itch: Epidemiology, clinical presentation, and diagnostic workup. J Am Acad Dermatol. 2022;86(1):1-14.
6. Hay RJ, Johns NE, Williams HC, Bolliger IW, Dellavalle RP, Margolis DJ et al. The global burden of skin disease in 2010: an analysis of the prevalence and impact of skin conditions. J Invest Dermatol. 2014;134(6):1527-34.
7. Berger TG, Shive M, Harper GM. Pruritus in the older patient: a clinical review. JAMA. 2013;310(22):2443-50.
8. Weisshaar E, Szepietowski JC, Dalgard F, Garcovich S, Gieler U, Gimenez-Arnau A et al. European S2k Guideline on Chronic Pruritus. Acta Derm Venereol. 2019;99(5):469-506.
9. Nowak D, Yeung J. Diagnosis and treatment of pruritus. Can Fam Physician. 2017;63:918-24.
10. Reamy BV, Bunt CW, Fletcher S. A diagnostic approach to pruritus. Am Fam Physician. 2011;84:195-202.
11. Bathe A, Matterne U, Dewald M, Grande T, Weisshaar E. Educational multidisciplinary training programme for patients with chronic pruritus. Acta Derm Venereol. 2009;89(5):498-501.
12. Satoh T, Yokozeki H, Murota H, Tokura Y, Kabashima K, Takamori K et al. 2020 guidelines for the diagnosis and treatment of cutaneous pruritus. The Journal of Dermatology. 2021;48(9):1-15.
13. Eschler DC, Klein PA. An evidence-based review of the efficacy of topical antihistamines in the relief of pruritus. J Drugs Dermatol. 2010;9(8):992-7.

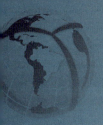

capítulo **16 Angioedema por Bradicinina**

Eliana Cristina Toledo
Solange Oliveira Rodrigues Valle

Definição

O angioedema (AE) é caracterizado por edema da derme profunda e tecidos subcutâneo e/ou submucoso que ocorre por aumento da permeabilidade vascular e extravasamento de líquido, podendo ser desencadeado por diferentes mediadores vasoativos. Dessa forma, o AE é classificado em mediado por mastócitos ou por bradicinina (BK).[1,2]

O AE por mediadores de mastócitos é o tipo mais prevalente, acompanhado de urticas e prurido, fugaz (24 a 48 horas) e regride com anti-histamínicos, corticosteroides e adrenalina. Pode ser IgE mediado, como nas alergias alimentares; não IgE-mediado, como na reação adversa a anti-inflamatórios não esteroidais e, ainda, de causa desconhecida.[3]

Em contraste, o AE por BK ocorre sem urticas; não pruriginoso; mais prolongado, com duração de 3 a 5 dias; não responde a anti-histamínicos, corticosteroides, adrenalina, sendo potencialmente mais grave.[1] As formas de AE por BK incluem angioedema hereditário (AEH) e angioedema adquirido (AEA).[1] A Figura 16.1 mostra a classificação do angioedema de acordo com a fisiopatogenia.[4]

Características dos tipos de angioedema por bradicinina

O AEH é uma doença autossômica dominante, caracterizada por episódios recorrentes de edema que ocorre em qualquer parte do corpo, sendo mais frequente nas extremidades, mucosa intestinal, genitália, face e vias

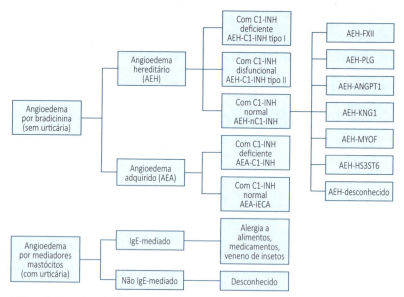

AEH: angioedema hereditário; C1-INH: inibidor de C1-esterase; FXII: fator 12; PLG: plasminogênio; ANGPT1: angiopoietina-1; KNG1: cininogênio-1; MYOF: mioferlina; HS3ST6: sulfato de heparana 3ST6; AEA: angioedema adquirido; ECA: enzima conversora da angiotensina; BRA: bloqueador do receptor da angiotensina-II; IgE: imunoglobulina E; AINE: anti-inflamatórios não esteroidais.
Fonte: Adaptada de Serpa et al., 2021.[4]

Figura 16.1 – Classificação do angioedema de acordo com a fisiopatogenia.

respiratórias superiores. Atualmente, existem dois grupos principais de AEH de acordo com os níveis do inibidor de C1 esterase (C1-INH): o angioedema com deficiência do C1-INH (AEH C1-INH) e o angioedema com C1-INH normal (AEH-nC1-INH). O AEH C1-INH, por sua vez, é subdivido em tipos 1 e 2. O AEH-C1-INH tipo 1 é o mais prevalente, representando, aproximadamente, 85% dos casos, e resulta de níveis antigênicos e funcionais diminuídos de C1-INH. O AEH-C1-INH tipo 2 é responsável por cerca de 15% dos casos e está associado a uma proteína C1-INH disfuncional.[5,6] O AEH-nC1-INH apresenta C1-INH quantitativo e funcional normais.[7]

O AEH-C1-INH tipos 1 e 2 é resultante de uma das mais de 450 variantes descritas no gene *SERPING1*, e o AEH-nC1-INH está associado a mutações em seis diferentes genes, descritas até o momento: do fator XII (*F12*); plasminogênio (*PLG*); angiopoietina-1 (*ANGPT1*); cininogênio-1 (*KNG1*); mioferlina (*MYOF*) e sulfato de heparan 3-O-sulfotransferase 6 (*HS3ST6*). Se nenhuma mutação for encontrada, o AEH-nC1-INH é de origem desconhecida.[5] Evidências sugerem que o AEH-nC1-INH, também, é causado pelo aumento de BK, entretanto, em alguns genótipos, como o da *ANGPT1*, *MYOF* e *HS3ST6*, uma disfunção primária do endotélio com resultante aumento da permeabilidade vascular parece ser um novo mecanismo fisiopatológico para o AEH.[7,8]

O AE por BK pode ser ainda adquirido (AEA) com deficiência do C1-INH (AEA-C1-INH). No AEA não há história familiar; o início dos sintomas é tardio, após 3ª à 4ª década de vida; e a deficiência de C1-INH ocorre por autoanticorpos ou consumo aumentado em doenças linfoproliferativas e autoimunes adjacentes.[9,10] Laboratorialmente, diferencia-se do AEH-C1-INH por apresentar diminuição do C1q sérico em 70% dos casos.[9]

Algumas drogas, como os inibidores da enzima de conversão da angiotensina (iECA), podem diminuir o catabolismo da BK, com consequente elevação de seus níveis séricos e angioedema adquirido (AEA-iECA).[2,4] Hipoglicemiantes orais, como as gliptinas; antagonistas do receptor da angiotensina II, anti-hipertensivos, como os inibidores da neprilisina, também são descritos como indutores de AEA.[5,6]

Os tipos de AEH-C1-INH 1 e 2 não diferem em termos de manifestações clínicas.[2,4] O AEH-nC1-INH é mais raro e mais prevalente em mulheres; o início dos sintomas é mais tardio, a partir da segunda década; o estrógeno tem papel mais relevante; a frequência de crises é menor; os locais mais acometidos são face, língua e laringe; pode cursar com hematomas, e os pródromos são menos frequentes.[5-8] O AEA-iECA é mais prevalente em mulheres, negros e fumantes, com acometimento frequente de língua.[9]

Diagnóstico laboratorial

O diagnóstico laboratorial do AE por BK inclui avaliação inicial com nível de C4. Caso o resultado seja normal, e a suspeita diagnóstica de AEH seja mantida, recomenda-se repetir o C4 durante uma crise, já que, invariavelmente, se encontra diminuído nessa situação. Se o nível de C4 apresentar-se diminuído, recomenda-se o ensaio quantitativo do C1-INH e, caso este esteja normal, o ensaio funcional do C1-INH deve ser realizado.[5,6] Para confirmar definitivamente o diagnóstico de AEH-C1-INH, a dosagem da proteína C1-INH e seu nível funcional devem ser obtidos. No AEH C1-INH tipo 1 os níveis quantitativos e funcionais estão diminuídos (< que 50% do normal). No AEH C1-INH tipo 2, o nível sérico do C1-INH é normal ou elevado, mas o funcional está diminuído. O C1q deve ser dosado quando há suspeita de AEA.[9] Para avaliação funcional de C1-INH, o ensaio cromogênico é mais sensível e acurado que o imunoenzimático, e o processamento e manuseio da amostra devem seguir critérios rigorosos de boas práticas de ensaios laboratoriais.[5,6] O sequenciamento do gene *SERPING1* não é recomendado rotineiramente, entretanto o diagnóstico definitivo do AEH-nC1-INH é feito com estudo genético.[2,4] Um ensaio para C1-INH funcional foi, recentemente, desenvolvido com amostra de sangue em papel-filtro, simplificando e expandindo o acesso à triagem do AEH, entretanto, ainda não disponível em nosso meio.[11] A Tabela 16.1 mostra as características clínicas e laboratoriais dos diferentes tipos de angioedema.

Tabela 16.1 – Características dos diferentes tipos de angioedema						
	AEH-C1-INH I	AEH-C1-INH II	AEH-nC1-INH	AEA-C1-INH	AEA-iECA	AE mediado por mediadores de mastócitos
Edema laríngeo	++	++	++	++	++	-
Edema de língua	-	-	+ (PLG)	-	++	+
Urticas	-	-	-	-	-	++
Pródromos	++	++	-	-	-	-
Início dos sintomas	0-20 a.	0-20 a.	20-40 a.	> 60 a.	> 50 a.	> 0 a.
História familiar de angioedema	++	++	++	-	-	-
Mais frequente em mulheres	-	-	++			
Associação ao estrógeno	+	+	++	+		
Associação ao AINE	-	-	-	-	-	++
C4	Baixo	Baixo	Normal	Baixo	Normal	Normal
C1-INH quantitativo	Baixo	Normal ou alto	Normal	Baixo	Normal	Normal
C1-INH funcional	Baixo	Baixo	Normal	Baixo	Normal	Normal
C1q	Normal	Normal	Normal	Baixo	Normal	Normal

+: frequente ou típico/ ++: muito frequente ou muito típico/-: raro/ "em branco": desconhecido. AEH-C1-INH I: angioedema hereditário com deficiência do inibidor de C1 do tipo 1/ AEH-C1-INH II: angioedema hereditário com deficiência do inibidor de C1 do tipo 2/ AEH-nC1-INH: angioedema hereditário com inibidor de C1 normal/ AEA-C1-INH: angioedema adquirido com deficiência do inibidor de C1/ AEA-iECA: angioedema adquirido por inibidores da enzima de conversão da angiotensina/ AE IgE-mediado: angioedema mediado pela imunoglobulina E/ PLG: plasminogênio/ AINE: anti-inflamatórios não esteroidais.
Fonte: Adaptada de Maurer & Magerl, 2021.[1]

Tratamento

Tratamento da crise do angioedema por bradicinina

O primeiro passo da abordagem ao paciente em crise de AE por BK é a avaliação do acometimento das vias respiratórias, língua e/ou úvula e deste modo garantir a via respiratória pérvia. Nos pacientes com risco iminente de asfixia, não se deve postergar a intubação orotraqueal.[2,6,12]

O tratamento da crise de AEH-C1-INH varia de acordo com a gravidade e a localização do AE e envolve o uso de medicamentos que promovem o bloqueio da ação da BK nas células endoteliais ou a elevação dos níveis do C1-INH, e, consequentemente, reduzindo os níveis desse mediador.[6]

Houve um grande avanço no tratamento do AEH nos últimos anos, com novos fármacos mais eficazes e seguros para o manejo das crises. Atualmente, há quatro grupos de drogas disponíveis: concentrado do C1-INH derivado de plasma (pd C1-INH); C1-INH recombinante humano (rh C1-INH); antagonista do receptor B2 da BK (icatibanto) e inibidor da calicreína (ecalantide).[4]

No Brasil, até o momento, há dois produtos aprovados pela Agência Nacional de Vigilância Sanitária (ANVISA): o pd C1-INH (Berinert®) e o icatibanto (Firazyr®).[10] Os pd C1-INH de uso intravenoso (IV) demonstraram ser eficazes e seguros no tratamento de todas as formas de crises no AEH-C1-INH, tanto em crianças, quanto em adultos. O Berinert® é indicado na dose de 20 UI/kg, por via IV, independente da gravidade da crise.[13] Outro pd C1-INH nanofiltrado (Cinryze®), também de uso IV, foi utilizado em doses fixas de 500 ou 1.000 UI em crises de menor gravidade, como no angioedema de extremidades e nas crises abdominais.[14] Entretanto, existem evidências de que doses fixas podem não ser suficientes para controlar as crises, e a dose de 20 UI/kg é mais eficaz. Ambos estão liberados para a autoadministração. O icatibanto é uma molécula sintética análoga à BK e age como antagonista competitivo e seletivo do receptor B2 desse mediador. A segurança e a eficácia do icatibanto foram demonstradas em três ensaios clínicos, e a regressão do AE é mais rápida quanto mais precoce é o seu uso.[15] Por isso, recomenda-se sua administração nas primeiras 6 horas após o início dos sintomas. Para tanto, a autoadministração domiciliar está licenciada em bula, inclusive no Brasil. A dose preconizada é de 30 mg para adultos e de 0,4 mg/kg na faixa etária de 2 a 17 anos, por via subcutânea (SC), exclusivamente na região abdominal, podendo ser administradas injeções adicionais, a cada 6 horas, até o máximo de três injeções em 24 horas. É dispensado em seringas preenchidas de 3 mL contendo icatibanto 10 mg/mL. As doses também podem ser adaptadas pelo peso (12 a 25 kg = 10 mg (1 mL); 26 a 40 kg = 15 mg (1,5 mL); 41 a 50 kg = 20 mg (2 mL); 51 a 65 kg = 25 mg (2,5 mL); > 65 kg = 30 mg (3 mL).[16]

Em situações em que as medicações específicas não estão disponíveis, o plasma fresco congelado deve ser considerado como tratamento alternativo. A dose recomendada é de 2 a 4 U para adultos e de 10 mL/kg para crianças.[2,6]

Embora, as terapias atuais sejam indicadas para o AEH-C1-INH, as diretrizes canadenses também recomendam seu uso para os pacientes com AEH-n-C1-INH.[17]

Os avanços no tratamento do AEH foram promissores também para os pacientes com AEA-iECA, uma vez que compartilhem o mesmo mecanismo fisiopatológico, a via das cininas-calicreína e do mesmo mediador final, a BK. Relatos de casos com o uso do pd C1INH e do icatibanto apoiam a ideia de que estes são eficazes e podem evitar a necessidade de intervenções invasivas. No entanto, há necessidade de maiores estudos para confirmação.[12] No tratamento das crises do AEA-C1-INH, o pd C1INH assim como o icatibanto têm-se mostrado eficazes. Entretanto, alguns pacientes podem ser resistentes ao tratamento com o pd C1INH devido a um catabolismo extremamente rápido de C1-INH, especialmente naqueles com autoanticorpos anti-C1-INH. Nestes casos, doses maiores do pd C1INH são necessárias para alcançar adequada resposta terapêutica. O icatibanto tem-se mostrado eficaz, mesmo para crises graves, incluindo alguns casos resistentes ao pd C1INH.[18,19] A Figura 16.2 mostra a indicação do tratamento na crise de AEH de acordo com a área do corpo afetada.

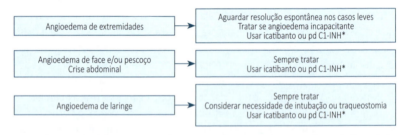

*Disponíveis no Brasil: pd C1-INH e icatibanto. Em todas as situações, caso não esteja disponível o pd C1-INH ou icatibanto, usar plasma fresco congelado.
Fonte: Adaptada de Serpa *et al.*, 2021.[4]

Figura 16.2 – Tratamento da crise de AEH de acordo com a área do corpo afetada.

Tratamento profilático das crises de angioedema

A profilaxia das crises de AEH pode ser realizada tanto em curto prazo, quanto em longo prazo.

A profilaxia de curto prazo está indicada para pacientes que serão submetidos a procedimentos médicos ou cirúrgicos que envolvam principalmente a região cervicofacial, com risco de edema de laringe. Exemplos de tais procedimentos incluem manipulação dentária, amigdalectomia, endoscopia digestiva alta e procedimentos cirúrgicos que necessitem intubação orotraqueal. A decisão sobre a profilaxia de curto prazo deve ser tomada tendo em conta dois fatores: o risco associado ao procedimento a ser feito e a disponibilidade de tratamento para a crise aguda. O pd C1-INH

IV é a medicação de primeira linha devendo ser utilizada uma a seis horas antes do procedimento na dose de 20 U/kg ou 500 U a 1.000 U, dependendo do fabricante. Quando não disponível, o plasma fresco congelado pode ser administrado na dose de 10 mL/kg (2 a 4 U para adultos), 1 a 6 horas antes do procedimento. Contudo, não há ensaios clínicos comprovando a eficácia e segurança no AEH.[2] Os andrógenos atenuados (AA) podem ser utilizados quando os procedimentos são de baixo risco, e o pd C1-INH não está disponível. A dose do danazol é de 2,5 a 10 mg/kg/dia com máximo de 600 mg/dia, 5 a 7 dias antes e 2 a 3 dias após o procedimento.[6]

A indicação do tratamento profilático de longo prazo deve ser individualizada, levando em conta fatores, como frequência, gravidade e localização das crises, acesso do paciente a cuidados de emergência, assim como a disponibilidade de terapias eficazes para o tratamento das crises. O objetivo da profilaxia de longo prazo é a diminuição da frequência e gravidade das crises, permitindo uma vida normal para os pacientes.[5] Deve-se ressaltar que o número de crises ao ano não prevê a gravidade do evento seguinte, nem se acometerá as vias aéreas. Os medicamentos atualmente disponíveis são: os AA, os agentes antifibrinolíticos, o pd C1-INH e o anticorpo monoclonal anticalicreína, lanadelumabe. No Brasil, os AA mais utilizados são o danazol, que está disponível por meio do Programa de Medicamentos de Alto Custo do Sistema Único de Saúde (SUS). Entretanto, está contraindicado o seu uso em longo prazo na criança, na gestação e na lactação em decorrência dos efeitos adversos que são dose-dependentes e incluem virilização, fechamento das epífises ósseas entre outros. Os agentes antifibrinolíticos, como o ácido tranexâmico, apresentam menos efeitos colaterais, mas sua eficácia não é comprovada. Os consensos internacionais estabelecem como medicamentos de primeira linha os concentrados do C1-INH e os inibidores da calicreína lanadelumabe e o berotralstat.[21] O pd C1-INH tem-se mostrado seguro e eficaz para uso profilático de longo prazo em todas as faixas etárias. A administração é intravenosa na dose de 20 U/kg a cada 3 a 4 dias. Recentemente, foi aprovado o pd C1-INH para uso subcutâneo (Berinert® SC) no abdome, na dose de 60 U/kg, a cada 2 semanas, para pacientes acima de 8 anos.[20] O lanadelumabe (Takhzyro®) é um anticorpo monoclonal humano anticalicreína para a profilaxia de longo prazo, aprovado a partir dos 12 anos de idade. A dose inicial recomendada é de 300 mg a cada 2 semanas, por via subcutânea. Nos pacientes que atingiram o controle das crises com o tratamento, a redução para 300 mg a cada 4 semanas pode ser considerada.[21] A recente aprovação do pd C1-INH SC e do lanadelumabe mudou, significativamente, a profilaxia de longo prazo do AEH. Ambos já estão aprovados no Brasil, porém não disponíveis no SUS. Estudos clínicos estão sendo conduzidos com medicações por via oral, o que poderá mudar ainda mais o cenário do tratamento desses pacientes.

Mesmo em vigência de terapia profilática (curta ou longa) há necessidade da disponibilidade de medicação para crise, uma vez que o risco de angioedema não pode ser completamente eliminado. [1,5]

Profilaxia no AEA-C1-INH

A indicação de profilaxia no AEA-C1-INH deve considerar a doença de base, bem como a frequência e gravidade das crises de angioedema. O controle da doença de base, quando presente, pode levar à resolução do angioedema. Os AA efetivos para profilaxia do AEH-C1-INH são menos efetivos para o AEA-C1-INH. Entretanto, os agentes antifibrinolíticos (ácido tranexâmico) tendem a ser mais efetivos na profilaxia de crises no AEA-C1-INH do que no AEH-C1-INH, devendo ser evitado nos casos em que haja risco tromboembólico.[18] O uso do anticorpo monoclonal anti CD20, rituximab, reduziu a frequência de crises de angioedema no AEA-C1-INH, particularmente na presença de autoanticorpos anti-C1-INH e no contexto do tratamento de linfomas.[19]

Considerações finais

O angioedema de forma geral representa uma causa importante de atendimento nos serviços de emergência. As formas recorrentes sem urticas são desafiadoras para profissionais da área de saúde que devem estar atentos para o reconhecimento do tipo de AE, se induzido por mediadores de mastócitos ou pela bradicinina. O risco de mortalidade é 45 vezes maior para AE por BK do que para o mediado por mastócitos sem o tratamento específico. Nesse contexto, o diagnóstico de AE por BK deve ser precoce para que a abordagem correta seja instituída, evitando, assim, desfechos fatais.

Referências bibliográficas

1. Maurer M, Magerl M. Differences and similarities in the mechanisms and clinical expression of bradykinin-mediated vs. mast cell-mediated angioedema. Clin Rev Allergy Immunol. 2021;61:40-9.
2. Campos RA, Serpa FS, Mansour E, Alonso MLO, Arruda LK, Aun MV et al. Diretrizes brasileiras de angioedema hereditário 2022 – Parte 2: terapêutica. Arq Asma Alerg Imunol. 2022;6:170-96.
3. Busse PJ, Smith T. Histaminergic angioedema. Immunol Allergy Clin North Am. 2017; 37:467-81.
4. Serpa FS, Mansour E, Aun MV, Giavina-Bianchi P, Chong HJ, Arruda LK et al. Hereditary angioedema: how to approach it at the emergency department? Einstein (São Paulo) 2021;19: eRW5498.

5. Maurer M, Magerl M, Betschel S, Aberer W, Ansotegui IJ, Aygören-Pürsün E et al. The international WAO/EAACI guideline for the management of hereditary angioedema-The 2021 revision and update. Allergy. 2022.
6. Campos RA, Serpa FS, Mansour E, Alonso MLO, Arruda LK, Aun MV et al. Diretrizes brasileiras de angioedema hereditário 2022 – Parte 1: definição, classificação e diagnóstico. Arq Asma Alerg Imunol. 2022;6:151-69.
7. Bork K, Machnig T, Wulff K, Witzke G, Prusty S, Hardt J. Clinical features of genetically characterized types of hereditary angioedema with normal C1 inhibitor: a systematic review of qualitative evidence. Orphanet J Rare Dis. 2020;15:289.
8. Bork K, Wulff K, Möhl BS, Steinmüller-Magin L, Witzke G, Hardt J et al. Novel hereditary angioedema linked with a heparan sulfate 3-O-sulfotransferase 6 gene mutation. J Allergy Clin Immunol. 2021;148:1041-8.
9. Zanichelli A, Azin GM, Wu MA, Suffritti C, Maggioni L, Caccia S et al. Diagnosis, Course, and Management of Angioedema in Patients with Acquired C1-Inhibitor Deficiency. J Allergy Clin Immunol Pract. 2017;5:1307-13.
10. Valle SOR, Alonso MLO, Dortas Junior SD, Goudouris ES, de Carvalho ALRB, Capelo AV et al. Acquired angioedema due to C1-Inhibitor deficiency: a challenging condition. Int Arch Allergy Immunol. 2022;24:1-6.
11. Lai Y, Zhang G, Zhou Z et al. A novel functional C1 inhibitor activity assay in dried blood spot for diagnosis of hereditary angioedema. Clin Chim Acta. 2020;504:155-62.
12. Hébert Jacques, Boursiquot Jean-Nicolas, Chapdelaine Hugo et al. Bradykinin-induced angioedema in the emergency department. International Journal of Emergency Medicine. 2022;15:15.
13. Zuraw BL, Busse PJ, White M, Jacobs J, Lumry W, Baker J et al. Nanofiltered C1 inhibitor concentrate for treatment of hereditary angioedema. N Engl J Med. 2010;363(6):513-22.
14. Bork K, Bernstein JA, Machnig T and Craig TJ. Efficacy of different medical therapies for the treatment of acute laryngeal attacks of hereditary angioedema due to C1-esterase inhibitor deficiency. J Emerg Med. 2016;50(4):567-580.e1.
15. Maurer M, Aberer W, Bouillet L, Caballero T, Fabien V, Kanny G et al. Hereditary angioedema attacks resolve faster and are shorter after early icatibant treatment. PLoS One 2013;8(2):e53773.
16. Campos RA, Valle SO, Toledo EC. Hereditary angioedema: a disease seldom diagnosed by pediatricians. J Pediatric. 2021;97(S1):10-6.
17. Betschel S, Badiou J, Tsai E et al. Allergy Asthma Clin Immunol. 2019;15:72.
18. Otani IM, Banerji A. Acquired C1 inhibitor deficiency. Immunol Allergy Clin North Am. 2017 Aug;37(3):497-511.
19. Gobert D, Paule R, Ponard D et al. A nationwide study of acquired C1-inhibitor deficiency in France: Characteristics and treatment responses in 92 patients. Medicine. 2016;95(33):e4363.
20. Longhurst H, Cicardi M, Craig T, Bork K, Grattan C, Baker J et al. Prevention of hereditary angioedema attacks with a subcutaneous c1 inhibitor. N Engl J Med. 2017;376(12):1131–40.
21. Buttgereit T, Vera C, Weller K, Gutsche A, Grekowitz EM, Aykanat S et al. Lanadelumab efficacy, safety, and injection interval extension in HAE: a real-life study. J Allergy Clin Immunol Pract. 2021;9(10):3744–51.

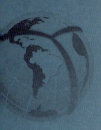

capítulo 17 Anafilaxia

Alex Eustaquio de Lacerda
Marisa Rosimeire Ribeiro

Introdução

A anafilaxia é uma reação de hipersensibilidade sistêmica, de início rápido, potencialmente com risco para a vida por acometimento da via aérea, respiração ou circulação e, geralmente, embora nem sempre, associada a sintomas cutâneos e/ou de mucosa.[1]

Pode ser alérgica, quando ocorre por mecanismos imunológicos, sendo IgE-mediada ou não IgE-mediada; ou não alérgica, se é desencadeada por mecanismos não imunológicos. Os sintomas decorrem da ativação e degranulação rápida e maciça de mastócitos e basófilos, com liberação de mediadores de seus grânulos, principalmente aminas vasoativas (como histamina), outros mediadores, como triptase; fatores quimiotáticos e outros.[2]

Diagnóstico

O diagnóstico de anafilaxia é clínico, independentemente dos mecanismos causais subjacentes. Recentemente, novos critérios foram propostos para maior abrangência no diagnóstico de anafilaxia (Quadro 17.1).[1]

A anafilaxia pode ser bifásica, ou seja, os sintomas podem recorrer sem novo contato com o desencadeante, em geral, de 6 a 12 horas após reação inicial resolvida. Quadro inicial grave, necessidade de mais doses de epinefrina para tratamento e pressão de pulso ampla são considerados fatores de risco.[3]

Devido ao amplo espectro de sintomas, várias condições são diagnósticos diferenciais de anafilaxia (Quadro 17.2).

Quadro 17.1 – Critérios de anafilaxia

Anafilaxia é altamente provável se temos ao menos um dos dois critérios:

1. Início agudo (minutos a horas) de sintomas cutâneos e/ou mucosos (urticária generalizada, prurido, *flushing*, edema de lábios, língua e/ou úvula)
   E envolvimento simultâneo de pelo menos um dos três itens abaixo:
   A) Sintomas respiratórios (dispneia, broncospasmo/sibilância, estridor, redução do pico de fluxo, hipoxemia)
   B) Redução da pressão arterial associada à disfunção em órgãos-alvo (hipotonia [colapso], síncope, incontinência)
   C) Sintomas gastrointestinais graves (cólicas intensas, vômitos repetidos, especialmente após exposição a alérgenos não alimentares)

2. Início agudo de hipotensão ou broncospasmo ou envolvimento laríngeo, após exposição (minutos a horas) a um alérgeno conhecido ou altamente provável, mesmo na ausência de sintomas cutâneos

Obs.: Hipotensão é definida em adultos como PAS < 90 mmHg ou redução maior ou igual a 30%, e em bebês e crianças: redução de 30% da PAS ou PA baixa para idade.

Fonte: Adaptado de WAO anaphylaxis guidance 2020)[1]

Quadro 17.2 – Diagnóstico diferencial de anafilaxia[1]

Diagnósticos comuns	Síndromes com flushing
Crise de asma	Perimenopausa
Síncope (desmaio)	Síndrome carcinoide
Ansiedade/ataque de pânico	Carcinoma da tireoide
Urticária generalizada aguda	Doença não orgânica
Aspiração de corpo estranho	Disfunção das cordas vocais
Cardiovascular (IAM, TEP)	Hiperventilação
Neurológico (convulsão, AVC)	Doença psicossomática
Síndromes pós-prandiais	**Choque de outra etiologia**
Escombroidose	Cardiogênico, séptico, outro
Síndrome do restaurante chinês	**Outros**
Intoxicação alimentar	Angioedema hereditário, angioedema por IECA
Excesso de histamina endógena	Síndrome do extravasamento capilar sistêmico
Mastocitose, leucemia basofílica	Síndrome do homem vermelho (vancomicina)

Dosagem de triptase

A dosagem de triptase pode auxiliar no diferencial e é o único biomarcador utilizado na investigação da anafilaxia na prática clínica. A sensibilidade e especificidade são variáveis, e um valor normal não exclui o diagnóstico. A histamina não é utilizada devido ao curto tempo de meia-vida.

Recomenda-se que a coleta da triptase ocorra entre 15 minutos e 3 horas do início dos sintomas e pelo menos 24 horas após para avaliação do valor basal.[1]

A elevação mínima considerada indicativa de ativação de mastócitos clinicamente significativa é ≥ (2 + 1,2 × níveis basais de triptase). Valores normais são considerados até 11,2 ng/mL. Níveis elevados mesmo sem sintomas sugerem fortemente mastocitose sistêmica (em geral > 20 ng/mL).[4]

Diagnóstico etiológico

A investigação da etiologia é guiada pela história clínica (Figura 17.1). É importante verificar se o paciente já teve sintomas anteriormente, como foi tratado e se associa a algum desencadeante. É ideal listar alimentos e medicamentos que os ingeridos pelo menos até 6 horas antes do início do quadro, se houver ferroada de himenópteros, exercício físico, exposição ao calor, frio ou outro agente (p. ex., látex). A avaliação da presença de cofatores é necessária, pois são condições que facilitam ou aumentam a gravidade da anafilaxia, sendo cofatores endógenos: sexo feminino, idade avançada, doença cardiovascular, mastocitose, atopia/asma, triptase elevada, infecção em curso, período menstrual; e exógenos: medicamentos (AINEs, IECA, betabloqueadores), exercício, álcool, estresse psicológico, privação de sono.

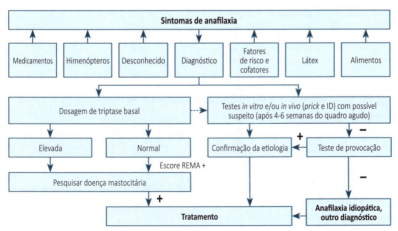

Obs.: Escore REMA: sexo masculino (+1), feminino (-1), triptase basal < 15 mg/L (-1) ou > 25 mg/L (+2), presença (-2) ou ausência de prurido, urticas ou angioedema (+1) e presença de síncope ou pré-síncope (+3).
Fonte: Adaptada de Bilò et al.[6]

Figura 17.1 – Fluxograma para investigação de anafilaxia na prática clínica.

A etiologia varia com a idade, região geográfica e hábitos da população estudada. Os agentes mais comuns são alimentos, medicamentos e insetos. Dentre os alimentos, os principais são ovo e leite de vaca em crianças e crustáceos e moluscos em adolescentes e adultos. O amendoim é o principal envolvido em alguns países. Pacientes com múltiplas cirurgias, meningomielocele e profissionais de saúde têm risco para alergia a látex e podem ter reação cruzada com alimentos, em especial kiwi, abacate e banana.

Anti-inflamatórios não esteroidais (AINEs) são os principais medicamentos causadores de anafilaxia em adultos, embora possam causar também em crianças. Em hospitalizadas, os antibióticos são os agentes mais comuns.

Abelhas, vespas, marimbondos e formigas são os insetos relacionados à anafilaxia. Nesses casos, mastocitose deve ser sempre lembrada.[5] Exercício aeróbico intenso pode causar anafilaxia, e parte dos pacientes tem reação apenas se ingerir alimentos nas 3 a 4 horas anteriores ao exercício. Se o desencadeante não for identificado, a anafilaxia é considerada idiopática (6,5 a 35% dos casos) após descartar causas comuns.[1]

Conduta

A anafilaxia é uma emergência médica de gravidade não previsível, com rápida evolução e que pode levar a choque, parada cardiorrespiratória e morte. Os objetivos principais do manejo são reconhecimento precoce e tratamento adequado, com medidas não somente medicamentosas.[1,7,8] Atrasos no reconhecimento e tratamento podem levar a pior desfecho.[9]

As medidas iniciais de manejo não farmacológicas consistem na remoção, se possível, da causa da reação (p. ex., interromper a infusão de uma medicação); avaliação das vias aéreas, respiração, circulação, estado mental e pele do paciente; solicitação de ajuda por serviço de emergência (192) em ambiente não hospitalar ou por equipe de reanimação hospitalar (Figura 17.2).[1,7]

O tratamento de escolha ou de primeira linha é a adrenalina, e seu uso não deve ser postergado por outras medicações.[1,8-11] É a única medicação que inibe a liberação adicional de mediadores de mastócitos e basófilos, e sua ação sobre receptores a e beta-adrenérgicos reverte todos os sintomas da anafilaxia.[9,12]

A dose preconizada é de 0,01 mg/kg da solução de 1 mg/mL (1:1.000), com a dose máxima de 0,5 mg em adultos e de 0,15 a 0,3 mg em crianças

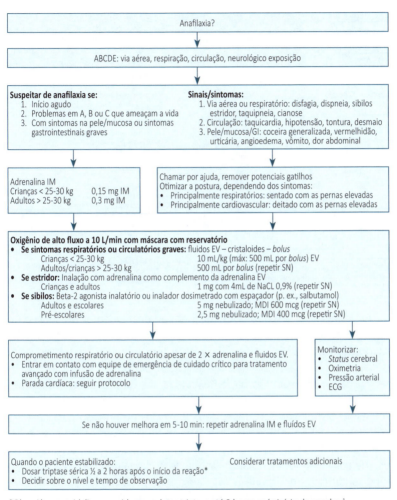

Figura 17.2 – Fluxograma do manejo inicial da anafilaxia.[8]

(Quadro 17.3). A via de escolha é a intramuscular (IM) na face médio-anterolateral da coxa (músculo vasto lateral), onde há maiores concentrações plasmáticas máximas em comparação à aplicação IM e subcutânea (SC) no deltoide.[8,11] Administração em *bolus* por via endovenosa (EV) é associada a arritmias potencialmente fatais e não é recomendada.[1,11] Dependendo da gravidade e da refratariedade de resposta, a dose da adrenalina pode ser repetida a cada 5 a 15 minutos.[1,7,9,11]

202 Manual Prático de Alergia e Imunologia – ASBAI

Quadro 17.3 – Dosagem e vias das drogas usadas em anafilaxia[5]			
Grau de recomendação	**Tratamento**	**Vias**	**Doses**
Primeira linha de tratamento	Adrenalina	Intramuscular	• Crianças 7,5-25 kg: 0,15 mg • Crianças > 30 kg: 0,3 mg • Adolescentes e adultos: 0,01 mg/kg, até 0,5 mg (repetir a cada 5-15 min, se necessário)
		Via inalatória	2-5 mL, 1 mg/mL
Segunda linha de tratamento	Glucagon	Intravenosa	Crianças: 20-30 mcg/kg até 1 mg Adultos: 1-5 mg
	Salbutamol	Via inalatória	200-600 mcg/10 min
Terceira linha de tratamento	Anti-histamínicos anti-h1: • Difenidramina	Via intravenosa	Crianças: 1 mg/kg até 50 mg Adultos: 50 mg
	• Loratadina	Via oral	Crianças < 30 kg: 5 mg/dia Crianças > 30 kg e adultos: 10 mg/dia
	Cortocosteroides • Metilprednisolona • Hidrocortisona • Prednisolona	Via intravenosa Via intravenosa Via oral	1-2 mg/kg/dia 5 mg/kg/dia, até 200 mg 0,5-1 mg/kg/dia

Pacientes com anafilaxia que recebem adrenalina antes do serviço de emergência têm menor chance de internação hospitalar, fazem uso de menor número de doses de adrenalina e têm menor risco subsequente de hipotensão.[11] Os dispositivos de adrenalina autoinjetáveis (AAI) podem ser aplicados pelo próprio paciente, cuidadores ou profissionais não médicos, permitindo o rápido tratamento fora do serviço de emergência. Os AAI estão disponíveis nas doses de 0,15 mg, recomendado para crianças com peso de 15 a 30 kg; e 0,3 mg, para pacientes com mais de 30 kg.[8,11] A Academia Europeia de Asma e Imunologia Clínica (EAACI) recomenda o uso de autoinjetores em crianças acima de 7,5 kg já que *overdose* leve não representa risco importante para crianças.[8] Dispositivos mais recentes, de 0,1 mg para lactentes, permitem maior precisão na dosagem de adrenalina, mas estão disponíveis somente nos Estados Unidos da América (EUA).[11]

Não há contraindicação absoluta ao uso da adrenalina na anafilaxia, porém deve ser utilizada com cautela em pacientes com doença cardiovascular, hipertireoidismo, diabetes, uso de inibidores da monoaminoxidase e gestantes com pressão arterial ≥ 130/80 mmHg (risco ao feto). Mesmo nestes pacientes, a adrenalina é a escolha e o risco de dano pela anafilaxia é maior do que o potencial efeito adverso da medicação.[7]

Para garantir retorno venoso adequado, os pacientes devem permanecer em decúbito dorsal com as pernas elevadas. Caso haja desconforto respiratório, a posição preferencial é a sentada, também com as pernas elevadas. Gestantes devem ser posicionadas em decúbito lateral esquerdo e pacientes inconscientes devem ser posicionados na posição de recuperação. O benefício da elevação dos membros inferiores (Trendelenburg) é controverso.[1,8]

Se houver dificuldade respiratória, é necessária suplementação de oxigênio em alto fluxo, preferencialmente com máscara com reservatório não reinalante. Acesso venoso calibroso é indicado em todos os casos de anafilaxia, e reposição com fluidos cristaloides (10-20 mL/kg) deve ser iniciada se houver instabilidade cardiovascular não responsiva à adrenalina. Protocolos de reanimação devem ser seguidos em casos de parada cardiorrespiratória.[1,7]

Diversas medicações podem ser associadas ao tratamento, porém, nenhuma tem efeito similar ou deve substituir ou atrasar a adrenalina. Nos casos de broncospasmo não responsivo à adrenalina, os agonistas beta-2-adrenérgicos por via inalatória (nebulização ou espaçador) são indicados de forma adicional. Em vigência de obstrução de via aérea superior, (como angioedema em laringe), adrenalina inalatória deve ser considerada. Apesar da evidência limitada, glucagon parenteral pode ser uma opção nos casos refratários à adrenalina, principalmente em pacientes betabloqueados.[1,7,8] As doses das medicações se encontram no Quadro 17.3.

Anti-histamínicos e corticoides são muito utilizados na anafilaxia, porém, têm ação limitada e podem ser até prejudicais. Os anti-histamínicos podem auxiliar no alívio dos sintomas cutâneos, porém apenas os de primeira geração são disponíveis por vai parenteral, mas podem causar sedação e até hipotensão.[1]

As evidências do efeito dos corticoides em sintomas prolongados e reação bifásica são limitadas, e dados recentes sugerem que podem ser até mesmo prejudiciais, notadamente em crianças.[1,7,8,12]

Como há risco de reação bifásica, os pacientes com anafilaxia devem ser monitorizados, embora não haja consenso do período de observação.[7] A EACCI sugere 6 a 8 horas nos casos de comprometimento respiratório e pelo menos 12 a 24 horas, se hipotensão. Se houver risco de recorrência, é ideal que haja prescrição e orientação de uso de AAI antes da alta hospitalar.[8]

Medidas preventivas

O manejo em longo prazo tem por base educação e treinamento do paciente, plano de gestão individualizado com *kit* de emergência e terapia específica. Um resumo destas medidas pode ser encontrado no Quadro 17.4.

204 Manual Prático de Alergia e Imunologia – ASBAI

Quadro 17.4 – Manejo em longo prazo na comunidade de pacientes em risco de anafilaxia

Plano de gestão individualizado e kit de emergência

- Plano de gestão individualizado escrito de forma clara em linguagem simples e não médica com:
  – Dados de identificação pessoal: nome, endereço, telefone; considere adicionar uma fotografia
  – Detalhes dos pais, responsável ou parente mais próximo, alergista
  – Médico de família e serviço de ambulância local
  – Identificação clara da fonte dos alérgenos a serem evitados e conselhos sobre alérgenos
  – Identificação clara de quaisquer gatilhos ou cofatores não alérgenos (p. ex., exercício) e conselhos para evitar
  – Plano de ação de emergência para anafilaxia
  – Cópia do plano deve ser mantida pelo paciente, quaisquer cuidadores, funcionários da escola e médico de família
  – Fornecimento de kit de emergência com cópia do plano de ação de emergência para anafilaxia e medicamentos para, por exemplo, autotratamento
  – Autoinjetor de adrenalina para tratamento de anafilaxia, quando apropriado
  – Anti-histamínico de ação rápida, não sedativo, para o tratamento de reações alérgicas cutâneas, quando apropriado
- Implementação do plano de gestão do paciente na comunidade (p. ex., creche, trabalho, escola)
- Conselhos para transportar telefone celular (se apropriado)
- Discutir uma forma de notificação de alerta médico
- Revisão do plano incluindo doses com idade e peso

Educação e treinamento

- Treinamento de pacientes e cuidadores, isso deve incluir
  – Instruções sobre medidas apropriadas de prevenção de alérgenos, incluindo consulta com um nutricionista de alergia, quando apropriado, se comida for o gatilho
  – Instruções sobre o reconhecimento imediato dos sintomas de anafilaxia
  – Treinamento sobre quando e como usar um autoinjetor de adrenalina, quando apropriado, e carregá-lo o tempo todo
  – Explicação da expiração de dispositivos, lembretes e processo de renovação e armazenamento
  – Reforço com revisão em intervalos regulares, possivelmente com revisões de asma
  – Retreinamento no dispositivo se o dispositivo for trocado
  – Apoie grupos de apoio ao paciente

Terapia específica

- Imunoterapia com veneno conforme apropriado
- Dessensibilização para alergia a medicamentos, conforme apropriado

Outras considerações

- Apoio psicológico conforme necessário ao paciente e familiares/cuidadores
- Garantir o gerenciamento ideal de comorbidades, como rinite e asma
- Apoio durante a transição para a idade adulta com bons conselhos de unidades especializadas em comunicação sobre comportamento de risco
- Registre as alergias nos registros médicos do hospital e da comunidade
- Reencaminhamento ou aconselhamento e orientação para unidade de alergia se novos sintomas com alimentos ou reinternações

Fonte: Adaptado de EAACI guidelines: Anaphylaxis (2021 update).[8]

Referências bibliográficas

1. Cardona V, Ansotegui IJ, Ebisawa M, El-Gamal Y, Fernandez Rivas M, Fineman S et al. World allergy organization anaphylaxis guidance 2020. World Allergy Organ J. 2020 Oct 30;13(10):100472. doi: 10.1016/j.waojou.2020.100472. PMID: 33204386; PMCID: PMC7607509.

2. Johansson SGO, Bieber T, Dahl R, Friedmann PS, Lanier BQ, Lockey RF et al. Revised nomenclature for allergy for global use: Report of the Nomenclature Review Committee of the World Allergy Organization, October 2003. Journal of Allergy and Clinical Immunology. 2004;113(5):832-6.

3. Turner PJ, Campbell DE, Motosue MS, Campbell RL. Global Trends in Anaphylaxis Epidemiology and Clinical Implications. Journal of Allergy and Clinical Immunology: In Practice. 2020 Apr 1;8(4):1169-76.

4. Valent P, Akin C, Arock M, Brockow K, Butterfield JH, Carter MC et al. Definitions, criteria and global classification of mast cell disorders with special reference to mast cell activation syndromes: a consensus proposal. International Archives of Allergy and Immunology. 2012 Feb;157(3):215-25.
5. Vários autores. Anafilaxia [livro eletrônico]: livro eletrônico de referência. 1. ed. In: Watanabe AS, Sales V, Rubini N, Sarinho E, Gueller M, editores. Recife: Associação Brasileira de Alergia e Imunologia - ASBAI; 2021.
6. Bilò MB, Martini M, Tontini C, Corsi A, Antonicelli L. Anaphylaxis. European Annals of Allergy and Clinical Immunology. 2021;53(1):4-17.
7. Li X, Ma Q, Yin J, Zheng Y, Chen R, Chen Y et al. A Clinical Practice Guideline for the Emergency Management of Anaphylaxis (2020). Frontiers in Pharmacology. 2022 Mar 28;13.
8. Muraro A, Worm M, Alviani C, Cardona V, DunnGalvin A, Garvey LH et al. EAACI guidelines: Anaphylaxis (2021 update). Allergy. 2022 Feb;77(2):357-77.
9. Gagete E, da Silva M. Anafilaxia e uso de adrenalina Anaphylaxis and the use of adrenaline. Braz J Allergy Immunol. 2014;2(6):223-6.
10. Sheikh A, Shehata YA, Brown SGA, Simons FER. Adrenaline for the treatment of anaphylaxis: Cochrane systematic review. Allergy. 2009;64(2):204-12.
11. Shaker MS, Wallace DV, Golden DBK, Oppenheimer J, Bernstein JA, Campbell RL et al. Anaphylaxis — A 2020 practice parameter update, systematic review, and Grading of Recommendations, Assessment, Development and Evaluation (GRADE) analysis. Journal of Allergy and Clinical Immunology. 2020 Apr 1;145(4):1082-123.
12. Anagnostou K, Turner PJ. Myths, facts and controversies in the diagnosis and management of anaphylaxis. Archives of Disease in Childhood. 2019 Jan 1;104(1):83-90.

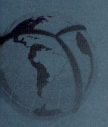

capítulo 18 Alergia a Insetos

Alexandra Sayuri Watanabe
Georgia Véras de Araújo Gueiros Lira

Definição

Hymenoptera é uma ordem da classe *Insecta* conhecida, principalmente, pelas espécies de abelhas, vespas e formigas. Estes insetos desempenham papel ecológico importante, como polinizadores, herbívoros, além de predadores e parasitas. No Brasil, são conhecidas cerca de 10 mil espécies com projeção de mais de 70 mil espécies, conforme avanço dos estudos locais da fauna.[1]

A taxonomia desta ordem se divide em duas subordens: *Symphyta* e *Apocrita*. Por sua vez, a subordem *Apocrita* se divide em duas infraordens: *Parasitica* e *Aculeata*, nesta última estão os insetos que possuem ovopositor modificado em forma de ferrão, o que possibilita a injeção de veneno em presas e predadores. É nesta infraordem que se encontram as superfamílias *Apoidea*, que se divide na família *Apidae* com gênero mais importante *Apis* e espécie *mellifera*, e a *Vespoidea*, que se divide nas famílias *Vespidae* e *Formicidae*, que representam os gêneros mais comuns em nosso meio: *Polistes* e *Solenopsis*.[1]

As superfamílias, *Apoidea* (abelhas) e *Vespoidea* (vespas e formigas), possuem relevância médica, pois no veneno desses insetos encontram-se proteínas alergênicas e componentes não alergênicos, como toxinas, aminas vasoativas, acetilcolina e cininas, que ao entrarem em contato com o ser humano podem desencadear reações tóxicas ou alérgicas, com sintomas que variam de leves a graves, chegando a ser fatal em casos de anafilaxia.[2]

Epidemiologia

Pelo menos, 56% a 94% de indivíduos, dentre a população dos Estados Unidos e Europa, já sofreram ferroadas de insetos da ordem *Hymenoptera* em algum momento de suas vidas. Após a ferroada, a sensibilização pode ocorrer em cerca de 9,3% a 28,7% da população, dependendo do grau de exposição, aumentando para 30% a 60% em apicultores.[3]

A prevalência de reações locais extensas ao veneno de himenópteros, na população em geral varia de 2,4% a 26,4%, enquanto que as reações sistêmicas oscilam de 0,5% a 3,3% nos EUA. Estudos epidemiológicos internacionais estimam a prevalência de reações sistêmicas na faixa de 0,3% a 8,9% em todo o mundo.[3]

No Brasil, temos os dados do SINAN (Sistema de Informação de Agravos de Notificação), que são vinculados aos dados do Departamento de Informática do SUS (Sistema Único de Saúde), o DataSUS (www2.datasus. gov.br). Apesar de não mencionar as espécies de himenópteros, os dados trazem as seguintes informações: entre os anos de 2010 e 2019, ocorreram 137.668 casos de acidentes com abelhas. Dentre estes casos, 115.964 foram leves; 13.738 moderados, 1.218 graves e 392 evoluíram para óbito. Outros dados do SINAN abrangem a morbidade hospitalar no SUS após contato com abelhas, vespas e vespões (sem discriminar a espécie), no período de 2010 a 2020, em que foram registrados 1.801 internações e 52 óbitos.

Patogênese

As reações aos venenos de insetos podem ocorrer por mecanismos imunológicos ou não, tendo ainda possibilidade de reações cruzadas entre eles. Os mecanismos básicos de hipersensibilidade aos venenos de insetos podem ser do tipo 1 - imediata, em que há a participação de IgE específica ao alérgeno; a do tipo 2 - citotóxica, com participação de anticorpos das classes das imunoglobulinas IgM e IgG; a do tipo 3 - por deposição de imunocomplexo e ativação do sistema complemento; e a tardia ou celular, ainda não bem descrita na literatura.[4]

Os venenos de *Hymenoptera* contêm alérgenos-específicos para cada espécie, podendo apresentar similaridade entre seus compostos e produzirem reações cruzadas. O componente principal do veneno das abelhas é a melitina (*Api m 4*), que tem a possibilidade de romper membranas celulares e liberar aminas biogênicas e potássio, além de induzir a liberação de catecolaminase, que agindo com a fosfolipase A2 (*Api m 1*) causa hemólise intravascular. Outro componente importante no veneno das abelhas é a hialuronidase (*Api m 2*), que causa alterações na permeabilidade celular, rompendo o colágeno e permitindo que outros componentes do veneno penetrem nos tecidos.[5]

O veneno de vespa contém três proteínas alergênicas principais: fosfolipase A1 (*Ves v 1*), antígeno 5 (*Ves v 5*) e hialuronidase (*Ves v 2*), além de uma grande variedade de aminas vasoativas e peptídeos. Por fim, o veneno das formigas contém 95% de alcaloides insolúveis, com algumas proteínas principais: hialuronidase, fosfolipase A1 (*Sol i1*) e antígeno 5 *like* (*Sol i 3*).[5,6] Na Tabela 18.1 estão sequenciados os principais alérgenos de abelhas, vespas e formigas.[6]

Tabela 18.1 – Principais alérgenos identificados de abelhas, vespas e formigas		
Espécies	*Alérgenos*	*Identificação*
Apis mellifera	Fosfolipase A2	Api m 1
	Hialuronidase	Api m 2
	Fosfatase ácida	Api m 3
	Melitina	Api m 4
	Dipeptidilpeptidase IV	Api m 5
	Protease	Api m 6
	Serinoprotease CUB	Api m 7
	Carboxilesterase	Api m 8
	Serinocarboxipeptidase	Api m 9
	Icarapina	Api m 10
	Proteina principal da geleia real	Api m 11
	Vitelogenina	Api m 12
Vespula vulgaris	Fosfolipase A1	Ves v 1
	Hialuronidase	Ves v 2
	Dipeptidilpeptidase IV	Ves v 3
	Antígeno 5	Ves v 5
	Vitelogenina	Ves v 6
Polistes annularis	Fosfolipase A1	Pol a 1
	Hialuronidase	Pol a 2
	Antígeno 5	Pol a 5
Dolichovespula maculata	Fosfolipase A1	Dol m 1
	Hialuronidase	Dol m 2
	Antígeno 5	Dol m 5
Solenopsis invicta	Fosfolipase A1	Sol i 1
	Antígeno 5	Sol i 3

Fonte: Adaptada de Jakob T, 2017.[6]

Diagnóstico

Inicialmente, o diagnóstico de alergia aos venenos de insetos deve ser fundamentado na história clínica detalhada e comprovação da presença de anticorpos IgE específicos e testes cutâneos com o veneno do inseto suspeito.[7]

A identificação do inseto agressor pode ser útil no diagnóstico e, portanto, o paciente deve ser encorajado a trazer ou registrar em fotos para a consulta ao especialista. Neste momento, a história clínica deve valorizar o número e a localização das ferroadas, a descrição minuciosa dos sintomas locais ou sistêmicos (cutâneos, gastrointestinais, respiratórios, cardíacos) durante a reação, qual tratamento utilizado e se houve episódios anteriores de ferroadas e qual o tipo de reação percebida.[7]

De forma didática, o diagnóstico de alergia aos venenos de himenópteros pode ser estabelecido pelos testes *in vitro* e *in vivo*. Testes *in vitro* são a primeira ferramenta na identificação da resposta imunológica do paciente. As IgEs específicas por ImmunoCAP® devem ser preferencialmente solicitadas após 3 a 4 semanas da ferroada do inseto, e seu valor não está relacionado à gravidade da reação. Importante destacar a correlação clínica, pois a sensibilização com IgE positiva aos venenos de insetos pode estar presente entre 9,3% a 28,7% da população em geral, sem história de reação local ou sistêmica. Nos pacientes com reações sistêmicas, a triptase sérica deverá ser solicitada,[8] principalmente quando há história de reações a vários insetos.

Dos testes *in vivo*, os testes cutâneos (puntura e/ou intradérmico) devem ser realizados com extratos padronizados e provenientes do próprio inseto identificado. Inicia-se com o teste cutâneo de puntura em diluições crescentes, com intervalos de 15-20 minutos, que vão de 0,001 mg/mL a 1 mg/mL para venenos de abelha e vespa; e 10^{-6} a 10^{-3} peso/volume do extrato de corpo total de formiga. Caso o teste de puntura seja negativo, realiza-se o teste intradérmico com as mesmas diluições até se determinar o *endpoint*, ou seja, quando o paciente apresentar reação cutânea positiva.[8]

Componentes moleculares semelhantes nos diferentes venenos de abelha, vespa e formiga podem ocasionar reatividade cruzada, que pode ser responsável pela positividade simultânea nos pacientes que são avaliados ou testados. Para dirimir dúvidas na identificação do alérgeno principal que causou a reação, o CRD (*Component-Resolved Diagnostics*), usando moléculas únicas ou painéis de alérgenos, vem sendo utilizado para diferenciar entre sensibilização primária e reatividade cruzada nos pacientes com positividade dupla/múltipla em testes diagnósticos com extratos inteiros. Isto permitirá ao especialista escolher o veneno mais adequado para imunoterapia com alérgeno (ITA) específica, evitando a indicação desnecessária e reduzindo o risco de efeitos colaterais. O CRD pode ser útil em pacientes com testes de alergia negativos e história comprovada de uma reação sistêmica prévia, incluindo aqueles com distúrbios dos mastócitos, que poderiam se beneficiar com a ITA.[9] Além dos alérgenos descritos, outra fonte de reatividade cruzada *in vitro* são os N-glicanos, presentes em plantas e invertebrados, conhecidos como carboidratos determinantes de reatividade cruzada (CCD).

Em pacientes em que se suspeita de reação não IgE mediada ao veneno de himenópteros, o teste de ativação dos basófilos (BAT) pode ser solicitado, lembrando que não está padronizado seu uso na rotina de investigação e apresenta alto custo.[10,11]

A Figura 18.1 mostra o algoritmo desenvolvido para auxiliar o especialista na investigação do paciente com reação ao veneno de inseto.[12]

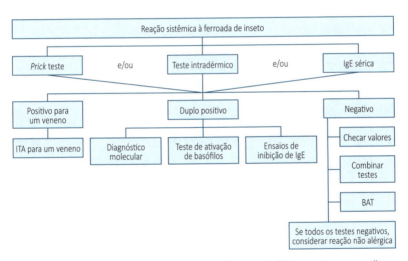

Fonte: Adaptada de Medical Algorithms: Diagnosis and treatment of Hymenoptera venom allergy. Allergy, 2019.[12]

Figura 18.1 – Algoritmo de investigação de reação ao veneno de inseto.

Conduta

A maioria das reações após ferroada desses insetos são reações locais, e nesses casos a aplicação de gelo, compressa fria, analgésicos e anti-histamínicos são suficientes para melhorar o edema e o desconforto local. Essas reações resolvem dentro de poucas horas da ferroada. Para as reações locais extensas procede-se como citado anteriormente, e podem ser acrescentados corticoides tópicos e orais.[13]

212   Manual Prático de Alergia e Imunologia – ASBAI

As reações sistêmicas podem ser tóxicas ou anafiláticas. Nas reações tóxicas devemos estabilizar o paciente com reposição de fluidos, corticoides e monitorização cardíaca, pulmonar, hematológica e renal por alguns dias.[13] Já nas anafilaxias, a adrenalina é o medicamento de escolha no tratamento na urgência, na concentração de 1:1.000 em solução aquosa, na dose de 0,3 a 0,5 mL (dose de adulto) e 0,01 mL/kg até o máximo de 0,3 mL (dose para crianças), em intervalos de 15 a 30 minutos. Fluidos intravenosos são cruciais para evitar o colapso vascular, além de manutenção de vias aéreas pérveas. Anti-histamínicos, b2-agonistas e corticoides podem ser utilizados como segunda linha de tratamento.[14]

No tratamento preventivo, orienta-se evitar andar com pés descalços em jardins, quintais; procurar andar com botas em áreas rurais. Para as reações graves, orientar plano de ação e utilização de adrenalina autoinjetável (Epipen® adulto ou júnior; AnaPen®, Adrenaclick®, Jext®, Emerade®, Penepin® etc.), caso haja necessidade.

Imunoterapia específica

Nos casos em que há uma indicação precisa, pode-se iniciar a imunoterapia veneno-específica, após avaliação com história clínica bem detalhada, procurando pelo inseto causador da reação, pesquisa de IgE sérica específica aos venenos e testes cutâneos. É a única terapia que demonstrou a capacidade não apenas de melhorar os sintomas e reduzir a necessidade de medicamentos, mas também induzir tolerância e prevenir o desenvolvimento de novas condições alérgicas. A imunoterapia para alergia a veneno de insetos estreou, em 1930,[15] mas devido à história natural única neste tipo de alergia, que prevê que uma reação inicial pode ser seguida de tolerância a ferroadas subsequentes do inseto causador,[16] acreditou-se por 40 anos que a imunoterapia com corpo total de insetos era eficaz.[17]

Em 1978, um estudo controlado, comparando o tratamento com corpo total *versus* placebo, *versus* veneno de insetos, demonstrou que o veneno de *Hymenoptera* foi altamente eficaz.[15] Atualmente ainda utilizamos o extrato de corpo total de formigas (*Solenopsis*) porque nesse caso específico a eficácia se mantém alta, pelo fato da alta desproporção da relação entre o tamanho do corpo da formiga e a quantidade de veneno. Essa relação não pode ser vista, por exemplo, no caso das abelhas.[18]

A eficácia relatada para os pacientes tratados com veneno de abelha é de 77% a 84%, nos que recebem veneno de vespa de 91% a 96%[19,20] e de 94% a 97% para extrato com corpo total de formigas.[21]

A imunoterapia veneno-específica é indicada para crianças e adultos após uma reação alérgica sistêmica que excede os sintomas cutâneos generalizados com uma sensibilização documentada ao veneno do inseto implicado seja por testes cutâneos e/ou dosagem de IgE sérica específica e/ou teste de ativação de basófilos (BAT). Além disso, deve ser considerada para adultos com acometimento cutâneo, mas com alto risco de reexposição e/ou comprometimento da qualidade de vida.[12]

Crianças menores de 16 anos, que experimentaram somente reações cutâneas, geralmente não é recomendada a imunoterapia, pois os estudos realizados com veneno de abelha e vespa mostraram que as crianças apresentaram uma boa evolução espontânea. Os estudos mostraram que as reações sistêmicas nas ferroadas subsequentes foram mais leves ou semelhantes às originais tanto nas que fizeram imunoterapia, quanto nas que não fizeram.[22]

Quando se consideram crianças menores de 16 anos com hipersensibilidade a veneno de formiga, deve-se avaliar cada caso, pois a frequência de exposição é maior nesses pacientes. Além disso, não há dados na literatura sobre imunoterapia com veneno desse inseto, especificamente, em crianças com apenas manifestações cutâneas. Caso a exposição seja muito frequente, considerando *hobbies* e ocupação do paciente ou em condições de má qualidade de vida avaliada, pode ser possível a indicação da imunoterapia.[23] O Quadro 18.1 mostra as indicações da imunoterapia segundo a gravidade da reação alérgica.[24]

Quadro 18.1 – Indicações da imunoterapia segundo a gravidade da reação alérgica[24]			
	Tipo da reação	*Teste cutâneo*	*Imunoterapia*
Criança	Reação generalizada, mas restrita a sintomas cutâneos	Positivo	Avaliar caso individualmente
Adulto	Reação generalizada, mas restrita a sintomas cutâneos	Positivo	Sim
Criança ou adulto	Reação local extensa	Positivo ou negativo	Não*
	Reação generalizada com sintomas respiratórios ou cardiovasculares	Positivo	Sim

*Geralmente não se indica nesses casos porque o risco de novas reações sistêmicas é baixo em pacientes com reação local extensa (0,8%-7%).[25,26] Porém, nas reações locais extensas recorrentes, a imunoterapia reduz o tamanho e a duração da lesão, especialmente naqueles com alto risco de exposição a várias ferroadas, dependendo da sua ocupação ou suscetibilidade.[27]

A imunoterapia não está indicada se não for possível verificar sensibilização ao veneno de insetos. Além disso, um achado de sensibilização ao veneno de insetos em pacientes que não tiveram reações sistêmicas não é indicação para a imunoterapia. Também, está contraindicada em pacientes com reações incomuns que não podem ser atribuídas a reações imediatas do Tipo I, como púrpura trombocitopênica e vasculite, rabdomiólise ou insuficiência renal após múltiplas ferroadas.[28]

Referências bibliográficas

1. Blank S, Grosch J, Ollert M, Bilò MB. Precision medicine in hymenoptera venom allergy: diagnostics, biomarkers, and therapy of different endotypes and phenotypes. Front Immunol. 2020;11:1-17.
2. Alfaya Arias T, Soriano Gómis V, Soto Mera T et al. Key issues in hymenoptera venom allergy: an update. J Investig Allergol Clin Immunol. 2017;27(1):19-31.
3. Bilò MB, Tontini C, Martini M, Corsi A, Agolini S, Antonicelli L. Clinical aspects of hymenoptera venom allergy and venom immunotherapy. Eur Ann Allergy Clin Immunol. 2019;51(6):244-57.
4. Dhami S, Zaman H, Varga EM et al. Allergen immunotherapy for insect venom allergy: a systematic review and meta-analysis. Allergy Eur J Allergy Clin Immunol. 2017;72(3):342-65.
5. Spillner E, Blank S, Jakob T. Hymenoptera allergens: From venom to "venome". Front Immunol. 2014;5:1-7.
6. Jakob T, Rafei-Shamsabadi D, Spillner E, Müller S. Diagnostics in Hymenoptera venomallergy: current concepts and developments with special focus on molecular allergy diagnostics. Allergo J. 2017;26(3):33-48.
7. Stoevesandt J, Sturm GJ, Bonadonna P, Oude Elberink JNG, Trautmann A. Risk factors and indicators of severe systemic insect sting reactions. Allergy Eur J Allergy Clin Immunol. 2020;75(3):535-45.
8. Hamilton RG. Diagnosis and treatment of allergy to hymenoptera venoms. Curr Opin Allergy Clin Immunol. 2010;10(4):323-9.
9. Bilò MB, Ollert M, Blank S. The role of component-resolved diagnosis in Hymenoptera venom allergy. Curr Opin Allergy Clin Immunol. 2019;19(6):614-22.
10. Eberlein B. Basophil activation as marker of clinically relevant allergy and therapy outcome. Front Immunol. 2020;11:1-8.
11. Abram DM, Fernandes LGR, Perez-Riverol A, Brochetto-Braga MR, de Lima Zollner R. Cross-reactive carbohydrate determinant in apis mellifera, solenopsis invicta and polybia paulista venoms: Identification of allergic sensitization and cross-reactivity. Toxins (Basel). 2020;12(10).
12. Sturm GJ, Arzt-Gradwohl L, Varga EM. Medical algorithms: diagnosis and treatment of hymenoptera venom allergy. Allergy Eur J Allergy Clin Immunol. 2019;74(10):2016-18.
13. Bonifazi F, Jutel M, Bilo BM et al. The EAACI interest group on insect venom hypersensitivity. Prevention and treatment of hymenoptera venom allergy: guidelines for clinical practice. Allergy. 2005; 60:1459-70.
14. Campbell RL, Li JT, Nicklas RA et al. Members of the joint task force; practice parameter workgroup: emergency department diagnosis and treatment of anaphylaxis: A practice parameter. Ann Allergy Asthma Immunol. 2014; 113:599-608.
15. Hunt KJ, Valentine MD, Sobotka AK, Benton AW, Amodio FJ, Lichtenstein LM. A controlled trial of immunotherapy in insect hypersensitivity. N Engl J Med. 1978; 299:157-61.
16. Golden DB, Marsh DG, Freidhoff LR, Kwiterovich KA, Addison B, Kagey-Sobotka et al. Natural history of Hymenoptera venom sensitivity in adults. J Allergy Clin Immunol. 1997;100:760-6.
17. Pence H. Stinging insect allergy. Prim Care.1979: 6:587-96.

18. Freeman TM, Hylander R, Ortiz A, Martin ME. Imported fire ant immunotherapy: effectiveness of whole body extracts. J Allergy Clin Immunol. 1992;90:210-5.
19. Muller U, Helbling A, Berchtold E. Immunotherapy with honeybee venom and yellow jacket venom is different regarding efficacy and safety. J Allergy Clin Immunol.1992;89:529-35.
20. Ruëff F, Vos B, Oude Elberink J, Bender A, Chatelain R, Dugas-Breit S et al. Predictors of clinical effectiveness of Hymenoptera venom immunotherapy. Clin Exp Allergy. 2014;44(5):736-46.
21. Tankersley MS, Walker RL, Butler WK, Hagan LL, Napoli DC, Freeman TM. Safety and efficacy of an imported fire ant rush immunotherapy protocol with and without prophylactic treatment. J Allergy Clin Immunol. 2002;109:556-62.
22. Reisman RE, Lantner R. Further observations of stopping venom immunotherapy: comparison of patients stopped because of a fall in serum venom-specific IgE to insignificant levels with patients stopped prematurely by self-choice. J Allergy Clin Immunol.1989;83(6):1049-54.
23. Watanabe AS, Fonseca LA, Galvao CE, Kalil J, Castro FF. Specific immunotherapy using Hymenoptera venom: systematic review. Sao Paulo Med J. 2010;128:30-7.
24. Golden DB, Demain J, Freeman T, Graft D, Tankersley M, Tracy J et al. Stinging insect hypersensitivity: a practice parameter update 2016. Ann Allergy Asthma Immunol. 2017;118(1):28-54.
25. Graft DF, Schuberth KC, Kagey-Sobotka A, Kwiterovich KA, Niv Y, Lichtenstein LM et al. A prospective study of the natural history of large local reactions after Hymenoptera stings in children. J Pediatr. 1984;104:664-8.
26. Mauriello PM, Barde SH, Georgitis JW, Reisman RE. Natural history of large local reactions from stinging insects. J Allergy Clin Immunol. 1984;74:494-8.
27. Golden DB, Kelly D, Hamilton RG, Craig TJ. Venom immunotherapy reduces large local reactions to insect stings. J Allergy Clin Immunol. 2009;123:1371-5.
28. Sturm GJ, Varga EM, Roberts G et al. EAACI guidelines on allergen immunotherapy: Hymenoptera venom allergy. Allergy. 2018;73(4):744-64.

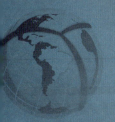

capítulo 19 Alergia a Medicamentos

Mara Morelo Rocha Felix
Maria Inês Perelló Lopes Ferreira

Conceito

As reações de hipersensibilidade a medicamentos (RHM) são os efeitos adversos de fármacos que clinicamente se assemelham a uma alergia.[1]

Essas reações são classificadas como alérgicas, apenas quando é demonstrado um mecanismo imunológico droga-específico, seja ele mediado por anticorpos ou por células T. Geralmente prefere-se o termo RHM, uma vez que, clinicamente, nem sempre é possível diferenciar uma reação alérgica de outra não alérgica.[1]

As RHM são classificadas em imediatas (RHI) ou não imediatas (RHNI), de acordo com o intervalo entre exposição à droga e início dos sintomas. As RHI ocorrem frequentemente após uma hora da administração do medicamento, mas este intervalo pode ser de até 6 horas. Na maioria das vezes são reações mediadas por IgE, mas podem ocorrer por outros mecanismos que levam à ativação dos mastócitos e basófilos, com liberação de histamina e outros mediadores inflamatórios. As RHNI, por sua vez, podem ocorrer a qualquer momento após a primeira dose do início do tratamento, mas frequentemente surgem após alguns dias e estão associadas a mecanismos alérgicos dependentes de células T.[1]

Reações imediatas

Manifestações clínicas

As RHI se apresentam como urticária, angioedema e anafilaxia.[1]

Investigação

O diagnóstico das RHM depende do fármaco envolvido e do tipo de reação (imediata ou não imediata).[2] É baseado na história clínica, exame clínico e em testes *in vivo* (testes cutâneos e testes de provocação) e *in vitro*.[2]

A hipersensibilidade IgE-mediada é avaliada por testes diagnósticos *in vivo*, que são os testes cutâneos de leitura imediata (puntura e intradérmico) e *in vitro* (dosagem de IgE específica sérica e o teste de ativação basofílica).[1] Em casos selecionados, como etapa final no processo diagnóstico, o teste de provocação (TP) pode ser necessário. Mais do que para confirmar o diagnóstico, estes testes geralmente são realizados para estabelecer uma alternativa segura de tratamento.[1]

Testes cutâneos de leitura imediata

Os testes cutâneos de leitura imediata são testes rápidos, de fácil execução e baixo custo.[3] É essencial que sejam realizados por pessoal treinado e em ambiente com suporte adequado para reversão de uma eventual reação anafilática. Estes testes não têm valor e não devem ser realizados em pacientes com história de reação não IgE-mediada grave a fármacos, como, por exemplo: pustulose exantemática generalizada aguda (PEGA), Síndrome de Stevens-Johnson/necrólise epidérmica tóxica (SSJ/NET) e Drug Reaction with Eosinophilia and Systemic Symptoms (DRESS).[3]

Os consensos sobre a realização dos testes aconselham a realização dos mesmos após 4 a 6 semanas da reação aguda de hipersensibilidade, pois o intervalo após a reação permite a resolução dos sintomas clínicos e o *clearance* da droga suspeita.[3] Algumas medicações devem ser descontinuadas antes da realização dos testes, como, por exemplo: anti-histamínicos (5 dias) e betabloqueadores (48 horas). Os glicocorticoides, se utilizados em longo prazo, devem ser evitados por 3 semanas antes dos testes e, se utilizados por curto prazo, em altas doses, devem ser evitados por 1 semana. Os pacientes devem estar sem febre e sem qualquer doença infecciosa ou inflamatória ativa.[3]

Os testes devem ser realizados na superfície volar do antebraço, iniciando-se com o teste de puntura. Aplica-se uma gota de cada reagente com distância mínima de 2 cm. As concentrações não irritativas preconizadas para a realização dos testes de puntura e teste intradérmico (TID) com medicamentos estão descritas na Tabela 19.1. Utilizam-se, ainda, controles negativo (soro fisiológico) e positivo (cloridrato de histamina – 10 mg/mL). A puntura deve ser feita com lancetas ou agulhas descartáveis e individuais para cada extrato e leitura após 15 a 20 minutos. São considerados positivos aqueles com pápulas ≥ 3 mm, na presença de controle negativo igual a zero.[3] Nos casos em que a puntura é negativa, realiza-se TID com 0,02 mL de soro fisiológico e do medicamento na concentração descrita na Tabela 19.1. O TID é considerado positivo se o tamanho da pápula inicial aumentar ≥ 3 mm após 15 a 20 minutos.[3]

Tabela 19.1 – Concentrações máximas não irritativas para testes cutâneos			
Hapteno	Puntura	TID	Contato
Benzilpenicilina	10.000 UI	10.000 UI	5%
Amoxicilina	20 mg/mL	20 mg/mL	5%
Ampicilina	20 mg/mL	20 mg/mL	5%
Cefalosporinas	20 mg/mL	20 mg/mL	5%
Cefepime	2 mg/mL	2 mg/mL	5%
Tiopental	25 mg/mL	2,5 mg/mL	NA
Propofol	10 mg/mL	1 mg/mL	NA
Quetamina	10 mg/mL	1 mg/mL	NA
Etomidato	2 mg/mL	0,2 mg/mL	NA
Fentanil	0,05 mg/mL	0,005 mg/mL	NA
Midazolam	5 mg/mL	0,5 mg/mL	NA
Morfina	1 mg/mL	0,01 mg/mL	NA
Atracúrio	1 mg/mL	0,01 mg/mL	NA
Cisatracúrio	2 mg/mL	0,02 mg/mL	NA
Rocurônio	10 mg/mL	0,05 mg/mL	NA
Vecurônio	4 mg/mL	0,4 mg/mL	NA
Pancurônio	2 mg/mL	0,2 mg/mL	NA
Heparinas	Puro	1/10	Puro
Carboplatina	10 mg/mL	1 mg/mL	NA
Oxaliplatina	1 mg/mL	0,1 mg/mL	NA
Cisplatina	1 mg/mL	0,1 mg/mL	NA
Contraste iodado	Puro	1/10	Puro
Anestésicos locais	Puro	1/10	Puro
Pirazolonas	0,1 a 2 mg/mL	0,1 a 2 mg/mL	10%
Outros AINEs	0,1 mg/mL	0,1 mg/mL	10%
IBP	Puro	40 mg/mL	10%
Anticonvulsivantes	NA	NA	10%
Clorexidina	5 mg/mL	0,002 mg/mL	1%

AINEs: anti-inflamatórios não esteroidais; IBP: inibidor de bomba de prótons; NA: não aplicável; TID: teste intradérmico.
Fonte: Adaptada de Brockow et al.[3]

Testes *in vitro*

A dosagem de triptase sérica pode ser utilizada na fase aguda da reação imediata para determinar se houve degranulação mastocitária, porém não identifica o mecanismo subjacente. Utiliza-se uma fórmula em que a elevação da triptase basal (1,2 × valor basal + 2 ng/mL) sugere mastocitose ou uma desordem clonal de mastócitos.[4]

A dosagem de IgE-específica sérica está disponível comercialmente para poucos medicamentos (principalmente aminopenicilinas) e possui baixa sensibilidade.[4] É indicada para pacientes de alto risco com hipersensibilidade imediata, como os pacientes com história de anafilaxia, antes dos testes cutâneos e do TP.[2]

O teste de ativação de basófilos (baseado na quantificação por citometria de fluxo da expressão de CD63 ou CD203c induzida por drogas) está disponível apenas em centros especializados.[4] Também teria um papel em pacientes de alto risco, antes do TP.[2] A sensibilidade e especificidade variam de acordo com o fármaco testado.[4]

Teste de provocação

O teste de provocação (TP) é definido como a administração controlada de uma droga para diagnosticar reações àquela droga, seja de natureza imunológica ou não.[5,6] É capaz de reproduzir sintomas alérgicos e outras reações adversas. É considerado o "padrão ouro" no diagnóstico, porém seu uso é limitado pela possibilidade de reações graves e incontroláveis.[5,6] Todo TP deve ser precedido de uma avaliação de risco *versus* benefício individualizado. Não deve ser realizado em pacientes de alto risco, por exemplo: infecção aguda; asma não controlada; comorbidades cardíaca, renal, hepática ou outras; ou em gestantes.[5,6] O TP nunca deve ser realizado em pacientes que tiveram reações graves a drogas, como, por exemplo: Síndrome de Stevens-Johnson/Necrólise epidérmica tóxica (SSJ/NET), *Drug reaction with eosinophilia and systemic symptoms* (DRESS), vasculite, nefrite, hepatite entre outras.[5,6]

Existem diversos protocolos para a realização dos TP, mas geralmente são feitos por via oral, de forma simples, cego controlado por placebo.[5,6] Assim como os testes cutâneos, não deve ser realizado em intervalo menor do que 4 a 6 semanas após a fase aguda da reação. O número de etapas depende do fármaco envolvido e do tipo de reação. Utiliza-se uma estratificação de risco, segundo a qual o TP pode ter um número maior ou menor de etapas de acordo com a gravidade da reação prévia (reação índice) e comorbidades. Assim o TP pode ser realizado em etapa única (100% da dose terapêutica) naqueles casos em que o paciente apresenta baixo risco de reação.[7] Quando o risco é maior, o teste pode ser realizado em três (placebo, 10% e 90% da dose total), quatro (placebo, 1%, 10% e 90%) ou até um número maior de etapas.[7] Além do número de etapas, o intervalo entre as etapas é importante, podendo ser entre 30 e 90 minutos, mas não devendo ser menor que 18 minutos.

É importante diferenciar o TP, que é um procedimento diagnóstico, da dessensibilização, que é um procedimento terapêutico.[8] A dessensibilização é realizada quando o paciente possui uma hipersensibilidade confirmada ou altamente suspeita a um medicamento, e necessita daquele fármaco para seu tratamento.[8] Ela é realizada em número de etapas muito maior em relação ao TP, geralmente 12 etapas, e um intervalo entre as etapas de 15 minutos, que permite a dessensibilização de mastócitos e basófilos.[8]

Alguns cuidados devem ser tomados no TP:

- Realização em ambiente hospitalar adequado para o tratamento de emergências.
- Equipe treinada para o reconhecimento e tratamento de qualquer reação adversa.
- Observação por pelo menos uma hora após a última etapa do TP.
- Todos os pacientes devem assinar um termo de consentimento livre e esclarecido, contendo os benefícios e riscos do TP.[9]

Reações não imediatas

Manifestações clínicas

A maioria das RHNI é mediada por células T, envolve a pele, é heterogênea e pode ser grave ou não. Os diferentes fenótipos exibem lesões elementares variadas, padrões de distribuição distintos e períodos de latência característicos que refletem diferentes mecanismos patológicos. (Quadros 19.1 e 19.2).[10]

Quadro 19.1 – Reações não imediatas: características clínicas por fenótipo			
Fenótipo	**PL (dias)**	**Lesão primária**	**Distribuição**
EMP	4-14 dias	Eritema mácula-pápula	Disseminada
U/AE	2 a 3 dias	Placas urticadas	Disseminada
DCA	2 a 3 dias	Eritema pápula-vesícula	Variável
Fotoalergia	Dias a anos	Eritema pápula-vesícula	Fotoexpostas
EPF	30 m até 8 h	Placa eritematosa oval	Oral genitália
SDRIFE	Até 7 dias	Eritema marcado	Intertrigo flexuras

Continua...

222 Manual Prático de Alergia e Imunologia – ASBAI

Quadro 19.1 – Reações não imediatas: características clínicas por fenótipo – continuação

Fenótipo	PL (dias)	Lesão primária	Distribuição
DRESS	15-60 dias	Máculas pápulas pústulas	Face, tronco
EM	Dias a semanas	Lesões em alvo típico	Mucosa MMSS
SSJ/NET	4-28 dias	Máculas purpúricas-alvo	Mucosa isoladas confluentes
PEGA	1-12 dias	Pústulas não foliculares	Face e intertrigo

DCA: dermatite de contato alérgica; DRESS: *drug reaction with eosinophilia and systemic symptons*; EM: eritema multiforme; EMP: exantema maculopapular; EPF: erupção pigmentar fixa; MMIIs: membros inferiores; MMSS membros superiores; PL: período de latência; SDRIFE: *symmetrical drug reaction with intertriginous flexural exantema*. SSJ/NET: síndrome de Stevens-Johnson/ necrólise epidérmica tóxica; U/AE: urticária e angioedema.
Fonte: Adaptado de Knut Brockow et al.[10]

Quadro 19.2 – Reações não imediatas: fenótipos, drogas e mecanismos patológicos

Fenótipo	Mecanismo	Medicamentos
Exantema maculopapular	Tipo IVb	Betalactâmicos, AINEs
Urticária/angioedema	Tipo III/PSA	Betalactâmicos, AINEs
Dermatite contato alérgica	Tipo IV a+ c	Neomicina, clorexidina
Fotoalergia	Tipo IVa + c (UV)	AINEs, antibióticos
Eritema pigmentar fixo	Tipo IVc	AINEs sulfas
Pênfigo por drogas	Tipo II	Captopril
Vasculite por droga	Tipo II /III	Betalactâmicos AINEs sulfas
SDRIFE	Tipo IV a+c	Betalactâmicos
Eritema multiforme	Tipo III + IVc	Herpes-vírus ACA ATB
EPFBG	Tipo IV c	AINEs sulfas
SSJ/NET	Tipo IV c	Sulfas oxicans alopurinol ACA
DRESS	Tipo IV a+c	ACA, ATB, AINE ALO, ABC,
PEGA	Tipo IVd	ATB, hidroxicloroquina diltiazem

ABC: abacavir; ACA: anticonvulsivante aromático; AINEs: anti-inflamatórios não esteroidais; ALO: alopurinol; ATB: antibióticos; BL: betalactâmicos.
Fonte: Adaptado de Knut Brockow et al.[10]

Reações não graves

O exantema maculopapular (EMP) é a manifestação mais frequente e aparece em geral entre o 1º e 3º dias de uso do medicamento, tem evolução benigna e resolução antes da 2ª semana com descamação. A urticária e angioedema tardios têm fisiopatologia discutida que pode envolver ativação mastocitária por imunocomplexos e ativação do complemento relacionada ou não à doença do soro. Na dermatite de contato por drogas em sua forma localizada ou sistêmica (Síndrome de Baboon) há sensibilização cutânea prévia. Em sua variante com etiologia medicamentosa, *a Symmetrical Drug Reaction with Intertriginous Flexural Exantema* (SDRIFE) não há sensibilização cutânea prévia. A dermatite por fotossensibilidade ocorre na dependência da exposição aos raios UVA/UVB, acomete áreas fotoexpostas e pode ter causa imunológica ou não. A erupção pigmentar fixa (EPF), com típicas lesões eritematosas, violáceas arredondadas ou ovaladas com hiperpigmentação residual em pele ou mucosas oral e/ou genital encimadas ou não por bolhas.[11]

Reações graves

Algumas reações não imediatas foram coletivamente chamadas de farmacodermias graves pelo *Regiscar Study* que é um grupo de estudo internacional que registra e coleta material biológico de casos de SSJ/NET, DRESS, pustulose exantemática generalizada aguda (PEGA) e erupção pigmentar fixa bolhosa generalizada (EPFBG). São reações complexas e com fisiopatologias ainda não totalmente elucidadas que podem ter suscetibilidade genética relacionada com o sistema *Human Leukocyte Antigens* (HLA) e apresentam risco de morte ou sequelas imediatas ou tardias.[12] A presença de *rash* febril em pacientes que usam medicamentos altamente relacionados a reações graves deve levantar suspeita. O longo período de latência característico destas reações e a presença de sinais prodrômicos sugestivos de infecção viral podem levar ao uso de medicamentos sintomáticos confundindo a real etiologia do quadro.[12]

A síndrome DRESS tem envolvimento multissistêmico, critérios diagnósticos bem definidos e escore de validação que pontua a probabilidade.[12] Faz diagnóstico diferencial com doenças infecciosas autoimunes e inflamatórias. Embora suas manifestações cutâneas sejam pleomórficas (placas urticariformes, pústulas, vesículas e bolhas), o acometimento da superfície corporal > 50%, eritema infiltrado, descamação, púrpura e edema centrofacial são característicos.[13] Recentemente a púrpura em membros inferiores se correlacionou positivamente com escores de gravidade.[14]

DRESS e SSJ/NET podem-se apresentar inicialmente como EMP sendo importante observar sinais clínicos ou laboratoriais de alerta para as farmacodermias graves (Tabela 19.2).[1]

O eritema difuso que caracteriza o quadro inicial da SSJ/NET por vezes confundido com EMP, rapidamente, evolui com lesões maculares purpúricas, alvos atípicos. A pele é dolorosa ao toque e pode descolar com pressão lateral, sinal de Nikolsky. O exame completo da superfície corporal em busca de bolhas e de erosões das mucosas oral, oftálmica, genital é mandatório. Teve critérios definidos por Bastujii Garin quando foi separado do eritema multiforme (EM) mais relacionado à infecção (herpes-vírus ou

Tabela 19.2 – Sinais de alerta para reações cutâneas graves

Sinais de alerta	Investigar sinais	Diagnóstico
Início súbito de sinais em múltiplos órgãos	Queda na PA	Choque anafilático
Dispneia inspiratória Disfonia Sialorreia		Edema de laringe
Pele dolorosa Lesões em alvo Erosões de mucosa	Bolhas cutâneas Sinal de Nikolsky Hemograma Função renal	SSJ/NET
Febre ≥ 38ºC Extensão > 50% SC Edema centrofacial	Linfoadenopatia Hemograma Hepatograma Função renal	DIHS/DRESS
Lesões papulares infiltradas Necrose	Hemograma Função renal Complemento sérico	Vasculite

DIHS/DRESS: *drug induced hypersensitivity syndrome/drug reaction with eosinophilia and systemic symptons*; SSJ/NET: síndrome de Stevens-Johnson/necrólise epidérmica tóxica.
Fonte: Adaptada de Pascal Demoly et al.[1]

Mycoplasma pneumoniae) que apresenta lesões cutâneas em alvo típicas, distribuição acral e menor envolvimento de mucosas. Em sua variante major pode ser confundido com SSJ, apresentar lesões em alvo atípico, maior comprometimento do estado geral e etiologia por drogas.[12]

Um subfenótipo de SSJ com etiologia comprovada por *Mycoplasma pneumoniae*, envolvimento cutâneo discreto e mucoso exuberante foi recentemente descrito como uma entidade distinta, Mycoplasma Induced Rash and Mucositis (MIRM), com características fisiopatológicas distintas e bom prognóstico.[15]

A presença de *rash* febril com pústulas não foliculares sobre base eritematosa preferencialmente em regiões flexurais associadas à neutrofilia > 7.000/mm^3 sugere PEGA.[12]

Na EPF, exposições inadvertidas podem reativar lesões antigas e somar novas lesões. Em sua forma generalizada quando atinge 3 dos 6 sítios seguintes (cabeça incluindo pescoço, troncos anterior e posterior MMSS MMII e genitália) denomina-se EPFBG, recentemente integrada ao rol das farmacodermias graves.[16]

Investigação

Há diferenças regionais na investigação das reações de hipersensibilidade a drogas e falta de padronização de métodos e concentrações dos testes que tornam difíceis as comparações entre os diversos centros em todo o mundo tanto para RHI, quanto para RHNI.[17]

A definição do(s) medicamento(s) envolvido(s) é o passo inicial para a programação dos testes. Para isso, a confecção de uma linha do tempo, aplicação de algoritmos de causalidade e a aplicação do questionário European Network on Drug Allergy (ENDA) são fundamentais para a caracterização do fenótipo.[11]

A investigação das RHNI (hipersensibilidade tipo IV) pode ser feita por testes *in vivo*, como contato ou TID de leitura tardia, que auxiliam na investigação da etiologia e mecanismo imunológico por meio da identificação de células T memória droga-específicas. Podem ser seguidos ou não de TP e/ou laboratoriais *in vitro/ex vivo*.[11]

Os testes devem ser realizados pelo menos 4 semanas (6 meses em DRESS) após a completa resolução da reação. Por não saber por quanto tempo os testes cutâneos permanecem positivos após reações não imediatas, recomenda-se que sejam realizados no primeiro ano após a reação, apesar de a literatura relatar testes positivos muitos anos após as reações.[17]

Testes de contato

O teste de contato (TC) é considerado ferramenta diagnóstica segura mesmo em reações graves, pode ser preparado a partir de qualquer apresentação da droga.[18] Sua sensibilidade varia com o fenótipo e droga envolvidos (Tabela 19.3).

As concentrações não irritativas máximas estão definidas na literatura para muitas drogas.[3] A preparação comercial para TC está disponível comercialmente para poucos fármacos no Brasil. Por isso, muitas vezes recorre-se à manipulação do teste a partir do princípio ativo (10%) ou da maior concentração da preparação comercial disponível (30%) seguindo as diretrizes da European Society Contact Dermatitis (*ESCD*). Neste último caso, a concentração do ingrediente ativo (IA) pode variar entre 2% a 16%, e a possibilidade de reação irritativa e/ou aos excipientes deve ser excluída com a testagem de 10 a 20 controles negativos e/ou excipientes. A busca pelas referências da literatura de concentrações não irritativas deve ser sempre feita, visto que algumas drogas têm limiar de irritação mais baixo. Embora o veículo mais utilizado seja a vaselina, melhores resultados em veículo aquoso ou alcóolico podem ser vistos para algumas drogas. A sensibilidade do teste pode depender do fenótipo e da droga testada, sendo melhor para anticonvulsivantes, aminopenicilinas e radiocontrastes, enquanto o alopurinol tipicamente dá resultados negativos. A escolha da droga relevante para aquela reação, a técnica de oclusão e os tempos de leitura devem ser rigorosos pois podem ter impacto direto no resultado do teste.[18]

A segurança dos TC com drogas tem sido comprovada mesmo em reações graves, entretanto excepcionalmente pode reproduzir a reação especialmente com carbamazepina, pseudoefedrina e com tuberculostáticos em pacientes com HIV e durante a fase de reativação viral no DRESS.[19] Em farmacodermias graves preconiza-se aplicar os testes em etapas, com aumento progressivo das concentrações até a concentração máxima não irritativa.[19,20]

Um teste positivo auxilia na confirmação da etiologia, entretanto, se negativo, não permite afastar a culpabilidade da droga. Sempre que possível diante de um teste de contato negativo deve-se proceder ao TID, e se este também for negativo pode-se fazer o TP, considerando-se as contraindicações em reações graves (Tabela 19.3).

Teste intradérmico de leitura tardia

A padronização do TID foi tema de estudo multicêntrico do ENDA para padronização da técnica, volume injetado e tamanho de pápula inicial e leitura final. Estabeleceu-se para padronização o uso de seringas de 5 ou 10 mL, agulhas com calibre de 27 a 30, ajuste padronizado da dose, volume injetado de 0,02 mL para formação de pápula de 5 mm. Ressalta-se que concentrações não irritativas máximas utilizadas foram definidas para testes para reação imediata e podem ser insuficientes para estímulo de célula T, o que pode diminuir a sensibilidade do teste. Os testes de puntura em RHNI estão sempre no contexto de fase preliminar do TID, e eventualmente resultados positivos (eritema e infiltração) podem ser vistos após 24 a 48 horas no EMP, SDRIFE, BABOON, PEGA e DRESS.[21] Os preparos para testes cutâneos de leitura tardia e utilidade estão descritos respectivamente no Quadro 19.3 e na Tabela 19.3.

Quadro 19.3 – Preparo e técnica para testes cutâneos com drogas	
Testes cutâneos de leitura tardia	
Esperar 4-6 semanas após resolução total (6 meses na DRESS)	
Evitar corticosteroide sistêmico/imunossupressores por 30 dias	
Evitar corticosteroide tópico no local do teste por 7 dias	
TC com drogas	**TID de leitura tardia**
Evitar exposição ao sol por 15 dias	Controle negativo com salina
Local: dorso e lesão residual em EPF	Superfície volar do antebraço
Leituras 48, 96 h e 7 dias	Leituras 24, 48 e 72 h
Leitura em cruzes (IRCDG)	Puntura (eritema/infiltração) 24/48 h
+/- só eritema (duvidoso) + eritema pápula++ eritema pápula vesícula +++ eritema pápula vesículas confluentes	TID induração, eritema/edema até 72 h

IRCDG: International Research of Contact Dermatitis Group; TC: teste de contato; TID: teste intradérmico.

Tabela 19.3 – Reações não imediatas: sensibilidade dos testes *in vivo* por fenótipos				
Fenótipo	**TC**	**Puntura**	**TID**	**TP oral**
EMP	10%-40%	Potencial útil	Potencial útil	TC neg/bx risco
Eczema	Útil	Potencial útil	Potencial útil	TC negativos
Baboon/SDRIFE	52%-82%	Potencial útil	Potencial útil	TC negativos
EPF	até 40%	Desconhecido	Desconhecido	TC negativos
Fotoalérgica	(UVA5J) 48h	Sem valor	Sem valor	Valor com UVA
PEGA	Até 58%	Desconhecido	Potencial útil	Contraindicado
DRESS	32% a 68%	Incerto	Segurança	Contraindicado
SSJ/NET	Até 30%	Contraindicado	Contraindicado	Contraindicado

TC: teste de contato; TID: teste intradérmico; TP: teste de provocação; UVA: raios ultravioleta A.

Teste de provocação

Contraindicado em reações graves, o TP é a etapa final da investigação de RHNI não graves quando os testes cutâneos forem negativos para confirmar ou excluir o envolvimento da droga. Entretanto, não há consenso quanto às concentrações iniciais, intervalo entre as doses, número de etapas e tempo de uso da droga na provocação.[21]

Testes *in vitro/ex vivo*

Nas últimas décadas alelos do HLA têm sido relacionados ao risco de desenvolvimento de reações graves do fenótipo e droga-específicas. Tais polimorfismos nas moléculas do HLA têm sido apontados como elemento- chave na fisiopatologia das farmacodermias graves. Entretanto, não são necessários nem suficientes para que a reação ocorra, uma vez que existam pacientes carreadores de alelos de risco e tolerantes à droga. A sensibilidade da tipificação HLA em farmacodermias graves está ligada à frequência do alelo em determinados grupos populacionais. Estudos de custo- efetividade dão suporte à recomendação de rastreio de indivíduos suscetíveis para prevenção de casos em algumas populações. As relações droga, fenótipo e alelo de risco podem auxiliar o diagnóstico etiológico em pacientes que desenvolvem reações graves em uso de polifarmácia.[2]Os testes *in vitro/ ex vivo* carecem de validação para drogas e fenótipos. Tem vantagem da segurança e possibilidade de testagem de várias drogas simultaneamente. O racional é expor as células mononucleares periféricas do paciente sensibilizado a concentrações não irritativas da droga. Os ensaios podem ser de linfoproliferação, como Lymphocyte Transformation Test (LTT) em que se mede a proliferação de células de memória. O sobrenadante da cultura pode ser estudado quanto à presença de citocinas pelo Enzyme-Linked

Immunosorbent Assay (ELISA). A citometria de fluxo pode identificar marcadores de ativação celular, como os CD69, CD71 em células de memória do paciente e ainda identificar marcadores de citotoxicidade, como granzimas e granulosinas. O Enzyme-Linked Immunosorbent Spot (ELISPOT) mede o número de unidades formadoras de SPOT, refletindo a secreção celular de citocinas pelas células do paciente sensibilizado. O *cyto-LTT* associa ensaios de proliferação IL-5, IL-13, IFNγ e citotoxicidade, como granzima B e granulosina, tem melhorado a sensibilidade diagnóstica especialmente em SSJ/NET. A combinação de métodos é recomendável. Entretanto, o valor preditivo negativo baixo não permite a reexposição segura à droga.[4]

◗ **Abordagem terapêutica**

A primeira conduta diante da suspeita de uma RHM é suspender a exposição ao medicamento.[1] O tratamento deverá ser realizado de acordo com a síndrome clínica apresentada pelo paciente. Em caso de urticária, o paciente pode ser tratado com anti-histamínico de 2ª geração. Uma anafilaxia deve ser tratada com adrenalina IM, conforme indicam os consensos. O único tratamento específico para RHM é a dessensibilização.[8]

O tratamento das RHNI não graves é sintomático com uso de anti-histamínicos de 2ª geração, corticoide tópico e eventualmente corticoide oral. Nas formas graves o tratamento varia com o fenótipo. O SSJ/NET requer tratamento de suporte com reposição de volume e eletrólitos cuidados locais com as feridas e atenção precoce às mucosas para evitar sequelas tardias. O tratamento farmacológico não é consensual *(corticoide, imunoglobulina intravenosa* – IGIV, ciclosporina, plasmaférese, acetilcisteína ou drogas anti-TNF-α). Em DRESS a pedra angular é o uso de corticoide por longos períodos por vezes associado de IGIV e medicação antiviral. Há relatos de sucesso com uso de ciclosporina e mepolizumabe. A EPFBG pode ter boa resposta ao curso rápido de corticoterapia oral, e a PEGA em geral evolui sem necessidade de corticoide. O seguimento por período de 5 anos para o DRESS é mandatório pela possibilidade de complicações autoimunes e evolução com hipersensibilidade a múltiplas drogas.[12]

Tabela 19.4 – Reações não imediatas: associação a fenótipos droga-HLA							
Fenótipo	**Droga**	**HLA**	**Etnia**	**Rastreio**	**VPP (%)**	**VPN (%)**	**NTT**
DRESS	VAN	A*32:01	Eur 6,8% Afro Am 4% SE Ásia < 1,5%	Preventivo	99	0,51	75
DILI	FCX	B*57:01	Cauc 5%-8% Afro-Am 2,5% Afro/Ásia < 1%	não	99	0,14	13 819

Continua...

Tabela 19.4 – Reações não imediatas: associação a fenótipos droga-HLA – continuação

Fenótipo	Droga	HLA	Etnia	Rastreio	VPP (%)	VPN (%)	NTT
HS ABC	ABC	B*57:01	Cauc 5%-8%	HIV +	100	55	13
SSJ NET DRESS	ALO	B*58:01	Chin Han 9-11% Eur 1%-6%	Não	100	3	250
SSJ/NET	CBZ	A*15:02	Chin Han 10-15%	Sudeste Asiático	100	3	1.000
DRESS	DPS	B*13:01	Pap/Aust/Abor 28% Chin 2%-20% Japão 1,5% Indian 1%-12%	Países alta prevalência lepra	99,8	7,8	84

ABC: abacavir; ALO: alopurinol; CBZ: carbamazepina; DPS: dapsona; FCX: flucloxacilina; VAN: vancomicina; DRESS: *Drug induced hypersensitivity syndrome/Drug reaction with eosinophilia and systemic symptons*; DILI : *Drug induced liver injury*; SSJ/NET: síndrome de Stevens-Johnson/necrólise epidérmica tóxica. Afro/Ásia: África/Ásia; Afro-Am: Afro-americanos; Cauc: Caucasianos; Chin: chineses; Chin Han: Chineses Han; Eur: Europeus; Pap/Aust/Abor: Papuans Australian Aborigenes; SE asiático: Sudeste asiático.
Fonte: Adaptada de Copaescu A *et al.*[11]

Referências bibliográficas

1. Demoly P, Adkinson NF, Brockow K, Castells M, Chiriac AM, Greenberger PA, et al. International Consensus on drug allergy. Allergy. 2014;69(4):420-37.
2. Mayorga C, Fernandez TD, Montañez MI, Moreno E, Torres MJ. Recent developments and highlights in drug hypersensitivity. Allergy. 2019;74(12):2368-81.
3. Brockow K, Garvey LH, Aberer W, Atanaskovic-Markovic M, Barbaud A, Bilo MB, et al. Skin test concentrations for systemically administered drugs - an ENDA/EAACI Drug Allergy Interest Group position paper. Allergy. 2013;68(6):702-12.
4. Mayorga C, Celik G, Rouzaire P, Whitaker P, Bonadonna P, Rodrigues-Cernadas J et al. In vitro tests for drug hypersensitivity reactions: an ENDA/EAACI Drug Allergy Interest Group position paper. Allergy. 2016;71(8):1103-34.
5. Aberer W, Bircher A, Romano A, Blanca M, Campi P, Fernandez J et al. Drug provocation testing in the diagnosis of drug hypersensitivity reactions: General considerations. Allergy. 2003;58(9):854-63.
6. Soyer O, Sahiner UM, Sekerel BE. Pro and contra: provocation tests in drug hypersensitivity. Int J Mol Sci. 2017;18(7):1437.
7. Romano A, Atanaskovic-Markovic M, Barbaud A, Bircher A, Brockow K, Caubet J et al. Towards a more precise diagnosis of hypersensitivity to beta-lactams – an EAACI position paper. Allergy. 2019; 10.1111/all.14122.
8. Ensina LF, Felix MMR, da Cunha FS, Caubet JC. Desensitization to drugs in children. Allergol Immunopathol (Madr). 2022 Mar 1;50(2):48-57.
9. Aun MV, Malaman MF, Felix MMR, Menezes UP, Queiroz G, Rodrigues AT et al. Testes in vivo nas reações de hipersensibilidade a medicamentos - Parte II: testes de provocação. Arq Asma Alerg Imunol. 2019;3(1):7-12.
10. Brockow K, Ardern-Jones MR, Mockenhaupt M, Aberer W, Barbaud A, Caubet JC et al. EAACI position paper on how to classify cutaneous manifestations of drug hypersensitivity. Allergy. 2019 Jan;74(1):14-27.
11. Copaescu A, Gibson A, Li Y, Trubiano JA, Phillips EJ. An updated review of the diagnostic methods in delayed drug hypersensitivity. Front Pharmacol. 2021 Jan 12;11:573573.

12. Paulmann M, Mockenhaupt M. Severe drug-induced skin reactions: clinical features, diagnosis, etiology, and therapy. J Dtsch Dermatol Ges. 2015 Jul;13(7):625-45.

13. Kardaun SH, Mockenhaupt M, Roujeau JC. Comments on: DRESS syndrome. J Am Acad Dermatol. 2014 Nov;71(5):1000-1000.e2.

14. Takei S, Hama N, Mizukawa Y, Takahashi H, Miyagawa F, Asada H, Abe R. Purpura as an indicator of severity in drug-induced hypersensitivity syndrome/drug reaction with eosinophilia and systemic symptoms: evidence from a 49-case series. J Eur Acad Dermatol Venereol. 2022 Apr;36(4):e310-e313.

15. Canavan TN, Mathes EF, Frieden I, Shinkai K. Mycoplasma pneumoniae-induced rash and mucositis as a syndrome distinct from Stevens-Johnson syndrome and erythema multiforme: a systematic review. J Am Acad Dermatol. 2015 Feb;72(2):239-45. doi: 10.1016/j.jaad.2014.06.026. PMID: 25592340.

16. Patel S, John AM, Handler MZ, Schwartz RA. Fixed Drug Eruptions: An Update, Emphasizing the Potentially Lethal Generalized Bullous Fixed Drug Eruption. Am J Clin Dermatol. 2020 Jun;21(3):393-9.

17. Phillips EJ, Bigliardi P, Bircher AJ, Broyles A, Chang YS, Chung WH et al. Controversies in drug allergy: Testing for delayed reactions. J Allergy Clin Immunol. 2019 Jan;143(1):66-73.

18. de Groot AC. Patch testing in drug eruptions: practical aspects and literature review of eruptions and culprit drugs. Dermatitis. 2022 Jan-Feb 01;33(1):16-30.

19. Perelló MI, de Maria Castro A, Nogueira Arraes AC, Caracciolo Costa S, Lacerda Pedrazzi D, Andrade Coelho Dias G et al. Severe cutaneous adverse drug reactions: diagnostic approach and genetic study in a Brazilian case series. Eur Ann Allergy Clin Immunol. 2022 Sep;54(5):207-217. doi: 10.23822/EurAnnACI.1764-1489.193. Epub 2021 Mar 16. PMID: 33728835.

20. de Groot AC. Patch testing in drug reaction with eosinophilia and systemic symptoms (DRESS): a literature review. Contact Dermatitis. 2022 Jun;86(6):443-79.

21. Barbaud A, Romano A. Skin testing approaches for immediate and delayed hypersensitivity reactions. Immunol Allergy Clin North Am. 2022 May;42(2):307-22.

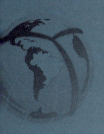

capítulo 20 Reações de Hipersensibilidade a Vacinas

Clarissa Morais Busatto Gerhardt
Cláudia França Cavalcante Valente

Introdução

A vacinação foi a medida implementada na saúde pública de maior êxito para a redução da morbimortalidade de doenças imunopreveníveis no Brasil e no mundo. Segundo a Organização Mundial de Saúde (OMS), a imunização previne 5 milhões de mortes infantis anualmente.[1]

As reações de hipersensibilidade a vacinas são raras, e a mais temida é a anafilaxia. O risco de reações anafiláticas ou de hipersensibilidade imediata às vacinas varia em torno de 1 a 10 para 1.000.000 de doses aplicadas e ocorreem pessoas alérgicas aos componentes vacinais.[2] Os demais tipos são ainda mais raros e não são mediados por IgE.

Tipos de reação

- Reações de hipersensibilidade do tipo I, mediadas por IgE, manifestam-se, frequentemente, em alérgicos, geralmente nos primeiros minutos após a aplicação da vacina, podendo ocorrer em até 4 horas e manifestam-se com uma ou várias combinações de sintomas, como urticária e angioedema, sintomas respiratórios, sintomas gastrointestinais ou hipotensão. Casos de anafilaxia podem ser potencialmente fatais, caso não sejam medicados rapidamente.[3,4]

- Reações de hipersensibilidade do tipo II: decorrem da fixação de anticorpos IgM e IgG às células do organismo, levando à sua lise pelos sistemas complemento e de linfócitos que se fixam a eles. Quando se fixam à bainha de mielina dos nervos podem causar a síndrome de Guillain-Barré ou encefalomielite disseminada aguda. Outro protótipo de reação é a púrpura trombocitopênica autoimune.

- Reações de hipersensibilidade tipo III: são provocadas pela formação de complexos imunes, levando à vasculite e à necrose tecidual no local de aplicação. Um tipo de reação local seria o fenômeno de Arthus, que pode ocorrer após multidoses da mesma vacina em 24 a 72 horas após a aplicação, e apresenta duração de 2 a 3 dias. É caracterizado por dor, edema, induração local, podendo agravar com ulceração ou necrose. Outro exemplo é a doença do soro que ocorre sistemicamente com erupções cutâneas, artrite, febre, linfadenopatia e inapetência por 1 a 2 semanas.

- Reações de hipersensibilidade tipo IV: são muito raras e tardias, iniciadas por leucócitos mononucleares, causando inflamação e resposta celular (por meio de linfócitos T, monócitos e macrófagos) em 48 a 72 horas após a exposição do antígeno. Podem ser locais, como eczema no sítio de aplicação ou generalizadas, como eczema em todo o corpo, eritema polimorfo, síndrome de Stevens-Johnson (SSJ) e necrólise epidérmica tóxica (NET).[5]

🔖 Componentes vacinais implicados

Alergia à proteína do ovo

Algumas vacinas são cultivadas em ovos embrionados ou em cultura de fibroblastos de galinha, contendo baixas quantidades de ovoalbumina. Essa quantidade pode variar entre 0,06 e 0,42 mg/mL, e está presente nas vacinas de febre amarela, *influenza*, vacina de sarampo, caxumba e rubéola e de raiva.[6]

Estudos demonstram segurança na aplicação das vacinas de *influenza*, raiva e sarampo, caxumba e rubéola, por conterem ínfima quantidade da proteína do ovo (menores que 1,2 mg/mL) e não configurarem risco aos alérgicos a essa proteína alimentar. Não é necessária nenhuma medida adicional, além das recomendadas para qualquer vacina. No entanto, pacientes com anafilaxia ao ovo devem receber a vacina em local onde haja supervisão de profissional de saúde habilitado a conduzir casos de reações alérgicas.[4]

Com relação à vacina de febre amarela, por conter maiores níveis de ovoalbumina, o risco é relativamente maior, comparado a outras vacinas (de 0,42 a 1,8/100.000 doses).[6] Porém, com o avanço da doença em território nacional, os benefícios de sua aplicação superam os riscos, e já existem protocolos seguros para a sua aplicação, incluindo os alérgicos graves à proteína do ovo.[7] Portanto, deve-se encaminhar este paciente para avaliação do alergista com o intuito de realizar testes diagnósticos que demonstrem sensibilização à proteína do ovo ou à vacina e avaliar a necessidade de dessensibilização.[8]

Alergia à proteína do leite

Algumas vacinas, como as acelulares para difteria, tétano e coqueluche, e a tríplice viral para sarampo, caxumba e rubéola do Laboratório *Serum Institute of India* Ltda podem conter nanogramas de caseína bovina e de alfalactoalbumina, respectivamente, utilizadas como estabilizantes.[6,9]

Reações anafiláticas são raras e, nos casos das vacinas acelulares, em sua maioria, causadas pelo componente toxoide. Essas vacinas devem ser administradas com cautela na população de alérgicos ao leite, com risco aumentado de reação nas doses subsequentes.[6]

No caso da vacina de sarampo, caxumba e rubéola, recomenda-se a troca da vacina por outro fabricante, que não contenha proteínas do leite.[9]

Alergia aos estabilizantes

A gelatina, devido à sua propriedade espessante, é utilizada como estabilizante de várias vacinas, como *influenza*, varicela, tríplice viral, *pertussis*, poliomielite, raiva, febre tifoide, febre amarela, Lyme e cólera. Alimentos que contêm gelatina podem causar sensibilização prévia e provocar reação alérgica ao receber a vacina.[3] Pacientes com alergia ao alpha-gal também devem ser avaliados com cautela.[4]

Alergia aos conservantes

O timerosal e o 2-fenoxietanol são usados em frascos multidose de vacinas para prevenir o crescimento bacteriano. O timerosal contém etilmercúrio e é utilizado em vacinas inativadas. Alérgicos a timerosal costumam tolerar a vacina, com a presença de reação local transitória em até 20% dos casos, não constituindo uma contraindicação.[6] O 2-fenoxietanol não foi associado a reações de hipersensibilidade.[3] Atualmente, há opções sem o timerosal para todas as vacinas.

Alergia aos adjuvantes

O hidróxido de alumínio e o fosfato de alumínio são os adjuvantes mais comumente utilizados para aumentar a resposta imune às vacinas. Nenhuma reação de hipersensibilidade imediata foi documentada com esses componentes. No entanto, alergia de contato e pequenos granulomas ou nódulos persistentes no local podem ocorrer e podem durar por vários meses ou até anos. Outro adjuvante que pode ser utilizado é o esqualeno, que já foi associado a reações mediadas por IgE.[3]

Alergia aos antimicrobianos

Algumas vacinas virais, como tríplice viral, varicela, pólio oral e inativada, podem conter traços de antibióticos (neomicina, gentamicina, polimixina B e estreptomicina), para evitar contaminação bacteriana e fúngica na manufatura. Não há relato de reação de hipersensibilidade imediata na literatura. A neomicina é importante causa de reação de hipersensibilidade tardia (dermatite de contato), o que não é contraindicação à vacinação.[10]

Alergia a fungos (leveduras)

As vacinas Hepatite B e HPV (papilomavírus humano) são cultivadas em meio de levedura, *Saccharomyces cerevisiae*, e podem conter resíduos de fungos. As reações adversas são raras.[11]

Alergia aos antígenos vacinais

O antígeno vacinal pode ser a causa de uma reação de hipersensibilidade, mas é raro, tendo sido relatado na literatura reações ao toxoide tetânico, aos antígenos pneumocócicos, à hepatite B e, mais recentemente, anafilaxia ao componente diftérico CRM 197 na vacina conjugada pneumocócica 13 valente.[12]

Alergia ao látex

O látex pode estar presente no frasco da vacina, na seringa e nas luvas do profissional de saúde da sala de vacina. Assim, o látex é uma causa possível de reação de hipersensibilidade tipo I grave à vacina. Para o paciente sabidamente alérgico ao látex, orienta-se ler a bula da vacina. Atualmente, a maioria das vacinas já tem o frasco sem látex.[3]

Alergia ao polietilenoglicol e ao polissorbato 80

O polietilenoglicol (PEG) e o polissorbato são polímeros hidrofílicos do óxido de etileno e são utilizados em medicamentos, cosméticos, produtos industriais e alimentos. Na nomenclatura vem acompanhado de um número que designa o peso molecular ou o número médio de moléculas de óxido de etileno (p. ex., PEG 4.000 ou polissorbato 80). Pode ser chamado de Macrogol. O PEG 2.000 foi utilizado nas vacinas de Covid-19 de tecnologia de RNA recombinante (Pfizer-BioNtech e Moderna), e o polissorbato 80, nas vacinas de vetor viral (Janssen, Oxford/AstraZeneca e Gamaleya Research Inst.). Com a vacinação de grande número de pessoas na pandemia, ocorreram casos de anafilaxia relacionados às vacinas de Covid-19 de RNA mensageiro, com casos ocorrendo entre 15 a 30 minutos após a vacinação. O mecanismo de reação ao PEG não está bem esclarecido até o momento, estas moléculas têm alto peso molecular, já foram encontrados anticorpos IgE ao PEG, assim como já foi demonstrada capacidade de ativação do complemento *in vitro*. Os polissorbatos são derivados do PEG, mas têm peso molecular bem menor. Foram elaborados protocolos que orientam o questionamento do paciente quanto a antecedente de anafilaxia a qualquer agente causal e se é sabidamente alérgico ao polissorbato ou qualquer apresentação do PEG, para estratificação de risco e seguimento de protocolo específico. Várias outras vacinas, como hepatite A, *Influenza*, HPV e DTP, já continham polissorbato 80.[13-15]

Investigação

Quadro clínico

Quando houver a suspeita de reação de hipersensibilidade a uma vacina, a avaliação deve ser feita por especialista em alergia e imunologia.

É essencial a determinação se a relação entre o evento adverso e a vacina é causal ou apenas temporal.[3,10,11]

A investigação inicia com uma história clínica detalhada,[16] ressaltando os seguintes pontos descritos no Quadro 20.1.

Quadro 20.1 – História clínica de reação de hipersensibilidade a vacinas

1. Descrição clara dos sintomas:
    a. Sintomas IgE mediados: urticária e/ou angioedema; rinoconjuntivite; broncoespasmo; hipotensão; sintomas gastrointestinais.
    b. Sintomas não IgE mediados: *rash* maculopapular; urticária de início tardio; eritema multiforme; dor articular; púrpura.

2. Tempo de início dos sintomas
3. Exposição a outros possíveis alérgenos
4. Necessidade de atendimento hospitalar, medicações utilizadas
5. Duração dos sintomas, tempo de resolução dos sintomas
6. História vacinal anterior
7. História de atopia, doenças alérgicas
8. Laboratório produtor da vacina e lote
9. Descrição dos componentes da bula da vacina

Testes diagnósticos

Os testes diagnósticos serão realizados segundo a suspeita do mecanismo imunológico envolvido:

Reações IgE-mediadas

- *Prick test* com a vacina sem diluição (1:1). Em caso de reação anafilática grave, iniciar o *prick test* com a vacina diluída 1:10. Aplicar controles positivo e negativo.
- Teste intradérmico com 0,02 mL da vacina diluída a 1:100, se *prick test* negativo.
- *Prick test* com os componentes da vacina que possam causar reação (ovo, leite, gelatina, látex ou fungos).
- Dosagem de IgE específica para os componentes da vacina.
- Triptase sérica: pode ser útil em caso de reação anafilática; deve ser dosada entre 1 a 4 horas após a reação e também uma dosagem basal 24 horas após a reação.[10]

Reações não IgE-mediadas

- Teste de contato pode ser útil para investigação dos antibióticos e adjuvantes (alumínio) contidos na vacina.[3,10]
- A urticária leve de início tardio geralmente resulta da degranulação direta de mastócitos e não contraindica a revacinação.

Diagnóstico diferencial

Os possíveis diagnósticos diferenciais nos casos de suspeita de anafilaxia à vacina devem ser lembrados:

- Síncope vasovagal: mais frequente em adolescentes.
- Episódio hipotônico hiporresponsivo: – hiporresponsividade, hipotonia e palidez 1 a 6 horas após a vacinação, mais associada à vacina DTP de células inteiras.
- Convulsão febril.

Conduta

Reações locais leves e sintomas comuns associados à resposta imune inata vacinal, como dor, hiperemia local, febre, mal-estar e cefaleia, são comuns após a aplicação e não impedem o uso de doses futuras. Reações de hipersensibilidade tardia causadas por constituintes das vacinas e caracterizadas por nódulo no local da aplicação são raras e também não contraindicam doses subsequentes.[3] No entanto, em casos de reações tardias sistêmicas graves, como SSJ e NET, a contraindicação de doses subsequentes é absoluta.

Nos casos de reações de hipersensibilidade tipo I aos componentes da vacina, podemos fazer a investigação conforme a Figura 20.1.

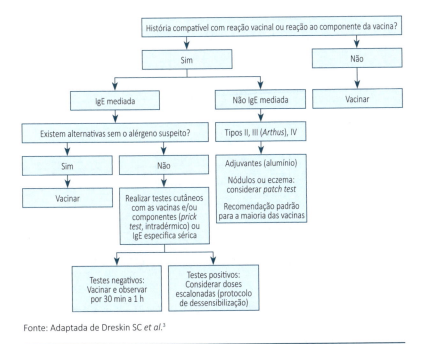

Fonte: Adaptada de Dreskin SC et al.[3]

Figura 20.1 – Algoritmo de investigação – reações de hipersensibilidade pós-vacinais.

Caso não esteja disponível uma vacina de outro fabricante para os pacientes que sofreram reação prévia anafilática a determinado componente, sem que ele esteja em sua composição, recomenda-se realizar o protocolo de investigação em ambiente preparado para atender possíveis reações, com acompanhamento do médico alergista, conforme descrito na sequência:

- *Prick test* com a vacina em questão: se positivo, avaliar falsos positivos pela possibilidade de irritação inespecífica. Se descartada esta hipótese: dessensibilizar. Se for negativo: realizar o teste intradérmico. Caso seja positivo, indica-se a dessensibilização e, se negativo, administrar a vacina em uma única etapa, com tempo de observação de 30 minutos a 1 hora.[3,11,17,18]

- Dessensibilização: serão realizadas doses progressivas da vacina com intervalo de 30 minutos entre elas:
  - Considerar diluição inicial 1:10 em pacientes anafiláticos graves.
  - Continuar com a vacina pura: 0,05 mL; 0,15 mL; 0,30 mL (total 0,5 mL).
  - Observar por 30 minutos a 1 hora após a última aplicação[11,17,18] (Figura 20.2).

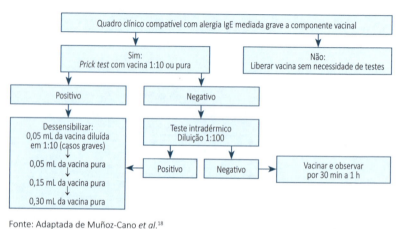

Fonte: Adaptada de Muñoz-Cano et al.[18]

Figura 20.2 – Protocolo para avaliação de alérgicos graves IgE-mediados aos componentes vacinais.

A aplicação em doses escalonadas visa induzir uma tolerância momentânea ao alérgeno em questão e minimiza o risco de reações, que quando aparecem, costumam ser leves e podem ser medicadas com anti-histamínicos e sintomáticos, a fim de prosseguir a administração das doses subsequentes e finalizar o processo de imunização.[7]

A Tabela 20.1 sintetiza as principais orientações para reações de hipersensibilidade aos componentes vacinais, de acordo com a presença nas diferentes vacinas.[3,6,15,19,20]

É fundamental que qualquer efeito adverso causado pela imunização seja notificado à Agência Nacional de Vigilância Sanitária (ANVISA), pelo Sistema de Notificação em Vigilância Sanitária (NOTIVISA), para melhor entendimento e conhecimento da frequência das reações que possam ocorrer.[19]

Desta maneira, os anafiláticos podem receber as vacinas, desde que em ambiente seguro e equipado, com profissional habilitado para atender possíveis reações.

Tabela 20.1 – Componentes potencialmente alergênicos das vacinas e orientações

Componentes	Vacinas	Orientações
Antígenos microbianos: toxoides, Pneumococo, *Pertussis*	Tétano, pneumocócica, tríplice bacteriana	Testes cutâneos + possível dessensibilização
Adjuvantes: alumínio; esqualeno	Tríplice bacteriana, pentavalente, hepatites A e B, meningocócica, HPV, herpes- zóster, *Influenza*, COVID-19 (vacinas de vírus inativado)	Avaliar possibilidade de troca de fabricante. Obs.: para testar alumínio – *patch test* (reação não IgE- mediada)
Estabilizantes: gelatina, albumina, sorbitol	Varicela, *Influenza*, tríplice viral, febre amarela, HPV, pneumocócica, pólio, raiva, zóster	Avaliar possibilidade de troca de fabricante ou testes cutâneos + possível dessensibilização
Estabilizantes: caseína, alfalactoalbumina e lactose	Tríplice viral, DTaP, Tdap	Tríplice viral: contraindicar a vacina do laboratório *Serum Institute of India* Ltda e administrar de outro laboratório. DTaP e Tdap: não contraindicar
Conservantes: timerosal	Tríplice bacteriana, tríplice viral, hepatite B, *Influenza*	Não contraindicar. Todas as vacinas possuem opções sem timerosal
Antibióticos: neomicina, polimixina B, estreptomicina	Febre amarela, *Influenza*, tríplice viral, varicela, pólio	Avaliar possibilidade de troca de fabricante. Obs: pápula local com neomicina não contraindica
Meio de cultivo biológico: ovoalbumina	Febre amarela, *Influenza*, tríplice viral, raiva	*Influenza* e tríplice viral: administrar a vacina sem precaução adicional Febre amarela: alergia leve ao ovo- administrar a vacina e observar por 1 hora. Anafilaxia ao ovo: testes cutâneos + possível dessensibilização
Meio de cultivo biológico: fungos	Hepatite B quadrivalente, HPV	Teste cutâneo + possível dessensibilização
Látex- frascos multidoses	Meningocócica, tríplice bacteriana, *Influenza*, rotavírus	Usar vacinas que não tenham tampão ou êmbolo de borracha ou retirar o êmbolo antes de aspirar
Estabilizador de nanopartícula lipídica: polietilenoglicol – 2.000 (PEG)	Covid-19 (vacinas de RNA mensageiro)	Avaliar intercambialidade de vacina. Obs.: pode haver reação cruzada com polissorbato 80
Surfactante não iônico e emulsificante: polissorbato 80/20	Covid-19 (vacinas de vetor viral), *Influenza*, pneumo 13/hepatite A	Avaliar intercambialidade de vacina. Obs.: pode haver reação cruzada com PEG

Concluindo, ressalta-se a importância da avaliação de eventos adversos a vacinas pelo especialista em alergia e imunologia. Em sua grande maioria, após abordagem especializada, as demais doses da vacina poderão ser administradas sem riscos ao paciente, mantendo-o protegido para doenças imunopreveníveis.

Referências bibliográficas

1. Child mortality and causes of death [Internet]. [citado 20 de abril de 2022]. Disponível em: https://www.who.int/data/gho/data/themes/topics/topic-details/GHO/child-mortality -and-causes-of-death
2. WHO vaccine reaction rates information sheets [Internet]. [citado 20 de abril de 2022]. Disponível em: https://www.who.int/teams/regulation-prequalification/regulation-and-safety/ pharmacovigilance/health-professionals-info/reaction-rates-information-sheets

3. Dreskin SC, Halsey NA, Kelso JM, Wood RA, Hummell DS, Edwards KM, et al. International Consensus (ICON): allergic reactions to vaccines. World Allergy Organ J. 2016;9(1):32.
4. McNeil MM, DeStefano F. Vaccine-associated hypersensitivity. J Allergy Clin Immunol. fevereiro de 2018;141(2):463-72.
5. Abbas AK, Lichtman AH, Pillai S. Imunologia celular e molecular. 9. ed. Rio de Janeiro: Elsevier; 2019.
6. Nilsson L, Brockow K, Alm J, Cardona V, Caubet JC, Gomes E et al. Vaccination and allergy: EAACI position paper, practical aspects. Pediatr Allergy Immunol Off Publ Eur Soc Pediatr Allergy Immunol. 2017 Nov;28(7):628-40.
7. Gerhardt CMB, Castro APBM, Pastorino AC, Dorna M de B, Nunes-Santos C de J, Aquilante BP et al. Safety of yellow fever vaccine administration in confirmed egg-allergic patients. Vaccine. 2020;38(42):6539-44.
8. Marinho AKBB, Ouricuri AL, Valente CFC, Fernandes FR, Saciloto G, Diniz L de C et al. Vacina contra a febre amarela: reações adversas e populações de risco. Arq Asma Alerg e Imunol. 2017;1(3):245-56.
9. Piñones M, Landaeta M, Bustos P, Toche P, Morales P, Escobar C et al. Hypersensitivity reactions to measles-mumps-rubella vaccine in patients with IgE-mediated cow's milk allergy. J Allergy Clin Immunol Pract. 2020 Jan;8(1):349-51.
10. Caubet JC, Rudzeviciene O, Gomes E, Terreehorst I, Brockow K, Eigenmann PA. Managing a child with possible allergy to vaccine. Pediatr Allergy Immunol. 2014 Jun;25(4):394-403.
11. Kelso JM, Greenhawt MJ, Li JT, Nicklas RA, Bernstein DI, Blessing-Moore J et al. Adverse reactions to vaccines practice parameter 2012 update. J Allergy Clin Immunol. 2012 Jul;130(1):25-43.
12. Sarti L, Lezmi G, Mori F, Giovannini M, Caubet JC. Diagnosis and management of hypersensitivity reactions to vaccines. Expert Rev Clin Immunol. 2020 Set 1;16(9):883-96.
13. Giavina-Bianchi P, Kalil J. Polyethylene glycol is a cause of IgE-mediated anaphylaxis. J Allergy Clin Immunol Pract. 2019 Jul;7(6):1874-5.
14. Banerji A, Wolfson AR, Wickner PG, Cogan AS, McMahon AE, Saff R et al. COVID-19 vaccination in patients with reported allergic reactions: updated evidence and suggested approach. J Allergy Clin Immunol Pract. 2021 Jun;9(6):2135-8.
15. Turner PJ, Ansotegui IJ, Campbell DE, Cardona V, Ebisawa M, El-Gamal Y et al. COVID-19 vaccine-associated anaphylaxis: A statement of the World Allergy Organization Anaphylaxis Committee. World Allergy Organ J. 2021 Fev 3;14(2):100517.
16. Wood RA, Berger M, Dreskin SC, Setse R, Engler RJM, Dekker CL et al. An algorithm for treatment of patients with hypersensitivity reactions after vaccines. Pediatrics. 2008 Set 1;122(3):e771–7.
17. Diseases AC on I. Red Book (2018): Report of the Committee on Infectious Diseases, 31st Edition. Kimberlin DW, Brady MT, Jackson MA, Organizadores. American Academy of Pediatrics; 2018. Disponível em: https://publications.aap.org/aapbooks/book/546/Red-Book-2018-Report-of-the-Committee-on
18. Muñoz-Cano R, Sanchez-Lopez J, Bartra J, Valero A. Yellow fever vaccine and egg allergy: really a problem? Allergy. 2010;65(4):533-4.
19. Diretoria da Sociedade Brasileira de Imunizações (SBIm); Diretoria da Associação Brasileira de Alergia e Imunologia (ASBAI). GUIA DE IMUNIZAÇÃO SBIm/ASBAI ASMA, ALERGIA E IMUNODEFICIÊNCIAS 2020-2021. Magic RM; 2020. Disponível em: https://asbai.org.br/wp-content/uploads/2020/10/Guia-Imunizac%cc%a7o%cc%83es-ASBAI_SBIm-2020-versa%cc%83o-final.pdf
20. Ministério da Saúde. Plano Nacional de Operacionalização da vacinaçã contra covid-19 [Internet]. 12. ed. 2022 [citado 28 de abril de 2022]. Disponível em: https://www.gov.br/saude/pt-br/coronavirus/publicacoes-tecnicas/guias-e-planos/plano-nacional-de-operacionaliza-cao-da-vacinacao-contra-covid-19.pdf

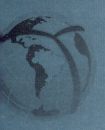

capítulo 21 Alergia ao Látex

Chayanne Andrade de Araujo
Inês Cristina Camelo Nunes

Introdução

O látex de borracha natural (poli-isopreno) é usado na fabricação de uma ampla variedade de produtos comerciais, desde pneus até luvas médicas de proteção. Noventa e nove por cento da borracha natural vêm de uma fonte: o fluido tipo seiva (látex) da seringueira comercial, *Hevea brasiliensis* (Hev b). A alergia ao látex da borracha natural é causada pela sensibilização a proteínas presentes em produtos derivados de tal fluido e representa um problema de saúde pública. A maioria dos pacientes se sensibiliza pela exposição a luvas de borracha ou outros produtos derivados do látex presentes principalmente no ambiente ocupacional.[1]

A exposição frequente e prolongada a produtos que contenham proteínas do látex é a principal causa para sua sensibilização.[2] E, por isso, o tratamento mais eficaz e menos dispendioso da alergia ao látex, principalmente nos grupos considerados de risco, é a eliminação do contato com a substância.[3,4]

A alergia ao látex pode envolver tanto sintomas relacionados à resposta imunológica IgE-mediada ou Tipo I (urticária, angioedema, anafilaxia), quanto mediada por linfócitos ou Tipo IV (dermatite de contato), e o tratamento será guiado pelo tipo de mecanismo que origina o quadro clínico,[5,6] porém, a maioria das medidas de manejo é semelhante aos dois mecanismos.

Além de medidas preventivas, o manejo do paciente com alergia ao látex pode envolver o tratamento dos sintomas e/ou reações, imunoterapia e uso de anti-IgE.[1,6]

Neste capítulo abordaremos as manifestações clínicas, o diagnóstico e as principais medidas de manejo do paciente com história de alergia ao látex.

Quadro clínico

Os sintomas manifestados durante uma reação induzida por látex dependem da via de exposição, da quantidade de alérgeno no produto de borracha natural e do mecanismo subjacente da reação (irritante, não mediado por IgE ou mediado por IgE).[7]

- Dermatite de contato irritativa: é a reação mais comum dentre todas as reações, e considerada em todos os grupos expostos ao látex. É causada pelas lavagens repetidas das mãos com detergentes e desinfetantes associados ao pH alcalino do talco das luvas.[5]

- Dermatite de contato alérgica: apresenta-se como erupção cutânea e prurido que surgem de 1 a 4 dias após o contato direto da pele com um produto de látex da borracha natural. A aparência inicial da erupção frequentemente é uma dermatite eczematosa aguda, muitas vezes com vesículas. A lesão assume uma aparência mais seca, crostosa e liquenificada com a exposição contínua. Esta reação é uma hipersensibilidade do tipo tardia mediada por células T (tipo IVa) a uma série de aditivos químicos oxidantes e aceleradores (tiurans, carbamatos, benzotiazóis, tioureia, aminas) que são usados no processo de fabricação do látex.[8]

- Reações imediatas mediadas por IgE: surgem em pacientes previamente sensibilizados com sintomas que vão desde urticária, angioedema, sintomas de rinite (espirros, prurido nasal e rinorreia), tosse, broncospasmo até sintomas que, juntos, podem compor critérios clínicos para uma reação mais grave, a anafilaxia. As reações mediadas por IgE são classificadas como tipo I e ocorrem imediatamente ou até 2 horas após exposição pelo contato ou inalação de partículas de alérgenos da *Hevea Brasiliensis* (Hev b).

Diagnóstico

Uma história clínica sugestiva, com associação causal de exposição ao alérgeno e sintomas, é o indicador mais confiável de alergia ao látex. Quando possível, a comprovação de sensibilização ao látex deve ser realizada.

Os testes disponíveis (testes cutâneos, IgE específica e teste de provocação) podem ser limitados pela disponibilidade de reagentes, variação da sensibilidade/especificidade e composição dos reagentes e riscos potenciais significativos para desencadear reações graves. Assim, um teste negativo em um paciente com alto grau de suspeição clínica não exclui, necessariamente, a alergia ao látex.

- História clínica: identificar pacientes dos grupos de risco, como exposição ocupacional (profissionais da saúde, limpeza e da indústria da borracha), múltiplos procedimentos cirúrgicos e atópicos, é de extrema importância. As taxas de alergia ao látex são também maiores em pacientes sensibilizados a outros alérgenos e naqueles com eczema ou alergia a frutas e vegetais. Na história, também é de fundamental importância as manifestações clínicas, para que seja definido o mecanismo imunológico envolvido e, a partir daí, a investigação com testes diagnósticos.

- Teste cutâneo: o teste cutâneo de puntura com extratos preparados com proteínas séricas de látex é indicado quando se suspeita de reação imediata tipo I, sendo um procedimento diagnóstico seguro e eficaz quando os extratos são padronizados em termos de teor de alérgenos e estabilidade.[9] Os testes laboratoriais têm uma sensibilidade inferior (73%-79%) ao teste de puntura, e a sua especificidade depende da população considerada. Apesar disso, muitos autores relatam concordância entre o teste de puntura com extrato padronizado e a IgE sérica específica para látex, sugerindo que qualquer um dos métodos poder ser utilizado para o diagnóstico de sensibilização ao látex.[10]

- Teste de provocação com látex: deve ser realizado quando a história clínica somada ao teste de puntura e/ou dosagem de IgE sérica deixar dúvidas quanto ao diagnóstico ou quando tais testes forem negativos com história clínica sugestiva ou suspeita. O procedimento deve ser realizado em ambiente hospitalar. A técnica mais utilizada é o teste do uso da luva (*use test*), em que se orienta que o paciente faça lavagem de mãos, com secagem em seguida e colocação de um dedo em luva de látex por 15 minutos, progredindo, em seguida, com o calçamento da luva, caso não ocorra reação, e permanecendo mais 15 minutos com a luva calçada em uma das mãos. Na ausência de reação, deixa-se a luva de látex inteira por 1 hora. Uma luva de vinil ou nitrila é utilizada como controle na outra mão. Após este período, as mãos são novamente lavadas e observa-se surgimento de reações local (na mão exposta) ou sistêmicas por mais de 1 hora.[10]

- Teste de contato (*Patch test*): deve ser realizado quando se suspeita de reação de hipersensibidade do tipo IV (tardia) – dermatite de contato aos aditivos da borracha. Os aditivos mais comumente envolvidos são os tiurans e carbamatos.[10]

O fluxograma da Figura 21.1 sugere, de maneira resumida, como proceder nas etapas de investigação diagnóstica.

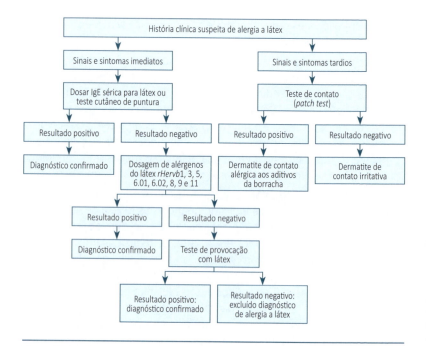

Figura 21.1 – Fluxograma para investigação diagnóstica de alergia ao látex IgE-mediada e aditivos da borracha.

Medidas preventivas

O principal tratamento da alergia ao látex é evitar a exposição aos produtos que contenham suas substâncias, tanto pacientes que já possuam o diagnóstico, quanto para os grupos de risco.

A prevenção primária consiste na redução da exposição ao látex para prevenir a sensibilização e alergia em trabalhadores suscetíveis e populações em risco. As principais medidas são a adoção de luvas que reduzam ou eliminem a exposição às proteínas do látex, com luvas isentas de pó e com baixo teor de proteínas ou de material sintético (vinil, silicone, neoprene, nitrila ou poliuretano) e evitação de qualquer dispositivo que contenha látex.[2,6]

Estas medidas, adotadas em centro cirúrgico e serviços médicos, já demonstraram capacidade de reduzir drasticamente o número de casos de sensibilização[11,12] e de sintomas no contato com o látex,[13] e apesar de, inicialmente, haver maior custo com material, podem reduzir os custos com saúde em longo prazo.[14]

A prevenção secundária consiste na eliminação da exposição ao látex nos pacientes que já foram diagnosticados com alergia ao látex, onde o mínimo contato com suas proteínas é capaz de desencadear reações graves.[15,16]

Além das luvas, o látex pode estar presente em mais de 40.000 produtos nos ambientes doméstico, médico e odontológico,[17,18] que também devem ser evitados. Exemplos estão presentes na Tabela 21.1.

Tabela 21.1 – Fontes potenciais de látex	
Ambiente domiciliar	Luvas de látex para lava-louças, balões, preservativos, diafragmas, bandagens (adesivos), chupetas/bicos de mamadeira/argolas de dentição, borrachas, elásticos (fonte secundária), cimento de borracha, travesseiros e colchões de espuma
Ambiente médico	Luvas, manguitos de pressão arterial, torniquetes cateteres, equipamento previamente manuseado com luvas de látex, bolsas de ostomia
Ambiente de emergência	Sondas orais e nasais, máscaras de oxigênio, saco autoinflável, monitor de pressão sanguínea, medicamentos de emergência (lacres de látex?), biomembrana de látex
Ambiente odontológico	Gutta Balota (usado para selar canais radiculares), barragens dentais, algumas cunhas, cartuchos de anestésico local, copos de polimento para profilaxia, elásticos ortodônticos, equipamento de anestesia geral/sedação (tubos, máscaras faciais, adereços), paradas endodônticas, ponteiras de amálgama, adesivos e curativos e suas embalagens

Uma das necessidades mais importantes para pacientes alérgicos é a correta rotulagem de todos os produtos de látex, a fim de facilitar imediatamente a identificação e, assim, permitir que o indivíduo evite o contato.[19]

Da mesma maneira, é necessário que o paciente tenha conhecimento sobre uma lista de produtos seguros, sem a presença de látex, que sejam substitutos em ambientes hospitalar e doméstico.[20]

Medidas individuais de prevenção devem ser orientadas aos pacientes com alergia ao látex, como portar identificação ou alerta médico sobre sua alergia, com pulseira, bracelete ou cartão, além de carregar luvas sintéticas, que podem não estar disponíveis serviços de emergência. Quadros prévios de reação sistêmica ao látex indicam a prescrição de adrenalina autoinjetável.[1,2,6,21]

Medidas institucionais devem envolver o reconhecimento da importância de controlar a exposição ao látex em pacientes e funcionários com diagnóstico de alergia, na tentativa de criar um ambiente seguro. Um ambiente completamente desprovido de látex ou "látex-*free*" não é facilmente alcançável, em contraste, a prevenção institucional eficaz dos alérgenos do látex pode ser alcançada, estabelecendo um ambiente seguro ou "látex-*safe*".[1]

Apesar da redução nos últimos anos, o látex se mantém como importante causa de anafilaxia perioperatória, sendo em pacientes com espinha bífida, o principal culpado.[22]

Medidas de preparo para um ambiente cirúrgico isento de látex são fundamentais e estão sugeridas na Tabela 21.2. Além disso, é mandatório que a cirurgia seja no primeiro horário da sala, para reduzir a exposição de partículas dispersas do látex por via inalatória.[23,24]

Tabela 21.2 – Preparo de ambiente isento de látex.[2]
Uso de luvas sintéticas por toda a equipe (cirurgião, anestesista, enfermeira) Mesmo luvas de látex sem pó são proibidas para prevenção secundária
Materiais e equipamentos contendo látex não devem ter contato com o paciente
Máscaras, tubos endotraqueais, circuitos para ventilação mecânica, sondas uretrais e nasogástricas e demais materiais que tenham contato com o paciente devem ser isentos de látex
Cateteres, equipos e seringas para infusão intravenosa não devem conter látex
Tampas de látex de frascos de medicações não devem ser perfuradas, mas retiradas

Pacientes com alergia ao látex devem ser orientados quanto à alta probabilidade de reação cruzada com alimentos, já que a síndrome látex-fruta pode acometer 30% a 50% dos indivíduos.[25]

O uso de pré-medicação em pacientes com alergia ao látex não é indicado, pois, além de não efetivo para impedir reações de anafilaxia, pode mascarar sintomas iniciais de uma reação.[2,21]

Mesmo com todas as medidas de exclusão do látex, já foi demonstrado que, após 5 anos, profissionais alérgicos se mantêm com sensibilidade cutânea.[26]

Referências bibliográficas

1. Hamilton RG. Latex allergy: Management - UpToDate [Internet]. 2020 [cited 2021 Apr 8].
2. Garro LS, Sá AB de. Alergia ao Látex. In: Ensina LF, Camelo-Nunes IC, Solé D, editors. Alergia a fármacos: do diagnóstico ao tratamento. 1. ed. Atheneu; 2018. p. 177-86.
3. Blumchen K, Bayer P, Buck D, Michael T, Cremer R, Fricke C et al. Effects of latex avoidance on latex sensitization, atopy and allergic diseases in patients with spina bifida. Allergy Eur J Allergy Clin Immunol. 2010;65(12):1585-93.
4. Kelly KJ, Wang ML, Klancnik M, Petsonk EL. Prevention of IgE sensitization to latex in health care workers after reduction of antigen exposures. J Occup Environ Med. 2011;53(8):934-40.
5. Sá AB, Mallozi M, Solé D. Alergia ao látex: atualização. Rev Bras Alerg e Imunopatol - ASBAI. 2010;33(5):174-83.
6. Nucera E, Aruanno A, Rizzi A, Centrone M. Latex allergy: current status and future perspectives. J Asthma Allergy. 2020;13:385-98.
7. Charous BL, Tarlo SM, Charous MA, Kelly K. Natural rubber latex allergy in the occupational setting. Methods. 2002;27(1):15.
8. Pecquet C. Allergic contact dermatitis to rubber. Clinical aspects and main allergens. Clin Rev Allergy. 1993;11(3):413.

9. Van Kampen V et al. Evaluation of commercial skin prick test solutions for selected occupational allergens. Allergy. 2013;68(5):651-8.

10. Sa AB, Garro LS, Fernandes FR et al. Recomendações para o diagnóstico de alergia ao látex. Rev Bras Alerg Imunopatol. 2012;35(5):183-9.

11. Korniewicz DM, Chookaew N, El-Masri M, Mudd K, Bollinger ME. Conversion to low-protein, powder-free surgical gloves: is it worth the cost? AAOHN J. 2005 Sep;53(9):388-93.

12. Tarlo SM, Easty A, Eubanks K, Parsons CR, Min F, Juvet S et al. Outcomes of a natural rubber latex control program in an Ontario teaching hospital. J Allergy Clin Immunol. 2001 Oct;108(4):628-33.

13. Vandenplas O, Raulf M. Occupational latex allergy: the current state of affairs. Curr Allergy Asthma Rep. 2017 Mar 1;17(3):14.

14. Crepy M-N. Rubber: new allergens and preventive measures. Eur J Dermatology 2016 Nov;26(6):523-30.

15. Cardona V, Ansotegui IJ, Ebisawa M, El-Gamal Y, Fernandez Rivas M, Fineman S et al. World allergy organization anaphylaxis guidance 2020. World Allergy Organ J. 2020;13(10):100472.

16. Raulf M. Current state of occupational latex allergy. Curr Opin Allergy Clin Immunol. 2020;20(2):112-6.

17. Condemi JJ. Allergic reactions to natural rubber latex at home, to rubber products, and to cross-reacting foods. J Allergy Clin Immunol. 2002 Aug;110(2):S107-10.

18. Kostyal D, Horton K, Beezhold D, Lockwood S, Hamilton RG. Latex as a significant source of Hevea brasiliensis allergen exposure. Ann Allergy, Asthma Immunol. 2009 Oct; 103(4):354-5.

19. Higuero NC, Igea JM, de la Hoz B. Latex allergy: Position paper. J Investig Allergol Clin Immunol. 2012;22(5):313-30.

20. Crippa M, Belleri L, Mistrello G, Tedoldi C, Alessio L. Prevention of latex allergy among health care workers and in the general population: latex protein content in devices commonly used in hospitals and general practice. Int Arch Occup Environ Health. 2006 Aug 9;79(7):550-7.

21. Gawchik SM. Latex Allergy. Mt Sinai J Med A J Transl Pers Med [Internet]. 2011 Sep;78(5):759-72.

22. Solé D, Spindola MAC, Aun MV, Araújo Azi LMT de, Bernd LAG, Garcia DB et al. Update on perioperative hypersensitivity reactions: joint document from the Brazilian Society of Anesthesiology (SBA) and Brazilian Association of Allergy and Immunology (ASBAI) – Part II: etiology and diagnosis. Brazilian J Anesthesiol. 2020;70(6):642-61.

23. Mertes PM, Malinovsky JM, Jouffroy L, Working Group of the SFAR and SFA, Aberer W, Terreehorst I et al. Reducing the risk of anaphylaxis during anesthesia: 2011 updated guidelines for clinical practice. J Investig Allergol Clin Immunol. 2011;21(6):442-53.

24. Laguna J, Archilla J, Doña I, Corominas M, Gastaminza G, Mayorga C et al. Practical guidelines for perioperative hypersensitivity reactions. J Investig Allergol Clin Immunol. 2018 Aug 1;28(4):216-32.

25. Raulf M. The latex story. Chem Immunol Allergy. 2014;100:248-55.

26. Smith AM, Amin HS, Biagini RE, Hamilton RG, Arif SAM, Yeang HY et al. Percutaneous reactivity to natural rubber latex proteins persists in health-care workers following avoidance of natural rubber latex. Clin Exp Allergy [Internet]. 2007 Sep;37(9):1349-56.

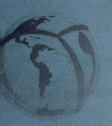

capítulo 22 Alergia Alimentar Mediada por IgE

José Luiz de Magalhães Rios
Lucila Camargo Lopes de Oliveira

Definição

As reações alérgicas mediadas por IgE constituem a forma mais facilmente reconhecida de alergia alimentar e com maior potencial de gravidade. Costumam manifestar-se por sintomas ocorridos pouco tempo após a ingestão do alimento, habitualmente envolvendo a pele (urticária, angioedema), trato respiratório (tosse, sibilância, congestão nasal), sistema cardiovascular (hipotensão), podendo ainda se apresentar como quadro de anafilaxia, potencialmente fatal.[1] É também a forma de alergia alimentar de confirmação diagnóstica mais objetiva e identificação mais precisa dos antígenos envolvidos.

Diagnóstico

Anamnese e exame físico

O diagnóstico de alergia alimentar mediada por IgE é baseado em uma história clínica condizente (Tabela 22.1), investigação da presença de IgE específica (sensibilização alérgica) e, quando necessário, até o momento, o teste de provocação oral.[2-4]

Durante a anamnese é ainda importante considerar alguns fatores, como a reprodutibilidade dos sintomas, a dose desencadeante dos mesmos, modo de processamento do alimento e presença de cofatores para que a reação ocorra. Dentre os principais cofatores, podemos citar:[5,6]

- Consumo de álcool.

- Uso de medicamentos.
- Prática de exercícios.
- Mudança na rotina.
- Período do ciclo menstrual.
- Estresse emocional.

O exame físico, se realizado na crise, pode incluir as manifestações já citadas (Tabela 22.1), ou estar inalterado ou, ainda apresentar-se com outros sinais de atopia, no caso da presença de outras comorbidades alérgicas.

Tabela 22.1 – Manifestações de alergias alimentares mediadas por IgE			
Manifestação	*Quadro clínico*	*Idade de acometimento*	*Prognóstico*
Síndrome pólen-frutas	Prurido, edema leve restrito à cavidade oral	Início após manifestação de alergia a pólen (adulto > criança)	Pode ser persistente e variar com a estação do ano
Urticária/angioedema	Desencadeado por ingestão ou contato direto	Crianças > adultos	Depende do alimento
Rinoconjuntivite/asma	Acompanha outras manifestações de AA, raramente como sintoma isolado Pode ser induzido por via inalatória	Lactentes/crianças > adultos, exceto por doença ocupacional	Depende do alimento
Sintomas gastrointestinais	Náusea, vômitos, dor abdominal, diarreia	Qualquer idade	Depende do alimento
Anafilaxia	Reações envolvendo múltiplos órgãos de início abrupto e progressivo	Qualquer idade	Depende do alimento
Anafilaxia por alimento induzida por exercício	Sintomas alérgicos apenas quando alimentação e exercício acontecem em curto período de tempo	Início no final da infância/fase adulta	Presumidamente persistente
Anafilaxia tardia por carne vermelha[5]	Sintomas alérgicos 3 a 6 horas após ingestão de carne vermelha de mamíferos não primatas	Geralmente fase adulta	Presumidamente persistente

Fonte: Adaptada e modificada de Muraro *et al.*, 2014.[3]

Exames auxiliares diagnósticos

O teste cutâneo de hipersensibilidade imediata (*Skin Prick Test* – SPT), ou a dosagem de IgE sérica-específica (sIgE) para alimentos só devem ser realizados nos casos em que a história clínica sugira reações de hipersensibilidade imediata aos alimentos suspeitos. É comum observar-se positividade nos testes alérgicos sem a devida correlação clínica, indicando apenas sensibilização, o que pode induzir a erros diagnósticos falso-positivos.[5] O valor preditivo da história clínica para sintomas imediatos, isoladamente ou em combinação com SPT ou dosagem de sIgE, pode variar de 50% a 100%.

Descrevemos a seguir os exames disponíveis e confiáveis na prática clínica do especialista brasileiro até a atualidade.[3]

Teste cutâneo de hipersensibilidade imediata

O SPT pode ser realizado em qualquer idade, embora a reatividade possa ser menor em crianças pequenas e idosos.[7] Alternativamente ao uso de extratos, é viável a realização do teste com alimento *in natura*, com indicação principalmente quando há suspeita de reações por proteínas lábeis (geralmente de frutas e vegetais) ou quando não há extrato disponível comercialmente para a fonte alergênica em investigação.[3] Controles positivo e negativo para o teste são mandatórios.[7]

IgE sérica específica

Resultados de IgE sérica específica também devem ser interpretados à luz de uma história clínica sugestiva. Valores de referência para diagnóstico não devem ser extrapolados para populações não estudadas.[5] No entanto, valores elevados de sIgE para os alimentos mais comumente envolvidos em alergia alimentar têm alto valor preditivo para reações graves e devem ser considerados.[8]

Quando possível, a investigação de componentes deve ser realizada, já que pode agregar informações extras quanto ao prognóstico e, principalmente, ajudar a diferenciar sensibilizações genuínas de reações cruzadas em muitos casos (Tabela 22.2).

Tabela 22.2 – Componentes relevantes em alergia alimentar disponíveis comercialmente e suas implicações clínicas

Fonte	Principais componentes	Implicações clínicas
Leite	Caseína	Sensibilização associa-se à chance maior de persistência da alergia e de intolerância a leite processado
	Alfalactoalbumina	Risco de reações ao leite cru ou pouco processado
	Betalactoglobulina	Risco de reações ao leite cru ou pouco processado
	Soroalbumina bovina	Risco de reatividade cruzada com carne bovina
Ovo	Ovomucoide	Sensibilização associa-se à chance maior de persistência da alergia e de intolerância a ovo processado
	Ovoalbumina	Risco de reações ao ovo cru ou pouco processado e a algumas vacinas
	a-livetina	Risco de reatividade cruzada com aves
Soja	Proteína PR-10	Risco de reação grave em alérgicos a pólen de bétula
	b-conglicinina	Marcador de reatividade grave
Trigo	w-5-gliadina	Maior chance de anafilaxia por trigo e anafilaxia induzida por exercício dependente de trigo
	Gliadina	Altos valores estão associados à manifestação persistente e desenvolvimento de asma em crianças
	LTP	Marcador de asma do padeiro

Continua...

Tabela 22.2 – Componentes relevantes em alergia alimentar disponíveis comercialmente e suas implicações clínicas – continuação

Fonte	Principais componentes	Implicações clínicas
Peixes	Parvalbuminas	Sensibilização associa-se à maior chance de reação cruzada entre peixes de diversas espécies e peixes e anfíbios
Camarão	Tropomiosina	Risco de reação cruzada com outros crustáceos, ácaros e insetos
Amendoim	Ara h 1	Ara h 1, 2 e 3 são proteínas de estocagem associadas a reações graves
	Ara h 2	
	Ara h 3	
	Ara h 8	Proteína PR-10 cuja sensibilização costuma se associar a sintomas leves ou locais
	Ara h 9	Manifestações alérgicas em pacientes da região do Mediterrâneo
Castanha de caju	Ana o 3	Proteína de estocagem marcadora de alergia à castanha de caju e pistache
Castanha do pará	Ber e 1	Reatividade clínica à castanha do Pará
Avelã	Cor a 9	Cor a 9 e Cor a 14 se associam à reatividade clínica
	Cor a 14	
Nozes	Jug r 1	Proteína de estocagem preditora de reações graves
Carne vermelha	a-gal	Anafilaxia tardia

Fonte: Adaptada de Matricardi et al., 2016.[9]

Microarray

Só existe até o momento uma única plataforma *multiplex* de investigação de componentes alergênicos em nosso país. A principal indicação deste exame é em suspeita de indivíduos polissensibilizados, quer seja por reatividade cruzada ou não, já que viabiliza a pesquisa de IgE para dezenas de componentes com diminutas quantidades de soro. Neste aspecto, é interessante, em especial, para o público infantil. Vale ressaltar que se deve conferir de antemão se as fontes a serem investigadas constam no exame. Outro detalhe é que a sensibilidade deste teste costuma ser inferior à da IgE sérica-específica para componente *singleplex,* e os resultados não são comparáveis pois são determinados em unidades e por métodos diferentes.[10]

Dieta de restrição para diagnóstico

Nos casos das reações mediadas por IgE, 2 a 4 semanas são suficientes para atingir a completa remissão dos sintomas, quando a dieta de restrição é bem realizada. Se não houver melhora neste período, é pouco provável que o alimento eliminado seja o responsável pelos sintomas, e ele deve ser reintroduzido na dieta.[3,4]

Teste de provocação oral

É considerado, ainda, o método padrão ouro para diagnosticar alergias alimentares (AA) mediadas por IgE. Embora o padrão ouro seja o teste de provocação oral (TPO) duplo-cego controlado por placebo, na maioria das vezes o TPO aberto apresenta excelente valor discriminatório, quando se trata de AA IgE-mediada.[8]

Por expor o paciente a risco de reações graves, deve ser realizado por equipe especializada em ambiente preparado.[3,4] As principais indicações diagnósticas são:

- História clínica e resultados de exames inconsistentes.
- Avaliar a aquisição de tolerância após um diagnóstico de AA.
- Avaliar a tolerância a diferentes formas de processamento do alimento.

Conduta

A dieta de restrição do alérgeno e o manejo de possíveis reações adversas constituem os pilares centrais da abordagem destes pacientes. Para o tratamento de eventuais crises empregam-se anti-histamínicos, corticoide oral, broncodilatadores e adrenalina, dependendo do grau da reação e do tipo de sintomas predominantes. Os pais devem ser treinados para reconhecer uma crise e saber como medicá-la, inclusive com o uso de adrenalina autoaplicável, mandatória para os casos que cursam com anafilaxia. Além do plano escrito para eventuais emergências, os pais devem ser orientados sobre a leitura dos rótulos e os cuidados com alimentos preparados por terceiros: restaurantes, escola etc. O controle de "traços" pode ser necessário para os pacientes mais sensíveis.

Considerações sobre o manejo destes pacientes podem ser vistas na Tabela 22.3.

Nos últimos anos a Imunoterapia para dessensibilização da AA grave e persistente aos alérgenos mais universalmente presentes, como leite, ovo e amendoim, tem sido recomendada como uma opção de tratamento para crianças com idade ≥ 4 anos. Diversos protocolos têm sido desenvolvidos, incluindo a imunoterapia oral com o alimento *in natura*, puro ou em associação a imunobiológicos, como o omalizumabe, a imunoterapia sublingual e a imunoterapia percutânea, sob a forma de adesivos (*patch*).[11,12] Assim como o TPO, esses procedimentos devem ser realizados por equipe especializada em ambiente preparado, devido ao risco de reações graves.

Estudos recentes mostram que a maioria das crianças alérgicas a leite e ovo tolera as formas assadas (*baked*) desses alimentos.[13] Para detectar quais são os que toleram, é necessário realizar um TPO com o alimento assado (180 graus por 30 minutos), sob a forma de bolo ou similar. A introdução do leite ou ovo assado na dieta das crianças alérgicas é segura e contribui para atingir a tolerância ao alimento na forma crua, mais precocemente do que os pacientes em restrição absoluta. Essa constatação tem mudado o paradigma do manejo desses pacientes, propiciando opções de dietas personalizadas, de acordo com o grau e forma de tolerância, em vez da recomendação de restrição absoluta de leite e ovo, que era o padrão.[13]

Tabela 22.3 – Considerações na abordagem terapêutica do paciente com AA Imediada por IgE[3-5,11,13]	
Conduta	**Considerações**
Evitar exposição ao alérgeno	• Dieta de restrição com substituição adequada e acompanhamento do estado nutricional • Orientar leitura de rótulos e educação em AA • Avaliação da reatividade cruzada com outras fontes • Cuidado com o contato cruzado na execução de pratos • Atenção a exposições por medicamentos e cosméticos que contenham a proteína alimentar • Avaliar a possibilidade de reação a vacinas contendo a proteína alimentar na composição (p. ex., vacina de febre amarela em alérgicos a ovo) e, se necessário, considerar vacinação sob supervisão ou dessensibilização com a vacina
Manejar reação alérgica por contato inadvertido	• Rconhecimento de uma reação alérgica • Plano de emergência por escrito • Prescrição e treino recorrente para uso de dispositivo autoinjetável de adrenalina, quando indicado
Avaliação da aquisição de tolerância natural	• Avaliar evolução caso a caso, de acordo com o alimento envolvido e a história clínica • Realizar TPO como forma de verificar a tolerância
Avaliação da aquisição de tolerância às formas assadas	• Introdução do leite ou ovo assado na dieta das crianças alérgicas que toleraram formas assadas no TPO, para acelerar a tolerância completa
Imunoterapia oral	• Opção terapêutica ainda não totalmente esclarecida sobre seus mecanismos, indicações, riscos e benefícios. Segundo a EAACI, a Imunoterapia Oral pode ser recomendada como uma opção de tratamento para aumentar o limiar de reação em crianças com idade ≥ 4 anos com alergia persistente a leite de vaca, ovo ou amendoim
Imunobiológicos	• Resultados promissores de estudos que envolvem imunobiológicos no processo de imunoterapia oral e, também, como monoterapia na AA • Aguardar aprovação destes medicamentos em território nacional para AA

🔖 APLV: fórmulas e indicações

O leite de vaca é o principal responsável por alergia alimentar nos primeiros anos de vida e a restrição às proteínas do leite é a principal medida terapêutica. Precisa vir acompanhada de orientação dietética adequada, para evitar carências nutricionais, e educação dos pais para evitar a ingestão acidental e saber como atuar caso isto ocorra. O aleitamento materno deve ser estimulado até os 2 anos de idade. Caso o lactente apresente reações alérgicas à amamentação, o leite deve ser eliminado da dieta materna. Na impossibilidade do aleitamento materno, o lactente deve ser alimentado com as fórmulas especiais.

Fórmulas extensamente hidrolisadas (FEH) constituem a primeira opção e são toleradas por 90% dos alérgicos. Nos casos refratários e naqueles que cursam com anafilaxia, são recomendadas as fórmulas de aminoácidos (FAA). Fórmulas de soja (FS) devem ser ofertadas somente a partir dos 6 meses de vida. Fórmulas hidrolisadas de proteínas de arroz podem ser uma alternativa às três fórmulas: FEH, FAA e FS. Todas necessitam de complementação dietética de cálcio, fósforo e vitaminas A, D, B2 e B12.[14] O manejo das crianças com APLV segue as mesmas considerações da Tabela 22.3.

Referências bibliográficas

1. Solé D, Silva LR, Cocco RR, Ferreira CT, Sarni RO, Oliveira LC et al. Consenso brasileiro sobre alergia alimentar: 2018 - Parte 1 - Etiopatogenia, clínica e diagnóstico. Arq Asma Alerg Imunol. 2018; 2(1):7-38.
2. NIAID-Sponsored Expert Panel, Boyce JA, Assa'ad A, Burks AW, Jones SM, Sampson HA, Wood RA et al. Guidelines for the diagnosis and management of food allergy in the United States: report of the NIAID-sponsored expert panel. J Allergy Clin Immunol. 2010;126(6 Suppl):S1-58.
3. Muraro A, Werfel T, Hoffmann-Sommergruber K, Roberts G, Beyer K, Bindslev-Jensen C et al. EAACI Food Allergy and Anaphylaxis Guidelines Group. EAACI food allergy and anaphylaxis guidelines: diagnosis and management of food allergy. Allergy. 2014;69(8):1008-25.
4. Ebisawa M, Ito K, Fujisawa T. Committee for Japanese Pediatric Guideline for Food Allergy, The Japanese Society of Pediatric Allergy and Clinical Immunology; Japanese Society of Allergology. Japanese guidelines for food allergy 2020. Allergol Int. 2020;69(3):370-86.
5. Sicherer SH, Sampson HA. Food allergy: a review and update on epidemiology, pathogenesis, diagnosis, prevention, and management. J Allergy Clin Immunol. 2018;141(1):41-58.
6. Cardona V, Ansotegui IJ, Ebisawa M, El-Gamal Y, Fernandez Rivas M, Fineman S et al. World allergy organization anaphylaxis guidance 2020. World Allergy Organ J. 2020;13(10):100472.
7. Heinzerling LM, Burbach GJ, Edenharter G, Bachert C, Bindslev-Jensen C, Bonini S et al. GA(2)LEN skin test study I: GA(2)LEN harmonization of skin prick testing: novel sensitization patterns for inhalant allergens in Europe. Allergy 2009;64:1498-506.
8. Bird JA, Stephanie Leonard S, Groetch M, Assa'ad A, Cianferoni A et al. Conducting an Oral Food Challenge: An Update to the 2009 Adverse Reactions to Foods Committee Work Group Report. J Allergy Clin Immunol Pract. 2020;8(1):75-90.e17.
9. Matricardi PM, Kleine-Tebbe J, Hoffmann HJ, Valenta R, Hilger C, Hofmaier S et al. EAACI Molecular Allergology User's Guide. Pediatr Allergy Immunol. 2016;27 Suppl 23:1-250.
10. Steering Committee Authors; Review Panel Members. A WAO - ARIA - GA²LEN consensus document on molecular-based allergy diagnosis (PAMD@): Update 2020. World Allergy Organ J. 2020;13(2):100091.
11. Pajno GB, Fernandez-Rivas M, Arasi S, Roberts G, Akdis CA, Alvaro-Lozano M et al; EAACI Allergen Immunotherapy Guidelines Group. EAACI Guidelines on allergen immunotherapy: IgE-mediated food allergy. Allergy. 2018;73(4):799-815.

12. Tsuang A, S Chan ES, Wang J. Food-induced anaphylaxis in infants: can new evidence assist with implementation of food allergy prevention and treatment? J Allergy Clin Immunol Prac. 2021;9(1):57-69.
13. Sicherer SH, Abrams EM, Nowak-Wegrzyn A, Hourihane J O'B. Managing food allergy when the patient is not highly allergic. J Allergy Clin Immunol Pract. 2022;10:46-55.
14. Solé D, Silva LR, Cocco RR, Ferreira CT, Sarni RO, Oliveira LC et al. Consenso Brasileiro sobre Alergia Alimentar: 2018 - Parte 2 - Diagnóstico, tratamento e prevenção. Arq Asma Alerg Imunol. 2018;2:39-82.

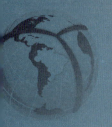

capítulo 23 ## Alergia Alimentar Não IgE Mediada

Ana Paula Beltran Moschione Castro
Valéria Botan Gonçalves

Introdução

A prevalência das alergias alimentares cresceu, e isto reforça ainda mais a importância do diagnóstico preciso, evitando sub ou superdiagnóstico. E é importante ressaltar que a possibilidade de imprecisão diagnóstica é maior nas alergias não mediadas por IgE e vamos entender um pouco porquê.[1]

A alergia alimentar se insere dentro do grupo das reações adversas a alimentos, em que sintomas clínicos são desencadeados após ingesta ou contato com determinado alimento. O que marca a alergia alimentar é o envolvimento do sistema imunológico na gênese das manifestações clínicas. Ainda que o entendimento completo da fisiopatologia da alergia alimentar não esteja esclarecido, sabe-se que a perda da tolerância imunológica é a principal razão para que as pessoas afetadas apresentem sintomas após a ingestão de alimentos. Estima-se que a alergia alimentar afete 2% a 8% das crianças e 3% dos adultos, e cerca de 85% dos casos ocorrem com a ingestão dos seguintes alimentos: leite, ovo, trigo, soja, amendoim, castanhas, crustáceos, peixe e gergelim.[2,3]

Os mecanismos fisiopatológicos que levam ao aparecimento da alergia alimentar podem ser divididos em: mecanismos mediados por IgE, não mediados por IgE ou mistos (células e IgE envolvidos) a depender dos componentes do sistema imunológico envolvidos na gênese dos sintomas. As alergias não mediadas por IgE ocorrem em sua maioria com manifestações do trato gastrointestinal, e componentes da imunidade inata, como as barreiras intestinais e infiltrado celular, estão envolvidos em sua patogênese, mas os mecanismos ainda não foram totalmente elucidados. Os sintomas de alergia alimentar são mais tardios, ou seja, podem ser observados horas ou até mesmo dias após a ingestão do alimento, e o quadro clínico traz queixas e sinais bastante inespecíficos, como vômitos, diarreia, perda de peso, acentuação dos sintomas de refluxo ou hematoquezia. Para dificultar um pouco mais o diagnóstico não há exames específicos e há outros diagnósticos diferenciais mais frequentes que a própria alergia alimentar que necessitam ser considerados[2]. Neste contexto guarde bem estes lembretes:

- Os sintomas de alergia não IgE-mediada não são patognomônicos. Há um grupo de doenças denominadas: distúrbios funcionais do trato gastrointestinal, que pode gerar grande intersecção de sintomas. Trata-se de um conjunto de doenças, sem base anatômica ou laboratorial detectada, que acomete crianças em diferentes faixas etárias. Estas doenças incluem cólica, regurgitação, dor abdominal e vômitos. Portanto, a anamnese é fundamental, e o conhecimento sobre as doenças funcionais e sua prevalência, mais importante ainda.[1,4,5]

- O maior instrumento diagnóstico das alergias não IgE-mediadas é a exclusão seguida de provocação após 2 a 4 semanas. Esta é uma importante maneira, quase obrigatória, de realizar o diagnóstico de alergia alimentar não IgE-mediada, especialmente por conta dos sintomas inespecíficos e por conta dos distúrbios funcionais que não respondem ou respondem muito pouco às dietas de exclusão. Vale destacar que a reintrodução pode ser domiciliar, o que facilita muito o processo como um todo, mas, nos casos de suspeita de FPIES (enterocolite alimentar causada por alimentos – *food protein enterocolitis syndrome*), a provocação deve ser feita em ambiente hospitalar.[2,3]

- A detecção de IgE específica não tem nenhum papel no diagnóstico das alergias não IgE mediadas e não deve ser solicitada, assim como exames, como IgG para alimentos ou quaisquer outros testes não padronizados. Lembre-se de que exclusões desnecessárias no início da vida facilitam a neofobia, dificuldades alimentares e aumentam o risco nutricional.[4,6]

Manifestações clínicas

As diferentes formas clínicas das alergias alimentares não IgE-mediadas variam conforme idade de início, gravidade e evolução natural da doença. Pensando na frequência dos sintomas, o trato gastrointestinal é o mais acometido, mas outros sítios também são afetados mais raramente ou de maneira bastante específica. É importante ressaltar que podemos classificar as manifestações em clássicas ou menos específicas, estas últimas afetando especialmente o trato gastrointestinal.

Manifestações clássicas da alergia alimentar não IgE-mediada

Trato gastrointestinal

- **Proctocolite induzida por proteína alimentar (FPIAP — *Food protein-induced allergic proctocolitis*)**

A proctocolite induzida por proteína alimentar é a forma mais benigna de AA não IgE-mediada e acomete, especialmente, recém-nascidos e lactentes nos primeiros três meses de vida. Trata-se de uma inflamação retal limitada do trato digestório inferior, induzida por proteínas alimentares ingeridas. Em 50% dos bebês, a sensibilização é induzida pelas proteínas do leite de vaca ingeridas pela mãe nutriz e presentes no leite materno, como a betalactoglobulina.

A manifestação clínica típica é enterorragia de pequena monta, com estado geral satisfatório e bom ganho ponderal.[1,3–5]

- **Enteropatia induzida por proteína alimentar (FPE — *Food protein-induced enteropathy*)**

A enteropatia induzida por proteína alimentar ocorre, principalmente, entre os 2 e 9 meses de idade, sendo os alimentos mais comuns leite seguido por soja, ovo e trigo. É caracterizada por um quadro de diarreia crônica (fezes aquosas e ácidas), eritema perianal, distensão abdominal, anemia, perda de peso e falha no crescimento.

Além do quadro clínico típico, endoscopias com biópsias demonstram achatamento das vilosidades intestinais. Estas lesões vilositárias têm como consequências: a diminuição da superfície absortiva; a redução da concentração das dissacaridases e o aumento da permeabilidade da barreira intestinal, que facilita a absorção de macromoléculas, propicia a sensibilizações a outras proteínas e mantém um ciclo vicioso que perpetua a resposta imunoalérgica.[1,3,4,5]

- **Síndrome da enterocolite induzida por proteína alimentar (FPIES — *Food protein-induced enterocolitis syndrome*)**

Existem duas formas de síndrome da enterocolite induzida por proteína alimentar: os quadros agudos e crônicos, sendo os vômitos o sinal mais característico destes quadros. Na FPIES aguda, os vômitos agudos e repetitivos constituem a manifestação mais característica e ocorrem entre 1 a 4 horas após ingestão do alimento suspeito. Ademais, os pacientes apresentam palidez, letargia e apatia. Diarreia e desidratação com hipotensão e choque podem ocorrer. Em comparação aos quadros mediados por IgE, a anafilaxia e outros sinais cutâneos ou respiratórios da AA não são vistos. Em geral, a FPIES aguda ocorre quando o alérgeno é ingerido de modo intermitente ou após um período de restrição. Nestes casos, os pacientes melhoram em 24 horas e permanecem bem entre as crises, mas até que o quadro se resolva, ou melhor até que o diagnóstico seja feito e um adequado plano de cuidado seja estabelecido, há grande comprometimento da qualidade de vida. Pacientes com FPIES aguda podem chegar aos serviços de emergência com quadros que mimetizam algumas doenças mais comuns ou até mesmo mais graves, como:

- **Gastroenterocolites agudas:** eventos frequentes com vômitos e diarreia, mas de início um pouco mais insidioso.[7,8]

- **Anafilaxia:** descarga de mediadores de mastócitos, evento *súbito* que pode gerar sintomas, como vômitos e hipotensão, mas que em quase 90% dos casos apresentam manifestações cutâneas.[7,8]

- **Sepse:** processo infeccioso sistêmico que apresenta curso mais prolongado, diferente de uma crise de FPIES que melhora de maneira significativa com ondasetrona e reposição de volume.[7,8]

Quando os processos se repetem, diagnósticos, como vômitos cíclicos, erros inatos do metabolismo, devem ser considerados.

Há uma vasta documentação de artigos para caracterização clínica da FPIES e como conduzi-la. Mas o Quadro 23.1 destaca e aponta os critérios diagnósticos que podem auxiliar na definição da doença.

Quadro 23.1 – Critérios para o diagnóstico da enterocolite desencadeada por proteína alimentar[7,8]	
FPIES aguda	
Critério maior	Vômito após 1 a 4 horas da ingestão do alimento suspeito e ausência de sintomas IgE-mediados clássicos cutâneos e respiratórios
Critério menor (para diagnóstico é necessário o critério maior associado a 3 menores)	• Um segundo (ou mais) episódio de vômitos repetitivos após ingerir o mesmo alimento • Episódio de vômitos repetitivos 1 a 4 horas após ingestão de outro alimento • Letargia com qualquer reação suspeita • Palidez com qualquer reação suspeita • Necessidade de atendimento de emergência devido à reação suspeita • Necessidade de reposição volêmica de suporte devido à reação suspeita • Diarreia dentro de 24 horas (geralmente dentro de 5 a 10 horas) • Hipotensão • Hipotermia
FPIES crônica	
O alérgeno alimentar é ingerido regularmente	
Sintomas: vômitos intermitentes, progressivos e diarreia (ou disenteria). Pode haver desidratação e/ou acidose metabólica	
Casos mais leves (alimentos sólidos – doses mais baixas). Pode haver vômitos intermitentes e/ou diarreia, geralmente com baixo ganho de peso/falhas no crescimento	
O critério mais importante para o diagnóstico de FPIES crônica é a resolução dos sintomas dentro de dias após a eliminação do(s) alimento(s) agressor(es) e recorrência aguda dos sintomas, quando o alimento é reintroduzido, início de vômitos em 1 a 4 h, diarreia em 24 h (geralmente 5 a 10 h). Sem teste de provocação oral confirmatório, o diagnóstico de FPIES crônica permanece presuntivo	

A FPIES crônica ocorre quando o alimento ofensivo é ingerido de modo regular e repetidamente. Os sintomas incluem vômitos crônicos ou intermitentes, diarreia e diminuição do ganho de peso e/ou insuficiência no crescimento.

Quanto aos alimentos suspeitos, nos lactentes mais jovens (menores de 6 meses), o leite de vaca e a soja são os desencadeantes mais frequentes; enquanto os sólidos (cereais, frutas, peixes) são mais comumente envolvidos nas reações das crianças maiores (maiores de 9 meses).

Pele

- **Dermatite de contato:** situação bastante específica em que o alimento pode causar lesões pelo contato com a pele. Alimentos, como alho e cebola, estão descritos, ou aditivos alimentares presentes em alimentos. Vale destacar também o risco de fotofitodermatose, dermatose resultante do contato da fruta com a pele associada à exposição solar. A fotofitodermatose pode ser alérgica ou irritativa e é bastante comum com alguns alimentos, como limão.[9]
- **Dermatite herpetiforme:** quadro bastante específico e infrequente relacionado à paciente com doença celíaca, as lesões são eczematosas, raramente urticariformes. Há uma distribuição preferencial em face extensora dos braços e região do trocanter nos membros inferiores. Demanda investigação para doença celíaca.[10]

Pulmão

- Hemossiderose induzida por alimento (síndrome de Heiner): evento raro, com poucos relatos na literatura e de difícil comprovação. Relaciona-se com pacientes com diagnóstico de hemossiderose pulmonar que tem o curso da doença influenciado pela ingesta de alimentos, em especial leite de vaca, ovo ou carne de porco.[11]

Manifestações pouco específicas relacionadas com alergia alimentar

Outras manifestações clínicas têm sido relacionadas à alergia alimentar, em especial ao leite de vaca, mas a dificuldade em se estabelecerem os mecanismos fisiopatológicos também traz dificuldades em se estabelecer o envolvimento do sistema imunológico. O fato é que para algumas destas manifestações a exclusão do leite da dieta do lactente, em especial nas crianças que já realizam alguma alimentação complementar, pode trazer uma melhora dos sintomas, mas ainda assim fica difícil estabelecer uma relação de causalidade, em especial, de causalidade alérgica. Dentre essas manifestações, destacam-se:

- Distúrbios da dismotilidade induzida pela proteína alimentar.
- Doença do refluxo gastroesofágico (DRGE).
- Constipação intestinal.
- Cólica do lactente.

O refluxo gastroesofágico, a cólica e a constipação estão entre as queixas mais comuns em pediatria, e a alergia alimentar pode desempenhar um papel na sua patogênese. Esses distúrbios apresentam-se como uma disfunção da motilidade que pode ser causada por mediadores inflamatórios induzidos por alérgenos alimentares. Não existem exames laboratoriais que possam comprovar a relação destes sintomas com AA, e muitas destas patologias são multifatoriais, envolvem a microbiota e a maturidade intestinal. Estudos sugerem interação de células inflamatórias, sistema nervoso entérico e secreção de citocinas pró-inflamatórias durante a reação alérgica que pode desencadear sintomas gastrointestinais.[4]

Nas manifestações não clássicas é fundamental a elucidação diagnóstica, e instrumentos, como um diário alimentar minucioso, podem ser bastante úteis. Podem também ser realizadas dietas de exclusão seguidas de testes de provocação oral (TPO) para avaliar se ocorre ou não melhora dos referidos sintomas. Importante destacar que exclusões desnecessárias e não baseadas em uma boa análise clínica poderão causar prejuízos nutricionais, psicológicos e sociais para o paciente.[4]

Diagnóstico e tratamento

No Quadro 23.2 estão resumidos o diagnóstico e tratamento das principais formas de AA não IgE-mediada abordadas neste capítulo. Cada uma das manifestações clássicas de alergia alimentar não IgE-mediada apresenta uma história natural, mas é fato que pacientes com alergia alimentar não IgE-mediada apresentarão remissão dos sintomas em sua quase totalidade, tornando-se tolerantes ao alimento inicialmente alergênico. Pacientes com FPIAP em geral ao final do primeiro ano de vida já são capazes de ingerir o alimento causador da alergia. Nos casos de FPE a tolerância pode ser um pouco mais tardia, e no caso de FPIES, pela diversidade dos alimentos envolvidos, os quadros podem ser variados. Pacientes com FPIES a leite em geral se tornam tolerantes nos primeiros 2 ou 3 anos de vida, mas pacientes alérgicos a peixe podem levar mais tempo para adquirirem tolerância.[1,4,5]

Estima-se que até 40% dos pacientes com alergia alimentar não IgE-mediada apresentem dificuldades alimentares, um processo tanto mais grave quanto sua abordagem for inadequada. Estar atento a este risco, orientar os pais, minimizar a neofobia alimentar são estratégias que devem ser adotadas imediatamente após a alergia ter sido diagnosticada. Muitas vezes o atendimento multidisciplinar permite uma abordagem mais assertiva das alergias não IgE-mediadas. Observação, atenção e adequada orientação sem realização de exames intempestivos são as armas principais para o cuidado destes pacientes.

Quadro 23.2 – Principais alergias alimentares não IgE-mediadas: diagnóstico, diagnóstico diferencial e tratamento[1,4,5]

Alergia alimentar não IgE-mediada	Proctocolite alérgica induzida por proteína alimentar (FPIAP)	Enteropatia induzida por proteína alimentar (FPE)	Síndrome da enterocolite induzida por proteína alimentar (FPIES)
Diagnóstico	História clínica	História clínica, endoscopia e biópsia do intestino delgado	História clínica e TPO somente nos casos duvidosos
Diagnóstico diferencial	GECA, fissura, divertículo de Meckel, enterocolite necrotizante, DII (rara), intussuscepção	Sepse, erro inato do metabolismo, FPIES crônica, enteropatias autoimunes, fibrose cística, doença celíaca, imunodeficiência	GECA, sepse, DRGE, erro inato do metabolismo, estenose, piloro, intussuscepção intestinal
Tratamento	Como a maior parte dos casos envolve a proteína do leite de vaca a conduta envolve: • Exclusão materna de leite e reposição de cálcio para a mãe, nas crianças em aleitamento materno • Complementação com FeH como primeira escolha e FAA nos casos de falha terapêutica (+/- 10% dos casos)	Dieta de eliminação e reposição nutricional adequada Criança que necessita complementação: FeH, exceto em pacientes em risco nutricional, nestes FAA como primeira escolha	Dieta de eliminação e TPO para avaliar tolerância em 12 a 24 meses após última reação Criança que necessita complementação: FeH, exceto em pacientes em risco nutricional, nestes FAA como primeira escolha

DII: Doença inflamatória intestinal; TPO: teste de provocação oral; GECA: gastroenterocolite aguda; LV: leite de vaca; FeH: fórmula extensamente hidrolisada; FAA: fórmula de aminoácido livre.

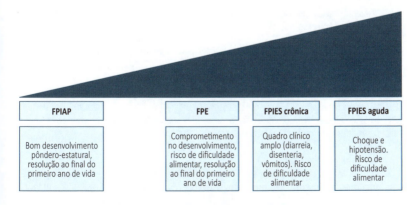

Figura 23.1 – Potencial gravidade das AA não IgE-mediada.[1,4,5,7]

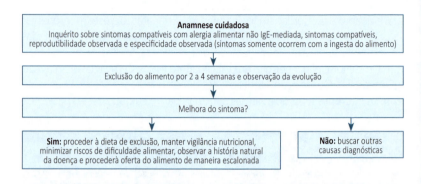

Figura 23.2 – Sugestão de algoritmo para diagnóstico e tratamento das alergias não IgE-mediadas[1,4,5,7]

Referências bibliográficas

1. Meyer R, Chebar Lozinsky A, Fleischer DM, Vieira MC, Du Toit G, Vandenplas Y et al. Diagnosis and management of Non-IgE gastrointestinal allergies in breastfed infants-an EAACI position paper. Allergy. 2020;75(1):14-32.
2. Nwaru BI, Hickstein L, Panesar SS et al. Prevalence of common food allergies in Europe: a systematic review and meta-analysis. Allergy. 2014;69:992–1007.
3. Solé D, Silva LR, Cocco RR, Ferreira CT, Sarni RO, Oliveira LC et al. Consenso brasileiro sobre alergia alimentar: 2018 - Parte 1 - etiopatogenia, clínica e diagnóstico. Documento conjunto elaborado pela Sociedade Brasileira de Pediatria e Associação Brasileira de Alergia e Imunologia. Arq Asma Alerg Imunol. 2018;2(1):7-38.
4. Nowak-Węgrzyn A, Katz Y, Mehr SS, Koletzko S. Non-IgE-mediated gastrointestinal food allergy. J Allergy Clin Immunol. 2015;135(5):1114-24.
5. Venter C, Brown T, Meyer R, Walsh J, Shah N, Nowak-Węgrzyn A et al. Better recognition, diagnosis and management of non-IgE-mediated cow's milk allergy in infancy: iMAP-an international interpretation of the MAP (Milk Allergy in Primary Care) guideline. Clin Transl Allergy. 2017;7:26. Erratum in: Clin Transl Allergy. 2018;8:4.
6. Meyer R, Rommel N, Van Oudenhove L, Fleming C, Dziubak R, Shah N. Feeding difficulties in children with food protein-induced gastrointestinal allergies. J Gastroenterol Hepatol. 2014;29(10):1764-9.
7. Leonard SA, Pecora V, Fiocchi AG, Nowak-Wegrzyn A. Food protein-induced enterocolitis syndrome: a review of the new guidelines. World Allergy Organ J. 2018;11(1):4.
8. Calvani M, Anania C, Bianchi A, D'Auria E, Cardinale F, Votto M et al. Update on food protein-induced enterocolitis syndrome (FPIES). Acta Biomed. 2021;92(S7):e2021518.
9. Warshaw EM, Botto NC, Zug KA, Belsito DV, Maibach HI, Sasseville D et al. Contact dermatitis associated with food: retrospective cross-sectional analysis of North American Contact Dermatitis Group data, 2001-2004. Dermatitis. 2008;19(5):252-60.
10. Rybak-d'Obyrn J, Placek W. Etiopathogenesis of dermatitis herpetiformis. Postepy Dermatol Alergol. 2022;39(1):1-6.
11. Arasi S, Mastrorilli C, Pecoraro L, Giovannini M, Mori F, Barni S et al. Heiner syndrome and milk hypersensitivity: an updated overview on the current evidence. Nutrients. 2021;13(5):1710.

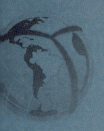

capítulo 24 Abordagem do Paciente com Infecções de Repetição

Adriana Azoubel Antunes
Mariana Paes Leme Ferriani

Introdução

As infecções de repetição representam o fenótipo clínico mais comum dentre as apresentações diversas dos erros inatos da imunidade (EII), sendo útil a identificação do perfil das infecções (predominantemente viral, bacteriana, fúngica, por micobactéria ou mista) no entendimento do defeito imunológico de base.[1] Nestes pacientes é importante uma abordagem cuidadosa para além das infecções, com atenção para as manifestações clínicas de autoimunidade ou de desregulação do sistema imune, além de histórico familiar de consanguinidade e óbitos precoces na família, o que poderia reforçar a possibilidade de EII.[2]

Definição

Na população pediátrica diversos fatores podem contribuir para quadros infecciosos de repetição, como prematuridade, imaturidade fisiológica do sistema imunológico, convívio com irmãos (especialmente quando menores de 5 anos de idade), frequentar creche, exposição ao fumo e vacinação incompleta.[3] Não existe um consenso em relação ao número exato que define o conceito de repetição. Algumas definições vêm sendo propostas em relação ao trato respiratório, sendo as mais aceitas descritas na Tabela 24.1.[4]

Em pacientes com infecções otorrinolaringológicas de repetição (sinusites, otites médias agudas) é importante comparar a frequência, gravidade e dura-

Tabela 24.1 – Definições de infecções de repetição
Otite média aguda: mais de 3 episódios em 6 meses ou 4 em 12 meses Rinite infecciosa: mais de 5 episódios em 12 meses Faringite/amigdalite: mais de três episódios em 12 meses Pneumonia: mais de 2 episódios em 12 meses
OU
6 ou mais infecções respiratórias em 12 meses 1 ou mais infecções respiratórias de vias aéreas superiores por mês 3 ou mais infecções de vias aéreas inferiores em 12 meses

Fonte: Adaptada de: Pinto-Mariz F. J Pediatr. 2021;97(S1):34-8.

ção das infecções, resposta terapêutica e com o que é normal para a faixa etária do paciente. Diferenciar infecções das vias aéreas inferiores – infecções brônquicas – de hiperreatividade e asma é importante, mas nem sempre fácil. É difícil definir em qual limiar de infecções de vias aéreas devemos nos preocupar, até quando é "normal", pois quanto mais nova a criança, mais "normal" é ter infecções frequentes. A causa das infecções recorrentes nem sempre são os EII, considerar as alergias respiratórias, anatomia local e outras doenças de base, como a fibrose cística. Infecções no mesmo local são uma indicação para procurar um problema anatômico local (p. ex., ruptura dural e meningite recorrente, pólipos e hipertrofia adenoideana, causando rinossinusite recorrente).[2]

Infecções cutâneas de repetição também podem ser resultado de um problema local, como eczema, que compromete a integridade da pele e predispõe ao impetigo. Pústulas e furúnculos recorrentes geralmente são causados por falta de higiene ou colonização por *Staphylococcus aureus* em uma mesma família. No entanto, quando são encontrados abscessos piogênicos profundos, é importante descartar a deficiência imunológica. Assim como as candidíases extensas e de repetição, especialmente nos maiores de 1 ano de idade, podendo sugerir a candidíase mucocutânea crônica. Deste modo, podemos concluir que não é uma tarefa simples a abordagem destes pacientes, e o máximo de detalhes acerca das infecções (tipo de patógeno, gravidade e extensão da infecção, resposta terapêutica) pode auxiliar na condução de cada caso.

As infecções de repetição do trato urinário não estão especificamente associadas aos EII; geralmente, estão relacionados com fatores anatômicos ou disfunções miccionais. Os pacientes que apresentam gastroenterites recorrentes, associadas à dificuldade no crescimento, devem ser investigados para EII. Considerar modo de preparo dos alimentos, condições de higiene pessoal e de saneamento básico.

Visando à identificação precoce de pacientes com doenças dos EII, na década de 1990, foram criados e recentemente modificados os "10 sinais de alerta" para EII em crianças (Tabela 24.2).[5] Para os adultos, também foram incluídos 10 sinais de alerta, como descritos na Tabela 24.3.

Tabela 24.2 – Os novos 10 sinais de alerta para os erros inatos da imunidade em crianças

Quatro ou mais novas otites no período de 1 ano

Abscessos cutâneos recorrentes ou abscessos em órgãos internos

Duas ou mais sinusites graves no período de 1 ano

Estomatite ou candidíase oral ou cutânea por mais de 2 meses

Uso de antibiótico por dois meses ou mais com pouco efeito

Necessidade de antibiótico endovenoso para controle de infecções

Duas ou mais pneumonias no período de 1 ano

Duas ou mais infecções sistêmicas incluindo sepse

Dificuldade para ganhar peso ou crescer normalmente

História familiar de imunodeficiência primária (erros inatos da imunidade)

Fonte: Adaptada de BRAGID.[5]

Tabela 24.3 – Os novos 10 sinais de alerta para os erros inatos da imunidade em adultos

Duas ou mais novas otites no período de 1 ano

Uma pneumonia por ano por mais de 1 ano

Infecções virais de repetição (herpes, verrugas ou condiloma)

Abscessos profundos de repetição na pele ou em órgãos internos

Infecção por *Mycobacterium tuberculosis* ou atípica

Duas ou mais novas sinusites no período de 1 ano na ausência de alergia

Diarreia crônica com perda de peso

Necessidade do uso de antibiótico intravenoso de repetição para melhora das infecções

Monilíase persistente ou infecção fúngica invasiva

História familiar de imunodeficiência primária

Fonte: Adaptada de BRAGID.[5]

Diagnóstico etiológico

A identificação de alguns patógenos, entretanto, chama a atenção para o grupo dos EII por se tratarem de microrganismos incomuns, caracterizando o que se conhecia por infecções oportunistas e hoje tem um espectro mais amplo de patógenos, caracterizando o que chamamos de infecções sentinelas. O conceito de infecção sentinela é uma infecção única que exige investigação para EII porque seria muito atípica em um indivíduo imunocompetente. Nestes casos a investigação dos EII é fundamental já em um primeiro momento. A Tabela 24.4 resume os principais patógenos responsáveis por essas infecções.

Tabela 24.4 – Infecções sentinelas

Infecções	Defeitos genéticos descritos e síndromes bem caracterizadas
Vírus	
Encefalite por herpes simples	TBK1, TLR3, TRAF3, TRIF, UNC93B
Herpes simples cutâneo	Defeitos de células T, DOCK8, GATA2, WAS
Infecção crônica por EBV	CD21, CD27, CORO1A, ITK, MAGT1, PRKCD, CXCR4
Infecção por EBV e HLH	AP3B1, LYST1, PRF1, RAB27A, SH2D1A, STX11, UNC13D, XIAP
Infecção por citomegalovírus (CMV)	Defeitos de células T, Sd. de Good, DOCK8, GATA2, STIM1, WAS
Papilomavírus humano (HPV)	Linfopenia CD4 idiopática, ATM, CD40L, EVER1, EVER2, DOCK8, GATA2, IKBKG, MST1, RORH, STK4, CXCR4
Fungos	
Candida	AIRE, CARD9, IL17F, IL17RA, STAT1
Aspergillus	Linfopenia CD4 Idiopática, CYBA, CYBB, DOCK8, GATA2, ITGB2, NCF1, NCF2, NCF4, STAT3
Bactérias	
Pseudomonas	Neutropenias congênitas, IRAK4, ITGB2, MYD88, BTK (neutropenia), CD40LG (neutropenia)
Salmonella	CYBB, IFNGR1, IFNGR2, IL12B, IL12RB1
Serratia	CYBA, CYBB, NCF1, NCF2, NCF4
Neisseria	C5, C6, C7, C8A, C8B, C8G, C9, CFD, CFH, CFI, CFP
Streptococcus pneumoniae	C1QA, C1QB, C1QC, C4A þ C4B, C2, C3, IRAK4, MYD88
Micobactéria	
Micobactéria	CYBA, CYBB, GATA2, IFNGR1, IFNGR2, IKBKG, IL12, IL12RB1, IRF8, NCF1, NCF2, NCF4, STAT1, TYK2

Fonte: Adaptada de Nima Rezaei *et al.* Common presentations and diagnostic approaches. In: Stiehm's Immune Deficiencies.[2]

Importante salientar que o diagnóstico precoce dos EII está associado à melhor qualidade de vida e longevidade dos pacientes, permitindo muitas vezes a realização de tratamentos curativos, como o transplante de células pluripotente. De modo que uma melhor sensibilidade no diagnóstico pode ser determinante no prognóstico do paciente.

Diagnóstico laboratorial

A investigação laboratorial do paciente com infecções de repetição engloba exames direcionados à avaliação do sistema imune em busca de EII, além de exames gerais para descartar doenças mais prevalentes que também podem cursar com infecções de repetição.

Dentre os exames gerais, destacam-se: dosagem de IgE total; contagem de eosinófilos; radiografia de tórax e teste de puntura (*prick test*), se história clínica sugestiva de atopia, pois auxiliam no diagnóstico de rinite alérgica e asma; possíveis fatores predisponentes para infecções de vias aéreas superiores e inferiores de repetição; radiografia de *cavum* para descartar hipertrofia de adenoide. Dosagem de sódio e cloro no suor, indispensável na infância para afastar fibrose cística e sorologia para HIV, importante causa de imunodeficiência secundária, especialmente em adultos. Exames para avaliação de doença do refluxo gastroesofágico, como pHmetria e endoscopia digestiva alta, devem ser considerados, se sintomas sugestivos de refluxo.[6]

Com relação aos exames de avaliação do sistema imune, é muito importante detalhar o tipo de infecção, local e agentes para uma investigação mais direcionada.[7]

Hemograma completo

Consiste no exame inicial essencial na avaliação do paciente com infecções de repetição. Fornece várias informações: contagem absoluta de linfócitos baixa é um importante alerta para imunodeficiência combinada grave (SCID), doença que constitui uma emergência médica, pois se não diagnosticada e tratada pode levar rapidamente ao óbito. Importante notar que a contagem absoluta de linfócitos que constitui linfopenia varia muito de acordo com a idade. Em lactentes considera-se linfopenia contagens abaixo de 3.000 células/mm^3, enquanto em adultos abaixo de 1.500 células/mm^3.[8]

Contagem absoluta de neutrófilos pode estar aumentada, alertando para doença granulomatosa crônica (DGC) e deficiência de adesão leucocitária (LAD), ou diminuída, alertando para neutropenias congênitas. Eosinófilos altos alertam para vários EII, como Síndrome IPEX (Poliendocrinopatia autoimune ligada ao X), Síndrome de Wiskott-Aldrich (WAS), Síndrome Hiper-IgE e Síndrome Omenn. A presença de plaquetopenia pode sugerir WAS, sobretudo com volume plaquetário reduzido, podendo estar presente também em outros EII que cursam com autoimunidade, sendo a púrpura trombocitopênica idiopática (PTI) manifestação comum na imunodeficiência comum variável (IDCV), sobretudo em adultos.[3]

Dosagem de imunoglobulinas séricas

A dosagem sérica de imunoglobulinas (IgA, IgG, IgM e IgE) é essencial na investigação de infecções respiratórias de repetição, sendo o ponto de partida para a avaliação do sistema imune humoral. Importante atentar para os valores de referência de acordo com a idade, pois apresentam grande variabilidade na infância. Interessante também dosar albumina sérica a fim de descartar perda proteica como causa de hipogamaglobulinemia secundária.[7]

Níveis séricos diminuídos de IgG, em associação a reduções nos níveis de IgA e/ou IgM, alertam para EII humorais, como imunodeficiência comum variável (IDCV) e agamaglobulinemia ligada ao X. Se isoladamente diminuídos, alerta para hipogamaglobulinemia transitória da infância e hipogamaglobulinemias secundárias ao uso de medicamentos, devendo ser avaliadas no contexto clínico de cada paciente. Níveis séricos elevados de IgG podem estar presentes em outros EII, como DGC, deficiência de DOCK-8 e Síndrome de Hiper-IgE por mutação em STAT-3. Importante atentar que nos primeiros 6 meses de vida a dosagem sérica de IgG pode estar normal mesmo em pacientes com EII humorais devido à passagem transplacentária do IgG materno.[9]

Níveis séricos diminuídos de IgA (menor 7mg/dL ou 2 desvios-padrão para idade) em maiores de 4 anos confirmam o diagnóstico de deficiência seletiva de IgA. Pode estar diminuída também em outros EII, como IDCV, agamaglobulinemia ligada ao X, e pode ser secundária ao uso de medicamentos. Pode estar aumentada na síndrome de WA e deficiência NEMO.[9]

Já os níveis séricos diminuídos de IgM podem aparecer em diversos EII, e quando aumentada alerta para o grupo de EII, chamado síndrome de Hiper-IgM. NEMO e WAS também podem cursar com aumento sérico de IgM.[9]

A diminuição dos níveis de IgE no soro é comum nos pacientes com IDCV e Síndrome de Ataxia-telangiectasia, já quando está aumentada aponta para diversos EII, em destaque: síndrome de Hiper-IgE por mutação em STAT-3, deficiência de DOCK-8, WA, IPEX e Síndrome de Omenn.[3]

Avaliação funcional de anticorpos

Importante ferramenta na avaliação humoral, podendo confirmar um defeito na produção de anticorpos.

Uma forma simples de realizar esta avaliação é por meio da dosagem sérica de anticorpos naturalmente presentes em nosso organismo, como as iso-hemaglutininas, que são anticorpos contra os antígenos polissacarídicos do nosso grupo sanguíneo A e B. Porém este exame só é confiável em maiores de 1 ano.[8] Como exemplo, no caso de uma pessoa ser do tipo sanguíneo B, o esperado seria ter em seu sangue a presença de anticorpos anti-A.

Outra forma seria avaliar anticorpos contra infecções ou imunizações previamente documentadas. Habitualmente avalia-se a produção de anticorpos contra antígenos proteicos pelos níveis de anticorpos contra difteria e tétano e/ou avaliação da produção de anticorpos contra antígenos polissacarídicos medida 4 semanas após a realização da vacina Pneumocócica 23 valente.[10]

Imunofenotipagem de linfócitos T, B e NK

Se o paciente cursar com infecções virais prolongadas, oportunistas ou associação à autoimunidade e baixo ganho pôndero-estatural, faz-se necessária a suspeita de um defeito da imunidade celular, portanto, além de um hemograma inicial, a avaliação específica dos linfócitos T é mandatória. Realizado pela citometria de fluxo, permite a avaliação numérica dos linfócitos e também das células NK. A maioria dos laboratórios utiliza os marcadores de linfócitos T CD3, CD4, CD8; linfócitos B CD19 e CD20 e células NK CD16 e CD56. Importante sua realização nos quadros de infecções de repetição quando há suspeita de imunodeficiências combinadas e também humorais, pois pode diferenciar um quadro de agamaglobulinemia ligada ao X de IDCV (CD19/20 maior que 1%).[8]

Di-hidrorodamina 123 e teste do nitrablue tetrazolium

Os exames di-hidrorodamina 123 (DHR) e teste do Nitrablue tetrazolium (NBT) avaliam funcionalmente os neutrófilos. Imprescindíveis quando temos suspeita de defeitos de fagócitos, caracterizada pela ocorrência de hidroadenites de repetição, infecções estafilocócicas invasivas, abscessos profundos ou infecções sentinelas por *Aspergillus*. Quando alterados alertam para o diagnóstico de DGC. O DHR é o exame padrão ouro quando há suspeita de DGC e deve ser preferido ao NBT, quando possível, por ser um exame que está menos sujeito a erros de interpretação. Importante que estes exames sejam realizados dentro de 24 horas da coleta do sangue, devido à pouca estabilidade dos neutrófilos com risco de resultado falso positivo.[9]

Avaliação do sistema complemento

Quando há infecções piogênicas de repetição e principalmente se infecções pelo gênero *Neisseria* (*meningitidis* ou gonorreia) por meio de meningites meningocócicas de repetição se faz necessária a avaliação do sistema complemento. A integridade da via clássica do complemento pode ser avaliada pela dosagem do CH50, que mede a lise de eritrócitos de carneiro sensibilizados por anticorpos presentes no soro fresco, enquanto a via alternativa é avaliada pelo exame AH50. Importante lembrar que estes exames são muito lábeis, estando sujeitos à variabilidade de acordo com condições de transporte e armazenamento.[9]

A realização dos exames complementares deve seguir um racional direcionado sobretudo por uma história clínica e exame físicos detalhados, visando diagnosticar ou afastar um possível erro inato da imunidade o mais precoce possível, permitindo ao paciente uma melhor qualidade de vida, por reduzir a morbidade e tratamento individualizado pelo conhecimento mais amplo da doença de base. Isto inclui cada vez mais a realização de testes genéticos específicos que incluem painéis organizados para defeitos específicos até a realização da análise do exoma ou genoma completo. A identificação do defeito molecular permite um tratamento preciso além de fornecer ferramentas fundamentais para um aconselhamento genético adequado. Na Figura 24.1 sugerimos um fluxograma para conduta diagnóstica na avaliação do paciente com infecção de repetição.[2,3,7]

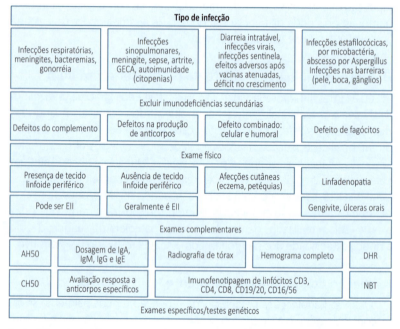

Fonte: Adaptada de Nima Rezaeia et al. Common presentations and diagnostic approaches. In: Stiehm's Immune Deficiencies.[2]

Figura 24.1 – Fluxograma para auxiliar na condução dos pacientes com infecções de repetição

Referências bibliográficas

1. Tangye SG et al. Human Inborn Errors of Immunity: 2022 Update on the Classification from the International Union of Immunological Societies Expert Committee. 2022;24:1-35.
2. Rezaeia N, Vriesc E, Gambinerie E, Isabelle Meytsg I, Haddadh E. Common presentations and diagnostic approaches. In: Stiehm's Immune Deficiencies. Chapter 1. Second edition. United Kingdon: Academic Press, Elsevier inc. 2020.

3. Gray PE, Namasivayam M, Ziegler JB. Recurrent infection in children: when and how to investigate for primary immunodeficiency? J Paediatr Child Health. 2012;48:202-9.
4. Pinto-Mariz F. Failure of immunological competence: when to suspect? J Pediatr. 2021;97(S1):34-8.
5. BRAGID – Grupo Brasileiro de Imunodeficiências. [Acessado em 15 jul. 2022] Disponível em: <http://www.bragid.org.br/>.
6. Grammatikos A, Bright P, Bhatnagar R, Johnston S. How to investigate a suspected immune deficiency in adults. Respir Med. 2020;171:106100.
7. Thomas A. Fleisher TA, Oliveira JB. Functional and molecular evaluation of lymphocytes. J Allergy Clin Immunol. 2004;114:227-34.
8. Rosenzweig SD, Kobrynski L, Fleisher TA. Laboratory evaluation of primary immunodeficiency disorders. In: Stiehm's Immune Deficiencies, 2nd ed. United Kingdon: Academic Press, Elsevier inc; 2020. Chapter 4.
9. Knight V et al. A toolkit and framework for optimal laboratory evaluation of individuals with suspected primary immunodeficiency. J Allergy Clin Immunol Pract. 2021;9:3293-307.
10. Hernandez-Trujillo VP. Approach to children with recurrent infections. Immunol Allergy Clin North Am. 2015;35(4):625-36.

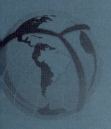

capítulo 25 Erros Inatos da Imunidade – Diagnóstico

Almerinda Maria do Rêgo Silva
Cristina Maria Kokron

Introdução

Os erros inatos da imunidade (EII) constituem um grupo heterogêneo de doenças genéticas causadas por defeitos no desenvolvimento e/ou função do sistema imune, resultando em maior suscetibilidade a infecções. Além das infecções, ocorre também aumento da frequência de autoimunidade, inflamação, linfoproliferação e doenças malignas.[1,2]

Até a última classificação publicada em 2022, 485 EII haviam sido identificados e classificados, sendo um grande número deles caracterizado pelo início dos sintomas e diagnóstico estabelecido já nos primeiros anos de vida.[2]

A incidência estimada atual dos EII é de 1/1.000 a 1/5.000 nascimentos. Embora a incidência seja maior na infância (21,9/100.000 entre 0 e 4 anos de idade), a maioria dos pacientes é constituída por adultos, sendo que aproximadamente 70% destes são diagnosticados após os 15 anos de idade e 50% acima dos 25 anos. Nos Estados Unidos, 57% dos pacientes com EII têm mais de 18 anos e um estudo europeu mostrou que 8% têm mais de 65 anos.[3,4] O melhor conhecimento sobre os EII associado ao avanço das ferramentas diagnósticas e a melhoria dos cuidados destes pacientes tem contribuído para o aumento da prevalência na idade adulta.[4]

Classificação

De acordo com a International Union of Immunological Societies (IUIS), os EII identificados foram classificados em 10 grupos:[1]

- Imunodeficiências que afetam a imunidade celular e humoral.
- Imunodeficiências combinadas com características sindrômicas ou associadas.
- Deficiências predominantemente de anticorpos.
- Doenças de desregulação imune.
- Defeitos de fagócitos quantitativos ou funcionais.
- Defeitos da imunidade inata.
- Doenças autoinflamatórias.
- Deficiências do sistema complemento.
- Insuficiência ou falha da medula óssea.
- Fenocópias dos EII.

Os defeitos predominantemente de anticorpos são os mais frequentes, em torno de 57% dos diagnósticos dos EII segundo os registros latino-americano (Latin American Society for Immunodeficiencies – LASID)[5] e europeu (European Society for Immunodeficiencies – ESID).[6] Embora as imunodeficiências combinadas, que afetam a imunidade celular e humoral, sejam menos frequentes, são consideradas urgências imunológicas, pois geralmente apresentam maior gravidade e mortalidade elevada até o primeiro ano de vida, caso não sejam diagnosticadas e tratadas de forma precoce.

Diagnóstico clínico

Em publicação de 2021, Thalhammer *et al.* revisaram as manifestações clínicas iniciais infecciosas e não infecciosas de 16.486 pacientes com erros inatos da imunidade e observaram que 68% apresentaram apenas infecções, 9% apenas desregulação imune, e 9% apresentaram a combinação dos dois. Características sindrômicas estavam presentes em 12% dos pacientes, 4% tinham apenas alterações laboratoriais, 1,5% foram diagnosticados apenas por história familiar e 0,8% tiveram doenças malignas como primeiro sintoma.

A maior parte dos pacientes (2/3) apresentou sintomas antes dos 6 anos de idade, mas em 25% os sintomas apareceram apenas na idade adulta. Desregulação imune foi a primeira manifestação de EII em pacientes entre 6 e 25 anos de idade, mas acima dos 30 anos a manifestação inicial mais prevalente foram as infecções de repetição.[7]

As infecções em pacientes com EII têm características especiais incluindo gravidade variável, acometimento de múltiplos órgãos, presença de microrganismos oportunistas e resistência aos tratamentos normalmente eficazes em pacientes imunocompetentes. Dependendo do componente do sistema imune comprometido, as infecções podem variar desde quadros leves até manifestações sistêmicas graves com risco de vida.[8]

Ainda em relação às infecções, é importante considerar, além da frequência, o tipo de infecção, em que circunstâncias elas ocorrem e quais os órgãos e tecidos afetados. Também é necessário observar qual o(s) agente(s) infeccioso(s) e sua patogenicidade. Sabemos que dependendo do compartimento do sistema imune que está deficiente, diferentes suscetibilidades a microrganismos podem ser observadas. Resumindo, com relação às infecções, é importante investigar: patógeno, localização, evolução, intensidade e frequência.[9,10]

Portanto, a identificação dos órgãos ou sistemas acometidos e os patógenos envolvidos são de grande valor para nortear a investigação dos EII. No Quadro 25.1 estão resumidas as características das imunodeficiências de acordo com o setor do sistema imune acometido.

Quadro 25.1 – Locais preferenciais de infecções e principais patógenos causadores de acordo com o setor do sistema imune acometido					
	Células B/ anticorpos	**Células T**	**Células NK**	**Fagócitos**	**Complemento**
Locais de infecções	Trato respiratório Trato GI Articulações SNC	Pulmão Pele Trato GI Septicemia	Pulmão Pele Trato GI Infecções disseminadas	Pulmão Pele Fígado Linfonodos Ossos Trato GI Gengiva	Infecções sistêmicas Meningite
Patógenos frequentes	**Bactérias piogênicas** *Streptococcus Staphylococcus H. influenzae* **Enterovírus** ECHO Poliovírus **Mycoplasma**	**Vírus** CMV Adenovírus Sarampo Molusco **Fungos** *Candida, Aspergilus, Pneumocystis jirovecii* **Protozoário** *Cryptosporidium*	**Vírus** EBV,CMV, VZV, HSV, HPV	**Bactérias** *Staphylococcus Serratia marcescens Burkholderia cepacia Klebsiella, E. coli Salmonella Proteus* **Fungos** Candida Aspergilus Nocardia	**Bactérias piogênicas** *Streptococcus H. influenzae Neisseria*

Fonte: Adaptado de Rosenzweig SD *et al.*, 2020.[11]

Embora as infecções se apresentem como a principal manifestação na maior parte dos EII, as desregulações imunes estão presentes como principal evento em cerca de 30% destas patologias.[8]

Grandes avanços na área clínica e no diagnóstico molecular dos EII ocorreram nas últimas décadas, no entanto, muitos pacientes permanecem não diagnosticados ou têm diagnóstico substancialmente tardio com resultados adversos na morbidade e mortalidade.[10] Os adultos tendem a apresentar atrasos mais longos no diagnóstico do que as populações pediátricas, e embora o atraso médio no diagnóstico tenha diminuído nos últimos anos, ainda permanece alto para algumas variedades de deficiência de anticorpos, como a imunodeficiência comum variável.[12]

As manifestações clínicas dos EII podem aparecer de forma muito precoce nos primeiros meses de vida (ou até mesmo no período neonatal), no caso das deficiências celulares e combinadas ou, mais tardiamente, após os primeiros 6 meses nas deficiências de anticorpos, uma vez que no início da vida ainda estão presentes anticorpos maternos circulantes, mas também podem se manifestar apenas na adolescência ou mesmo idade adulta.[4,7]

Sinais de alerta

Os sinais de alerta foram desenvolvidos para aumentar o conhecimento de imunodeficiências primárias pelos médicos e assim aumentar a possibilidade de diagnósticos mais precoces. Melhorar a conscientização sobre EII, acesso a centros especializados e informações rápidas, precisas e testes diagnósticos de baixo custo podem ajudar a reduzir ainda mais o atraso no diagnóstico.[12]

Existem diferentes conjuntos de sinais de alerta para erros inatos da imunidade. Entretanto, os sinais de alerta mais utilizados mundialmente são os da Jeffrey Modell Foundation e são estes os apresentados neste capítulo. Eldeniz *et al.* (2022) analisaram a presença dos 10 sinais de alerta em pacientes com imunodeficiências primárias e secundárias e observaram que a presença destes sinais foi significativamente maior nos pacientes com imunodeficiências quando comparados aos controles. A presença de um escore de 1,5 nos pacientes com imunodeficiência apresentou sensibilidade de 92% e especificidade de 93,5%, sendo útil para pacientes com erros inatos da imunidade e também para imunodeficiências secundárias.[13]

A história familiar é importantíssima para auxiliar e direcionar o diagnóstico. Outro dado importante a ser observado são as manifestações não infecciosas: presença de granulomas, autoimunidade, febre recorrente, eczema, distúrbios linfoproliferativos (linfadenopatia crônica benigna, esplenomegalia), doença inflamatória intestinal, doenças malignas.[9,10]

Sinais de alerta na criança

A grande maioria dos EII se manifesta na infância, geralmente até os 2,5 anos de vida, sendo fundamental que o pediatra esteja atento para este diagnóstico.

No intuito de melhorar o conhecimento sobre estas patologias tanto pelos profissionais de saúde como pela população de uma forma geral, a divulgação dos sinais de alerta para EII vem sendo intensificada.

Na Figura 25.1 apresentamos a tabela de sinais de alerta para imunodeficiência primária para crianças da Jeffrey Modell Foundation (JMF).

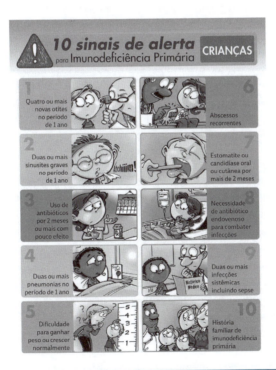

Figura 25.1 – Dez sinais de alerta para imunodeficiências primárias para crianças da JMF.[14]

Além desses sinais, outros dados devem servir de alerta para o pediatra na investigação de EII, como: reações vacinais graves ou atípicas, ausência ou aumento de linfonodos periféricos, tonsilas palatinas não visualizadas, ausência da projeção da adenoide na radiografia do *cavum*, ausência da imagem tímica na radiografia do tórax em crianças com menos de 2 anos, linfopenia e/ou neutropenia < 1.500 células em sangue periférico, morte súbita e/ou processos infecciosos de repetição em membros da família e história de consanguinidade familiar.

Em contrapartida, infecção recorrente localizada em um único órgão como, por exemplo: amigdalites e infecções do trato urinário, não constituem critério para investigação de erros inatos da imunidade. Assim como meningite viral, resfriados frequentes e impetigo/furunculose de repetição também não são sinais de alerta para doenças do sistema imune.

Tendo em vista que as formas mais graves de imunodeficiências manifestam-se no primeiro ano de vida e boa parte é considerada emergência pediátrica, Carneiro-Sampaio et al. (2011) desenvolveram os sinais de alerta para imunodeficiências primárias no primeiro ano de vida,[15] conforme mostrado na Figura 25.2.

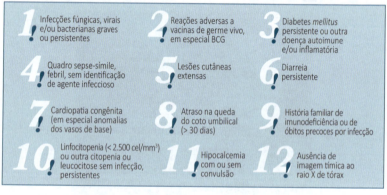

Fonte: Instituto da Criança-HC/USP.

Figura 25.2 – Doze sinais de alerta para imunodeficiências primárias no primeiro ano de vida.

Sinais de alerta no adulto

Apesar de grande número dos EII se manifestar e ser diagnosticado na infância, a maioria dos imunodeficientes adulta, ou por serem diagnosticados quando adultos ou por serem diagnosticados na infância e chegarem até a vida adulta.[4] É fundamental que o imunologista/alergista, assim como o clínico, esteja muito atento à grande variabilidade de manifestações no adulto, que pode ser complexa e multissistêmica, dificultando e retardando o diagnóstico.[9]

Outro fato importante a ser lembrado em adultos é que as causas secundárias de deficiências imunológicas são bem mais prevalentes (30 vezes mais frequentes) e devem ser excluídas. Entre as causas secundárias temos: medicamentos (imunossupressores, imunobiológicos), infecções (HIV, sarampo, herpes-vírus, infestações parasitárias, infecções por superantígenos), doenças malignas, distúrbios metabólicos (insuficiência renal, hepática, desnutrição), doenças autoimunes, traumas, exposição ambiental.

A avaliação do adulto com suspeita de imunodeficiência deve ser baseada nos achados clínicos associados aos diferentes grupos de imunodeficiências. O diagnóstico será dependente da apresentação clínica e do padrão de infecções. Neste contexto, o tipo de microrganismo, a história e a apresentação clínica, aliados aos dados laboratoriais ajudarão a identificar o tipo de defeito imunológico. Pacientes com sinais de imunodesregulação representam um desafio diagnóstico ainda maior. Portanto, é importante lembrar que citopenias autoimunes, doença inflamatória intestinal e inflamação granulomatosa podem ser as primeiras manifestações de imunodeficiência (em até 20% dos casos). Na Figura 25.3 apresentamos os sinais de alerta para imunodeficiências primárias em adultos.

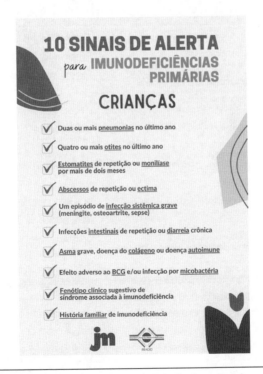

Figura 25.3 – Dez sinais de alerta para imunodeficiências primárias para adultos da JMF modificado pelo BRAGID.[16]

Sinais de alerta nas diferentes especialidades médicas

O diagnóstico dos EII se torna um grande desafio pela diversidade de apresentação destas patologias que podem acometer vários órgãos e sistemas, pessoas de ambos os sexos e em qualquer faixa etária, além de uma ampla variabilidade de gravidade da doença, desde pacientes assintomáticos até os gravemente enfermos. Em virtude destas características, muitas áreas da medicina se deparam com indivíduos suspeitos de EII.

Costa-Carvalho *et al.* (2014) elaboraram os sinais de alerta para imunodeficiências primárias para diversas especialidades médicas, auxiliando no diagnóstico destas doenças entre os não imunologistas, além de sugerir os exames laboratoriais para o diagnóstico.[10] Nas Tabelas de 25.1 a 25.8 apresentamos os sinais de alerta para imunodeficiências primárias em alergia, infectologia, gastroenterologia, hematologia, pneumologia, reumatologia, dermatologia e neonatologia.

Tabela 25.1 – Sinais de alerta para imunodeficiências primárias em alergia, possíveis diagnósticos e exames laboratoriais a serem realizados

Sintomas	Imunodeficiência	Exames laboratoriais
Asma de difícil controle	Deficiência de IgA	Dosagem de IgA, IgM, IgG
	Associada a pneumonias e sinusites: imunodeficiência comum variável	Dosagem de IgA, IgM, IgG Dosagem de anticorpos vacinais
	Deficiência de anticorpos específicos	Pesquisa de anticorpos para pneumococo após vacina
Eczema e infecção	Síndrome de Wiskott-Aldrich	Plaquetopenia com plaquetas pequenas Expressão de WASP
	Síndrome de hiper-IgE: pneumonia por *S. Aureus*, infecção fúngica, hiperextensibilidade articular, fácies grosseira	Dosagem de IgE Avaliação de TH17
	Imunodeficiência combinada grave (SCID)	Hemograma com linfopenia, Quantificação de linfócitos CD3, CD4, CD8, linfócitos B e células NK
	IPEX (imunodesregulação, poliendocrinopatia, e enteropatia ligada ao X)	Expressão de FOXP3
Sinusites de repetição	Deficiência de anticorpos Deficiência de anticorpos específicos	Dosagem de IgA, IgM, IgG Dosagem de anticorpos ao pneumococo após vacina
Angioedema sem urticária	Angioedema hereditário	Dosagem de inibidor de C1 esterase quantitativo e funcional Dosagem de C4 e C1q
	Angioedema adquirido	Uso de inibidores de ECA Dosagem de inibidor de C1 esterase quantitativo e funcional Dosagem de C4 e C1q

Fonte: Adaptada de Costa-Carvalho *et al.*, 2014 e BRAGID.

Capítulo 25 – Erros Inatos da Imunidade – Diagnóstico **283**

Tabela 25.2 – Sinais de alerta para imunodeficiências primárias em infectologia, possíveis diagnósticos e exames laboratoriais a serem realizados

Sintomas	Imunodeficiência	Exames laboratoriais
Infecções por bactérias extracelulares	Defeitos de anticorpos	Dosagem de IgA, IgM, IgG Dosagem de anticorpos vacinais
	Defeitos do complemento	Dosagem de CH50
	Neutropenias	Hemograma
Infecção pelo S. Aureus	Doença granulomatosa crônica	Teste de oxidação da di-hidrorodamina ou teste do NBT
	Síndrome de hiper-IgE: Outras características: pneumonia por S. aureus, infecção fúngica, hiperextensibilidade articular, fácies grosseira	Dosagem de IgE Avaliação de TH17
	Defeitos de anticorpos	Dosagem de IgA, IgM, IgG Dosagem de anticorpos vacinais
Infecção por fungos	Defeitos de células T	Hemograma Quantificação de linfócitos CD3, CD4, CD8
	Deficiência do CD40L (hiper-IgM ligada ao X)	Dosagem de IgG, IgA, IgM, Expressão de CD40L em linfócitos
	Doença granulomatosa crônica	Teste de oxidação da di-hidrorodamina ou teste do NBT
	Candidíase mucocutânea crônica	Linfoproliferação com cândida e/ou Teste cutâneo tardio com candidina Avaliação de IL-17, detecção do gene AIRE
Infecção por micobactérias atípicas, salmonela e/ou complicações pelo BCG	Deficiências de linfócitos T	Hemograma Quantificação de linfócitos CD3, CD4, CD8, linfócitos B e células NK
	Imunodeficiência combinada grave (SCID)	
	Suscetibilidade mendeliana a infecções por micobactérias	Avaliação do eixo IL-12/23-IFN-γ NEMO
Infecções por vírus	Defeitos de células T e NK	Quantificação de linfócitos CD3, CD4, CD8, linfócitos B e células NK
	Defeitos de anticorpos	Dosagem de IgA, IgM, IgG Dosagem de anticorpos vacinais

Fonte: Adaptada de Costa-Carvalho *et al.*, 2014 e BRAGID.

Tabela 25.3 – Sinais de alerta para imunodeficiências primárias em gastroenterologia, possíveis diagnósticos e exames laboratoriais a serem realizados

Sintomas	Imunodeficiência	Laboratório
Diarreia crônica	Deficiência de anticorpos	Dosagem de IgA, IgM, IgG Dosagem de anticorpos vacinais
	Imunodeficiências combinadas	Hemograma Quantificação de linfócitos CD3, CD4, CD8, linfócitos B e células NK
Giardíase de difícil tratamento	Deficiência de anticorpos	Dosagem de IgA, IgM, IgG Dosagem de anticorpos vacinais

Continua...

284 Manual Prático de Alergia e Imunologia – ASBAI

Tabela 25.3 – Sinais de alerta para imunodeficiências primárias em gastroenterologia, possíveis diagnósticos e exames laboratoriais a serem realizados – continuação

Sintomas	Imunodeficiência	Laboratório
Enteropatia autoimune com diarreia grave (pode ter hipotireoidismo, eczema, plaquetopenia, anemia hemolítica autoimune, diabetes neonatal)	IPEX (imunodesregulação, poliendocrinopatia e enteropatia ligada ao X)	Ausência de número e/ou função de células T reguladoras Expressão reduzida de FOXP3
Candidíase persistente	Deficiência de células T	Quantificação de linfócitos CD3, CD4, CD8
	Candidíase mucocutânea crônica APECED (poliendocrinopatia autoimune, candidíase e distrofia ectodérmica)	Quantificação de linfócitos CD3, CD4, CD8 Linfoproliferação com cândida e/ou Teste cutâneo tardio com candidina Detecção do gene AIRE
Dor abdominal intensa simulando abdome agudo	Angioedema hereditário	Dosagem de inibidor de C1 esterase quantitativo e funcional Dosagem de C3, C4
	Angioedema adquirido	Uso de inibidores de ECA Dosagem de C4, C1q

Fonte: Adaptada de Costa-Carvalho *et al.*, 2014 e BRAGID.

Tabela 25.4 – Sinais de alerta para imunodeficiências primárias em hematologia, possíveis diagnósticos e exames laboratoriais a serem realizados

Sintomas	Imunodeficiência	Laboratório
Plaquetopenia com plaquetas pequenas	Síndrome de Wiskott-Aldrich *Outros sintomas:* eczema e infecções de repetição Trombocitopenia ligada ao X	Hemograma com contagem e avaliação do tamanho das plaquetas Expressão de WASP Quantificação de linfócitos CD3, CD4, CD8 Dosagem de IgG, IgM e IgA
Citopenias autoimunes	Imunodeficiência comum variável *Outras características:* infecção de repetição e doenças autoimunes	Dosagem de IgG, IgM e IgA Pesquisa de anticorpos a antígenos vacinais Quantificação de linfócitos CD3, CD4, CD8, linfócitos B e células NK
Linfadenopatia + esplenomegalia Excluir neoplasias e infecções	Doença linfoproliferativa autoimune	Aumento do número das células T duplo-negativas (CD3+CD4-CD8-)
	Defeitos de apoptose	
Defeitos quantitativos e qualitativos dos neutrófilos (neutropenia e neutrofilia)	Neutropenias	Hemograma
	Doença granulomatosa crônica	Teste de oxidação da di-hidrorodamina (DHR) ou teste do NBT
	Albinismo parcial – S. Chédiak-Higashi, S. Griscelli	Grânulos citoplasmáticos nos leucócitos

Fonte: Adaptada de Costa-Carvalho *et al.*, 2014 e BRAGID.

Capítulo 25 – Erros Inatos da Imunidade – Diagnóstico **285**

Tabela 25.5 – Sinais de alerta para imunodeficiências primárias em pneumologia, possíveis diagnósticos e exames laboratoriais a serem realizados

Sintomas	Imunodeficiência	Laboratório
Pneumonias por bactérias extracelulares + otites e sinusites	Deficiência de anticorpos (mais comuns)	Dosagem de IgG, IgA, IgM Pesquisa de anticorpos a antígenos vacinais
	Deficiências de complemento	Dosagem de CH50
Abscesso pulmonar	Síndrome de hiper-IgE *Características adicionais*: pneumonia por *S. aureus*, eczema, infecção fúngica, hiperextensibilidade articular, fácies grosseira	Dosagem de IgE Avaliação de linfócitos TH17
Pneumonias por estafilococos ou fungos	Doença granulomatosa crônica *Características adicionais*: suscetibilidade à infecção por germes catalase-positivos. *Outras infecções*: adenite, abscesso hepático, osteomielite	Teste de oxidação da di-hidrorodamina (DHR) Teste do NBT
	Deficiência de G6PD	Dosagem de G6PD em neutrófilos
	Deficiência de mieloperoxidase (frequente em diabéticos)	Dosagem de peroxidase
Pneumonia por *P. jirovecii*	Deficiência de células T/ CD4	Quantificação de linfócitos CD3, CD4, CD8 Redução do número e/ou função de linfócitos T
	Deficiência do ligante de CD40 (CD40L)	Dosagem de IgG, IgA, IgM Avaliação da expressão de CD40L em linfócitos
	Síndrome de Wiskott-Aldrich (eczema + plaquetopenia)	Plaquetopenia com plaquetas pequenas Expressão de WASP
Pneumonias por *Mycobacterium tuberculosis* ou atípicas	Defeitos de células T, deficiência de CD40L	Dosagem de IgG, IgA, IgM Quantificação de linfócitos CD3, CD4, CD8 Avaliação da expressão de CD40L em linfócitos
	Suscetibilidade mendeliana a infecções por micobactérias	Avaliação do eixo IL-12/23-IFN-γ NEMO

Fonte: Adaptada de Costa-Carvalho *et al.*, 2014 e BRAGID.

Tabela 25.6 – Sinais de alerta para imunodeficiências primárias em reumatologia, possíveis diagnósticos e exames laboratoriais a serem realizados

Sintomas	Imunodeficiência	Laboratório
Doenças autoimunes, citopenias autoimunes, acompanhados de infecções de repetição	Deficiências de complemento	Dosagem e CH50 ou CH100
	Imunodeficiência comum variável Deficiência de IgA	Dosagem de IgG, IgM e IgA Pesquisa de anticorpos a antígenos vacinais Quantificação de linfócitos CD3, CD4, CD8, linfócitos B e células NK
Linfadenopatia + esplenomegalia	Doença linfoproliferativa autoimune	Aumento do número das células T duplo negativas (CD3+CD4-CD8-)
	Defeitos de apoptose	

Continua...

286 Manual Prático de Alergia e Imunologia – ASBAI

Tabela 25.6 – Sinais de alerta para imunodeficiências primárias em reumatologia, possíveis diagnósticos e exames laboratoriais a serem realizados – continuação

Sintomas	Imunodeficiência	Laboratório
Enteropatia autoimune + diarreia grave *Outras manifestações:* hipotireoidismo, eczema, plaquetopenia, anemia hemolítica autoimune, diabetes neonatal	IPEX (imunodesregulação, poliendocrinopatia e enteropatia ligada ao X)	Ausência de número e/ou função de células T reguladoras Expressão reduzida de FOXP3
Endocrinopatias + candidíase	APECED (poliendocrinopatia autoimune, candidíase e distrofia ectodérmica)	Quantificação de linfócitos CD3, CD4, CD8 Linfoproliferação com cândida e/ou Teste cutâneo tardio com candidina Detecção do gene AIRE

Fonte: Adaptada de Costa-Carvalho *et al.*, 2014 e BRAGID.

Tabela 25.7 – Sinais de alerta para imunodeficiências primárias em neonatologia, possíveis diagnósticos e exames laboratoriais a serem realizados

Sintomas	Imunodeficiência	Laboratório
Ausência de imagem tímica Características: eczema, moníliase, diarreia crônica	Imunodeficiência combinada grave (SCID) História familiar + de morte precoce por infecção	Hemograma com linfopenia Quantificação de linfócitos CD3, CD4, CD8, linfócitos B e células NK
Tetania neonatal	Síndrome de DiGeorge Outras características: hipoparatireoidismo, hipocalcemia de difícil controle, linfopenia, cardiopatia congênita	Quantificação de linfócitos CD3, CD4, CD8 Teste do FISH
	Defeitos de canais de cálcio	STIM1 ou ORAI1
Diabetes neonatal, enteropatia autoimune Outras manifestações: hipotireoidismo, eczema, plaquetopenia e anemia hemolítica autoimune	IPEX (imunodesregulação, poliendocrinopatia e enteropatia ligada ao X)	Ausência de número e função de células T reguladoras Expressão reduzida de FOXP3
Eczema	Síndrome de Wiskott-Aldrich	Plaquetopenia com plaquetas pequenas Expressão de WASP
	Síndrome de hiper-IgE	Dosagem de IgE Avaliação de linfócitos TH17
	IPEX	Ausência de número e função de células T reguladoras, Expressão reduzida de FOXP3
	Imunodeficiência combinada grave (eritrodermia)	Hemograma com linfopenia Quantificação de linfócitos CD3, CD4, CD8, linfócitos B e células NK
Onfalite	Defeitos de adesão leucocitária	Hemograma com leucocitose intensa, expressão de CD18

Fonte: Adaptada de Costa-Carvalho *et al.*, 2014 e BRAGID.

Tabela 25.8 – Sinais de alerta para imunodeficiências primárias em dermatologia, possíveis diagnósticos e exames laboratoriais a serem realizados

Sintomas	Imunodeficiência	Laboratório
Eczema	Síndrome de Wiskott-Aldrich	Plaquetopenia com plaquetas pequenas Expressão de WASP
	Síndrome de hiper-IgE	Dosagem de IgE Avaliação de linfócitos TH17
	IPEX	Ausência de número e função de células T reguladoras, Expressão reduzida de FOXP3
	Imunodeficiência combinada grave (eritrodermia)	Hemograma com linfopenia Quantificação de linfócitos CD3, CD4, CD8, linfócitos B e células NK
Lesões cutâneas por micobactérias	Deficiência de células T	Redução do número e/ou função de linfócitos T Quantificação de linfócitos CD3, CD4, CD8
	Deficiência do ligante de CD40 (CD40L)	Dosagem de IgG, IgA, IgM Avaliação da expressão de CD40L em linfócitos
	Suscetibilidade mendeliana a infecções por micobactérias	Avaliação do eixo IL-12/23-IFN-γ NEMO
	Doença granulomatosa crônica	Teste de oxidação da di-hidrorodamina (DHR) ou teste do NBT
Abscessos	Neutropenia	Hemograma
	Síndrome de hiper-IgE	Dosagem de IgE Avaliação de linfócitos TH17
	Doença granulomatosa crônica	Teste de oxidação da di-hidrorodamina (DHR)
Albinismo parcial, cabelos prateados	S. Chédiak-Higashi S. Griscelli	Grânulos citoplasmáticos nos leucócitos
Telangiectasias	Ataxia-telangiectasia	Dosagem de IgG, IgA, IgM Dosagem de alfafetoproteína
Verrugas extensas	Síndrome de WHIM (verrugas, hipogamaglobulinemia, infecções e mielocatexia)	Hemograma Quantificação de linfócitos CD3, CD4, CD8 Dosagem de IgG, IgA, IgM
	Linfopenia CD4	Quantificação de linfócitos CD4
Gengivite, periodontite + infecções	Periodontite juvenil	Leucograma
	Neutropenias	
Cabelos quebradiços, dentes cônicos	Displasia ectodérmica	NEMO

Fonte: Adaptada de Costa-Carvalho *et al.*, 2014 e BRAGID.

Referências bibliográficas

1. Tangye SG, Al-Herz W, Bousfiha A, Cunningham-Rundles C, Franco JL, Holland SM et al. Human inborn errors of immunity: 2022 update on the classification from the International Union of Immunological Societies Expert Committee. J Clin Immunol. 2022;2:1-35.
2. Bousfiha A, Jeddane L, Picard C, Al-Herz W, Ailal F, Chatila T et al. Human inborn errors of immunity: 2019 update of the IUIS phenotypical classification. J Clin Immunol. 2020;40:66-81.

3. Bousfiha AA, Jeddane L, Ailal F, Benhsaien I, Mahlaoui N, Casanova JL et al. Primary immunodeficiency diseases worldwide: more common than generally thought. J Clin Immunol. 2013;33:1-7.

4. Rosenberg E, Dent PB, Denburg JA. Primary immune deficiencies in the adult: a previously underrecognized common condition. J Allergy Clin Immunol Pract. 2016;4(6):1101-7.

5. LASID - https://lasidregistry.org/view/statistics.

6. ESID - https://esid.org/Working-Parties/Registry-Working-Party/ESID-Registry.

7. Thalhammer J, Kindle G, Nieters A, Rusch S, Seppänen MRJ, Fischer A et al. Initial presenting manifestations in 16,486 patients with inborn errors of immunity include infections and noninfectious manifestations. J Allergy Clin Immunol. 2021;148(5):1332-1341.e5.

8. Chan AY, Torgerson TR. Primary immune regulatory disorders: a growing universe of immune dysregulation. Curr Opin Allergy Clin Immunol. 2020;20:582-90.

9. Hausmann O, Warnatz K. Immunodeficiency in adults: a practical guide for the allergist. Allergo J Int. 2014;23:261-8.

10. Costa-Carvalho BT, Grumach AS, Franco JL, Espinosa-Rosales FJ, Leiva LE, King A et al. Attending to warning signs of primary immunodeficiency diseases across the range of clinical practice. J Clin Immunol. 2014;34(1):10-22.

11. Rosenzweig SD, Kobrynski I, Fleisher TA. Laboratory evaluation of primary immunodeficiency disorders. In: Sullivan KE, Stiehm ER, editors. Stiehm's Immune Deficiencies - Inborn Erros of Immunity. Second edition ed. United Kingdom: Elsevier; 2020.

12. Anderson JT 2022, Cowan J, Condino-Neto A, Levy D, Prusty S. Health-related quality of life in primary immunodeficiencies: Impact of delayed diagnosis and treatment burden. Clinical Immunology. 2022 Jan;236:108931.

13. Eldeniz FC, Gul Y, Yorulmaz A, Guner SN, Keles S, Reisli I. Evaluation of the 10 warning signs in primary and secondary immunodeficient patients. Front Immunol. 2022 May 13;13:900055.

14. 10 Warning Signs of Primary Immunodeficiency. Jeffrey Modell Foundation. Disponível na internet: https://www.info4pi.org/library/educational-materials/10-warning-signs (10 de agosto de 2022).

15. Carneiro-Sampaio M, Jacob CM, Leone CR. A proposal of warning signs for primary immunodeficiencies in the first year of life. Pediatr Allergy Immunol. 2011;22(3):345-6.

16. Materiais educativos. BRAGID. Disponível na internet: https://www.bragid.org.br/novo/materiais-educativos.php (10 de agosto de 2022).

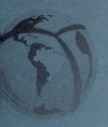

capítulo 26 Erros Inatos da Imunidade – Tratamento

Carolina Sanchez Aranda
Luiza Salvador Schmid
Mariana Gouveia Pimentel

Introdução

Os erros inatos da imunidade (EII), anteriormente conhecidos como imunodeficiências primárias (IDP), representam um grupo de doenças responsáveis por alterações imunológicas como, principalmente, o aumento da suscetibilidade a doenças infecciosas graves e/ou recorrentes, além de manifestações autoimunes ou inflamatórias, condições atópicas, malignidades hematopoiéticas ou de órgãos sólidos[1]. O comitê de especialistas da International Union of Immunological Societies (IUIS) declarou que já foram descritos mais que 400 novos tipos de EII relacionados com defeitos em cerca de 485 genes.[2]

É essencial que o médico esteja atento aos principais sinais de alerta para se pensar em EII, de forma que os casos suspeitos sejam encaminhados para serviços de referência em Imunologia o mais precocemente possível. O reconhecimento precoce dessas doenças, com uma adequada investigação diagnóstica, além de início rápido de medidas terapêuticas específicas, é capaz de melhorar o prognóstico, aumentar a sobrevida, prevenir sequelas e melhorar a qualidade de vida desses pacientes.[3]

Diagnóstico laboratorial

A investigação diagnóstica deve seguir três passos fundamentais:
- Organização das informações da anamnese e do exame físico.
- Solicitação dos exames bioquímicos com critérios e lógica.

Avaliação genético-molecular sequencial

A abordagem em três passos implementa a acurácia no diagnóstico dos EII[4] e é uma das abordagens divulgadas nos grandes centros de referência em Imunologia no intuito de padronizar e facilitar a jornada diagnóstica dos pacientes com manifestações clínicas diversas e complexas.

- **Passo 1:** na semiologia patológica as informações encontradas devem ser organizadas e ênfase em alguns tópicos são fundamentais, como na história familiar do paciente, quais as infecções referidas quanto à sua gravidade e sobre o agente etiológico. Deve-se questionar sobre a necessidade de hospitalização. Qual foi a frequência das infecções e quais os órgãos afetados nas mesmas? Detalhes desse passo encontram-se no Capítulo 25.

- **Passo 2:** os exames devem ser solicitados de maneira racional. O hemograma, com a avaliação em números absolutos e de acordo com a faixa etária do paciente, é particularmente importante na investigação dos EII. Tem-se a possibilidade de avaliar o número de linfócitos, essencial às imunodeficiências combinadas que cursam com linfopenia, além de outras citopenias que podem complementar a investigação de outros inúmeros EII.

  A sorologia e/ou PCR para HIV é um divisor para a continuação da investigação na exclusão de uma deficiência imunológica secundária ao vírus do HIV (HIV é a sigla em inglês do vírus da imunodeficiência humana).

  A avaliação humoral com a dosagem de imunoglobulinas (Ig): (IgA, IgM, IgE, IgG) e subclasses de IgG (IgG1, 2, 3, 4) com análise funcional feita pelas sorologias vacinais proteicas e polissacarídeas.

  A aferição dos componentes da cascata do complemento. A mensuração do *burst* oxidativo dos fagócitos para a avaliação da potência da fagocitose encabeçando uma série de testes funcionais, importantes na avaliação do produto consequente de variantes genéticas. Muitos ainda não são padronizados e estão na esfera da pesquisa.

  Ademais, a citometria de fluxo que quantifica os diferentes tipos celulares e marcadores de superfície é capaz de avaliar número e presença de células específicas.

- **Passo 3:** a avaliação molecular deve ser realizada com o objetivo de elucidação de diagnósticos e quando esse puder ter algum tratamento alvo que possa vir a modificar a evolução da doença. Deve ser feita com parcimônia e não ser anterior aos passos 1 e 2. É importante relembrar que temos 46 cromossomos. Existem situações em que a alteração é cromossômica, geralmente resultando em quadros sindrômicos. Trissomias, grandes duplicações, entre outras alterações, podem ser diagnosticadas com o cariótipo com banda G.

Com o objetivo de aumentar a acurácia da avaliação dos cromossomos, o grupo de exame *array* poderá avaliar microduplicações ou microdeleções com a possibilidade de identificar a presença de variações no número de cópias (CNVs). O CGH-*array* – hibridização genômica comparativa e o SNP-*array* para a avaliação de polimorfismos de nucleotídeo único, que também detecta regiões de ausência de heterozigose no genoma que estão associadas à dissomia uniparental. A solicitação de sondas marcadas da região deletada podem ser solicitadas como a de FISH (hibridização *in situ* fluorescente) e MLPA (amplificação multiplex de sondas dependentes de ligação).

No caso de avaliações de genes, as técnicas devem ser diferentes. No sequenciamento de um gene ou poucos genes a técnica de Sanger pode ser realizada. O sequenciamento de nova geração (NGS) facilitou, de maneira exponencial, os exames genéticos, possibilitando o sequenciamento completo do exoma (até do genoma) de maneira muito mais rápida. Os painéis de alguns genes relacionados com a clínica como aqueles dos genes de EII.

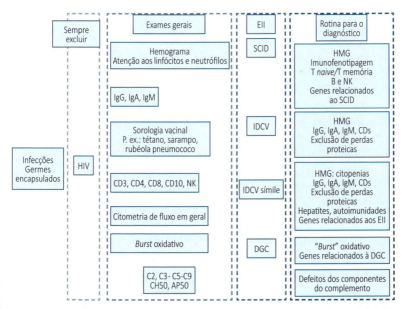

CD: *cluster* de diferenciação; SCID: do inglês *severe combined immunodeficiency*; IDCV: imunodeficiência comum variável; DGC: doença granulomatosa crônica.

Figura 26.1 – Principais exames e EII.

Tratamento

Pacientes com EII apresentam um espectro amplo de manifestações clínicas desde indivíduos com infecções recorrentes e/ou oportunistas até mesmo alterações na regulação imunológica, o que predispõe o paciente a doenças autoimunes, inflamatórias, linfoproliferações ou alergias graves. Com uma grande variedade de defeitos que resultam em diferentes expressões fenotípicas, o diagnóstico preciso torna-se importante para estabelecer a terapêutica adequada, incluindo os cuidados gerais, uso de antibióticos e outras profilaxias, reposição de imunoglobulina humana, indicação de biológicos e reposição enzimática e terapias curativas, que incluem o transplante de células-tronco hematopoiéticas (TCTH) e a terapia gênica.[5]

Cuidados gerais

Uma vez que qualquer forma grave de EII seja suspeitada ou confirmada, medidas de isolamento devem ser implementadas para evitar que o paciente adquira infecções com risco de vida.[5] Isso é particularmente importante para pacientes que podem ser candidatos a transplante de células-tronco hematopoiéticas (TCTH), porque a taxa de sucesso pós-TCTH é melhorada em pacientes que ainda não desenvolveram complicações infecciosas ou naqueles em que as infecções tenham sido tratadas com sucesso.[6] Pacientes com imunodeficiência combinada grave (SCID) podem ser tratados com cuidado em casa enquanto aguardam o TCTH ou podem ser hospitalizados em uma sala de isolamento, porém, deve-se pesar os riscos e benefícios do ambiente hospitalar *versus* domiciliar, incluindo a situação social da família e a facilidade de acesso ao hospital em caso de aparecimento de sintomas de infecção. Se a criança for mantida em casa, os familiares e cuidadores devem ser aconselhados sobre formas de minimizar a transmissão de infecções, como evitar passeios públicos, e a boa lavagem das mãos continua a ser primordial.

Uso de antibióticos e outras profilaxias

Pacientes com EII são mais suscetíveis a agentes infecciosos não usuais e/ou infecções recorrentes. O uso de antibióticos profiláticos visa a reduzir a frequência e a gravidade das infecções sinopulmonares causadas por bactérias comuns, principalmente nos defeitos humorais, quando não há compensação dos níveis de imunoglobulina. No entanto, em alguns EII com suscetibilidades mais específicas, a terapia profilática antiviral e/ou antifúngica pode ser necessária. Existe uma abordagem padronizada para o uso de antimicrobianos profiláticos em pacientes com SCID; doença granulomatosa crônica (DGC) e deficiências de complementp.[6] Outras profilaxias podem ser necessárias de acordo com o defeito imunológico. Em pacientes com SCID, a partir de 1 mês de vida, indica-se administrar o palivizumabe[6]. A profilaxia contra infecções micobacterianas é indicada em pacientes com suscetibilidade mendeliana à doença micobacteriana.[6]

Defeitos nas células *natural killer* (NK) ou defeitos na sinalização do receptor *toll like* 3 que cursam com infecções recorrentes de herpes simples da mucosa ou da pele podem receber profilaxia antiviral com uso do aciclovir. Da mesma forma, pacientes com imunodeficiências combinadas e história de varicela devem receber profilaxia antiviral. Nos defeitos com alta suscetibilidade a infecções fúngicas recorrentes, como defeitos na via da interleucina 17 (IL-17), STAT1 GOF ou síndrome de poliendocrinopatia autoimune tipo I, a profilaxia antifúngica direcionada a espécies de cândida pode ser necessária.[6]

Terapia de reposição de imunoglobulina

A terapia com imunoglobulina humana é usada nos EII com defeitos humorais, além da sua utilização com atividade anti-inflamatória e imunomoduladora.[7] Antes da primeira dose de reposição de imunoglobulina é prudente obter os níveis basais de imunoglobulina e os títulos vacinais, se aplicável à idade.

A reposição de imunoglobulina pode ser realizada por via intravenosa (IVIG) ou subcutânea (SCIG), sendo a SCIG e, mais recentemente, a imunoglobulina subcutânea facilitada (SCIGf), boas alternativas para pacientes com eventos adversos graves com a IVIG, como anafilaxia e meningite asséptica, e para pacientes com preferência pela via e/ou posologia e segurança.[7,8]

A dosagem de reposição de IVIG varia de 400-600 mg/kg/dose e é frequentemente administrada a cada 3 a 4 semanas. A dose de IVIG pode ser aumentada para minimizar a incidência de infecções, sendo necessária a monitorização dos níveis ao longo do tratamento.

Avanços no tratamento

A terapia com biológicos atinge as citocinas ou seus receptores e inclui anticorpos monoclonais e proteínas recombinantes. Os produtos biológicos têm sido um avanço importante no tratamento de doenças autoimunes e inflamatórias. Os anticorpos monoclonais, juntamente com o uso de pequenas moléculas, revolucionaram a terapia direcionada e diminuíram a necessidade de agentes imunossupressores amplos no tratamento de inflamações e doenças autoimunes, manifestações que ocorrem em alguns grupos dos EIU.[1,9]

Novas drogas têm sido desenvolvidas para modular vias intracelulares cuja função é aumentada ou diminuída devido a um defeito genético específico. Essa abordagem na era da medicina de precisão visa atingir uma função celular específica em vez de afetar amplamente todo o sistema imunológico, minimizando efeitos colaterais nocivos em outros sistemas.[1,9] As principais novas drogas utilizadas no manejo dos EII estão resumidas na Tabela 26.1.

Terapias curativas

Recentemente a triagem neonatal para SCID e outras deficiências de células T inaugurou uma era nova de diagnóstico precoce e implementação de tratamento curativo com transplante que salva vidas se realizado previamente ao início de infecções graves.[9,10] O sucesso do transplante de células-tronco hematopoiéticas (TCTH) para SCID depende da idade ao diagnóstico e do *status* infeccioso do paciente. O TCTH agora é considerado uma intervenção curativa em outros defeitos imunológicos primários além da SCID (Tabela 26.2).[1]

Tratamentos alternativos ao TCTH devem ser considerados se disponíveis e permitirem boa qualidade de vida. HCT não deve ser considerado para condições como deficiências de anticorpos puros, incluindo XLA, ou para disfunção tímica ou deficiências de complemento, para os quais o defeito subjacente não é corrigível com HCT.[1] Em pacientes com IDCV que apresentem complicações como desregulação imunológica, citopenias refratárias, hepatite autoimune e colite, o TCTH pode ser considerado.[10]

A terapia gênica consiste no uso de vetores virais projetados para entregar o gene corrigido desejado em células-tronco hematopoiéticas autólogas que são então transplantadas para o paciente. Os EII mais estudados para terapia gênica são SCID ligada ao X, ADA-SCID, DGC ligada ao X e WAS.[10]

Na era da medicina de precisão, a edição de genes tem potencial de tratamento curativo para alguns EII. A edição de genes consiste em métodos de edição de DNA com potencial de curar deficiências imunológicas primárias, fornecendo o gene correto em seu contexto natural, sendo uma alternativa mais segura para o tratamento de alguns EII, uma vez que a expressão gênica aberrante de vetores virais é evitada.[9]

Tabela 26.1 – Terapias utilizadas em alguns grupos de EII

Alvo molecular	Estrutura molecular	Droga	Indicação
CD52	mAb	Alentuzumabe	Linfo-histiocitose hemofagocítica
JAK	Pequena molécula	Ruxolitinibe	
IFN-g	mAb	Emapalumabe	
mTOR	Composto de macrolídeo	Sirolimus	NLCR4-GOF Deficiência POMP Haploinsuficiência de CTLA-4 APDS
B7-1(CD80) B7-2(CD86)	Proteína de fusão CTLA-4 IgG	Abadacept	Haploinsuficiência de CTLA-4 Deficiência de LRBA
		Betacept	Haploinsuficiência de CTLA-4
IL-1R	Recombinante humano Antagonista de IL-1R	Anakinra	Síndrome da febre periódica associada à criopirina
IL-1b	mAb humanizado IgG1 anti IL-1	Canakinumabe	CAPS
	Proteína de fusão dimérica IgG1 ligado a IL-R e IL-1R	Rilonacept	FCAS MWS DIRA
IL-6R	mAb humanizado IgG1k recombinante	Tocilizumabe	STAT3-GOF
TNF-a	Proteína de fusão	Etanercept	SAVI
	mAb quimérico	Infliximabe	Síndrome CANDLE
JAK1 e JAK2	Pequenas moléculas	Ruxolitinib	STAT3-GOF*
		Baricitinib	STAT1-GOF
JAK1 e JAK3		Tofacitinib	Síndrome CANDLE
P110δ		Leniolisib	APDS
IL-18 binding protein	Proteína recombinante de IL-18	Tadekinig -α	NLCR4-GOF
Linfócito B estimulador	mAb humanizado IgG1-λ	Belimumabe	Citopenias autoimunes
Células do plasma	Inibidor de proteassomo	Bortezomib	
C5	IgG2/4k recombinante	Eculizumabe	
CD22	mAb humanizado	Epratuzumabe	
Tirosina quinase de Bruton	Pequena molécula	Ibrutinib	
CD20	mAb IgG1k humano/murino	Rituximabe	
CD38	mAb humanizado	Daratumumabe	

STAT1 GOF: do inglês *Signal Transducers and Activators of Transcription 1 gain of function* ; JAK: *janus quinase*; CTLA-4: do inglês *cytotoxic T lymphocyte associated protein* 4; IL-1R: receptor de interleucina-1; IL-1: interleucina-1; mAb: anticorpo monoclocal; IL-18: interleucina-18; mTOR: do inglês *mammalian target of rapamycin*; IL-1β: interleucina-1 beta; IL-6R: receptor de interleucina-6; TNF-a: fator de necrose tumoral alfa; JAK1: *janus quinase* 1; JAK2: *janus quinase* 2; JAK3: *janus quinase* 3; P110δ: do inglês *phosphoinositide 3-kinase (PI3K) delta isoform*; NLCR4-GOF: do inglês *nod-like receptor family CARD domain containing protein 4* NLR; APDS: síndrome PI3K-delta; LRBA: do inglês *LPS responsive beige-like anchor protein*; DIRA: deficiência do antagonista do receptor de Interleucina-1; STAT3 GOF: do inglês *signal transducers and activators of transcription* 3 *gain of function*; SAVI: vasculopatia associada a STING de início na infância; CANDLE: dermatose neutrofílica atípica crônica com lipodistrofia e temperatura elevada.
Fonte: Adaptada de Bonilla FA, 2020.

Tabela 26.2 – Papel do TCTH nos erros inatos da imunidade	
TCTH	**Defeito imunológico**
Curativo	SCID, CID, CGD, DOCK8, DOCK2, IPEX, WAS, WIP, ARPC1B, CD40L, XLP1, XLP2, APDS, MHC classe II, AD HIGE, CTLA4 haploinsuficiência, LRBA, HLH 1-5, GATA2, RAB27A, LAD1
Parcialmente curativo	CHH, PGM3, STAT-1 e STAT-3 GOF, SCN, ADA2, C1Q, CD25, deficiência de IL-10 e IL-10R, distúrbios de reparo de quebra de dsDNA
Controverso	IDCV, agamaglobulinemia, outras deficiências do complemento, síndrome da deleção 22q11.2, deficiência de IKBA, NEMO

🔻 Imunização no paciente com EII

O objetivo da vacinação é prevenir a doença pela exposição intencional de um hospedeiro a um agente infeccioso ou a alguns de seus componentes. Essa exposição controlada previne ou mitiga doenças futuras causadas pelo agente infeccioso por meio da indução de memória imunológica. As vacinas estão entre as primeiras intervenções realizadas para prevenir doenças infecciosas humanas.[11] As vacinas podem ser classificas em vivas ou não vivas. As vacinas vivas contêm microrganismos atenuados e as não vivas podem conter microrganismos inativados, fragmentos ou subunidades deles (frações que possuem propriedades antigênicas) ou seus produtos causadores de doenças como toxinas.[12,13]

As vacinas têm papel importante no diagnóstico dos EII e podem fazer parte do tratamento de algumas doenças, como a doença do anticorpo específico, em que a vacinação adicional para pneumococo é recomendada. Vacinas também poderiam desempenhar um papel na prevenção de infecções, mas elas têm resultados diferentes dependendo do tipo de EII: em alguns casos, a imunodeficiência não interfere significativamente na resposta imunológica à vacina, podendo evocar a mesma proteção de indivíduos saudáveis; em outros, a resposta aos antígenos vacinais é prejudicada e, dependendo do tipo e do grau de prejuízo, pouca ou nenhuma proteção é evocada.[14] As indicações de vacinação de acordo com a doença imunológica estão relacionadas na Tabela 26.3.

Infelizmente, grande parte das informações publicadas sobre a segurança, tolerabilidade, imunogenicidade e eficácia das vacinas em pacientes com diferentes EII é insuficiente ou imprecisa. Além disso, particularmente quando as vacinas vivas são aplicadas, eventos adversos significativos relacionados à vacina podem ocorrer, incluindo o surgimento de doenças de cepas vacinais.[14]

Eventos adversos à vacina Bacille Calmette-Guérin (BCG) já são descritos há muito tempo. BCG é a única vacina micobacteriana em uso atual. É uma cepa bovina (*Mycobacterium bovis*) administrada para proteger contra

Tabela 26.3 – Indicações, contraindicações e eficácia das vacinas de acordo com o tipo de EII				
		Contraindicadas	**Indicadas**	**Eficácia**
Defeitos de linfócitos T	SCID e DiGeorge completo (CD3 < 500) XLP/HLH	Todas as vivas (BCG)	Inativadas	Pouca evidência de resposta; uso de imunoglobulina*
	Defeitos parciais (deleção 22q11/ Wiskott-Aldrich e outras combinadas)	Todas as vivas (BCG)	Inativadas	Dependo do grau de comprometimento; uso de imunoglobulina*
Defeitos de linfócitos B	Imunodeficiência comum variável Agamaglobulinemia	VOP**/Rotavírus	PNI + VIP	Resposta variável Uso de imunoglobulina*
	Deficiência de IgA Defeito do anticorpo específico	VOP **/Rotavírus Sem CI	PNI + VIP PPV23	Boa resposta
Defeitos de Inata	*Toll-like receptor* Eixo IL-12/IFN-g	Sem CI Cautela BCG	PNI	Resposta variável
	Doença granulomatosa crônica (DGC) LAD Neutropenia	Salmonela CI BCG Para LAD – cautela com SCR e FA	PNI	Boa resposta
EEI com imunodesregulação (PIRDs)		Sem CI específica Se comprometimento celular ou humoral grave, seguir orientação do grupo		Resposta variável Uso de imunoglobulina*
Autoinflamatórias		Sem CI específicas Vacinas podem induzir inflamação- cautela		
Defeito de complemento		Sem CI	Vias iniciais: PCV13 + PPV23 Vias finais: Meningo B e ACWY	Boa resposta
Fenocópias		Mesmas restrições das doenças que mimetizam		

BCG: Bacille Calmette-Guérin; CI: contraindicação; HLH: síndrome hemofagocítica; LAD: doença de adesão leucocitária; PNI: plano nacional de imunização; PCV13: vacina pneumocócica conjugada 13 valente; PPV23: vacina pneumocócica polissacarídeo 23 valente; SCID: imunodeficiência combinada grave; XLP: doença linfoproliferativa ligada ao X. * Considerar o uso da imunoglobulina humana para avaliar vacinação no paciente. ** Vacinar contactantes com VIP.
Fonte: Adaptada de Principi N, Esposito S, 2014.

doenças causadas por *Mycobacterium tuberculosis* e pode ser responsável por aproximadamente 75% dos efeitos adversos vacinais em pacientes imunodeficientes. Pacientes com SCID, outros EII com defeitos combinados e MSMD são altamente suscetíveis a infecções com esta vacina. Curiosamente, formas de SCID nas quais a função das *natural killers* está ausente (SCID ligado a X, deficiência de Jak3, disgenesia reticular e deficiência de adenosina desaminase) são particularmente suscetíveis.[14]

As vacinas de sarampo, rubéola, caxumba (SCR) e varicela há muito tempo são conhecidas por serem causas potenciais de doenças graves e morte em pacientes com defeitos graves de células T. Geralmente são bem toleradas em pacientes com defeitos mais leves de células T, como a síndrome de DiGeorge (SDG). Critérios para administração segura de vacinas vivas na SDG incluem: resposta adequada a vacinas inativadas, resposta normal ou quase normal de células T *in vitro* após estímulo com mitógenos, contagem de células CD8 T superiores a 300 células/mm^3 e contagem de células CD4 maior que 500 células/mm^3 (em menores de 1 ano, superior a 1.500 células/mm^3, e de 1 a 6 anos de vida superior a 1.000 células/mm^3).[11]

Recentemente a cepa vacinal da rubéola tem sido associada a granulomas cutâneos e viscerais em crianças com vários EII com imunidade celular prejudicada: ataxia-telangiectasia, ARTEMIS, hipoplasia cartilagem-cabelo, deficiência de Coronin-1A, deficiência de DNA ligase 4, deficiência de MHC classe II, síndrome de Nijmegen Breakage, síndrome WHIM e SCID ligado a X. A cepa da vacina pode persistir por décadas, de maneira subclínica, em sítios corporais atualmente desconhecidos, antes de emergir em granulomas, e o tratamento para formas persistentes é o transplante de células-tronco hematopoiéticas.[15]

EII com defeito de interferon tipo I e/ou III (mutações em IFNAR2, STAT1 ou STAT2) podem apresentar doença severa como efeito adverso da vacina SRC. Mais recentemente, mutação que prejudica a produção de interferon alfa IFNAR1 foi relacionada à doença por vírus vacinal das vacinas de Febre Amarela e SCR, às vezes como primeira manifestação da doença.[16]

Em resumo, como recomendação geral para decisões relacionadas à vacinação de pacientes com EII, deve-se sempre avaliar com cuidado riscos e benefícios, doenças imunológicas de base e uso de medicações como reposição de imunoglobulina humana. As vacinas inativadas geralmente são seguras, apesar da resposta extremante variável, e aquelas que contêm agentes vivos atenuados são, em geral, contraindicados, salvo em defeitos mais leves, como deficiência seletiva de IgA. O uso de vacinas em pacientes com EII deve ser precisamente definido, a fim de assegurar a maior proteção, quando possível, e evitar os riscos de eventos adversos em pacientes que não podem receber uma ou mais vacinas.[4] No caso da COVID-19, as vacinas até o momento disponíveis são seguras e devem ser indicadas aos pacientes com EII, mas a eficácia será diferente de acordo com o defeito envolvido.[17]

Referências bibliográficas

1. Bousfiha A, Jeddane L, Picard C et al. Human inborn errors of immunity: 2019 Update of the IUIS Phenotypical Classification. J Clin Immunol. 2020;40(1):66-81.

2. Tangye SG, Al-Herz W, Bousfiha A et al. Human inborn errors of immunity: 2022 Update on the Classification from the International Union of Immunological Societies Expert Committee. J Clin Immunol. 20221-35.

3. Modell V, Orange JS, Quinn J, Modell F. Global report on primary immunodeficiencies: 2018 update from the Jeffrey Modell Centers Network on disease classification, regional trends, treatment modalities, and physician reported outcomes. Immunol Res. 2018;66(3):367-80.

4. Abraham RS, Butte MJ. The New "Wholly Trinity" in the Diagnosis and Management of Inborn Errors of Immunity. J Allergy Clin Immunol Pract. 2021;9(2):613-25.

5. Perez E. Future of therapy for inborn errors of immunity. Clinic Rev Allerg Immunol. 2022;63:75-89.

6. Dorsey MJ, Wright NAM, Chaimowitz NS, Dávila Saldaña BJ, Miller H, Keller MD et al. Infections in infants with SCID: isolation, infection screening, and prophylaxis in PIDTC Centers. J Clin Immunol. 2021;41:38-50.

7. Perez EE, Orange JS, Bonilla F et al. Update on the use of immunoglobulin in human disease: a review of evidence. J Allergy Clin Immunol. 2017;139:S1.

8. Jolles S, Orange JS, Gardulf A et al. Current treatment options with immunoglobulin G for the individualization of care in patients with primary immunodeficiency disease. Clin Exp Immunol. 2014;179:146-60.

9. Leiding JW, Forbes LR. Mechanism-based precision therapy for the treatment of primary immunodeficiency and primary immunodysregulatory diseases. J Allergy ClinImmunol Pract. 2019 Mar;7:761-73.

10. Zhang ZY, Thrasher AJ, Zhang F. Gene therapy and genome editing for primary immunodefciency diseases. Genes Dis. 2020;7:38-51.

11. Bonilla FA. Vaccines in patients with primary immune deficiency. Immunol Allergy Clin N Am. 2020;40(3):421-35.

12. Bonilla FA. Update: Vaccines in primary immunodeficiency. J Allergy Clin Immunol. 2018;141(2):474-81.

13. Manual dos Centros de Referência para Imunobiológicos Especiais, 5. ed. Brasília: Ministério da Saúde do Brasil; 2019.

14. Principi N, Esposito S. Vaccine use in primary immunodeficiency disorders. Vaccine. 2014;32(30):3725-31.

15. Perelygina L, Icenogle J, Sullivan KE. Rubella virus-associated chronic inflammation in primary immunodeficiency diseases. Curr Opin Allergy Clin Immunol. 2020;20(6):574-81.

16. Hernandez N, Bucciol G, Moens L, Le Pen J, Shahrooei M, Goudouris E et al. Inherited IFNAR1 deficiency in otherwise healthy patients with adverse reaction to measles and yellow fever live vaccines. J Exp Med. 2019;216(9):2057-70.

17. Hagin D, Freund T, Navon M, Halperin T, Adir D, Marom R, Levi I et al. Immunogenicity of Pfizer-BioNTech COVID-19 vaccine in patients with inborn errors of immunity. J Allergy Clin Immunol. 2021;148(3):739-49.

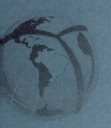

capítulo 27 Doenças Autoinflamatórias

Ekaterini Simões Goudouris
Leonardo Oliveira Mendonça

Introdução

As doenças autoinflamatórias são um conjunto de doenças caracterizadas por episódios recorrentes ou persistentes de inflamação, com alteração de provas de atividade inflamatória, sem evidências de autoanticorpos ou células autorreativas, causadas por desregulação da imunidade inata. Caracteriza o grupo a presença de mutações em genes relacionados com a imunidade inata que promovem o desenvolvimento de fenômenos estéreis de inflamação desencadeados por DAMPs (*dangerous associated molecular patterns* – padrões moleculares associados a perigo) ou PAMPs (*pathogen associated molecular patterns* – padrões moleculares associados a patógenos), levando à produção de citocinas pró-inflamatórias (p. ex., IL-1 e INF-I), sem a presença de antígenos do complexo HLA e sem a presença de linfócitos T ou B autorreativos. Infecções podem ser desencadeantes de exacerbações destas doenças, mas são descartadas como causa primária do processo inflamatório.

Do ponto de vista clínico, o principal sintoma é a febre recorrente, estéril, ou seja, sem a presença de um agente infeccioso. Podem acompanhar os episódios de febre diversos sinais e sintomas de acometimento de qualquer órgão ou sistema do corpo humano. Inicialmente, o grupo foi descrito como Síndromes de Febre Periódica, no entanto, à medida que novos distúrbios foram sendo descritos, identificou-se que muitas delas não incluem febre e podem cursar com manifestações contínuas e não intermitentes.

Devido à semelhança entre as doenças do grupo e à ausência de biomarcadores específicos, o sequenciamento genético é essencial para o seu diagnóstico. Até o momento, 46 genes já foram associados a distúrbios monogênicos autoinflamatórios e mais de 100 patologias que apresentam fenômenos autoinflamatórios nas suas apresentações.

Neste capítulo abordaremos de forma prática classificação, abordagem clínica, diagnóstica e terapêutica.

Classificação

A classificação mais aceita atualmente se baseia na fisiopatologia das doenças autoinflamatórias, utilizando a principal citocina ou o principal mecanismo imunológico envolvido. Esta classificação é particularmente útil para a escolha terapêutica das doenças. Os mecanismos imunológicos envolvidos nas doenças autoinflamatórias se encontram resumidos na Figura 27.1.

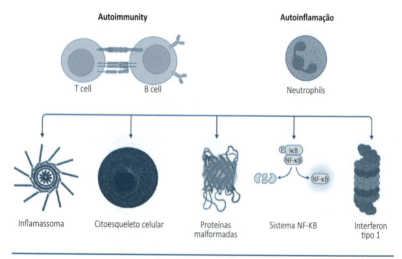

Figura 27.1 – Demonstração gráfica das plataformas geradoras de autoinflamação. De um lado a autoimunidade e, de outro, a autoinflamação baseada em neutrófilos. Logo abaixo as organelas onde estão localizadas as mutações causadoras das síndromes autoinflamatórias.

Após o contato da célula com os DAMPs ou PAMPs, plataformas celulares são ativadas com a finalidade de conter a agressão, gerando inflamação. Defeitos genéticos em qualquer uma destas plataformas podem levar à amplificação ou a um defeito no controle adequado do *looping* inflamatório.

Diversas plataformas celulares são conhecidas e algumas citocinas formadas e responsáveis pelas síndromes clínicas geram os protótipos sindrômicos, como:

- **Inflamassomopatias:** distúrbios decorrentes da montagem dos inflamassomas e ativação de interleucinas da família 1 (IL-1,18 e 36) ou da ausência de controle da produção da interleucina 1 (antagonista natural da interleucina 1).

- **Interferonopatias:** distúrbios decorrentes da produção do interferon tipo 1 ou por excesso de fosforilação dos aceleradores do interferon tipo 1.

- **Relopatias:** distúrbios decorrentes da ativação do núcleo da célula e de qualquer mecanismo que envolva o sistema NF-κB. Apesar de as formas citadas anteriormenre serem descritas classicamente nas doenças autoinflamatórias, diversos fenômenos dentro do mesmo espectro citado podem ocorrer em qualquer doença ou síndrome.

Diagnóstico

O diagnóstico se baseia em suspeição clínica diante de manifestações recorrentes e/ou contínuas de natureza inflamatória que não preencham critérios de doenças autoimunes e que não sejam causadas primariamente por infecções.

A principal manifestação das doenças autoinflamatórias é a febre recorrente estéril. A exclusão de uma etiologia infecciosa é, portanto, passo essencial na investigação destes pacientes e deve ser orientada por dados clínicos e epidemiológicos. Em indivíduos que se apresentam com inflamação na orofaringe, a exclusão de infecção por *Streptococcus pyogenes* do grupo A é mandatória em pelo menos um episódio. Neste mesmo sentido, em indivíduos que apresentem febre persistente ou recorrente sem nenhum outro dado clínico, deve-se excluir infecções como tuberculose, leishmaniose, infecções virais crônicas (citomegalovirose, mononucleose, por herpes-vírus) ou até mesmo malária.

É fundamental, também, confirmar que existe inflamação. Por definição, as doenças autoinflamatórias são doenças inflamatórias sistêmicas e, por isso, nelas identificamos alterações em provas de atividade inflamatória: hemograma com leucocitose e neutrofilia e aumento de PCR, VHS, ferritina, fibrinogênio, haptoglobina, alfa-1 glicoproteína ácida e proteína sérica amiloide A. Como muitas delas são doenças de manifestação cíclica, estes marcadores tendem a se normalizar ou a ter seus níveis diminuídos nos períodos intercrise.

Etiologia autoimune também deve ser excluída. Para tanto, pelo menos uma vez durante a investigação é importante certificar-se de que o paciente não possua evidências laboratoriais de autoimunidade, como: FAN, anti-

304 Manual Prático de Alergia e Imunologia – ASBAI

-Ro, anti-La, anti-DNA, fator reumatóide, ANCA e crioaglutininas/crioglobulinas. Além disso, é aconselhável e importante na construção do raciocínio clínico, a exclusão de neutropenia durante os eventos febris por meio do hemograma, a exclusão de hipogamaglobulinemia ou hipergamaglobulina M ou E, bem como de alterações em linfócitos.

Além da febre, é comum em formas monogênicas (geneticamente determinadas por mutações em um único gene) a presença de outros sintomas, sendo a pele o sistema mais comumente acometido. Diversos padrões dermatológicos podem ser observados e os mais comuns são: 1. nas inflamassomopatias: urticária-símile, *rash* maculopapular, erisipela-símile, lesões pustulares que lembram psoríase pustulosa; 2. nas interferonopatias: vasculites, eritema pérnio-símile e paniculites; 3. nas relopatias: vasculites de médio calibre e pioderma gangrenoso. A biópsia da lesão cutânea revelando um padrão neutrofílico à histopatologia é muito importante na investigação.

Síndromes específicas podem acometer as articulações e os ossos, com artralgias, artrite ou com osteomielite estéril; sistema nervoso central, com calcificações dos gânglios da base ou acidentes vasculares; aparelho digestório, com manifestações de doença inflamatória intestinal. Na Tabela 27.1 descrevemos uma classificação baseada em manifestações clínicas, interessante para não especialistas ou para profissionais que estejam iniciando no seu diagnóstico e manejo.

Apesar de haver critérios diagnósticos para algumas doenças do grupo, particularmente para as síndromes de febre periódica, o diagnóstico etiológico definitivo destes distúrbios se dá por sequenciamento genético.

A síndrome PFAPA (do inglês: *Periodic Fever, Aphtous Stomatitis, Pharyngitis and Cervical Adenitis;* febre periódica com adenomegalia e faringoamigdalite) e a síndrome de Schnitzler são os distúrbios autoinflamatórias não hereditários, de etiologia multifatorial, mais comuns. Por conta de sua etiologia poligênica, não constam da classificação clínica apresentada, mas merecem ser citadas neste capítulo. Na Tabela 27.2 estão explicitados os critérios diagnósticos destas duas síndromes.

🔖 Tratamento

Quando se trata de processos inflamatórios estéreis, os corticoides possuem efeito benéfico ao abortar as crises em praticamente todas as doenças do grupo, tanto as monogênicas quanto as multifatoriais. Em geral, recomenda-se o uso de dose única de corticoide (o equivalente a 1 mg/kg de prednisona) no primeiro dia de febre. Além de abortar o ciclo da febre, o uso precoce do corticoide traz melhora na qualidade de vida, tanto do paciente

Capítulo 27 – Doenças Autoinflamatórias **305**

Tabela 27.1 – Classificação das doenças autoinflamatórias por manifestações clínicas

Manifestações clínicas	Doenças autoinflamatórias
Grupo 1 Febre recorrente/episódica com ou sem erupção cutânea • Febre de curta duração • Febre de duração mais longa	Febre familiar do Mediterrâneo, Hiper-IgD TRAPS
Grupo 2 Urticária neutrofílica • Febre recorrente de curta duração • Inflamação persistente com episódios de agudização	FACS Síndrome Muckle-Wells, NOMID/CINCA
Grupo 3 Exantema pustular e febre episódica • Doença piogênica com osteomielite estéril • Doença piogênica com artrite piogênica estéril • Distúrbio pustular com quadro semelhante a Behçet • Distúrbio pustular com quadro semelhante à psoríase • Distúrbio pustular com doença inflamatória intestinal • Doença piogênica com mecanismos variados	DIRA, Síndrome Majeed PAPA HA20 DITRA, CAMPS, AMPS IL10, IL10R, NISBD 1 PAAND, PFIT
Grupo 4 Vasculopatia e paniculite/lipodistrofia • Mediada por interferon tipo I • Parcialmente dependente de TNF	CANDLE, PRAAS ORAS
Grupo 5 Vasculopatia com ou sem vasculite e livedo • Sem desmielinização significativa e com doença intersticial pulmonar • Com doença desmielinizante de SNC • Com espondiloencodrodisplasia • Com acidente vascular cerebral	SAVI AGS. Pseudo TORCH SPENCD DADA2
Grupo 6 Granulomatose cutânea • Sem imunodeficiência • Com imunodeficiência	Síndrome Blau PLAID, APLAID, NDAS
Grupo 7 Síndrome de ativação macrofágica • Com defeito NK e TCD8 e imunodeficiência	NLRC4, LACC1 FLH, Chédiak-Higashi, Griscelli, Hermansky-Pudlak
Grupo 8 Outras	Querubismo, SIFD, AISLE, NLRP12, TNFRSF11A, NAIAD

TRAPS: *TNF receptor-associated periodic syndrome*; FACS: *familial cold autoinflammatory syndrome*; NOMID/CINCA: *neonatal-onset multisystem inflammatory disease/chronic infantile neurological cutaneous and articular syndrome*; DIRA: *deficiency of the interleukin-1 receptor antagonist*; PAPA: *pyogenic arthritis, pyoderma gangrenosum and acne syndrome*; HA20: *haploinsufficiency of A20*; DITRA: *deficiency of the IL-36 receptor antagonist*; CAMPS: *caspase activation and recruitment domains (CARD)14-mediated psoriasis*; AMPS: *AP1S3-mediated psoriasis*; NISBD1: *neonatal inflammatory skin and bowel disease 1*; PAAND: *pyrin-associated autoinflammation with neutrophilic dermatosis*; PFIT: *periodic fever, immunodeficiency, and thrombocytopenia*; CANDLE: *chronic atypical neutrophilic dermatoses with lipodystrophy and elevated temperature syndrome*; PRAAS: *proteasome-associated autoinflammatory syndromes*; ORAS: *otulin-related autoinflammatory syndrome - X-linked*; SAVI: *stimulator of IFN genes (STING) - associated vasculopathy with onset in infancy*; AGS: *Aicardi-Goutières syndrome*; SPENCD: *spondyloenchondrodysplasia with immune dysregulation*; DADA2: *deficiency of adenosine deaminase 2*; PLAID: *cold-induced urticaria and or granulomatous rash*; APLAID: *PLCy2 associated antibody deficiency and immune dysregulation*; NDAS: *nuclear factor (NF)-κB essential modulator (NEMO) deleted exon 5 autoinflammatory syndrome*; LACC1: *LACC1-mediated monogenic Still disease*; FLH: *familial hemophagocytic lymphohistiocytosis*; SIFD: *congenital sideroblastic anemia, B-cell immunodeficiency, periodic fevers, and developmental delay*; AISLE: *autoinflammatory syndrome-associated with lymphedema*; NAIAD: *NLRP1-associated autoinflammation with arthritis and dyskeratosis*.
Fonte: Adaptada de Goldbach-Mansky R & de Jesus AA, 2019.

Tabela 27.2 – Critérios diagnósticos de PFAPA e da síndrome de Schnitzler
PFAPA

Pelo menos **7** dos **8** abaixo:
• **Presença de:**
  — Faringoamigdalite
  — Duração de 3 a 6 dias
  — Adenite cervical
  — Periodicidade
• **Ausência de:**
  — Diarreia
  — Dor torácica
  — Erupção cutânea
  — Artrite

Síndrome Schnitzler
Critérios obrigatórios: • Erupção cutânea urticariforme • IgG ou IgM monoclonais **Critérios menores:** • Febre recorrente • Sinais objetivos de remodelamento ósseo anormal com ou sem dor óssea • Infiltrado neutrofílico na biópsia de pele • Leucocitose e/ou PCR aumentado
Diagnóstico definitivo se 2 critérios obrigatórios e pelo menos 2 critérios menores, se IgM monoclonal e 3 critérios menores, se IgG monoclonal. **Diagnóstico provável** se 2 critérios obrigatórios e pelo menos 1 critério menor, se IgM monoclonal e 2 critérios menores, se igG monoclonal.

Fonte: Gattorno *et al.*, 2019; Simon *et al.*, 2013.

quanto dos familiares, pois limita a crise a poucas horas de sintomatologia. Em casos de uso muito frequente de corticoide (mais de duas vezes ao mês) ou naqueles pacientes com sintomas mais arrastados ou que apresentam pouca melhora, podemos lançar mão de drogas poupadoras de corticoide, como colchicina, agentes biológicos e pequenas moléculas.

A colchicina tem benefício comprovado em pacientes com PFAPA que usam corticoide com muita frequência e sem indicação de remoção cirúrgica das tonsilas palatinas. Em pacientes com febre familiar do Mediterrâneo, a colchicina promove, na grande maioria dos pacientes, bom controle clínico, além de prevenir a formação de depósitos amiloides. Pacientes com síndrome inflamatória sistêmica indefinida (do inglês: SURF – *systemic undefined recurrent fever*) também apresentam benefício significativo com o uso de colchicina. Nas demais síndromes, o uso de colchicina é desencorajado, pois, em geral, não produz efeitos benéficos. Nestes casos, quando o uso de corticoide se torna frequente ou quando não produz bom controle dos sintomas, devemos considerar o uso de agentes biológicos ou pequenas moléculas, de modo a impedir a instalação de manifestações graves e irreversíveis e garantir qualidade de vida aos pacientes.

Nas inflamassomopatias, o uso de anticorpos monoclonais anti-TNF pode ser útil em pacientes com TRAPS e hiper-IgD, porém, observa-se que, após 2 anos de uso, em média, ocorre reativação das crises. Nas criopirino-patias (CAPS), apenas os agentes anti-IL1 produzem benefício comprovado. Na febre familiar do Mediterrâneo o uso de anti-IL1 é reservado àqueles pacientes que não toleram ou não respondem à colchicina, ou ainda, naqueles com amiloidose instalada. Nas interferonopatias, os inibidores de janus quinase (iJAK) apresentam benefício variável, mas seu uso é encorajado em todos os pacientes.

O risco de amiloidose existe em todas as doenças do grupo, sendo menor nas formas não genéticas como SURF e inexistente na PFAPA. Portanto, a monitorização da proteína sérica amiloide A, pelo menos a cada 6 meses, em períodos intercrise, é fundamental.

Referências bibliográficas

1. Ben-Chetrit E, Gattorno M, Gul A, Kastner DL, Lachmann HJ, Touitou I et al. Consensus proposal for taxonomy and definition of the autoinflammatory diseases (AIDs): a Delphi study. Annals of the Rheumatic Diseases. 2018;77:1558-65.
2. Gattorno M, Hofer M, Federici S, Vanoni F, Bovis F, Aksentijevich I et al. Classification criteria for autoinflammatory recurrent fevers. Annals of the Rheumatic Diseases. 2019;78:1025-32.
3. Goldbach-Mansky R, de Jesus AA. Classification of Genetically Defined Autoinflammatory Diseases. In: Hashkes PJ, Laxer RM, Simon A, editors. Textbook of autoinflammation. Switzerland: Springer ed.; 2019. Cap 10, p. 167-201.
4. Oliveira Mendonça L, Matucci-Cerinic C, Terranova P, Casabona F, Bovis F, Caorsi R et al. The challenge of early diagnosis of autoimmune lymphoproliferative syndrome in children with suspected autoinflammatory/autoimmune disorders. Rheumatology (Oxford). 2022;61(2):696-704.
5. Papa R, Penco F, Volpi S, Sutera D, Caorsi R, Gattorno M. Syndrome of Undifferentiated Recurrent Fever (SURF): An Emerging Group of Autoinflammatory Recurrent Fevers. J Clin Med. 2021;10(9):1963.
6. Simon A, Asli B, Braun-Falco M, De Koning H, Fermand J-P, Grattan C et al. Schnitzler's syndrome: diagnosis, treatment, and follow-up. Allergy. 2013;68:562-8.
7. Soriano A, Soriano M, Espinosa G, Manna R, Emmi G, Cantarini L, Hernández-Rodríguez J. Current therapeutic options for the main monogenic autoinflammatory diseases and PFAPA syndrome: evidence-based approach and proposal of a practical guide. Front Immunol. 2020;11:865.

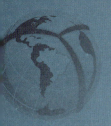

capítulo 28 Imunodeficiências Secundárias

Myrthes Anna Maragna Toledo Barros
Valéria Soraya de Farias Sales

Introdução

As hipogamaglobulinemias constituem um grupo de deficiências de anticorpos e são classificadas como primárias ou secundárias sob o ponto de vista etiológico.

A deficiência primária de anticorpos é classificada como um Erro Inato da Imunidade e está relacionada a um grupo heterogêneo de distúrbios genéticos, caracterizados por defeitos intrínsecos na produção ou função de anticorpos. A prevalência das deficiências primárias de anticorpos tem sido estimada por volta de 1 em 2.000 crianças e 1 em 1.200 em indivíduos de qualquer idade.[1]

As imunodeficiências secundárias, considerando-se uma escala mundial global, ocorrem como consequências de fatores extrínsecos, como desnutrição, infecção pelo vírus HIV, malária, estados neutropênicos e efeito adverso de algumas medicações.[1] A deficiência secundária de anticorpos ou hipogamaglobulinemia secundária refere-se a um subtipo de imunodeficiências que, em geral, tem etiologia multifatorial, tanto relacionada com a morbidade subjacente, como ao seu tratamento, com destaque para o crescente uso de agentes que têm por alvo os linfócitos B.[2] Com relação às deficiências de anticorpos, estima-se que deficiências secundárias sejam 30 vezes mais comuns que as deficiências primárias e, ao contrário destas últimas, frequentemente são reversíveis como decorrência da resolução da doença subjacente.[1,2]

310 Manual Prático de Alergia e Imunologia – ASBAI

A lista de diagnósticos clínicos que podem cursar com hipogamaglobulinemias é extensa e inclui: neoplasias hematológicas (p. ex., leucemia linfocítica crônica, linfomas, mieloma múltiplo; doenças com perda proteica renal, gastrointestinal ou cutânea; situações decorrentes de ausência ou redução da produção de anticorpos, como efeito adverso de imunossupressores (ciclofosfamida, metotrexato, rituximabe micofenolato mofetil, esteroides, radioterapia). Os pacientes com hipogamaglobulinemia secundária à perda renal ou intestinal de IgG habitualmente conservam a produção de anticorpos específicos, evoluindo assim com baixo risco de infecções, ao contrário do que ocorre quando se compara a situações de falência da produção de anticorpos.[3] Do mesmo modo, a remoção de anticorpos por plasmaférese também não está associada a maior risco de infecções graves.[4]

O quadro clínico da hipogamaglobulinemia secundária costuma ser bastante heterogêneo, variando desde baixo risco para infecções até manifestações mais relevantes caracterizadas por infecções sinopulmonares recorrentes ou até mesmo infecções sistêmicas, incluindo aquelas por agentes oportunistas, como o CMV em transplantados.[2]

Causas de hipogamaglobulinemias secundárias

Neoplasias hematológicas

Doenças malignas hematológicas como leucemia linfocítica crônica (LLC), linfoma e mieloma múltiplo (MM), comumente evoluem com hipogamaglobulinemia. A LLC é uma das leucemias mais frequentes, com uma incidência anual de 4,7 casos por 100.000 indivíduos. A frequência de infecções apresenta correlação positiva com a gravidade da hipogamaglobulinemia, que está presente em até 85% dos casos e contribui de modo relevante para a morbidade e mortalidade, com 25% a 50% de óbitos relacionados a processos infecciosos.[1]

A deficiência secundária de anticorpos também é comum no mieloma múltiplo latente (do termo inglês, *smoldering*), ocorrendo em 45%-80% dos pacientes em alguma fase de evolução da doença.[5] As infecções nestes casos são causadas principalmente por bactérias encapsuladas, como *Haemophilus influenzae*, mas também por *Clostridium difficile*, *Staphylococcus aureus*, fungos e agentes virais, com destaque para o vírus *varicella zoster*.[1,5] Entre as infecções mais frequentes em pacientes com MM são relatadas: pneumonias, infecções do trato urinário e septicemia.[1,5]

Os mecanismos envolvidos nas deficiências de anticorpos e na maior suscetibilidade a infecções na LLC são multifatoriais, envolvendo disfunção ou supressão de clones de linfócitos B, redução da população de linfócitos T

Capítulo 28 – Imunodeficiências Secundárias **311**

auxiliares e aumento da atividade de células T supressoras.[6] A disfunção de células dendríticas e de células NK também colabora para maior ocorrência de infecções associadas à hipogamaglobulinemia na LLC e no MM.[1,6] Deve ser notado que as neoplasias hematológicas ainda cursam com as consequências da quimioterapia, que pode causar depressão de linhagens linfocitárias e estado neutropênico com impacto na ocorrência de infecções.[5]

Agentes terapêuticos

Conforme relatado anteriormente, além da deficiência secundária de anticorpos, que pode ocorrer por causas intrínsecas na LLC e no MM, existem riscos iatrogênicos adicionais para hipogamaglobulinemia nessas doenças, induzidos pelo tratamento com quimioterápicos ou imunossupressores. Os agentes envolvidos neste efeito adverso incluem drogas alquilantes (ciclofosfamida, clorambucil), corticosteroides e análogos das purinas (fludarabina, tiopurinas).[5,6]

O tratamento com alquilantes está associado ao desenvolvimento de mielossupressão com ocorrência de infecções (pneumonia, bacteriemia) causadas principalmente por *S. aureus*, *S. pneumoniae*, *H. influenzae* e *K. pneumoniae*.[1] Os análogos e os inibidores da síntese de purinas (como o micofenolato mofetil) inibem a síntese de DNA, reduzindo, portanto, a proliferação de linfócitos T e B.[7]

Como é do conhecimento geral, o uso de corticoides em doses altas e por tempo prolongado causa importante efeito imunossupressor na imunidade celular; no entanto, relatos e evidências crescentes apontam para impacto dos esteroides sistêmicos também na produção de anticorpos. Estudo recente sobre prevalência de hipogamaglobulinemia em 36 pacientes com arterite de células gigantes e polimialgia reumática, sob corticoterapia, mostrou que 50% dos casos desenvolveram deficiência de IgG, com menor impacto nos níveis de IgA e IgM e redução da população de linfócitos B imaturos.[8]

Anticorpos monoclonais que têm por alvo os linfócitos B vêm sendo prescritos de modo crescente em doenças autoimunes e em neoplasias hematológicas. Neste grupo se destacam anti-CD20 (rituximabe, ocrelizumabe, ofatumumabe), anti-CD22 (epratuzumabe), anti-CD19 (blinatumumabe), anti-CD52 (alemtuzumabe), anti-BAFF (belimumabe).[1]

Rituximabe foi o primeiro agente deste grupo e tem sido um dos imunobiológicos mais usados na prática clínica. Vários estudos têm relatado a ocorrência de hipogamaglobulinemia e risco aumentado de infecções associados ao uso de rituximabe. McAtee *et al.* relataram, em uma coorte de 468 pacientes tratados com pelo menos uma dose de rituximabe, a ocorrência de infecções em 48% deles. Dentre 117 casos, níveis séricos baixos de IgG foram detectados em 13,7%, enquanto 51% evoluíram com baixa contagem de linfócitos B de modo persistente, mesmo após 1 ano de interrupção do tratamento com rituximabe.[9] A presença de doença maligna subjacente, além da terapêutica antineoplásica, evidentemente pode ter contribuído para o aumento da frequência de infecções.

Vários fatores associados à hipogamaglobulinemia persistente após uso de rituximabe têm sido descritos e incluem: níveis séricos basais baixos de imunoglobulinas, baixa contagem de linfócitos CD19, altas doses de rituximabe, uso concomitante de outros imunossupressores, idade avançada, desnutrição e outras comorbidades. A hipogamaglobulinemia induzida pelo rituximabe, em geral, é de caráter transitório, porém, em situações especiais, pode persistir por longos períodos de até dois anos.[9]

Perda de imunoglobulinas

A presença de hipogamaglobulinemia e o maior risco de infecções podem ser secundários à perda proteica gastrointestinal, como ocorre nas enteropatias perdedoras de proteínas, ou pelo trato urinário, tendo como exemplo principal a síndrome nefrótica.[10] Estas condições se diferenciam da imunodeficiência primária de anticorpos pela presença de edemas e hipoalbuminemia. O tratamento com agentes imunossupressores, como os corticoides, aumenta o risco de infecções nestes estados de perda proteica. As enteropatias perdedoras de proteínas incluem a doença celíaca, demais doenças inflamatórias e a linfangiectasia intestinal. Esta última é causada pelo bloqueio de linfáticos intestinais, o que resulta em perda de fluido linfático, de imunoglobulinas e de linfócitos para o lúmen intestinal; isso é similar ao que ocorre, por exemplo, como consequência de cirurgia para tratamento de cardiopatia congênita (cirurgia de Fontan para correção de ventrículo único). Hipogamaglobulinemia secundária à perda proteica pode também ocorrer na diálise peritoneal e nas queimaduras graves e extensas.[1]

O foco do tratamento dessas doenças são os respectivos diagnósticos subjacentes, não havendo evidências conclusivas sobre a indicação e eficácia da reposição de imunoglobulinas que, no entanto, deve ser considerada em pacientes com infecções recorrentes ou hipoproteinemia grave.[11]

Diagnóstico

Há uma grande variedade de fatores que podem afetar a resposta imune. Ao avaliar um paciente com suspeita de imunodeficiência, deve-se considerar que as imunodeficiências secundárias sejam mais comuns do que as primárias, além de apresentarem amplo espectro de manifestações e gravidade que dependem da magnitude das doenças subjacentes, condições externas agressoras e suscetibilidade do indivíduo.[1,11,12]

A abordagem inicial recomendada inclui: diagnóstico da doença de base, história clínica, comorbidades associadas, dose e tempo de uso de medicações que, eventualmente, possam afetar a resposta imunológica.[1,11,12]

A história clínica deve incluir registro dos antecedentes infecciosos, padrões das infecções, condições subjacentes e fatores agressores que afetam a resposta imune. À semelhança do que ocorre nas imunodeficiências primárias, os padrões das infecções geralmente são caracterizados pelo aumento da frequência, recorrência ou cronicidade, necessidade de antibióticos parenterais, maior gravidade, recuperação lenta e presença de patógenos incomuns ou oportunistas.[1,11,12]

Entre as várias condições subjacentes e fatores agressores que comprometem a resposta imune, merecem destaque: desnutrição, infecções, malignidades, perdas proteicas entéricas e renais, uso de medicamentos (imunossupressores, quimioterápicos, anti-inflamatórios, imunobiológicos), extremos de idade, cirurgias e traumas graves e condições ambientais.[12,13] (Tabela 28.1). Devido à prevalência e à progressão clínica, a infecção pelo HIV sempre deve ser investigada.[2]

Tabela 28.1 – Fatores a serem investigados durante a avaliação clínica das imunodeficiências secundárias[11,12]	
Avaliação clínica	
Padrões de infecções	**Condições primárias e fatores agressores**
• Frequência aumentada • Recorrência • Cronicidade • Antibióticos por via parenteral • Maior gravidade • Recuperação lenta • Etiologia por patógenos incomuns ou oportunistas	• Desnutrição • Infecções (HIV, EBV, HTLV, malária) • Neoplasias malignas (linfomas, mieloma, LLC) • Perdas proteicas (renal, gastrointestinal, cutânea) • Medicamentos (imunossupressores, imunobiológicos, quimioterápicos, anti-inflamatórios) • Radioterapia • Extremos de idade • Síndromes genéticas, exceto imunodeficiências primárias • Doenças metabólicas • Cirurgias, traumas graves, queimaduras • Condições ambientais (estresse, luz ultravioleta)

HIV: vírus da imunodeficiência humana; EBV: vírus Epstein-Barr; HTLV: vírus linfotrópico de células T humanas; LLC: leucemia linfocítica crônica.

O diagnóstico precoce de deficiência secundária de anticorpos é fundamental para o manejo correto e redução da carga de infecções nos indivíduos comprometidos. O monitoramento dos pacientes sob risco, como o uso de medicamentos imunossupressores ou aqueles que têm

314 Manual Prático de Alergia e Imunologia – ASBAI

como alvo a depleção de células B, pode evitar a evolução com infecções graves e auxiliar na decisão da introdução de terapia de reposição de imunoglobulina.[13,14]

Como já relatado, níveis baixos de imunoglobulinas e baixa contagem de linfócitos CD19 estão entre os fatores associados a risco de infecção e hipogamaglobulinemia persistente após o uso de rituximabe.[9,13,14] Barmettler *et al.*[14] mostraram que alguns pacientes já apresentavam níveis baixos de imunoglobulinas antes de iniciar o tratamento, possivelmente associados à doença de base ou a uma imunodeficiência primária, como a imunodeficiência comum variável. Neste contexto é importante monitorar os níveis de imunoglobulinas não somente após a terapia com rituximabe, mas também antes de iniciar o tratamento.[9,13,14]

Na investigação laboratorial das imunodeficiências secundárias são utilizados procedimentos semelhantes aos realizados para avaliar as imunodeficiências primárias.[15] Os testes devem incluir uma triagem básica inicial: hemograma completo, com o objetivo de detectar anemia, neutropenia ou neutrofilia, linfopenia ou linfocitose e plaquetopenia; dosagem de imunoglobulinas séricas (IgA, IgG, IgM, IgE); complemento total e frações; avaliação das funções hepática e renal; dosagem de albumina sérica, que é útil na suspeita de hipoproteinemia das doenças perdedoras de proteínas.[1,11]

A seguir pode ser feita avaliação da produção de anticorpos naturais (como iso-hemaglutininas anti-A e anti-B) e/ou anticorpos específicos para antígenos proteicos (como, sarampo, rubéola, hepatite B e tétano).[1,11] Quando o paciente ainda não tiver sido exposto a determinado microrganismo ou quando os níveis de anticorpos específicos para esse agente infeccioso forem baixos, ele poderá ser vacinado, e a dosagem do anticorpo deverá ser realizada após um período de 4 a 6 semanas.[15]

Se necessário, pode-se investigar a deficiência de anticorpo específico para antígenos polissacárideos (como *Streptococcus pneumoniae*) em pacientes acima dos 2 anos de idade. Para esta avaliação deve ser realizada dosagem dos anticorpos e, se os níveis forem baixos, aplicação da vacina pneumocócica polissacarídica 23 valentes, seguida por nova dosagem de anticorpos no período de 4 a 6 semanas após a vacinação. Uma resposta é considerada satisfatória quando as concentrações forem superiores a 1,3 ug/mL em pelo menos 50% dos sorotipos testados em pacientes com até 6 anos de idade, e em 70% dos sorotipos para maiores de 6 anos.[16]

Quando necessário, a quantificação de linfócitos B e T, populações TCD4+ e T CD8+ e de células NK do sangue periférico pode ser realizada por citometria de fluxo. Exames mais complexos incluem a contagem de sub-populações de células B, como células B *naive* e de memória clássica e de plasmócitos, também por citometria de fluxo.[1,11]

Tratamento

As imunodeficiências secundárias geralmente são reversíveis com o tratamento das condições subjacentes ou, quando possível, com a remoção do agente agressor, como, por exemplo, a suspensão de um determinado medicamento. Porém, muitas vezes essas condutas são difíceis de serem realizadas, principalmente quando o tratamento utilizado em determinada doença não pode ser facilmente suspenso ou trocado, como nos casos das neoplasias hematológicas. Quando as condições subjacentes não podem ser tratadas ou os agentes causais removidos, não são encontradas opções terapêuticas claramente delineadas na literatura, e torna-se fundamental incluir medidas para reduzir as infecções e suas complicações.

Essas medidas conforme apresentadas na Tabela 28.2 envolvem: controle da exposição a agentes infecciosos, monitoramento dos parâmetros de risco, imunizações,[12] reposição de imunoglobulina[17] e profilaxia com antimicrobianos.[18] A intervenção precoce permite evitar complicações, por vezes graves, e melhorar a qualidade de vida dos pacientes. É importante estabelecer um plano de tratamento individualizado que se adeque à idade do paciente, ao grau da deficiência imune e à situação clínica associada.[19]

Redução de exposição a infecções

Pacientes com deficiência secundária de anticorpos devem ser orientados para a prevenção de infecções do trato respiratório, evitando contato próximo com pessoas em ambientes fechados, usando máscaras de proteção sempre que recomendadas pelos órgãos sanitários, além das medidas convencionais de higiene pessoal. Sempre que for possível, esquemas imunossupressores devem ser continuamente reajustados, especialmente quando são usados corticosteroides em altas doses.[8]

É necessário salientar que, além da escassez de estudos, existem variações nas diretrizes e recomendações publicadas para a abordagem do diagnóstico e tratamento das deficiências secundárias de anticorpos, que são as mais frequentes. Isso pode ser devido à heterogeneidade das populações de pacientes, condições subjacentes e agentes agressores, como, também, a diferenças nos protocolos de tratamento e cuidados de suporte propostos.[1]

Imunizações

Pacientes com deficiência secundária de anticorpos podem apresentar infecções frequentes e mais graves. O planejamento de reforço vacinal e/ou introdução de novas vacinas para esses pacientes e para aqueles que serão submetidos à terapia imunossupressora poderá ajudar na proteção contra infecções ou reduzir o risco de complicações graves e morte.

Embora para alguns pacientes a resposta de anticorpos possa não ser plena, alguma proteção mediada por células T ainda pode ser alcançada como descrito na vacinação contra *Influenza*.[1,11] Estudos sugerem que a vacinação antes do início da quimioterapia ou terapia imunossupressora possa ser mais útil na geração de memória imunológica, quando os níveis de anticorpos específicos estiverem baixos.[1,20] Terapias que têm como alvo linfócitos B levam à depleção dos mesmos e comprometem a resposta vacinal; neste contexto tem sido demonstrado que o tratamento com rituximabe diminui a resposta imune das vacinas contra tétano, poliomielite, polissacarídicas e conjugadas.[21]

As vacinas contra bactérias encapsuladas *(Streptococcus pneumoniae, Haemophilus influenzae, Neisseria meningitidis)* estão indicadas na deficiência de anticorpo específico ou quando existe um alto risco de infecção invasiva, como, por exemplo, pacientes esplenectomizados. Crianças até 2 anos de idade não respondem à vacina polissacarídica, devendo ser imunizadas com a vacina conjugada.[16]

As vacinas que contêm microrganismos vivos atenuados podem desencadear doença nos pacientes com imunodeficiência secundária, não estando, portanto, geralmente recomendadas. Por outro lado, as vacinas inativadas não apresentam este risco e podem ser administradas com segurança.[15] É importante salientar que, dependendo do tipo e do grau do comprometimento da resposta imune, as vacinas poderão ter suas recomendações alteradas em relação às indicações e contraindicações, esquema de doses e concentrações dos imunógenos. Em função dessas variações nos esquemas vacinais, é aconselhável que sejam consultados os calendários de vacinação específicos para pacientes com imunodeficiências, disponibilizados pela Sociedade Brasileira de Imunizações.[22]

Profilaxia com antimicrobianos

O uso de antibióticos frequentemente é indicado para profilaxia de infecções e suas complicações em pacientes com deficiência secundária de anticorpos. Porém, seu papel permanece controverso, mostrando a necessidade de ensaios clínicos controlados e randomizados.[19]

A antibioticoterapia deverá ser estabelecida, de preferência, com base no histórico clínico, nas alterações laboratoriais apresentadas pelo paciente e na probabilidade de ocorrerem infecções por *Pseudomonas* ou *H. influenzae*. O surgimento de resistência antimicrobiana constitui um obstáculo significativo em imunocomprometidos e sempre deve ser ponderado.[1]

As deficiências secundárias de anticorpos frequentemente ocorrem associadas a infecções crônicas, recorrentes ou graves do trato respiratório inferior, que são causadas, predominantemente, por bactérias encapsuladas, como *S. pneumoniae* e *H. influenzae*. Então, objetivando prevenir essas infecções ou deterioração da função pulmonar, a profilaxia com antibiótico é comumente prescrita para os pacientes comprometidos.[18]

Diversos antibióticos são utilizados, em regime intermitente ou contínuo, utilizando-se a opção de baixa dose (metade da dose terapêutica) ou dose completa, com um único agente ou com ciclos alternados de antibióticos. Os macrolídeos, como a azitromicina, devido à sua ação antimicrobiana e anti-inflamatória, são comumente utilizados na dose de 250 mg ou 500 mg 3 vezes por semana. Outros regimes incluem amoxicilina, 500 mg 1 vez ao dia, sulfametoxazol + trimetoprim, 400/80 mg ao dia e doxiciclina, 100 mg ao dia.[23] A profilaxia com antibióticos nebulizados, como aminoglicosídeos e polimixinas, pode ser uma opção utilizada principalmente para bronquiectasias graves e colonização por *Pseudomonas*.[1]

A antibioticoprofilaxia é a primeira linha de tratamento recomendada para pacientes com leucemia linfocítica crônica (LLC) e hipogamaglobulinemia com infecções graves e/ou recorrentes. No entanto, quando ocorre ausência de resposta, a reposição de imunoglobulina pode ser considerada em alguns casos altamente selecionados.[24]

O uso profilático de antibióticos e/ou antifúngicos também é indicado na presença de neutropenia em pacientes submetidos a tratamentos que suprimem a resposta imune. Quando a neutropenia for intensa, pode ser associado ao antibiótico o fator estimulador de colônias de granulócitos (G-CSF), que estimula a medula a produzir e liberar neutrófilos.[1,25]

Os inibidores do TNF estão entre os imunobiológicos mais prescritos para doenças autoimunes e inflamatórias crônicas. No entanto, devido ao papel central do TNF na defesa contra micobactérias, recomenda-se que os pacientes com indicação de terapia com inibidores de TNF realizem triagem para tuberculose; se esta for positiva, para reduzir o risco de reativação da doença recomenda-se tratamento com isoniazida + rifapentina, isoniazida ou rifampicina antes do início daquele imunobiológico.[26]

Pacientes tratados com idelasibe, um inibidor seletivo da enzima PI3K (fosfatidilinositol-3 quinase), que participa ativamente na via de sinalização do receptor do linfócito B, têm indicação de antibioticoterapia para profilaxia de pneumonia grave pelo *Pneumocystis jirovecii*.[27]

Terapia de reposição de imunoglobulinas (TRIG)

A indicação dessa terapia para as deficiências secundárias de anticorpos requer uma análise complexa, muitas vezes baseada em recomendações e diretrizes heterogêneas. Pode ser considerada em pacientes selecionados com produção deficiente de anticorpos específicos ou hipogamaglobulinemia e que cursam com infecções graves e/ou recorrentes apesar do uso de antibióticos profiláticos e vacinação.[11,13]

Devido à escassez de dados na literatura quanto a recomendações e diretrizes formais para o diagnóstico, tratamento e acompanhamento das deficiências secundárias de anticorpos, para algumas condições as orientações de TRIG podem ser baseadas nas diretrizes referentes às imunodeficiências primárias[15,16] ou deficiências secundárias de anticorpos.[11,12] Na Tabela 28.2 pode ser observado o resumo dos critérios de TRIG estabelecidos pela Agência Europeia de Medicamentos (EMA) para pacientes com deficiência secundária de anticorpos e alterações laboratoriais.[18]

Tabela 28.2 – Medidas gerais de tratamento para pacientes com imunodeficiências secundárias
Evitar contato com indivíduos infectados e com patógenos ambientais. Evitar ambientes com aglomeração e fechados
Realizar acompanhamento clínico periódico para diagnóstico imediato de infecções sistêmicas e invasivas
Considerar a profilaxia antimicrobiana (antibióticos, antifúngicos ou antivirais) para reduzir o risco de infecções
Considerar terapia de reposição de imunoglobulinas para pacientes com níveis séricos de IgG < 400 mg/dL ou falha comprovada de anticorpos específicos (definida como aumento < 2 vezes nos títulos de anticorpos para polissacarídeo pneumocócico e vacinas de antígenos proteicos) com infecções graves ou recorrentes e tratamento antimicrobiano ineficaz*
Fazer esquema de imunização completo, com exceção de vacinas atenuadas
Indicar vacinas para infecções por bactérias encapsuladas (*Streptococcus pneumoniae, Haemophilus influenzae, Neisseria meningitidis*) para pacientes com déficit de imunidade antibacteriana específica ou quando é observado um alto risco de infecção invasiva

Fonte: Adaptada de Tuano KS, Seth N, Chinen J, 2021.[12] *Recomendação da Agência Europeia de Medicamentos (EMA).[18]

Não está bem estabelecida a concentração de IgG abaixo da qual a TRIG deve ser iniciada profilaticamente em pacientes com hipogamaglobulinemia secundária na ausência de outras alterações laboratoriais. Neste contexto, há referências sobre 150 mg/dL[11] ou, tomando por base a literatura referente às imunodeficiências primárias, concentrações abaixo de 200 mg/dL podem ser indicativas de TRIG para esses pacientes.[15]

Após avaliações clínica e laboratorial, se o paciente não responder à antibioticoterapia profilática e a TRIG for indicada, a dose e ajustes no decorrer do tratamento são baseados nas recomendações específicas para deficiências secundárias de anticorpos.[20] E se essas não estiverem estabelecidas, podem-se utilizar aquelas preconizadas para as imunodeficiências primárias. Geralmente a dose inicial utilizada é de 400 a 600 mg/kg a cada 28 dias, mas podem variar de acordo com o tipo e a gravidade da doença.[15]

Após o início da TRIG, é necessário analisar a resposta terapêutica monitorizando regularmente a presença de infecções, alterações do hemograma com destaque para a contagem de neutrófilos e dosagem de IgG sérica. Eventuais ajustes nas doses deverão ser realizados com o objetivo de manter níveis séricos mínimos suficientes para controle das infecções. Se quimioterapia ou imunossupressores forem introduzidos durante a TRIG, os níveis de IgG sérica deverão ser reavaliados.[1,11]

Em pacientes que pausaram ou terminaram a terapia imunossupressora, pode ser feita uma pausa na TRIG para determinar a necessidade de continuidade da reposição. O paciente deve ser monitorado clinicamente, e no período de 3 a 4 meses após a interrupção da TRIG pode ser realizada uma reavaliação da função imunológica.[1,11,17] Um fluxograma contendo as orientações sobre o manejo e reposição de imunoglobulina em deficiência secundária de anticorpos é apresentado na Figura 28.1.

A maioria dos estudos sobre a TRIG em deficiências secundárias de anticorpos refere-se à via IV, embora haja trabalhos mostrando que a via SC apresenta eficácia similar, além de oferecer benefícios extras como níveis séricos de IgG mais estáveis e menor número de reações sistêmicas.[28]

TRIG em neoplasias hematológicas malignas

Nessas doenças, a deficiência secundária de anticorpos pode ocorrer como consequência da doença de base e/ou pela ação dos quimioterápicos ou imunossupressores utilizados no seu tratamento. Infecções recorrentes e/ou graves constituem a principal causa de complicações e mortalidade em pacientes com LLC que desenvolvem hipogamaglobulinemia.[24]

Vários estudos têm demonstrado menor incidência de infecções em pacientes com leucemia linfocítica crônica e hipogamaglobulinemia quando tratados com IgG intravenosa (IVIG).[6] O efeito benéfico da IVIG foi documentado em estudo clínico controlado, conduzido pelo Cooperative Group for the Study of Immunoglobulin, em que o uso de IVIG esteve associado à menor incidência de infecções bacterianas por um tempo prolongado, quando comparado ao grupo que não recebeu IVIG.[11] Tais resultados promissores têm conduzido ao consenso de apoio ao uso de IVIG em pacientes

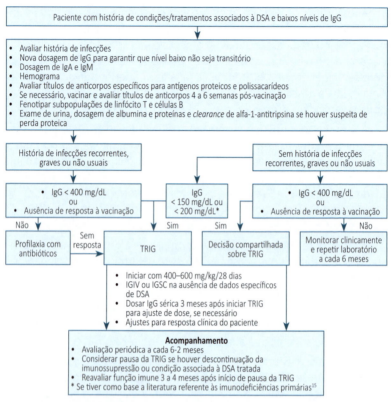

Fonte: Adaptada de Otani IM *et al.*, 2022[11].

Figura 28.1 – Considerações sobre avaliação diagnóstica e manejo de pacientes com deficiência secundária de anticorpos. DSA, deficiência secundária de anticorpos; TRIG, terapia de reposição de imunoglobulinas; IGIV, imunoglobulina intravenosa; IGSC, imunoglobulina subcutânea.

com LLC e hipogamaglobulinemia. Contudo, os critérios de indicação propostos são variados, levando à necessidade de diretrizes mais uniformes.[1,17]

De forma similar à LLC, em pacientes com mieloma múltiplo (MM) e hipogamaglobulinemia, as infecções constituem causas importantes de morbimortalidade, havendo dados da literatura mostrando que a TRIG pode ser eficaz na redução da prevalência delas. Fundamentado nas evidências encontradas, a AAAAI 2017 *Work Group Report* recomendou que a TRIG deva ser considerada para pacientes com MM e hipogamaglobulinemia que apresentam infecções bacterianas recorrentes graves e níveis inadequados de anticorpos em resposta à vacinação com difteria, tétano ou pneumococos. Esta recomendação se assemelha à que foi estabelecida pelo mesmo grupo para a LLC de células B.[11,17] Apesar de a TRIG ter-se mostrado eficaz em prevenir as infecções, ainda não há consenso na literatura se esse tipo de terapia tem impacto na sobrevida geral dos pacientes com LLC e MM.

TRIG em terapia de depleção de células B

Como já citado, as imunodeficiências secundárias relacionadas com o uso de imunossupressores e imunobiológicos, principalmente os que têm como alvo as células B, vêm aumentando nos últimos tempos. A maioria dos estudos refere-se ao anticorpo monoclonal rituximabe e mostra que, apesar da deficiência de anticorpos geralmente ser transitória, em alguns casos a hipogamaglobulinemia pode ser persistente com níveis de IgG séricos baixos e presença de infecções recorrentes e/ou graves. Neste contexto, é recomendado avaliar a imunidade humoral antes do início do tratamento com o objetivo de descartar uma eventual deficiência preexistente de anticorpos. Após o término da terapia, é aconselhável monitorizar as infecções e os níveis séricos de IgG e, quando necessário, avaliar a resposta de anticorpos específicos, contagem de células B totais e imunofenotipagem de células B de memória clássicas.[9,16] A profilaxia com antibióticos é recomendada para pacientes com hipogamaglobulinemia persistente e infecções recorrentes e/ou graves. A TRIG pode ser considerada para aqueles que não responderam à antibioticoprofilaxia ou apresentam deficiência grave da função imune humoral.

TRIG nas perdas proteicas

O tratamento das deficiências de anticorpos secundárias a perdas proteicas pelo trato gastrointestinal ou urinário baseia-se, inicialmente, na correção da doença de base. A TRIG, em geral, não é necessária, embora possa ser introduzida em pacientes com infecções recorrentes e hipoproteinemia grave. Deve ser ressaltado que na presença de uma perda rápida de proteína, torna-se difícil atingir o nível mínimo ideal de IgG no soro e que isto pode requerer modificações na frequência, dose e via de infusão de IgG. Há evidências de que a via subcutânea seja mais vantajosa do que a via intravenosa para manutenção dos níveis séricos de IgG.[11]

Com relação à indicação de TRIG nas imunodeficiências secundárias, os dados de literatura são escassos, variados e controversos, não contemplando todas as doenças ou fatores associados às mesmas. Nessas situações, a indicação de reposição de IgG é uma decisão complexa, sem diretrizes unificadas, devendo cada caso ser avaliado pela equipe clínica multidisciplinar, em consonância com a posição do paciente. De qualquer forma, muitos centros têm recomendado a reposição de imunoglobulinas se o nível sérico de IgG estiver abaixo de 200 mg/dL, sem necessidade de testes funcionais adicionais.[2,11,17]

Conclusões

- Hipogamaglobulinemia secundária é uma condição de ascendente frequência em pacientes sob tratamento com imunossupressores e imunobiológicos, sendo causas menos frequentes as neoplasias linfoproliferativas e perdas proteicas pelos tratos gastrointestinal e urinário.

- A avaliação da hipogamaglobulinemia secundária é fundamental nestas condições: histórico de infecções recorrentes ou não usuais, neoplasias hematológicas subjacentes, antes do início de agentes imunomoduladores, incluindo imunobiológicos.

- Ao histórico clínico e exame físico completo devem ser acrescentados os testes: dosagem de imunoglobulinas séricas, estudo do complemento, resposta de anticorpo após prévia vacinação, quantificação de linfócitos T, B e NK.

- As condutas recomendadas na hipogamaglobulinemia secundária incluem: medidas gerais de proteção contra as infecções, especialmente do trato respiratório, vacinação e reposição de imunoglobulinas, esta última quando indicada em situações de maior risco.

Referências bibliográficas

1. Patel SY, Carbone J, Jolles S. The expanding field of secondary antibody deficiency: causes, diagnosis, and management. Front Immunol. 2019;10:33.
2. Chinen J, Shearer WT. Secondary immunodeficiencies, including HIV infection. J Allergy Clin Immunol. 2010;125(2 Suppl):S195-203.
3. Kwon Y, Kim ES, Choe YH, Kim MJ. Individual approach for treatment of primary intestinal lymphangiectasia in children. BMC Pediatr. 2021;21:21.
4. Shemin D, Briggs D, Greenan M. Complications of therapeutic plasma exchange: a prospective study of 1,727 procedures. J Clin Apher. 2007;22:270-6.
5. Blimark C, Holmberg E, Mellqvist UH et al. Multiple myeloma and infections: a population-based study on 9.253 multiple myeloma patients. Haematologica. 2015;100:107-13.
6. Dhalla F, Lucas M, Schuh A, Bhole M et al. Antibody deficiency secondary to chronic lymphocytic leukemia: should patients be treated with prophylactic replacement immunoglobulin? J Clin Immunol. 2014;34:277-82.
7. Kamell JL, Kamell FG, Stephens GL et al. Mycophenolic acid differentially impacts B cell function depending on the stage of differentiation. J Immunol. 2011;187: 3603-12.
8. Wirsum C, Glaser C, Gutenberger S, Keller B et al. Secondary antibody deficiency in glucocorticoid therapy clearly differs from primary antibody deficiency. J Clin Immunol. 2016;36:406-12.
9. McAtee CL, Lubega J, Underbrink K et al. Association of rituximab use with adverse events in children, adolescents, and young adults. JAMA Netw Open. 2021;4:e2036321.

10. Ogi MYH, Tomosugi N, Hisada Y et al. Risk factors for infection and immunoglobulin replacement therapy in adult nephrotic syndrome. Am J Kidney Dis. 1994;24:427-36.

11. Otani IM, Lehman HK, Jongco AM, Tsao LR, Azar AE et al. Practical guidance for the diagnosis and management of secondary hypogammaglobulinemia: a work group report of the AAAAI primary immunodeficiency and altered immune response committees. J Allergy Clin Immunol. 2022;149:1525-60.

12. Tuano KS, Seth N, Chinen J. Secondary immunodeficiencies: an overview. Ann Allergy Asthma Immunol. 2021;127: 617–26.

13. Sánchez-Ramón S, Bermúdez A, González-Granado LI et al. ID-Signal oncohaematology group. Primary and secondary immunodeficiency diseases in oncohaematology: Warning signs, diagnosis, and management. Front Immunol. 2019;10:586.

14. Barmettler S, Ong MS, Farmer JR et al. Association of immunoglobulin levels, infectious risk and mortality with rituximab and hypogammaglobulinemia. JAMA Network Open. 2018;1(7):e184169.

15. Bonilla FA, Khan DA, Ballas ZK et al. Practice parameter for the diagnosis and management of primary immunodeficiency. J Allergy Clin Immunol. 2015;136(5):1186- 205.e1-78.

16. Perez EE, Ballow M. Diagnosis and management of specific antibody deficiency. Immunol Allergy Clin North Am. 2020; 40(3):499-510.

17. Perez EE, Orange JS, Bonilla F, Chinen J, Chinn IK, Dorsey M et al. Update on the use of immunoglobulin in human disease: a review of evidence. J Allergy Clin Immunol. 2017;139 (3S) :S1-46.

18. European medicines agency. Guideline on core SmPC for human normal immunoglobulin for intravenous administration (IVIg): EMA. 2018. Disponível online em: https://www. ema.europa.eu/documents/scientific- guideline/guideline- core- smpc- human- normal- immunoglobulin- intravenous- administration- ivig- rev- 5_en.pdf . Acesso em jul, 2022.

19. Smits BM, Budde IK, Vries E et al. Immunoglobulin replacement therapy versus antibiotic prophylaxis as treatment for incomplete primary antibody deficiency. Journal of Clinical Immunology. 2021;41:382-92.

20. Dhalla F, Misbah SA. Secondary antibody deficiencies. Curr Opin Allergy Clin Immunol. 2015;15:505-13.

21. van der Kolk LE, Baars JW, Prins MH, van Oers MHJ. Rituximab treatment results in impaired secondary humoral immune responsiveness. Blood 2002;100:2257-9.

22. Guia de imunização SBIm/ASBAI - Asma, alergia e imunodeficiências. 2020-2021. Vacinação do paciente com imunodeficiência. Disponível em https://sbim.org.br/images/guias/guia-sbim-asbai-miolo-201013b-web.pdf. Acesso em jul. 2022.

23. Grammatikos A, Albur M, Gompels M et al. Antibiotic prophylaxis for the prevention of respiratory tract infections in antibody deficient patients: A retrospective cohort study. Clinical Infection in Practice. 2020;7-8.

24. Oscier D, Dearden C, Eren E et al. Guidelines on the diagnosis, investigation and management of chronic lymphocytic leukaemia. Br J Haematol. 2012;159:541-64.

25. Agostini C, Blau IW, Kimby E, Plesner T. Prophylactic immunoglobulin therapy in secondary immune deficiency - an expert opinion. Expert Rev Clin Immunol. 2016;12:921-6.

26. Kaptan Y, Suner A, Taş MN et al. Tuberculosis despite latent infection screening and treatment in patients receiving TNF inhibitor therapy. Clin Rheumatol. 2021;40(9):3783-8.

27. Brown JR, Byrd JC, Coutre SE, Benson DM, Flinn IW, Wagner-Johnston ND et al. Idelalisib, an inhibitor of phosphatidylinositol 3-kinase p110δ, for relapsed/refractory chronic lymphocytic leukemia. Blood. 2014;123:3390-7.

28. Wasserman RL, Melamed I, Nelson RP Jr et al. Pharmacokinetics of subcutaneous IgPro20 in patients with primary immunodeficiency. Clin Pharmacokinet. 2011;50:405-14.

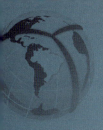

capítulo 29 Bulário de Medicamentos Utilizados no Tratamento das Doenças Alérgicas

Eduardo Magalhães de Souza Lima
Roberto Magalhães de Souza Lima

Anti-histamínicos

Mecanismos de ação

Receptores de histamina			
	Localização	*Função*	*Antagonistas*
Receptor H1	Vasos sanguíneos, músculo liso das vias aéreas e TGI, coração, SNC	↑ prurido, ↑ dor, ↑ permeabilidade vascular, hipotensão, rubor, cefaleia, taquicardia, broncoconstrição, estímulo de receptores da tosse, estímulo vagal, ↑ prostaglandinas, ↑ mediadores inflamatórios	Difenidramina Loratadina Cetirizina Fexofenadina Desloratadina Levocetirizina
Receptor H2	Mucosa gástrica, útero, coração, SNC, pulmões, células imunológicas	↑ secreção ácida gástrica, ↑ permeabilidade vascular, hipotensão, rubor, cefaleia, taquicardia, relaxamento da musculatura lisa brônquica, ↑ produção de muco, estimula LT supressores, ↓ quimiotaxia de neutrófilos e basófilos, ↓ NK	Cimetidina Ranidina Famotidina Nizatidina
Receptor H3	SNC periférico, vias aéreas, TGI	Previne a broncoconstrição excessiva, inibe a secreção ácida excessiva, inibe a síntese de histamina e neurotransmissores	Tioperamida Iodoproxifano
Receptor H4	Medula espinhal, hipocampo, córtex cerebral, tálamo, mastócitos, eosinófilos, céls. dendríticas, LT, baço, pulmão, fígado e cólon	Efeito na quimiotaxia, produção de citocinas e quimiocinas por mastócitos, eosinófilos, células dendríticas e LT. Indução de prurido	Tioperamida

Anti-histamínicos H1

Os receptores H1 apresentam duas isoformas, ativa e inativa, que se mantêm em equilíbrio. A histamina age como agonista, combinando-se com a conformação ativa do receptor. Os anti-histamínicos funcionam como agonistas inversos, ligando-se ao mesmo sítio de ligação do agonista no receptor, revertendo para a conformação inativa (equilíbrio), mesmo na presença de histamina. Além disso, agem inibindo o PAF (fator ativador de plaquetas) que é liberado por basófilos, neutrófilos e macrófagos levando à broncoconstrição, hiper-reatividade brônquica, aumento da permeabilidade vascular, quimiotaxia de eosinófilos. Outra ação é a redução da expressão de ICAM-1 (molécula de adesão Intercelular-1).

Outros efeitos:

- ↓ Permeabilidade vascular.
- Favorece a broncodilatação.
- ↓ Prurido.
- ↓ Liberação de histamina e outros mediadores inflamatórios (triptase, leucotrienos, TNFa, IL1b, IL6, IL4, IL13, quimiocinas, moléculas de adesão).
- ↓ Influxo de eosinófilos e sua sobrevivência.

São metabolizados pelo citocromo P450 e podem ter seus níveis elevados pelo uso concomitante de eritromicina, macrolídeos ou cetoconazol.

Características dos anti-histamínicos de 1ª geração

- Sedação – cruzam a barreia hematoencefálica e se ligam aos receptores H1 no cérebro.
- Absorvidos e metabolizados rapidamente – 3 a 4 doses diárias.
- Atuam em receptores muscarínicos – boca seca, taquicardia, retenção urinária.
- Usados pelo menor custo, quando há necessidade de uso parenteral ou em condições, como a DA, que é desejável o efeito sedativo.

Anti-histamínicos de 1ª geração		
Etilenodiaminas	Mais antigos. Raramente usados. Muitos efeitos gastrointestinais (GI)	Tripelenamina, pirilamina, antazolna
Etanolaminas	Potentes. Muita sedação. Baixa incidência de efeitos GI	Carbinoxamina, difenidramina, doxilamina, dimenidrato, fenitoloxolamina e clemastina
Alquilaminas	Menos depressão do SNC	Feniramina, dexclorfeniramina, bromofenramina e tripolidina
Piperazinas	Efeitos sedativos leves	Buclizina, ciclizina, meclizina e hidroxizina
Piperadinas	Alto potencial sedativo. Atividade antisserotoninérgica	Ciproeptadina, azatadina
Fenotiazina	Potente sedativo. Atividade anticolinérgica e antiemética	Prometazina, trimiprazina

Capítulo 29 – Bulário de Medicamentos Utilizados no Tratamento das Doenças Alérgicas **327**

Anti-histamínicos de 1ª geração			
Princípio ativo	*Formas de apresentação*	*Posologia < 12 anos*	*Posologia > 12 anos*
Clemastina	Xarope: 0,05 mg/mL Comprimidos: 1 mg	1 a 3 anos: 2,5 a 5 mL 12/12 h 3 a 6 anos: 5 mL 12/12 h 6 a 12 anos: 5 a 10 mL 12/12 h	1 comprimido 20 mL 12/12 h
Dexclorfeniramina	Xarope: 2 mg/5 mL Comprimido: 2 mg Drágeas: 6 mg	2 a 6 anos: 1,25 mL ou ¼ cp 8/8 h 6 a 12 anos: 2,5 mL ou ½ cp 8/8 h	5 mL 1 comprimido 8/8 h
Hidroxizina	Xarope: 2 mg/mL Comprimido: 10 e 25 mg	< 6 anos: 1 a 2 mg/kg/dia máx. 50 mg/d > 6 anos: 1 a 2 mg/kg/d máx. 100 mg/d 0,25 mL/kg/dia	25 a 100 mg 3 a 4 × dia Máximo 150 mg/dia
Prometazina	Xarope: 1 mg/mL Comprimido: 25 mg Ampola: 25 mg/mL	> 2 anos: 1 mg/kg 12/12 h	20 a 60 mg/dia
Cetotifeno	Solução oral: 1 mg/mL	6 meses a 3 anos: 0,05 mg/kg 12/12 h >3 anos: 5 mL 12/12 h	1 comprimido 12/12 h

Anti-histamínicos de 2ª geração

- Maior potência e duração mínima do efeito, além de efeitos colaterais mínimos.
- Não causam sedação – raramente atravessam a barreira hematoencefálica (BHE).
- Início de ação em 1 a 2 horas.
- Meia-vida mais longa – 1 a 2 doses diárias.
- Sua atividade não diminui após períodos prolongados de uso.

Efeitos colaterais

- **1ª geração:** sedação, alteração da função cognitiva, reflexos lentos, confusão e tonteira. Efeitos anticolinérgicos (boca seca, visão borrada e retenção urinária). Alguns podem apresentar irritação gástrica, náuseas, vômitos.
- **2ª geração:** praticamente não provocam sedação.

Podem causar aumento de peso, possivelmente por causar hipoglicemia, levando a aumento do apetite.

Manual Prático de Alergia e Imunologia – ASBAI

Anti-histamínicos de 2ª geração

Princípio ativo	Formas de apresentação	Posologia < 12 anos	Posologia > 12 anos
Cetirizina	Gotas: 10 mg/mL Solução: 1 mg/mL Comprimidos: 10 mg	Solução: 2 a 6 anos: 2,5 mg 12/12 h (2,5 mL) 6 a 12 anos: 5 mg 12/12 h (5 mL)	10 mg/dia
Desloratadina	Xarope: 0,5 mg/mL Comprimidos: 5 mg	6 m a 2 anos: 1 mg/dia (2 mL) 2 a 6 anos: 1,25 mg/dia (2,5 mL) 6 a 12 anos: 2,5 mg/dia (5 mL)	5 mg/dia
Ebastina	Xarope: 1 mg/mL Comprimidos: 10 mg	2 a 6 anos: 2,5 mg/dia (2,5 mL) 6 a 12 anos: 5 mg/dia (5 mL)	10 mg/dia
Epinastina	Xarope: 10 mg/5 mL Comprimidos: 10 e 20 mg	6 a 12 anos: 5 a 10 mg/dia (2,5 a 5 mL)	10 a 20 mg
Fexofenadina	Suspensão: 6 mg/mL Comprimidos: 30, 60, 120 e 180 mg	6 meses a 2 anos: 15 mg 12/12 h (2,5 mL) 2 a 6 anos: 30 mg 12/12 h (5 mL) 6 a 11 anos: 30 a 60 mg/d (5-10 mL)	60 mg 12/12 h ou 120 mg/dia
Levocetirizina	Gotas: 1 mL/5 mg (20 gts) Comprimidos: 5 mg	2 a 6 anos: 1,25 mg 12/12 h (5 gts) 6 a 12 anos: 5 mg/dia (20 gts)	2,5 mg/dia 5 mg/dia
Loratadina	Solução: 1 mg/mL Comprimidos: 10 mg	2 a 12 anos (< 30 kg): 5 mg/dia (5 mL) 2 a 12 anos (> 30 kg): 10 mg/d (10 mL)	10 mg/dia
Rupatadina	Comprimidos: 10 mg	–	10 mg/dia
Bilastina	Comprimido 20 mg Solução 4 mL (10 mg)	6 a 11 anos (> 20 kg): 4 mL/dia	20 mg/dia

Anti-histamínicos de 2ª geração com descongestionantes

Princípio ativo	Apresentação	Posologia < 12 anos	Posologia > 12 anos
Azatadina + pseudoefedrina	Drágeas: 1 mg + 120 mg Xarope: 0,5 mg + 30 mg/5 mL	1 a 6 anos: 2,5 mL 6 a 12 anos: 5 mL 12/12 h	1 dg 12/12 h 10 a 20 mL 12/12 h
Loratadina + pseudoefedrina	Drágeas: 5 mg + 12 mg Xarope: 1 mg+ 12 mg/mL	< 30 kg: 2,5 mL > 30 kg: 5 mL 12/12 h	1 dg 12/12 h 5 mL 12/12 h
Fexofenadina + pseudoefedrina	Comprimido: 60 mg + 120 mg	–	1 cp 12/12 h
Ebastina + pseudoefedrina	Caps: 10 mg + 120 mg	–	1 caps/dia

Anti-histamínicos de 2ª geração com antileucotrieno

Princípio ativo	Apresentação	Posologia < 12 anos	Posologia > 12 anos
Levocetirizine + montelucaste	Drágeas: 5 mg + 10 mg	–	1 comprimido 1 ×/dia

Capítulo 29 – Bulário de Medicamentos Utilizados no Tratamento das Doenças Alérgicas **329**

Anti-histamínicos de 2ª geração colírios

Princípio ativo	Apresentação	Posologia < 12 anos	Posologia > 12 anos
Olopadina	Gotas: 1,11 mg/mL Gotas: 2,22 mg/mL	> 3a: 1 gota 12/12 h > 3a: 1 gota 1 ×/dia	1 gota de 12/12 h 1 gota 1 ×/dia
Cromoglicato dissódico	Gotas: 2% = 0,769 mg/gota 4% = 1,428 mg/gota	> 2 anos: 1 gt 12/12 h	1 gota 4 ×/dia
Emedastina	Gotas: 0,05 mg/gota	> 3 anos: 1 gota 12/12 h	1 gota 2-4 ×/dia
Alcaftadina	Gotas: 0,078 mg/gota	> 3 anos: 1 gota 1 ×/dia	1 gota 2 ×/dia
Epinastina	Gotas: 0,017 mg/gota	> 3 anos: 1 gota 2 ×/dia	1 gota 2 ×/dia

Estabilizador de membrana de mastócitos

Cromoglicato dissódico

- Inibição da liberação de citocinas pró-inflamatórias por mastócitos (interleucina-4, interleucina-5 e fator de necrose tumoral alfa).
- A liberação de histamina ~~nos~~ dos grânulos depende da elevação sustentada dos níveis de cálcio intracelular promovida pelo IP3-influxo de cálcio por um canal de cálcio que é ativado pelo IP3. Canais de cloreto são responsáveis pela polarização da membrana necessária para o influxo de cálcio.
- Inibe diretamente o canal de cálcio ou atua indiretamente bloqueando o canal de cloreto e diminui a liberação de histamina.
- Inibe reflexos neuronais exagerados desencadeados pelo estímulo de receptores irritativos nas terminações nervosas (asma induzida por exercício).
- Inibe a liberação de citocinas pré-formadas por várias células inflamatórias (linfócitos T e eosinófilos) na asma induzida por alérgenos.

Efeitos colaterais: tontura, cefaleia, leve irritação da faringe, gosto ruim, boca seca, tosse, rouquidão, pneumonite eosinofílica. Pode piorar o broncospasmo. Alergia, náuseas, vômitos, artralgias.

Droga estabilizadora de membrana de mastócito

	Dose adulto	Dose pediátrica
Cromoglicato dissódico	**Spray:** 2 a 4 sprays 3-4 ×/dia **NBZ:** 20 mg ou 2 mL 3-4 ×/dia **Spinhaler:** Inalar 1 cp/dia Solução nasal (2% e 4%) Solução oftalmológica (2% e 4 %)	**Spray:** 5 a 12 anos: 1 a 2 sprays 3-4 ×/dia

🔖 Corticosteroides

Efeitos colaterais

- **Metabólicos:** hipocalemia, hiperglicemia, hiperlipidemia, hipocalcemia, retenção de sódio.

- **Endócrinos:** supressão adrenal, supressão do crescimento e maturação sexual em crianças, ganho de peso, estigma cushingoide.

- **Imunológico:** diminuição de imunoglobulina G, perda de resposta de hipersensibilidade tardia, aumento do risco de infecções.

- **Dermatológico:** atrofia da derme, aumento da fragilidade cutânea, estrias, acne, atraso na cicatrização.

- **Musculoesqueléticos:** osteoporose, fraturas com colapso vertebral, necrose asséptica do osso, miopatia.

- **Oftalmológico:** catarata, glaucoma.

- **Cardiovascular:** hipertensão, aterosclerose.

- **Gastrointestinal:** dispepsia, náuseas, vômitos, úlcera péptica, pancreatite.

- **Hematológica:** linfopenia, eosinopenia, neutrofilia.

- **Neurológicas:** alteração de humor, irritabilidade, depressão, psicose, pseudotumor cerebral.

Corticoides sistêmicos na asma

Corticoides orais nas crises de asma			
Princípio ativo	**Apresentação**	**Posologia < 12 anos**	**Posologia > 12 anos**
Deflazacorte	Comprimidos: 6,0-7,5 e 30 mg Suspensão: 22,75 mg/mL	0,22 a 1,65 mg/kg/dia	6 a 90 mg/dia
Prednisona	Comprimido: 5 e 20 mg	0,14 a 2 mg/kg/dia	20-60 mg/dia
Prednisolona	Comprimidos: 5, 20 e 40 mg Solução: 3 mg/mL Gotas: 14,74 mg/mL	0,14 a 2 mg/kg/dia	20-60 mg/dia
Dexametasona	Comprimido: 0,5 e 4 mg Solução: 0,1 mg/mL	0,5 a 1 mg 2 ×/dia	0,75 a 8 mg/dia
Betametasona	Comprimido: 0,5-2 mg Solução: 0,1 mg/mL	0,017 a 0,25 mg/kg/dia	0,25 a 8 mg/dia

Corticoides inalatórios na asma

Primeira linha de tratamento, melhora da função pulmonar, redução no escore clínico de sintomas, redução do uso de medicação de resgate.

Capítulo 29 – Bulário de Medicamentos Utilizados no Tratamento das Doenças Alérgicas **331**

Corticoides inalatórios						
	Crianças entre 6-11 anos			**Adultos e Adolescentes**		
Princípio ativo	**Dose baixa (mcg)**	**Dose média (mcg)**	**Dose alta (mcg)**	**Dose baixa (mcg)**	**Dose média (mcg)**	**Dose alta (mcg)**
Beclometasona (HFA)	50-100	100-200	> 200	100-200	200-400	> 400
Budesonida	100-200	200-400	> 400	200-400	400-800	> 800
Ciclesonida	80	80-160	> 160	80-160	160-320	> 320
Furoato Fluticasona	–	–	–	100	–	200
Propionato Fluticasona	100-200	200-400	> 400	100-250	250-500	> 500
Mometasona	110	220-440	> 440	110-220	220-440	> 440
Crianças < 6 anos						
Princípio ativo	**Dose diária (mcg)**					
Beclometasona	100					
Budesonida (aerossol)	200					
Budesonida (nebulização)	500					
Propionato Fluticasona	100					

Diproprionato de beclometasona – partículas extrafinas – tabela da GINA 2022

Corticoides tópicos nasais

Corticosteroides intranasais	
Princípio ativo	**Posologia**
Beclometasona *Spray* 50	6 a 12 anos: 1 dose/narina 12/12 h >12 anos :1 dose/narina a cada 8 ou 12 h
Budesonida *Spray* 50 *Spray* aquoso 32/50/64/100 mcg	> 6 anos: 32 mcg/narina 1 ×/dia 100 mcg/narina 12/12 h >12 anos: 64 mcg/narina 24/24 h 256 mcg/narina 24/24 h 100 mcg/narina 12/12 h 200 mcg/narina 24/24 h
Ciclesonida *spray* aquoso 50 mcg	> 6 anos: 2 doses/narina 1 ×/dia
Furoato de fluticasona *spray* aquoso 27,5 mcg	2 a 11 anos: 1 dose/narina 1 ×/dia > 12 anos: 2 doses/narina 1 ×/dia
Propionato de fluticasona *spray* aquoso 50 mcg	4 a 12 anos: 1 dose/narina 1 ×/dia > 12 anos: 2 doses/narina 1 ×/dia
Mometasona *spray* aquoso 50 mcg	2 a 12 anos: 1 dose/narina 1 ×/dia > 12 anos: 2 doses/narina 2 ×/dia
Triamcinolona *spray* aquoso 50/55 mcg	4 a 12 anos: 1 dose/narina 1 ×/dia > 12 anos: 2 doses/narina 1 ×/dia

Corticosteroides tópicos nasais associados a anti-histamínico

Corticosteroides com anti-histamínicos intranasais	
Principio ativo	*Posologia*
Propionato de Fluticasona/Azelastina *spray* aquoso 0,365 mg/1 mg	6 a 12 anos: 1 dose/narina 12/12 h • 12 anos: 1 dose/narina 12/12 h

Corticoides para uso tópico cutâneo

Corticoides tópicos	
Grupo 1 (superpotentes)	*Grupo 2 (potentes)*
Dipropionato de betametasona p/c Propionato de clobetasol p/c Propionato de halobetasol p/c	Fluocinonida (0,05%) p/c Halcinonia (0,1%) c Furuoato de mometasona (0,1%) p Acetonido de Triancinolona p
Grupo 3 (potentes)	*Grupo 4 (potência moderada)*
Valerato de betametasona 0,01% Propionato de fluticasona 0,005% Fluorcotolona c 0,25% Acetonido de triancinolona 0,1% Acetonido de triancinolona 0,5% c	Acetonido de fluocinolona 0,2% c Acetonido de fluocinolona 0,025% p Halcinonida creme 0,025% Valerato de hidrocortisona 0,2% Furoato de mometasona 0,1% Acetonido de triancinolona 0,1%
Grupo 5 (potência moderada)	*Grupo 6 (baixa potência)*
Valerato de betametasona 0,01% c Acetonido de fluocinolona 0,025% c Propionato de fluticasona 0,05% c Butirato de hidrocortisona 0,1% c	Desonida 0,05 c Acetonido de fluocinolona 0,01% c Prednicarbato 0,1% Acetonido de triancinolona 0,1%
Grupo 7 (muito baixa potência)	
Dexametasona 0,1% c Hidrocortisona 0,5%, 1%, 2,5% Metilprednisolona 1% Preparações tópicas com prednisolona	

p = pomada; c = creme.

A eficácia de um corticoide tópico cutâneo depende não somente da sua concentração, mas também do local a ser utilizado. A tabela a seguir apresenta os percentuais de absorção em relação ao local de aplicação do produto.

- Corticoides fluorados potentes devem ser evitados no rosto, genitália e áreas de intertrigo.
- Baixa potência para crianças.

Locais da pele e percentual de absorção	
Planta dos pés	0,14%
Palma das mãos	0,83%
Antebraço	1,0%
Couro cabeludo	3,5%
Fronte	6,0%
Mandíbula	13%
Genitália	42%

Corticoides tópicos oculares

Corticosteroides tópicos oculares (colírios)	
Princípio ativo	**Posologia**
Dexametasona 0,04 mg/gota	Crianças > 8 anos: 1 gota cada olho 2 ×/dia 5 dias Adultos: 1 gota cada olho 3 a 4 ×/dia 7 a 10 dias
Fluormetalona 0,03 mg/gota	Crianças > 8 anos: 1 gota cada olho 2 ×/dia 5 dias Adultos: 1 gota cada olho 4-6 ×/dia 7 a 10 dias
Prednisolona 1% 0,5 mg/gota	Crianças > 8 anos: 1 gota cada olho 2 ×/dia 5 dias Adultos: 1 gota cada olho 4-6 ×/dia 7 a 10 dias
Loteprednol 0,067 mg/gota	Crianças > 8 anos: 1 gota cada olho 2 ×/dia 5 dias Adultos: 1 gota cada olho 4-6 ×/dia 7 a 10 dias
Rimexolona 1% 0,5 mg/gota	Crianças > 8 anos: 1 gota cada olho 2 ×/dia 5 dias Adultos: 1 gota cada olho 4-6 ×/dia 7 a 10 dias

Antibioticoterapia

A pele do paciente com dermatite atópica é mais suscetível a infecções ou a colonizações por microrganismos. Uma das hipóteses é a deficiência de peptídeos antimicrobianos sintetizados na epiderme. Observa-se maior aderência de bactérias à pele lesionada. Bactérias como o *Stafilococcus,* ao penetrarem na pele, ligam-se a receptores do MHC e provocam ativação policlonal de linfócitos T e liberação de citocinas.

O *Stafilococcus aureus* é considerado o superantígeno e responsável pela maioria das infecções cutâneas na DA. Ao escolher um esquema antimicrobiano, deve-se focar nas classes de antibióticos eficazes contra este patógeno.

Antibioticoterapia tópica

Antibioticoterapia tópica	
Baixo poder de sensibilização	**Alto poder de sensibilização**
Mupirocina 20 mg/g pomada 3 ×/dia	Gentamicina 1 mg/g pomada e creme 3 ×/dia
Ácido fusídico 20 mg/g creme 2-3 ×/dia	Neomicina 5 mg/g pomada 3 ×/dia
Retapamulina 10 mg/g pomada 2 ×/dia	Cloranfenicol 0,01 g/g pomada 2-3 ×/dia
Eritromicina 20 mg/g gel ou pomada 2 ×/dia	Rifamicina 10 mg/mL *spray* 3 ×/dia
Clindamicina 3 mg/g gel 2 ×/dia	Bacitracina 250 ui/g pomada 2 ×/dia
	Polimixina B 10.000 U/g pomada 2 ×/dia
	Oxitetraciclina 30 mg/g pomada 2 ×/dia

Antibioticoterapia oral

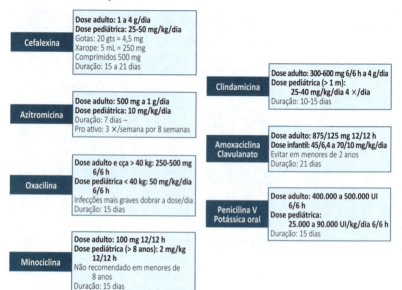

Hidratação cutânea

As loções emolientes suavizam a pele, melhoram o toque. Os hidratantes restauram os teores hídricos da epiderme, melhoram a capacidade de ligação da água.

Existem basicamente três tipos de hidratantes: oclusivos, umectantes e reparadores. Os **oclusivos** impedem a perda de água por efeito filmógeno, como a vaselina, a lanolina, silicone e o *cold cream*. Os **umectantes** retêm água passiva ou ativamente na superfície, dão toque suave e úmido à pele, como o pantenol, sorbitol, elastina e o ácido hialurônico. Já os **reparadores** são os hidratantes preferenciais na dermatite atópica por serem reparadores da barreira cutânea, apresentam componentes *Natural Mosturizing Factors* (NMF) e são higroscópicos. Os NMF promovem captação e aprisionamento da água, além da manutenção do pH ácido da pele, essencial para prevenir a adesão e penetração de microrganismos.

As loções hidratantes deverão ser aplicadas logo após os banhos diários, de forma homogênea em todo o corpo, mesmo nas áreas sem lesões, ressecamentos ou prurido.

Broncodilatadores simpaticomiméticos

Simpaticomiméticos são os agentes que imitam, alteram ou antagonizam as atividades do sistema nervoso simpático.

Receptores adrenérgicos

α1→ Excitatório-cardiovascular
- Contração da musculatura lisa vascular e geniturinária
- Relaxamento da musculatura lisa do intestino
- Aumento da força contrátil do coração e arritmia
- Ação sobre glicogenólise e glicogênese hepática

α2 → Excitatório-cardiovascular
- Contração da musculatura lisa vascular
- Redução da secreção de insulina
- Redução da liberação de noradrenalina
- Ação sobre a coagulação plaquetária

β1→ Coração, musculatura lisa do TGI – inibitório
- Aumento da força e frequência das contrações cardíacas

β2→ Musculatura lisa dos brônquios, útero e artérias
- Relaxamento da musculatura lisa de vasos, brônquios e TGI e geniturinário
- Glicogenólise no fígado e no músculo esquelético

β3→ Tecido adiposo
- Lipólise

Receptores β-adrenérgicos

Os receptores β2-adrenérgicos possuem várias de suas regiões com diversidade genética na população, de tal maneira que a expressão, ligação e regulação podem ser diferentes entre os indivíduos → Diferentes fenótipos da asma.

Com a exposição contínua aos β-adrenérgicos ocorre perda de função → Dessensibilização ou taquifilaxia.

Drogas simpaticomiméticas

Agentes β-agonistas de curta duração:
Utilizados nos quadros agudos de asma.
Seu uso regular e prolongado resulta na diminuição da função pulmonar, diminui a proteção contra estímulos e aumenta o risco de aumentar os sintomas.

Adrenalina: relaxamento da musculatura lisa brônquica e potente estimulador da atividade cardíaca.
Potente ação nos receptores α e β.
Efeitos adversos: tremores, ansiedade, palpitação, palidez, vertigem.

Efedrina: agonista α e β
Liberação de noradrenalina com estimulação indireta dos receptores α e β.
Broncodilatação estimula a frequência, DC eleva a PA.
Efeitos adversos: retenção urinária, arritmia, hipertensão, agitação.

Isoproterenol: agonista β-adrenérgico
Relaxamento da musculatura lisa dos brônquios e GI. Aumento de DC (efeito β1).
Efeitos adversos: taquicardia, palpitação e arritmia.

Continua...

Continuação

> **Terbutalina:** primeiro β2 seletivo.
> Eficaz por via oral, pois é resistente à ação da MAO e tudo digestivo. Também por via SC e aerossol.
> Início de ação rápido e duração em torno de 6 h. Por via oral início em 60 a 90 minutos.
>
> **Fenoterol:** β2 seletivo.
> Início de ação muito rápido com duração de 5 h.
>
> **Salbutamol:** potente ação seletiva β2. Oral ou inalatório. Início de ação rápido com duração de 4 a 6 h.

> **Agentes β-agonistas de longa duração:**
> Prolongam a broncodilatação e tendem a reduzir os quadros de exacerbação, preferencialmente em associação aos CI.
> Recomendado para pacientes em uso de baixas doses de CI que apresentam sintomas 1 ×/dia, sintomas noturnos ou FEV1 < 80%.
>
> **Formoterol:** início de ação rápido e duração de 12 h.
>
> **Salmeterol:** início de ação mais lento (30 min) com duração de 12 h. Não indicado para o tratamento agudo.
> Efeito anti-inflamatório (inibe ativação de mastócitos e liberação de mediadores inflamatórios).

Os de curta duração são hidrofílicos e acessam o sítio de ativação do receptor diretamente de sua porção externa aquosa. As moléculas passam pela MP naqueles de longa duração e gradualmente são liberadas na fase aquosa para interagir com os receptores β-adrenérgicos.

Broncodilatadores β-agonistas

	Dose pediátrica		Dose adulto	
Salbutamol	**Spray:** **NBZ:** **Oral:** **IV:**	1 a 2 jatos/dose < 1 ano: 0,05 a 0,15 mg/kg 4-6 × 5 m LSF 1-5 anos: 1,25-2,25 mg/kg em 3 mL SF 6-12 anos: 2,5 mg em 3 mL SF < 6 anos: 0,1-0,2 mg/kg 3 × 6-12 anos: 2 mg 3-4 × dose de ataque 10 mcg/kg/min por 10 min, depois 0,2 mcg/kg/min infusão contínua	**Spray:** **Oral:** **SC:**	4 jatos (máx. 20/dia) NBZ com SF 0,9%: 10-20 gotas a cada 20 min 3 × e depois a cada 1-4 h 2-4 mg 3-4 × (máx. 32 mg/dia) 5 mcg/kg 2 ×
Fenoterol	**Oral:** **Spray:**	0,02 mg/kg 3-4 × (0,8 mL/kg/dose) 1 a 2 jatos até 4-4 h NBZ: 1 gt/3 kg 5 mL SF 4-6 h (máx. 10 gt/dose)	**Oral:** **Spray:** **NBZ:**	2,5 mg 2-3 × 1 a 2 jatos até 4/4 h 8-10 gt em 5 mL SF 6/6 h
Terbutalina	**Oral:** **NBZ:** **IV:**	0,05-0,75 mg/kg/dose 3 ×/dia (0,25 mL/kg) 1 gt/3 kg 4 ×/dia (máx. 10 g) bolus 2-10 mcg/kg em 30 min, depois 0,2-0,5 mcg/kg/min, aumentando de 0,1-0,2 mcg/kg/min a cada 20-30 min, se necessário	**Oral:** **SC:**	2,5-5 mg/dose 3-4 ×/dia (máx. 7,5 mg/dia até 15 anos e 15 mg/dia para adultos) 0,25 mg repetida em 15 min
Bambuterol		2-5 anos: 5-10 mg/dia > 6 anos: 10 mg/dia e aumentar até 20 mg/dia, se necessário		10 mg/dia e aumentar até 20 mg/dia, se necessário
Formoterol		> 4 anos 12 mcg (1 jato) 2 ×/dia		12 a 14 mcg (1-2 jatos) 2 ×/dia
Salmeterol		> 4 anos: 25 mcg 2 ×/dia		50 mcg 2 ×/dia

Broncodilatadores anticolinérgicos

Atuam por competição com a acetilcolina pelos receptores muscaríni-cos → broncodilatação, diminui vasodilatação e a hipersecreção glandular.

- **Brometo de ipratrópio:** utilizado em associação a β2-agonistas (β2 em pequenas vias aéreas e ipratrópio em grandes).
- Efeitos colaterais: boca seca, irritação orofaríngea e tosse.
- **Brometo de tiotrópio:** tratamento de manutenção de pacientes com asma e DPOC, da dispneia e na prevenção de exacerbações. Dose única diária administrada pela inalação oral em *spray*. Liberado para crianças a partir de 6 anos.

Anticolinérgicos inalatórios		
Princípio ativo	*Apresentação*	*Posologia*

Brometo de ipratrópio	**Gotas:** 0,25 mg/20 gotas
	Aerossol: 0,02 mg/jato
		Adultos:
		Spray: 2 jatos 3-4 ×/dia
		NBZ: 20-30 gotas 3 ×/dia
		Crianças: 75-250 mcg
		    Spray (> 5 anos): 1 jato 3-4 ×/dia
		    NBZ: > 5 anos: 10-15 gt 3-4 ×/dia
		    < 5 anos: 10 gt 3-4 ×/dia

Brometo de tiotrópio	**Aerossol:** 2,5 mcg/jato	**Adultos e crianças:** *Spray:* 2 jatos 1-2 ×/dia

Antagonistas de leucotrienos

Antagonistas de receptores de leucotrieno

Os leucotrienos são substâncias de ação mais lenta e duradoura, com produção após ativação celular, principalmente, por mastócitos e eosinófilos.

- Broncoconstrição potente e prolongada.
- Aumento da permeabilidade vascular e edema.
- Produção aumentada de muco e redução do *clearance* mucociliar.
- Recrutamento de eosinófilos.
- Proliferação da musculatura brônquica.

Os antagonistas dos leucotrienos têm como função:

Bloqueio da ação dos receptores cysLTs

Indicação: asma, asma associada à rinite, broncospasmo induzido por vírus, broncoconstrição induzida por exercício físico, pacientes com intole-rância aos AINES.

- Reduzem e aliviam os sintomas asmáticos.

- Reduzem a necessidade de simpaticomiméticos.
- Reduzem as doses de corticoides no controle da asma.
- Melhoram os padrões da função pulmonar.

Antagonista de receptores de leucotrienos		
Montelucaste Comprimidos ou sachê	6 meses-5 anos: 4 mg/dia 6-14 anos: 5 mg/dia > 15 anos: 10 mg	Adultos 10 mg/dia

Corticoides inalatórios associados a broncodilatadores com beta-2 de ação prolongada (LABA)		
Formoterol/Budesonida	DPI 12/400 mcg/dose	HFA 6/100-6/200 mcg/dose
Formoterol/Fluticasona	DPI 12/250 mcg/dose	–
Formoterol/Beclometasona	–	HFA 6/100 mcg/dose
Salmeterol/Fluticasona	DPI 50/100, 250, 500 mcg/dose	HFA 25/50, 125, 250 mcg/dose

Corticoides inalatórios associados a broncodilatadores com beta-2 de curta ação (SABA)		
Salbutamol/Beclometasona		HFA 50/100 mcg/dose

Imunossupressores

Azatioprina

- Agente citotóxico antagoniza o metabolismo das purinas e pode inibir a síntese de DNA, RNA e proteínas, e também pode interferir no metabolismo celular e inibir a mitose.
- Principais indicações: Prevenção da rejeição do enxerto.

  Artrite reumatoide.

  Doenças autoimunes.

  Pênfigo e penfigoides, LES; dermatomiosite; vasculites; dermatite atópica; esclerodermia; psoríase.

  Doença de Behçet; sarcoidose.
- Efeitos colaterais: mielotoxicidade, náuseas e vômitos, alterações das enzimas hepáticas. Potencial carcinogênico.
- Contraindicações: hipersensibilidade à droga, gestação e infecção ativa.

Metotrexato

Análogo do ácido fólico, capaz de inibir de forma competitiva e irreversível a enzima diidrofolato redutase→ não ocorre a conversão do di-hidrofolato para tetraidrofolato → impede a síntese do DNA e do RNA.

Indicação: doenças autoimunes e inflamatórias-psoríase; síndrome de Sèzary; buloses; colagenoses; vasculites e dermatoses; **dermatite atópica**; sarcoidose.

Contraindicações: gravidez ou lactação; insuficiência hepática e/ou renal; úlcera péptica em atividade; citopenias; infecção ativa.

Efeitos adversos: pancitopenia (mielotoxicidade), alterações hepáticas, teratogênico.

Suplementação diária de folato ou de ácido fólico-diminuição dos efeitos colaterais, sem perda de eficácia.

Ciclosporina

- Indicada nos casos de: psoríase; **dermatite atópica**; doença de Behçet; colagenoses; líquen plano; síndrome de Sweet.
- Contraindicações: hipertensão arterial de difícil controle, disfunção renal, linfoma de células T, gravidez e/ou lactação (relativo), infecção ativa.
- Os principais possíveis eventos adversos são hipertensão arterial e nefrotoxicidade.

Inibidores da calcineurina

- Tacrolimo 0,1% e 0,03% (pomada e colírio aquoso)
- Pimecrolimo 1% (pomada)
  Ação dos inibidores da calcineurina
- Inibidores calcineurina-fosfatase.
- Inibidores de citocinas Th1 (IL-2 e IFN-g).
- Inibidores de citocinas Th2 (IL-4 e IL-10).
- Potência comparada aos corticoides tópicos de média potência.

Ciclosporina	Dose adultos e crianças: 2,5 a 5 mg/kg/dia em 2 doses
DA persistente grave sem resposta a tratamentos de 1ª linha	
Resposta clínica após 15 dias, pico de eficácia com 2-3 meses	
Potente inibidor da resposta de linfócitos T	
Risco de nefrotoxicidade e hipertensão arterial	

Azatioprina	Dose adultos e crianças: 1 mg/kg/dia em 2 doses
DA persistente grave > 6 anos, sem resposta a tratamentos de 1ª linha	
Mecanismo desconhecido	
Resposta clínica em 4 a 8 semanas	
Náuseas/vômitos/dor abdominal muito frequentes	

Metotrexato	Dose adultos e crianças: 0,2 mg/kg/semana progredindo 0,7 mg/kg/semana até no máximo 25 mg/semana
DA persistente grave sem resposta a tratamentos de 1ª e 2ª linhas	
Eficácia similar à azatioprina	
Associar ao ácido fólico 5 mg/dia para evitar náuseas e vômitos	

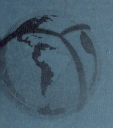

capítulo 30 Valores de Referência de Exames Complementares

Barbara Gonçalves da Silva
Gesmar Rodrigues Silva Segundo

Imunologia

Avaliação da imunidade humoral

Valores de imunoglobulinas (IgG, IgA, IgM)
- **Método:** imunoturbidimétrico.

Quadro 30.1 – Valores de referência para IgG, IgA e IgM (mg/dL)[1]

Idade	IgG (mg/dL)	IgA (mg/dL)	IgM (mg/dL)
Sangue de cordão	636 a 1606 (1121)	1,4 a 3,6 (2,3)	6,3 a 25 (13)
1 mês	251 a 906 (503)	1,3 a 53 (13)	20 a 87 (45)
2 meses	206 a 601 (365)	2,8 a 47 (15)	17 a 105 (46)
3 meses	176 a 581 (334)	4,6 a 46 (17)	24 a 89 (49)
4 meses	196 a 558 (343)	4,4 a 73 (23)	27 a 101 (55)
5 meses	172 a 814 (403)	8,1 a 84 (31)	33 a 108 (62)
6 meses	215 a 704 (407)	8,1 a 68 (25)	35 a 102 (62)
7 a 9 meses	217 a 904 (475)	11 a 90 (36)	34 a 126 (80)
10 a 12 meses	294 a 1.069 (594)	16 a 84 (40)	41 a 149 (82)
1 ano	345 a 1.213 (679)	14 a 106 (44)	43 a 173 (93)
2 anos	424 a 1.051 (685)	14 a 123 (47)	48 a 168 (95)

Continua...

342 Manual Prático de Alergia e Imunologia – ASBAI

Quadro 30.1 – Valores de referência para IgG, IgA e IgM (mg/dL)[1] – continuação			
Idade	**IgG (mg/dL)**	**IgA (mg/dL)**	**IgM (mg/dL)**
3 anos	441 a 1.135 (728)	22 a 159 (66)	47 a 200 (104)
4 a 5 anos	463 a 1.236 (780)	25 a 154 (68)	43 a 196 (99)
6 a 8 anos	633 a 1.280 (915)	33 a 202 (90)	48 a 207 (107)
9 a 10 anos	608 a 1.572 (1.007)	45 a 236 (113)	52 a 242 (121)
10 a 12 anos e 11 meses	638 a 1.453	45 a 285	47 a 200 (meninos) 56 a 242 (meninas)
13 a 15 anos e 11 meses	680 a 1.531	47 a 317	47 a 200 (meninos) 56 a 242 (meninas)
16 a 17 anos e 11 meses	724 a 1.611	55 a 377	47 a 200 (meninos) 56 a 242 (meninas)
≥ 18 anos	639 a 1.349 (994)	70 a 312 (171)	56 a 352 (156)

Valores de subclasses de IgG

- **Método:** imunoturbidimétrico.

Quadro 30.2 – Valores de referência para sublasses de IgG (mg/dL)[2]				
Idade	**IgG1 (mg/dL)**	**IgG2 (mg/dL)**	**IgG3 (mg/dL)**	**IgG4 (mg/dL)**
0 a 1 mês	240-1.060	87-410	44-55	4-55
2 a 3 meses	180-670	38-210	14-70	≤ 36
4 a 5 meses	180-700	34-210	15-80	≤ 23
6 a 11 meses	200-770	34-230	15-97	≤ 43
12 a 17 meses	250-820	38-240	15-107	≤ 62
18 a 23 meses	290-850	45-260	15-113	≤ 79
2 anos	320-900	52-280	17-68	≤ 106
3 anos	350-940	63-300	10-122	≤ 127
4 a 5 anos	370-1.000	72-340	15-85	≤ 158
6 a 8 anos	400-1.080	85-410	13-85	≤ 189
9 a 11 anos	400-1.150	98-480	17-173	3-210
12 a 17 anos	370-1.280	106-610	12 a 13 anos e 11 meses: 28-125 14 a 17 anos e 11 meses: 23-196	4-230
≥ 18 anos	490-1.140	150-640	22 a 176	8-140

Sorologia para antígenos polissacarídeos

- **Método:** imunodetecção (MAID).
- **Valores de referência:** ≤ 1,3 μg/mL (não proteção pelo anticorpo) > 1,3 μg/mL (proteção pelo anticorpo).[2]

Isoemaglutininas

- **Método:** gel-teste.
- **Valores de referência:** presença de anticorpos anti-A ou anti-B nos indivíduos O, A e B. Os títulos de anti-A e anti-B considerados normais são extremamente variáveis. O anti-A pode variar de 8 a 2.048 e o anti-B de 8 a 256. Vale ressaltar que indivíduos normais podem apresentar valores superiores aos mencionados acima.[2]

Quadro 30.3 – Presença/ausência de isoemaglutininas de acordo com o grupo sanguíneo[2]	
Grupo sanguíneo A	**Grupo sanguíneo B**
Aglutinina anti-A – Ausente Aglutinina anti-B – Presente	Aglutinina anti-A – Presente Aglutinina anti-B – Ausente
Grupo sanguíneo O	Grupo sanguíneo AB
Aglutinina anti-A – Presente Aglutinina anti-B – Ausente	Aglutinina anti-A – Ausente Aglutinina anti-B – Ausente

Imunofenotipagem de linfócitos B (CD19 ou CD20) e avaliação de subpopulações de células B naïve (CD27-) e de memória (CD27+)

- **Método:** citometria de fluxo.

Quadro 30.4 – Valores de referência para células B naïve e de memória[3]										
Nº de células/mm³	**0-6 dias**	**1 s-1 m**	**2-4 m**	**5-8 m**	**9-14 m**	**15-23 m**	**2-4 a**	**5-9 a**	**10-15 a**	**> 16 a**
Céls B totais	40-1.100	600-1.900	600-3.000	700-2.500	600-2.700	600-3.100	200-2.100	200-1.600	200-600	140-950
B CD27- (Naïve)	150-750	600-1.680	630-2.160	640-2.630	360-2.830	520-1.590	280-1.390	140-470	110-440	70-480
B CD27-Ativada (CD21 low/CD38 low)	0-80	0-20	0-50	0-50	0-40	10,0-60	10,0-60	10,0-40	10,0-30	10,0-20
B transicionais (CD27-/CD38high/IgM high)	0-210	50-570	130-940	100-300	20-210	30-200	20-200	10,0-40	10,0-60	0-30
B CD27+ (Memória)	20-70	30-100	40-230	50-270	40-190	50-330	50-390	60-230	50-200	30-170
Não switched (CD27+/IgM+/IgD+)	10-40	20-50	20-200	30-120	20-140	30-170	20-180	20-100	20-70	10,0-80
Switched (CD27+/IgM-/IgD-)	0-30	10,0-90	10-170	20-140	10-100	30-180	20-220	40-140	30-110	20-90
Plasmócitos/plasmablastos (CD27+/CD38high/IgM-)	0-10	0-30	0-40	0-60	0-30	10,0-40	10,0-50	0-30	0-20	0-10

Avaliação da imunidade celular

Imunofenotipagem de células T e de NK (CD3, CD4, CD8, CD16/56)

- Interpretação

Quadro 30.5 – Quantidade das células T e NK de acordo com as diferentes doenças[1]					
Doença	**CD3**	**CD4**	**CD8**	**CD19/20**	**CD16/56/57**
SCID ligada ao X	↓↓↓	↓↓↓	↓↓↓	Normal ou ↑	↓
JAK3 SCID	↓↓↓	↓↓↓	↓↓↓	Normal, ↑	↓
Deficiência CD3	↓↓↓	↓↓↓	↓↓↓	Normal	Normal
Deficiência NK	Normal	Normal	Normal	Normal	↓↓↓
XLA	Normal	Normal	Normal	↓↓↓	Normal
WAS	↓ progressiva	↓ progressiva	↓ progressiva	Normal	Normal
AT	↓	↓	↓	↓	Normal
CIVD	Normal, ↓	Normal, ↓	Normal, ↓	Normal, ↓	Normal

SCID: imunodeficiência combinada grave; XLA: agamaglobulinemia ligada ao X; WAS: síndrome de Wiskott-Aldrich; AT: ataxia-telangiectasia; CIVD: imunodeficiência comum variável.

- **Método:** citometria de fluxo.

Quadro 30.6 – Valores quantitativos de referência para CD3, CD4, CD8, NK e CD19[4]					
Idade	**CD3** **nº/mm³**	**CD4** **nº/mm³**	**CD8** **nº/mm³**	**CD16/56** **(NK)**	**CD19**
Sangue de cordão	1565.4 (798.3-3107.7)	1140.3 (486.8-2283.8)	433.5 (237.5-977.5)	667.5 (281.5-2097.5)	568.9 (279.6-1220.7)
0 a 3 meses	3410.9 (2497.2-5241.6)	2281.1 (1685.5-3417.5)	876.9 (485.4-1615.3)	502 (255.5-1025.4)	1084.9 (531.6-1718.2)
3 a 6 meses	3350.4 (1975.6-5308.9)	2248.4 (1357.8-3374.6)	880.6 (522.5-1798.3)	379.5 (198.7-731)	1795.3 (954.7-2596.4)
6 a 12 meses	3322.6 (2093.1-5054.5)	2065.2 (1360.9-3265.5)	1108 (559.5-1802.5)	415.6 (163.7-800.6)	1381.5 (888.1-2720)
1 a 2 anos	3105.7 (1906.9-4313.9)	1619.9 (957.2-2727.1)	1029.9 (563.3-1753.2)	317.9 (153-702.9)	1122.7 (648.8-2072.3)
2 a 6 anos	2075.6 (1498.4-3815.7)	1177.8 (786.2-2085.5)	730.1 (452.3-1700.5)	268.3 (134.6-600.8)	640.9 (328.2-1079.5)
6 a 12 anos	1838.1 (1260.4-2610.1)	858.4 (566.4-1292.5)	629.3 (390.8-1010.6)	241.1 (130.7-520.5)	385 (236.2-646.1)
12 a 18 anos	1486.2 (1088.1-2087.9)	847.3 (639.5-1278.5)	486.6 (332-774.2)	228.3 (116.2-443.7)	355.4 (203-574.8)
Adultos	1344.4 (849.1-1963.3)	812.9 (477.5-1140.8)	418 (211.7-724.6)	235.7 (137-567.8)	237.5 (124.2-415.9)

Os valores da mediana são apresentados com os percentis 10 e 90 entre parênteses.

Avaliação das subpopulações de células T CD4 e CD8 naïve (CD45RA+) e de memória (CD45RO+)

- **Método:** citometria de fluxo.

Quadro 30.7 – Valores de referência: para células T naïve e de memória[5]						
Subpopulações de células T CD4						
	CD4/CD45RA		**CD3/CD4/CD45RO**		**CD4/HLA-DR**	
Idade	**% de CD4 positivo**	**Céls/mm³**	**% de CD3/CD4 positivo**	**Céls/mm³**	**% de CD4 positivo**	**Céls/mm³**
0-3 m	64-95	1.200-3.700	2-22	60-900	2-6	40-180
3-6 m	77-94	1.300-3.700	3-16	120-630	2-10	60-280
6-12 m	64-93	1.100-3.700	5-18	160-800	2-11	50-260
1-2 a	63-91	1.000-2.900	7-20	210-850	2-11	70-280
2-6 a	53-86	430-1.500	9-26	220-660	3-12	50-180
6-12 a	46-77	320-1.000	13-30	230-630	3-13	40-120
12-18 a	33-66	230-770	18-38	240-700	4-11	30-100
Subpopulações de células T CD8						
0-3 m	80-99	450-1.500	1-9	30-330	2-20	20-160
3-6 m	85-98	550-1.400	1-7	30-290	3-17	30-170
6-12 m	75-97	480-1.500	1-8	40-330	4-27	40-290
1-2 a	71-98	490-1.700	2-12	60-570	6-33	60-600
2-6 a	69-97	380-1.100	4-16	90-440	7-37	70-420
6-12 a	63-92	310-900	4-21	70-390	6-29	40-270
12-18 a	61-91	240-710	4-23	60-310	5-25	30-180

Cultura de linfócitos com mitógenos

- **Método:** cultura de linfócitos em meio de cultura, estimulados pelos mitógenos (fito-hemaglutinina), anti-CD3 e anti-CD28. O índice de proliferação linfocitária é avaliado através de citometria de fluxo, pela queda do sinal de fluorescência de *Cell Trace Violet Cell Proliferation* (reagente incorporado pelas células que foram estimuladas e cuja intensidade diminui de acordo com as gerações de células-filhas formadas). São comparados os valores de proliferação na cultura não estimulada e estimulada.[2,6]
- **Valores de referência:** resultados com índice de proliferação maior ou igual a 50% do resultado obtido na cultura com um "Controle Normal", realizada em paralelo com a amostra do paciente, indica função linfocitária adequada a partir de estímulo do receptor TCR.[2]

O resultado de uma determinação isolada, sem quadro clínico compatível, deve ser obrigatoriamente confirmado em uma segunda amostra.

Avaliação do complemento

CH50 (complemento hemolítico total)

- **Método:** avaliação da atividade funcional por imuno-hemólise.
- **Valores de referência:** 170 a 330 Unidades/mL. Não estão estabelecidos os valores de referência para os líquidos sinovial e pleural.[2]

AH50 (via alternativa do complemento)

- **Método:** ensaio hemolítico funcional.
- **Valores de referência:** 65 a 162 uAH50.[2]

C1q

- **Método:** imunodifusão radial.
- **Valores de referência:** 10 a 25 mg/dL.[2]

Inibidor de C1q esterase – C1-INH (quantitativo e funcional)

- **Método:** imunodifusão radial.
- **Valores de referência:**
  - **Quantitativo:** 14 a 30 mg/dL. Considera-se deficiência quantitativa quando o valor é inferior a 50% em duas amostras distintas.[2,7]
  - **Funcional:** função normal. Considera-se deficiência funcional quando o valor é inferior a 50% em duas amostras distintas.[2,7]

C4

- **Método:** imunoturbidimétrico.
- **Valores de referência:** 13 a 39 mg/dL.[2]

Avaliação de fagócitos

Teste da oxirredução da di-hidrorodamina

- **Método:** estudo da capacidade de oxidação dos neutrófilos com e sem estímulo pelo *phorbol myristate acetate* (PMA) na presença de catalase e di-hidrorodamina 123 (DHR), por citometria de fluxo.[8]
- **Valores de referência:** índice de oxidação neutrofílica (relação entre a fluorescência média emitida com e sem estimulação pelo PMA) > 80.[3]

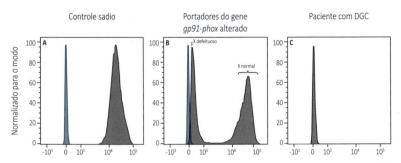

Azul = fagócitos periféricos sem estímulo; cinza = fagócitos periféricos após estímulo com forbol miristato acetato (PMA).[3]

Figura 30.1 – Ilustrações gráficas dos 3 possíveis padrões observados no teste da oxirredução da di-hidrorodamina (DHR), indicando o(a): **A:** resultado normal (controles sadios), em que os fagócitos apresentam estímulo à produção de derivados reativos do oxigênio após estímulo. **B:** indivíduos com duplicidade do cromossomo X carreando o gene *gp91-phox* (CYBB) alterado (portadores do gene gp91-phox alterado), em que se observa um padrão bimodal representando o mosaicismo característico relacionado às populações de fagócitos carreando o cromossomo X com o gene alterado ativo e populações carreando o gene normal ativo. **C:** paciente com diagnóstico de doença granulomatosa crônica (DGC), em que os fagócitos são incapazes de responder ao estímulo para produção de derivados reativos do oxigênio.

Alergia

IgE total

- **Método:** imunofluorimétrico.
- **Valores de referência:** é considerado ponto de corte para identificar o indivíduo sensibilizado o valor de 100 kUI/mL.[9]

Quadro 30.8 – Valores de referência para IgE total de acordo com a idade[1]	
Idade	**Valor (kUI/mL)**
Sangue de cordão	0,04 a 1,28
Até 1 mês	0,08 a 6,12
1 a 3 meses	0,18 a 3,76
4 a 6 meses	0,44 a 16,3
7 a 12 meses	0,76 a 7,31
1 ano	0,80 a 15,2

Continua...

Quadro 30.8 – Valores de referência para IgE total de acordo com a idade[1] – continuação	
Idade	*Valor (kUI/mL)*
2 anos	0,31 a 29,5
3 anos	0,19 a 16,9
4 a 5 anos	1,07 a 68,9
6 a 8 anos	1,03 a 161,3
9 a 10 anos	0,98 a 570,6
10 a 15 anos e 11 meses[©]	2,06 a 195,2
≥ 16 anos	1,53 a 114

IgE específica (extrato total) – sIgE

- **Método:** existem vários métodos disponíveis no mercado (Immulite® da Siemens, Euroimmun® e ImmunoCAP® da Thermo Fisher Scientific) baseados no reconhecimento da ligação antígeno-anticorpo e que diferem entre si de acordo com os métodos dessa ligação, as caraterísticas da anti-IgE utilizada, o grau de automação. Portanto, os resultados não são comparáveis ou intercambiáveis.[10] Como a maior parte dos estudos foi feita utilizando-se o ImmunoCAP®, e este é considerado até o momento como padrão de referência para testes *in vitro*, serão utilizadas as suas informações, cujo método é o fluoroenzimoimunométrico.[11]

A acurácia entre os diferentes sistemas varia entre 75% a 90%, para alérgenos bem caracterizados.[12]

Diferentemente da IgE total, não há um padrão internacional de calibração para os métodos de sIgE e componentes. A unidade mensurada da sIgE é convertida em níveis quantitativos de sIgE (kUA/L), utilizando como referência a curva calibrada padrão para IgE total. Isso pode resultar em erro de até 10%. É importante inferir que cada laboratório define o nível de erro para analito, tanto da diferença analítica quanto a biológica.[13]

Resultado falso-positivo pode ocorrer em indivíduos com altos níveis de IgE ou quando a lavagem falha para a retirada da sIgE não ligada ao alérgeno. Nesse ponto entram os controles de qualidade dos fornecedores e dos insumos fornecidos.[12]

- **Valores de referência:** podem ser considerados valores em classes (< 0,35 kU/L) ou de acordo com o grau de sensibilização clínica (< 0,10kU/L).

Capítulo 30 – Valores de Referência de Exames Complementares **349**

Quadro 30.9 – Valores de referência da IgE específica por classes[12]		
Classe	**Valor (kU/L)**	**Interpretação**
0	< 0,35	Indetectável
1	≥ 0,35 < 0,7	Baixo
2	≥ 0,7 e < 3,5	Moderado
3	≥ 3,5 e < 17,5	Alto
4	≥ 17,5 e < 50	Muito alto
5	≥ 50 < 100	Muito alto
6	≥ 100	Muito alto

Quadro 30.10 – Valores de referência para IgE específica de acordo com o grau de sensibilização[14]	
Grau de sensibilização (correlação clínica)	
0,10-0,70 kU/L	Baixo
0,70-3,50 kU/L	Moderado
> 3,50 kU/L	Alto

IgE específica *singleplex* (componentes)

- **Método:** fluoroenzimoimunométrico.
- **Valores de referência:** ver item 2.2.

IgE específica *multiplex* (componentes)

- **Método:** da mesma forma que a plataforma *singleplex*, também a *multiplex* temos disponíveis comercialmente ImmunoCAP™ ISAC E112i (Thermo Fisher Scientific) e EUROLINE® (Euroimmun).[15]

Por motivos já explicados anteriormente, seguiremos com as informações da Thermo Fisher Scientific.

- **Valores de referência:** ver Quadro 30.11.

Quadro 30.11 – Valores do ImmunoCAP™ ISAC E112i e interpretação[16]	
Valor (ISU*)	**Interpretação**
< 0,3	Negativo ou muito baixo
≥ 0,3 a < 1	Baixo
≥ 1 a < 15	Moderado – alto
≥ 15	Muito alto

*ISAC *standardized units* (ISU).

Triptase

- **Método:** imunofluorimétrico.
- **Valores de referência:** ≤ 11,4 ng/mL (média nos indivíduos saudáveis 5 ng/mL). Níveis acima desse valor indicam ativação ou aumento no número dos mastócitos.[17]

Referências bibliográficas

1. Butte MJ. Laboratory evaluation of the immune system. UpToDate. https://www.uptodate.com/contents/laboratory-evaluation-of-the-immune-system. Acessado em 22 de Abril de 2022.
2. Perazzio SF, Sandes AF, Gonçalves MV, Andrade LEC. www.fleury.com.br.
3. Moraes-Pinto MI, Ono E, Santos-Valente EC, Almeida LC, Andrade PR, Dinelli MI, Santos AM, Salomão R. Lymphocyte subsets in human immunodeficiency virus-unexposed Brazilian individuals from birth to adulthood. Mem Inst Oswaldo Cruz. 2014;109(8):989-98.
4. Fleisher TA. Laboratory reference values. In: Rich R, Fleisher T, Shearer W, Schroeder H, Frew A, Weyand C. Clinical immunology. Principles and practice, 5th ed. Ed. Elsevier; 2019; Appendix 2: 1317-8.
5. Abraham RS. Assessment of functional immune responses in lymphocytes. In: Rich R, Fleisher T, Shearer W, Schroeder H, Frew A, Weyand C. Clinical immunology. Principles and practice, 5th ed. Ed. Elsevier; 2019. Capítulo 93:1253-71.
6. Giavina-Bianchi P, Arruda LK, Aun MV, Campos RA, Chong-Neto HJ, Constantino-Silva RN, Fernandes FF et al. Diretrizes brasileiras para o diagnóstico e tratamento do angioedema hereditário – 2017. Arq Asma Alerg Imunol. 2017;1(1):23-48.
7. Priel DL, Kuhns DB. Assessment of Neutrophil Function. In: Rich R, Fleisher T, Shearer W, Schroeder H, Frew A, Weyand C. Clinical immunology. Principles and practice, 5th ed. Ed. Elsevier; 2019; Capítulo 94:1273-82.
8. Pierotti FF, Aranda CS, Cocco RR, Mallozi MC, Solé D. Testes laboratoriais de triagem para doenças alérgicas: ainda têm espaço na prática clínica? Arq Asma Alerg Imunol. 2018;2(4):399-404.
9. Casas ML, Esteban A, González-Muñoz M, Labrador-Horrillo M, Pascal M, Teniente-Serra A. VALIDA project: validation of allergy in vitro diagnostics assays (Tools and recommendations for the assessment of in vitro tests in the diagnosis of allergy). Adv Lab Med 2020;1(4):20200051.
10. Ansotegui IJ, Melioli G, Canonica GW, Caraballo L, Villa E, Ebisawa M, Passalacqua G, Savi E, Ebo D et al. IgE allergy diagnostics and other relevant tests in allergy, a World Allergy Organization position paper. World Allergy Organization Journal. 2020;13:100080.
11. Kowal K, DuBuske L. Overview of in vitro allergy tests. UpToDate. https://www.uptodate.com/contents/overview-of-in-vitro-allergy-tests. Acessado em 22 de abril de 2022
12. Callery EL, Keymer C, Barnes NA, Rowbottom AW. Component-resolved diagnostics in the clinical and laboratory investigation of allergy. Annals of Clinical Biochemistry. 2020;57(1):26-35.
13. Silva BG, Garcia FG, Oliveira LCL, Andrade LEC. Doenças alérgicas. Em: Silva BG, Piotto DGP, Nobre FA, Hadler MBN, Peracchi OAB. Algoritmos diagnósticos em pediatria, 2.ed. Fleury Medicina e Saúde; 2021;136-161.
14. Luengo O, Labrador-Horrillo M. Molecular allergy diagnosis in clinical practice: frequently asked questions. J Investig Allergol Clin Immunol. 2022;32(1):1-12.
15. Cocco RR, Chong Neto HJ, Aun MV, Pastorino AC, Wandalsen GF, Moraes LSL, et al. Aplicações práticas de uma plataforma multiplex para detecção de IgE específica por componentes alergênicos em doenças alérgicas. Arq Asma Alerg Imunol. 2018;2(1):83-94.
16. Buka RJ, Knibb RC, Crossman RJ, Melchior CL, Huissoon AP, Hackett S, Dorrian S, Cooke MW, Krishna MT. Anaphylaxis and clinical utility of real-world measurement of acute serum tryptase in UK Emergency Department. J Allergy Clin Immunol. 2017;5:1280-7.

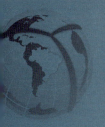

capítulo 31 Imunobiológicos em Doenças Alérgicas

Nelson Augusto Rosário Filho
Norma de Paula Motta Rubini
Régis de Albuquerque Campos

Introdução

As terapias clássicas para doenças atópicas são baseadas na higiene do ambiente, medicamentos e imunoterapia com alérgenos. Embora essas terapias controlem sintomas na maioria dos pacientes, alguns mantêm inflamação resistente ao tratamento ou têm reações adversas. Assim, há necessidade premente de novas abordagens terapêuticas para tratar pacientes com doenças atópicas mal controladas.[1]

Os agentes biológicos suprem esta lacuna. São geralmente de grande peso molecular, como anticorpos monoclonais (mAb), que são sintetizados por organismos vivos e dirigidos contra um determinante específico, por exemplo, citocina ou receptor celular. Em razão dessa seletividade, os biológicos são ideais para medicina "personalizada" ou de "precisão". Isso, porém, requer conhecimento detalhado da fisiopatologia e dos subtipos (também denominados endótipos) da doença em questão, um desafio que também se aplica a urticária/angioedema.

A maioria dos tratamentos biológicos atuais são mAbs direcionados contra anticorpos IgE e citocinas produzidas por células epiteliais (linfopoietina do estroma tímico-TSLP, IL-33), por linfócitos T helper (Th1, Th2, Th17, Th22) como IL-4, IL-5, IL-13, IL-17, IL-23, IL-31, e por eosinófilos, mastócitos, células linfoides inatas (ILCs) e basófilos, que orquestram a inflamação alérgica. Além disso, também são alvos de biológicos as citocinas pró-inflamatórias e promotoras da inflamação T2, como IL-1b, IL-12, IL-17A, IL-17F, IL-23 e fator de necrose tumoral (TNF); receptor de quimiocina CCR4; e moléculas de adesão, incluindo CD2, CD11a, CD20, CD25, CD52, Siglec-8 e ligante OX40. O primeiro imunobiológico para o tratamento de doenças alérgicas foi o omalizumabe, anticorpo monoclonal humanizados IgG1, direcionado para o terceiro domínio da cadeia pesada Cε3 da molécula de IgE, desenvolvido para interferir na série de eventos que resulta no processo inflamatório alérgico.[2-4]

Inicialmente desenvolvido para tratar asma alérgica grave, o omalizumabe também mostrou ser efetivo no tratamento de outras situações; há relatos de casos ou séries pequenas, de aspergilose broncopulmonar alérgica, poliangiite granulomatosa eosinofílica (síndrome de Churg Strauss), mastocitose, rinossinusite crônica, conjuntivite, polipose nasal, e doenças gastrointestinais eosinofílicas. Em casos de alergia alimentar, o bloqueio da IgE pode ser útil na prevenção de reações pela ingestão inadvertida do alimento sensibilizante. No tratamento da dermatite atópica, os dados disponíveis são limitados, mas com resultados favoráveis quando os níveis de IgE basal são mais baixos.[5]

Sucessivamente outros biológicos foram desenvolvidos para bloqueio de mediadores químicos, citocinas, ou seus receptores e empregados no tratamento dessas mesmas doenças imunológicas. Inicialmente para tratar adultos, as evidências de eficácia e segurança repetiram-se em estudos clínicos em adolescentes, crianças escolares e pré-escolares. Da asma grave e não controlada, eosinofílica, alérgica ou não, com aumento de fração exalada de óxido nítrico (FeNO), estabeleceu-se marcadores para escolha de anti--IL-5, anti-IL-5R, anti-IL-4Ra, anti-TSLP e outros. Estes foram empregados para dermatite atópica, rinossinusite crônica com pólipo nasal, urticária crônica refratária, doenças gastrointestinais eosinofílicas, e outros.[6-8]

Estudos nos últimos anos estão empenhados em definir biomarcadores fenotípicos de doenças atópicas e asma grave, e em consonância com os resultados, terapias com biológicos direcionados ao fenótipo foram rapidamente aprovadas para o tratamento de asma grave e outras doenças atópicas.[9] Da mesma maneira buscou-se biomarcadores para urticária crônica espontânea (UCE) e com o passar do tempo mostrou-se que na UCE refratária a doses altas de anti-histamícos H1, respondem melhor ao omalizumabe os pacientes que têm níveis séricos de IgE > 30 kU/L, que não têm eosinopenia e basopenia, não têm níveis elevados de Dímero-D e não têm expressão aumentada de CD63.[10-12]

As condições alérgicas ou atópicas compartilham grau subjacente de resposta imunológica inadequada ao que deveria ser exposições/estímulos benignos. As mais comuns dessas condições alérgicas são dermatite atópica (DA), alergia alimentar mediada por IgE (AA), esofagite eosinofílica (EoE), asma, rinite alérgica (RA), prurigo nodular, e urticária/angioedema.

Capítulo 31 – Imunobiológicos em Doenças Alérgicas **353**

DA é caracterizada clinicamente por formas agudas e crônicas, intrínsecas e extrínsecas, por mecanismos dependentes da origem étnicas (asiáticos, afrodescendentes, latinos, caucasianos), por faixa etária, níveis de IgE, expressão de filagrina e microbioma. A patogênese da DA é complexa, e múltiplos fatores genéticos e epigenéticos orquestram seu fenótipo.[5]

Considerada uma inflamação tipo 2, a DA é com frequência associada a comorbidades e esse aspecto deve ser levado em consideração na escolha do tratamento para pacientes que têm DA, asma, rinoconjuntivite, ou menos frequentemente, rinossinusite e pólipo nasal. Apesar dos níveis relativamente baixos de IgE em crianças *versus* adultos com DA, a IgE desempenha papel importante na sensibilização, possivelmente contribuindo para o início da doença atópica e, portanto, IgE como alvo pode ser benéfico em coortes de DA mais jovens como medida preventiva. Ter a inflamação tipo 2 como alvo do tratamento é essencial quando se trata de uma multimorbidade exemplificada pela DA.[13,14]

Terapia anti-imunoglobulina E

O omalizumabe é um anticorpo monoclonal IgG1 recombinante, humanizado, anti-IgE, sendo o primeiro imunobiológico aprovado para uso em doenças alérgicas.[2]

Mecanismos de ação

O papel biológico da IgE é complexo e relacionado a sua habilidade de influenciar o funcionamento de várias células imunes e estruturais envolvidas na patogênese da inflamação alérgica crônica. A IgE pode-se ligar em receptores de alta afinidade (FcεRI) e de baixa afinidade (CD23 ou FcεRII). Os receptores FcεRI são expressos não apenas em mastócitos e basófilos, mas também em células dendríticas e outras células. Dessa maneira, a IgE nas células dendríticas pode amplificar o estímulo dos alérgenos aumentando a resposta T2 além de reduzir a produção de interferon comprometendo a resposta antiviral. A IgE se combina na superfície dos linfócitos B através do CD23 resultando na amplificação da resposta alérgica através da maior habilidade de capturar alérgenos por esses linfócitos. A expressão desse receptor de baixa afinidade em eosinófilos também indica um papel da IgE na função dessas células. A IgE também ativa diretamente as células musculares lisas a produzirem proteínas de matriz celular além de citocinas e quimiocinas envolvidas na resposta T2. A expressão de CD23 nas células epiteliais das vias aéreas indica que a IgE também pode influenciar a função dessas células tal como o transporte de alérgenos assim como a produção de citocinas alarminas (IL-25, IL-33 e TSLP). Portanto, de modo geral essa amplitude de funções da IgE explica sua influência nos processos inflamatórios existentes na mucosa respiratória na asma alérgica e na rinossinusite crônica com polipose nasal.[15,16]

O omalizumabe exerce seu efeito através da ligação com a IgE livre circulante, impossibilitando a ligação dessa com o FcεRI e o CD23 na superfície de mastócitos, basófilos e outros tipos de células. Dessa maneira, ocorre interrupção da cascata inflamatória do tipo 2, impedindo respostas imunes subsequentes mediadas por IgE. Além disso, esse imunobiológico proporciona redução na expressão dos receptores FcεRI de mastócitos e basófilos e diminui a produção de IgE.[17-21] O omalizumabe proporciona redução no número de um subtipo de células dendríticas que aumentam nas exacerbações da asma, o que também contribui para controle da inflamação tipo 2. Além disso, existem evidências de que pacientes tratados com omalizumabe produzem mais IFN-a em resposta à infecção por rinovírus e influenza, o que estaria associado à redução do número de exacerbações desencadeadas por esses agentes infecciosos.[22]

O omalizumabe é eficaz na asma alérgica grave, pois resulta na redução do número de exacerbações, controle de sintomas, melhora da qualidade de vida, diminuição do uso de corticosteroide oral e melhora da função pulmonar.[23]

Na rinossinusite crônica com pólipo nasal, o omalizumabe demonstrou eficácia na redução do tamanho dos pólipos assim como na melhora no controle de sintomas e da qualidade de vida.[24]

Na urticária crônica espontânea (UCE), autoanticorpos da classe IgG contra FcεRI, IgE, ou ambos foram observados, e esses autoanticorpos podem resultar em degranulação dos mastócitos. Outro mecanismo descrito consiste na presença de autoanticorpos da classe IgE contra autoalérgenos. Portanto, o omalizumabe exerce seu efeito na UCE através da redução do nível da IgE sérica o que diminui a ligação com autoanticorpos da classe IgG anti-IgE, além de diminuir os autoanticorpos da classe IgE. Além disso, ocorre redução da expressão do receptor FcεRI nos mastócitos cutâneos e em basófilos, diminuindo, por conseguinte a ativação dessas células e reduzindo a ação de autoanticorpos IgG anti-FcεRI. Diferente da asma e da rinossinusite crônica com pólipos nasais, na UCE a resposta clínica satisfatória ocorre na maioria das vezes após a primeira dose, embora em alguns casos pode demorar até seis doses. A eficácia do omalizumabe na UCE foi demonstrada através da redução do aparecimento das urticas e do angioedema, do prurido cutâneo e melhora significativa da qualidade de vida.[25]

Indicações e esquemas posológicos

O omalizumabe está indicado para o tratamento da asma alérgica grave (≥ 6 anos de idade), rinossinusite crônica com pólipo nasal (≥18 anos de idade) e urticária crônica espontânea refratária ao tratamento com anti-histamínicos H1 (≥ 12 anos de idade).[26]

No tratamento da asma e da rinossinusite crônica com pólipos nasais, as doses de omalizumabe são calculadas de acordo com o nível de IgE total sérico (UI/mL) e com o peso do paciente (kg). A dose estabelecida é de 0,016 mg/kg por UI/mL de IgE total variando entre 1 a 4 frascos ampolas de 150 mg (150 a 600 mg) sendo administrada por via subcutânea em intervalos de 2 a 4 semanas. Os níveis de IgE total nos pacientes elegíveis devem estar entre 30-1.500 IU/mL.[26]

Na urticária crônica espontânea se recomenda uma dose fixa de dois frascos ampolas de 150 mg (300 mg) a cada quatro semanas. Entretanto, no último consenso internacional de urticária foi recomendado que na ausência de melhora com a dose inicial de 300 mg, a dose pode aumentar para até 600 mg com o intervalo de duas semanas entre as administrações.[12,26]

Eventos adversos

De modo geral, o omalizumabe é considerado com bom perfil de segurança como demonstrado nos estudos iniciais e de acompanhamento ao longo de quase vinte anos de uso na prática clínica. As reações adversas mais frequentemente relatadas nos estudos em pacientes adultos com asma foram reação no local da injeção, infecção respiratória, sinusite, cefaleia e faringite.[27] O risco do desenvolvimento de anafilaxia devido ao omalizumabe é baixo, sendo em torno de 0,09%, a maioria (77%) durante as primeiras 2 horas após a administração das três primeiras doses.[28] Estudos clínicos assim como estudos da vida real na população pediátrica, também mostraram perfil de segurança geral aceitável sem evidência de aumento do risco de anafilaxia, urticária, reações de hipersensibilidade, ou doenças malignas.[29,30]

Na urticária crônica espontânea, os eventos adversos mais comuns nos estudos pivotais após a administração subcutânea do omalizumabe foram reações no local da injeção, seguido por infecções do trato respiratório superior e cefaleia.[31] (Nos estudos de vida real, sobre a eficácia de omalizumabe, foram relatados uma média geral de 4% (1%-7%) de eventos adversos contra 2,9%-8% nos ensaios clínicos.[32]

Nos estudos de omalizumabe em rinossinusite crônica com pólipo nasal (RSCcPN), 50,4% dos pacientes apresentaram pelo menos um evento adverso. A maioria dos eventos em ambos os estudos foi de leve a moderada intensidade, sendo os mais comuns a cefaleia, nasofaringite e reação no local da injeção.[33]

Terapia anti-interleucina-5 antirreceptor de IL-5

Atualmente, estão aprovados internacionalmente, três imunobiológicos que têm como alvo a interferência com as ações da interleucina-5 (IL-5): mepolizumabe e reslizumabe, que são anticorpos dirigidos contra a IL-5, e benralizumabe, que é um anticorpo antirreceptor de IL-5 (IL-5R). No Brasil, só estão aprovados e comercializados o mepolizumabe e o benralizumabe.[34]

Mecanismos de ação

A IL-5 é uma importante citocina do tipo 2 que pode ser produzida pela ativação da imunidade adquirida (linfócitos T *helper* 2 – Th2) e também pela via da imunidade inata (células linfoides inatas do tipo 2 – ILC2) e tem um papel fundamental da inflamação eosinofílica. A IL-5 é essencial na maturação de eosinófilos na medula óssea e na sua liberação para o sangue. Em seres humanos, a IL-5 atua em eosinófilos, participando da sua proliferação, maturação, recrutamento, ativação e sobrevida. A IL-5 também parece modular o desenvolvimento e as funções de basófilos e mastócitos, aumentando a liberação de mediadores de basófilos através da ligação ao IL-5R presente em basófilos. O receptor de alta afinidade para IL-5 (IL-5R) é composto por duas subunidades: subunidade alfa, que é exclusiva para IL-5 e a subunidade beta que é compartilhada com a interleucina-3 (IL-3) e o fator estimulador de colônias de granulócitos e macrófagos (*granulocyte macrophage-colony stimulating factor* – GM-CSF).[35]

O mepolizumabe é um anticorpo monoclonal IgG1/k humanizado de origem murina que se liga com alta afinidade à IL-5 humana e previne a interação dessa citocina com a subunidade alfa do IL-5R. A eficácia do mepolizumabe está bem documentada na asma grave eosinofílica com relação à redução do número de exacerbações graves, controle de sintomas, melhora da qualidade de vida, redução do uso de corticosteroide oral e melhora da função pulmonar. O mepolizumabe reduz significativamente a eosinofilia sanguínea e no escarro.[36]

O benralizumabe é um anticorpo monoclonal IgG1/k humanizado, afucosilado, de origem murina que se liga à subunidade alfa do IL-5R, impedindo a conformação do receptor e a ligação da IL-5. Como consequência, a IL-5 não pode exercer seus efeitos biológicos nas células-alvo. Além desse mecanismo de ação, o benralizumabe via sua porção Fc constante interage com o receptor de superfície FcgRIIIa das células Natural Killer, disparando a morte de eosinófilos por citotoxidade mediada por células dependente de anticorpos (ADCC). Os estudos sobre o benralizumabe demonstraram a eficácia na redução das exacerbações graves, controle de sintomas, melhora da qualidade de vida, redução do uso de corticosteroide oral e melhora da função pulmonar. O benralizumabe reduz rapidamente e significativamente a eosinofilia sanguínea e no escarro.[36]

Recentemente, ambos os biológicos foram aprovados internacionalmente para uso na rinossinusite crônica com pólipo nasal, demonstrando eficácia na redução do tamanho dos pólipos e melhora no controle de sintomas.[34]

Indicações e esquemas posológicos

Mepolizumabe

O mepolizumabe está indicado para o tratamento da asma grave eosinofílica (≥ 6 anos de idade), rinossinusite crônica com pólipo nasal (≥ 18 anos de idade), granulomatose eosinofílica com poliangiíte – GEPA (> 18 anos de idade) e síndrome hipereosinofílica (≥ 12 anos de idade).

Os esquemas posológicos para as indicações licenciadas no país estão abaixo descritos e são diferenciados de acordo com a indicação e faixa etária:[37]

Asma grave eosinofílica – crianças de 6 a 11 anos – 40 mg, por via subcutânea, a cada 4 semanas; adolescentes e adultos – 100 mg, por via subcutânea, a cada 4 semanas.

Granulomatose eosinofílica com poliangiite – 300 mg, por via subcutânea, a cada 4 semanas.

Benralizumabe

O benralizumabe está indicado para o tratamento da asma grave eosinofílica e rinossinusite crônica com pólipo nasal (≥ 18 anos de idade), sendo que essa última indicação ainda não consta em bula no Brasil.[38]

O esquema posológico na asma grave eosinofílica é o seguinte: 30 mg, por via subcutânea, a cada 4 semanas nas três primeiras doses e, posteriormente, a cada 8 semanas.[38]

Eventos adversos

Os estudos pivotais e de extensão no mundo real, com acompanhamento por três a cinco anos, documentam um bom perfil de segurança para a terapia anti-IL-5/anti-IL-5R. Os eventos adversos mais frequentes relatados com o uso do mepolizumabe incluem: cefaleia, infecções em vias aéreas superiores, reações no local de aplicação e erupções cutâneas. O perfil de eventos adversos comuns descritos para o benralizumabe é similar, incluindo infecções em vias aéreas superiores, cefaleia, reação no local de aplicação e erupções cutâneas. Reações de hipersensibilidade, incluindo anafilaxia, podem ocorrer, mas são eventos raros com ocorrência inferior a 1%.[39]

Terapia antirreceptor de interleucina-4

No presente, temos disponível somente um imunobiológico – dupilumabe – que interfere simultaneamente com a sinalização IL-4 e IL-13, via inflamatória do tipo 2 (eosinofílica alérgica e não alérgica), presente em várias condições e comorbidades alérgicas, incluindo a dermatite atópica, asma, rinossinusite crônica com pólipo nasal e esofagite eosinofílica–[40]

Mecanismos de ação

O dupilumabe é um anticorpo monoclonal IgG4 totalmente humano com afinidade de ligação à cadeia alfa do receptor de IL-4 (IL-4Ra), que é uma cadeia comum ao receptor de IL-4 do tipo I (IL-4a/IL-2Rg) e ao do tipo II (IL-4a/IL-13Ra1), que são receptores, respectivamente, para IL-4 e IL-13. Desse modo, este anticorpo tem uma ação de dupla inibição em duas citocinas-chave na inflamação do tipo 2, além de ação sinérgica em efeitos biológicos compartilhados pela IL-4 e IL-13, como o *switch* em linfócitos B para produção de IgE, quimiotaxia de eosinófilos e hiper-responsividade brônquica.[41]

As ações da IL-4 e IL-13 na pele na dermatite atópica incluem a contrarregulação da expressão de filagrina, loricrina e involucrina em queratinócitos e exacerbação da disfunção da barreira epidérmica.[42]

Na asma com inflamação tipo 2, a IL-13 tem ações importantes no epitélio brônquico levando ao aumento da produção de muco pelas células caliciformes, participação no processo de espessamento da membrana basal e no aumento da contratibilidade da musculatura lisa. Além disso, a IL-4 tem ação sobre os linfócitos Th0 direcionando para a diferenciação Th2, e agravando o processo da inflamação alérgica do tipo 2.[41]

Os efeitos do dupilumabe na asma grave com inflamação do tipo 2 incluem: redução das exacerbações graves, controle de sintomas, melhora da qualidade de vida, redução do uso de corticosteroide oral e melhora da função pulmonar.[36]

Os benefícios na dermatite atópica moderada a grave são os seguintes: redução significativa da gravidade em avaliação através do *Eczema Score and Severity Index* (EASI) e da avaliação global pelo investigador (IGA), redução significativa do prurido e melhora da qualidade de vida. Além desses benefícios, estudo retrospectivo avaliando sete ensaios duplo-cego controlados conduzidos em adultos com dermatite moderada a grave em uso de dupilumabe documentou a redução do número e período de hospitalização relacionados à própria doença e outras causas.[39,43,44]

Na rinossinusite crônica com pólipo nasal, ocorre redução significativa do tamanho dos pólipos, redução dos sintomas, com melhora do olfato, e melhora da qualidade de vida.[39] Recentemente, o dupilumabe foi licenciado por agências internacionais para uso na esofagite eosinofílica.[39]

Indicações e esquemas posológicos

O dupilumabe está indicado no tratamento da dermatite atópica grave em crianças (≥ 6 anos), na dermatite moderada a grave em adolescentes e adultos, na asma grave com inflamação tipo 2 (≥ 12 anos), na rinossinusite com pólipos nasais (≥ 18 anos) e na esofagite eosinofílica (12 ≥ anos).[45]

Os esquemas posológicos do dupilumabe são variáveis de acordo com a indicação clínica, faixa etária e peso corporal. Abaixo estão descritos os esquemas para as indicações aprovadas no Brasil.[45]

Asma grave com inflamação tipo 2 – adolescentes e adultos – dose inicial de 400 mg, seguida de doses de 200 mg, por via subcutânea, a cada duas semanas. Pacientes em uso de corticoterapia oral de manutenção ou na vigência das comorbidades dermatite atópica moderada a grave e rinossinusite com pólipo nasal, a dose inicial é 600 mg, seguida de 300 mg, por via subcutânea, a cada 2 semanas.

Dermatite atópica – crianças e adolescentes de 6 a 17 anos – 15 a 30 kg – dose inicial 600 mg, seguida de doses de 300 mg, por via subcutânea a cada 4 semanas; crianças e adolescentes de 30 a 60 kg – dose inicial de 400 mg, seguida de doses de 200 mg, por via subcutânea, a cada 2 semanas; adultos – dose inicial de 600 mg, seguida de doses de 300 mg, por via subcutânea, a cada 2 semanas.

Rinossinusite crônica com pólipo nasal – 300 mg, por via subcutânea, a cada 2 semanas em adultos > 18 anos.

Eventos adversos

O dupilumabe apresenta um bom perfil de segurança documentado nos estudos pivotais e confirmado em estudos de extensão com duração de três anos na dermatite atópica e na asma.[46,47]

Os principais eventos adversos descritos com o uso de dupilumabe na dermatite atópica são: infecções de vias aéreas superiores, conjuntivite, cefaleia e reação no local de aplicação. Nos estudos com dupilumabe para tratamento da asma e rinossinusite crônica com pólipo nasal, é observado o mesmo perfil de eventos adversos, com exceção da conjuntivite. A conjuntivite parece ser um evento adverso específico em pacientes com dermatite atópica e ainda não tem a sua etiologia esclarecida. A hipereosinofilia sanguínea (>1500 céls./mm³) é um evento adverso laboratorial observado em 4% a 20% dos pacientes, mas essa alteração laboratorial é frequentemente assintomática e não indica a necessidade de suspensão do tratamento, tendendo a resolver após 6 meses de tratamento na maioria dos pacientes. Contudo, foram descritos raros casos de granulomatose eosinofílica com poliangiíte.[43,48]

O dupilumabe é um anticorpo totalmente humano e essa característica reduz o risco de desenvolvimento de anticorpos antidroga (ADA) e reações de hipersensibilidade. Apesar disso, existe a possibilidade de ocorrência de reações de hipersensibilidade, descritas na literatura com percentual inferior a 1%.[39]

Terapia antilinfopoietina do estroma tímico

O tezepelumabe é um anticorpo monoclonal IgG2λ, totalmente humanizado, direcionado a linfopoietina do estroma tímico (TSLP). Foi aprovado para uso na asma grave pelo FDA (*Food and Drug Administration*) em dezembro de 2021. Ainda não foi aprovado para uso no Brasil.[49]

Mecanismos de ação

A linfopoietina do estroma tímico (TSLP) é uma das citocinas liberadas pelo epitélio conhecidas como alarminas após contato da superfície epitelial com bactérias, vírus, estímulos químicos e agentes físicos. Essa citocina se liga aos receptores expressos pelos mastócitos, eosinófilos, células linfoides inatas do tipo 2, células dendríticas, células musculares lisas, monócitos, macrófagos e linfócitos. Evidências indicam que o TSLP é um mediador chave da fisiopatologia da asma, conduzindo inflamação eosinofílica (alérgica e não alérgica), inflamação não eosinofílica e mudanças estruturais nas vias aéreas, por meio de suas ações em ampla variedade de células imunes inatas e células estruturais. Dessa maneira, a expressão de TSLP está aumentada nas vias aéreas de pacientes com asma em comparação com indivíduos saudáveis, correlacionando com a gravidade da doença e a função pulmonar.[50]

O tezepelumabe reduziu significativamente as exacerbações em pacientes com asma grave não controlada, independentemente dos níveis basais de biomarcadores da inflamação tipo 2. Também ocorreu melhora da função pulmonar, do controle da asma e da qualidade de vida. As melhorias nos resultados clínicos da asma são provavelmente o resultado do bloqueio na inflamação eosinofílica das vias aéreas, pois foi demonstrada uma redução dos eosinófilos nas vias aéreas independentemente da contagem inicial de eosinófilos no sangue nos pacientes tratados com tezepelumabe. Os valores da fração expirada de óxido nítrico (FeNO), de IL-5 e IL-13 também reduziram. De modo importante, foi demonstrada redução na hiper-responsividade das vias aéreas, indicando que o bloqueio de TSLP pode ter benefícios adicionais na asma além de redução da inflamação do tipo 2.[51,52]

Indicações e esquemas posológicos

O tezepelumabe é indicado como terapia adicional de manutenção na asma grave em pacientes a partir dos 12 anos de idade. Deve ser administrado por via subcutânea na dose de 210 mg em intervalos de quatro semanas.[49]

Eventos adversos

O tezepelumabe mostrou-se seguro com poucas reações adversas nos estudos pivotais. As reações adversas mais comuns (incidência ≥ 3%) foram faringite, artralgia, e dores nas costas além de reações no local de administração.[49]

No Quadro 31.1 estão descritos os imunobiológicos comercializados no Brasil, com as respectivas indicações e faixas etárias aprovadas.

A Figura 31.1 ilustra os pontos de ação dos imunobiológicos disponíveis para o tratamento da asma grave e perspectivas em desenvolvimento.[53]

No Quadro 31.2 é apresentada uma análise comparativa entre parâmetros preditivos de resposta e desfechos clínicos dos diferentes biológicos indicados para o tratamento da asma grave.[54]

Quadro 31.1 – Biológicos disponíveis para o tratamento de doenças alérgicas – indicações e faixas etárias				
Biológicos (nome comercial)	**Indicações e faixa etária licenciada**			
	Asma	**Dermatite atópica**	**Urticária**	**Rinossinusite crônica com pólipo nasal**
Anti-IgE Omalizumabe (Xolair)	Asma grave alérgica > 6 anos	–	Urticária crônica espontânea > 12 anos	> 18 anos**
Anti-IL-5 Mepolizumabe (Nucala)	Asma grave eosinofílica > 6 anos	–	–	> 18 anos **
Anti-IL-5R Benralizumabe (Fasenra)	Asma grave eosinofílica > 18 anos*	–	–	> 18 anos **
Anti-IL-4R Dupilumabe (Dupixent)	Asma grave com inflamação tipo 2 > 6 anos	Dermatite atópica moderada a grave > 12 anos Dermatite atópica grave > 6 anos	–	> 18 anos

* Faixa etária aprovada em bula no Brasil.
** Indicação ainda não aprovada em bula no Brasil.
Fonte: Autoria própria.

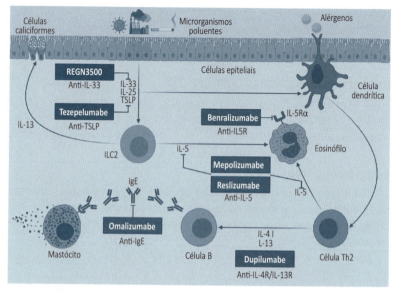

Fonte: Modificada de Pelaia C et al.[53]

Figura 31.1 – Terapias biológicas atuais e perspectivas para a asma grave.

Quadro 31.2 – Análise comparativa entre os biológicos indicados para o tratamento da asma grave					
	Omalizumabe	Mepolizumabe	Benralizumabe	Dupilumabe	Tezepelumabe
Redução de taxa de exacerbações associada a(o): Eosinofilia sanguínea FeNO (ppb)	≥ 260 ≥ 19,5	≥ 300 NA	≥ 300 NA	≥ 300 ≥ 25	≥ 150 ≥ 25
Desfechos Redução da taxa de exacerbação Redução de CO Qualidade de vida Melhora do VEF1	25% + +/-	50% ++ + +	50% ++ + +	70% ++ + ++	70% ++ ++
RSC com pólipo nasal	++	++	+	++	

Fonte: Modificada de Kavanagh J et al.[54]

A Figura 31.2 sintetiza as opções de terapias biológicas para asma grave de acordo com o fenótipo de asma, considerando os principais biomarcadores de inflamação do tipo 2 – sensibilização IgE específica para aeroalérgenos perenes, presença de eosinofilia sanguínea e níveis elevados da fração de óxido nítrico exalado (FeNO) e a faixa etária.[55]

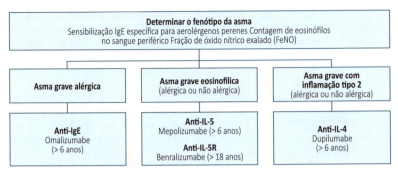

Fonte: Modificado de Delgado J et al.[55]

Figura 31.2 – Opções de terapia para asma grave de acordo com o fenótipo de asma e faixa etária.

Considerações finais

Esse capítulo aborda didaticamente o tratamento com os diversos biológicos aprovados em nosso país, com ênfase no mecanismo de ação e em condições clínicas cuja indicação terapêutica é aprovada. Os agentes biológicos inauguraram uma nova era na terapia de doenças alérgicas, até então de difícil controle e frustrante para o especialista. A medicina de precisão é a realidade atual e deve ser empregada na seleção de pacientes, na escolha do biológico, na avaliação do tratamento e em sua interrupção. Vários biológicos aprovados e com evidências robustas são revisados neste capítulo.

Referências bibliográficas

1. Boyman O, Kaegi C, Akdis M, Bavbek S, Bossios A, Chatzipetrou A et al. EAACI IG biologicals task force paper on the use of biologic agents in allergic disorders. Allergy 2015;70:727–754.
2. Busse W, Corren J, Lanier BQ, McAlary M, Fowler-Taylor A, Cioppa GD et al. Omalizumab, anti-IgE recombinant humanized monoclonal antibody, for the treatment of severe allergic asthma. J Allergy Clin Immunol 2001;108:184–90.
3. Dreyfus DH. Therapeutic efficacy of omalizumab. Ann Allergy Asthma Immunol 2008;100:624-5.
4. Holgate ST, Chuchalin AG, Hebert J et al. Efficacy and safety of a recombinant anti-immunoglobulin E antibody (omalizumab) in severe allergic asthma. Clin Exp Allergy 2004;34:632-8.
5. Muraro A, Lemanske RF Jr, Hellings PW, Akdis CA, Bieber T, Casale TB et al. Precision medicine in patients with allergic diseases: airway diseases and atopic dermatitis-PRACTALL document of the European Academy of Allergy and Clinical Immunology and the American Academy of Allergy, Asthma & Immunology. J Allergy Clin Immunol 2016;137:1347-58.
6. Bacharier LB, Maspero JF, Katelaris CH, Fiocchi AG, Gagnon R, de Mir I et al. Dupilumab in children with uncontrolled moderate-to-severe asthma. N Engl J Med 2021;385:2230-40.

7. Gupta A, Pouliquen I, Austin D et al. Subcutaneous mepolizumab in children aged 6 to 11 years with severe eosinophilic asthma. Pediatr Pulmonol. 2019;54:1957-67.

8. Paller AS, Siegfried EC, Simpson EL, Cork MJ, Lockshin B, Kosloski MP et al. A phase 2, open-label study of single-dose dupilumab in children aged 6 months to <6 years with severe uncontrolled atopic dermatitis: pharmacokinetics, safety and efficacy. J Eur Acad Dermatol Venereol. 2021 ;35:464-75.

9. Holguin F, Cardet JC, Chung KF et al. Management of severe asthma: a European Respiratory Society/American Thoracic Society guideline. Eur Respir J. 2020;55:190058.8.

10. Gustavo Deza G, Ricketti PA, Giménez-Arnau AM, Casale TB. Emerging Biomarkers and Therapeutic Pipelines for Chronic Spontaneous Urticaria. J Allergy Clin Immunol Pract 2018;6:1108-17.

11. Olkhir P, Church MK, Altrichter S, Skov PS, Hawro T, Frischbutter S, Metz M, Maurer M. Eosinopenia, in Chronic Spontaneous Urticaria, Is Associated with High Disease Activity, Autoimmunity, and Poor Response to Treatment. J Allergy Clin Immunol Pract. 2020;8:318-25.

12. Zuberbier T, Abdul Latiff AH, Abuzakouk M et al. The international EAACI/GA²LEN/EuroGuiDerm/APAAACI guideline for the definition, classification, diagnosis, and management of urticaria. Allergy. 2022;77:734-66.

13. Czarnowicki T, He H, Krueger JG, Guttman-Yassky E. Atopic dermatitis endotypes and implications for targeted therapeutics. J Allergy Clin Immunol 2019;143:1-11.

14. Hülpüsch C, Weins AB, Traidl-Hoffmann C, Reiger M. A new era of atopic eczema research: Advances and highlights. Allergy. 2021;76:–1308–21.

15. Gon Y, Maruoka S, Mizumura K. Omalizumab and IgE in the control of severe allergic asthma. Front Pharmacol 2022; 13:839011.

16. Matucci A, Vultaggio A, Maggi E, Kasujee I. Is IgE or eosinophils the key player in allergic asthma pathogenesis? Are we asking the right question? Respiratory Res. 2018; 19:113.

17. Beck LA, Marcotte GV, MacGlashan D, Togias A, Saini S. Omalizumab-induced reductions in mast cell FcεRI expression and function. J Allergy Clin Immunol. 2004;114:527–30.

18. Hanania NA, Wenzel S, Rose´ n K, Hsieh HJ, Mosesova S, Choy DF, Lal P, Arron JR, Harris JM, Busse W. Exploring the Effects of Omalizumab in Allergic Asthma: An Analysis of Biomarkers in the EXTRA Study. Am J Respir Crit Care Med. 2013;187:804–811.

19. Hanf G, Brachmann I, Kleine-Tebbe, Seybold J, Kunkel G, Suttorp N, Noga O. Omalizumab decreased IgE-release and induced changes in cellular immunity in patients with allergic asthma. Allergy. 2006;61:1141–44.

20. Lin H, Boesel KM, Griffith DT, Prussin C, Foster B, Romero FA et al. Omalizumab rapidly decreases nasal allergic response and FcεRI on basophils. J Allergy Clin Immunol. 2004;113:297–302.

21. Maggi L, Rossettini B, Montaini G, Matucci A, Vultaggio A, Mazzoni A et al. Omalizumab dampens type 2 inflammation in a group of longterm treated asthma patients and detaches IgE from FcεRI. Eur J Immunol. 2018;48(12):2005–14.

22. Gill MA, Liu AH, Calatroni A, Krouse RZ, Shao B, Schiltz A, Gern JE et al. Enhanced plasmacytoid dendritic cell antiviral responses after omalizumab. J. Allergy Clin. Immunol. 2018;141:1735–1743.e9.

23. Bousquet J, Humbert M, Gibson PG, Kostikas K, Jaumont X, Pfister P, Nissen F. Real-world effectiveness of omalizumab in severe allergic asthma: a meta-analysis of observational studies. J Allergy Clin Immunol Pract 2021;9:2702-14.

24. Gevaert P, Omachi TA, Corren J, Mullol J, Han J, Lee SE et al. Efficacy and safety of omalizumab in nasal polyposis: 2 randomized phase 3 trials. J Allergy Clin Immunol. 2020;146(3):595–605.

Capítulo 31 – Imunobiológicos em Doenças Alérgicas **365**

25. Bauer A, Dickel H, Jakob T, Kleinheinz A, Lippert U, Metz M et al. Expert consensus on practical aspects in the treatment of chronic urticaria. Allergo J Int. 2021; 24:1-12.
26. Xolair – bula profissional, 2021 Disponível na internet em https://portal.novartis.com.br/medicamentos/xolair/ (21 junho de 2022).
27. Hendeles L, Sorkness CA. Anti-immunoglobulin E therapy with omalizumab for asthma. Ann Pharmacother. 2007;41(9):1397-410.
28. Barakat L, Torres MJ, Phillips EJ, Caminati M, Chang YS, Caimmi D et al. Biological treatments in allergy: prescribing patterns and management of hypersensitivity reactions. J Allergy Clin Immunol Pract. 2021;9(3):1396-1399.e2.
29. Baker DL, Nakamura GR, Lowman HB, Fischer SK. Evaluation of IgE Antibodies to Omalizumab (Xolair®) and Their Potential Correlation to Anaphylaxis. AAPS J. 2016;18(1):115-23.
30. Rodrigo GJ, Neffen H. Systematic review on the use of omalizumab for the treatment of asthmatic children and adolescents. Pediatr Allergy Immunol 2015;26:551–556.
31. Urgert MC, van den Elzen MT, Knulst AC, Fedorowicz Z, van Zuuren EJ. Omalizumab in patients with chronic spontaneous urticaria: a systematic review and GRADE assessment. Br J Dermatol. 2015;173(2):404–415.
32. Tharp MD, Bernstein JA, Kavati A et al. Benefits and harms of omalizumab treatment in adolescent and adult patients with chronic idiopathic (spontaneous) urticaria: a meta--analysis of "real-world" evidence. JAMA Dermatol. 2019;155(1):29–38.
33. Gevaert P, Omachi TA, Corren J, Mullol J, Han J et al. Efficacy and safety of omalizumab in nasal polyposis: 2 randomized phase 3 trials. J Allergy Clin Immunol. 2020;146(3):595-605.
34. Brussele GG, Koppelman GH. Biologic therapy for severe asthma. N Engl J Med 2022;386:157-171.
35. Varrichi G, Bagnasco D, Borriello F, Heffler E, Canonica GW. Interleukin-5 pathway inhibition in the treatment of eosinophilic respiratory disorders: evidence and unmet needs. Curr Op Allergy Clin Immunol 2016;16:186-200.
36. Agache I, Beltran J, Akdis C, Akdis M, Canelo-Aybar C, Canonica GW et al. Efficacy and safety of treatment with biologicals (benralizumab, dupilumab, mepolizumab, omalizumab and reslizumab) for severe eosinophilic asthma. A systematic review for the EAACI recomendations on the use of biologicals in severe asthma. Allergy 2020; 75:1023-1042.
37. Nucala – Bula profissional, 2021. Disponível na internet em https://br.gsk.com/media/6289/l1307_nucala_po_lio_inj_gds11.pdf (14 de junho de 2022).
38. Fasenra – Bula profissional, 2021. Disponível na internet em https://www.astrazeneca.com.br/content/dam/azbr/Medicine/InfoFasenra/Fasenra_Bula_Profissional%20-%20FSN004.pdf (14 de junho de 2022).
39. Jappe U, Beckert H, Bergmann KC, Gülsen A, Klimek L, Phillip S et al. Biologics for atopic diseases: Indications, side effect management, and new development. Allergologie Select 2021;5:1-25.
40. Muñoz-Bellido FJ, Moreno E, Dávila I. Dupilumab: A review of present indications and off--Label uses. Investig Allergol Clin Immunol 2022;32:97-115.
41. Harb H, Chatila TA. Mechanisms of Dupilumab. Clin Exp Allergy. 2020;50::5-14.
42. Fania L, Moretta G, Antonelli F, Scala E, Abeni D, Albanesi C et al. Multiples roles for cytokines in atopic dermatites: from pathogenic mediators to endotype specific biomarkers to therapeutic targets. Int J Mol Sci 2022;23:2684.
43. Saco T, Ugalde IC, Cardet JC e Casale T. Strategies for choosing a biologic for your patient with allergy or asthma. Ann Allergy Asthma Immunol 2021;127:627-637.
44. Silverberg JI, Rubini NPM, Pires MC, Rossi AB, Zhang A, Chen Z. Dupilumab treatment reduces hospitalizations in adults with moderate-to-severe atopic dermatites. J Allergy Clin Immunol Pract 2022;10:1279-85.

45. Dupixent – Bula profissional, 2021. Disponível na internet em https://www.4bio.com.br/wp-content/uploads/2019/06/Dupixent.pdf (14 de junho de 2022).
46. Beck LA, Thaçi D, Deleuran M, Blauvelt A, Bissonnette R, de Bruin-Weller M et al. Dupilumab Provides Favorable Safety and Sustained Efficacy for up to 3 Years in an Open-Label Study of Adults with Moderate-to-Severe Atopic Dermatitis. Am J Clin Dermatol 2020;21:567-577.
47. Weshley ME, Ford LB, Maspero JF, Pavord ID, Papi A, Bourdin A et al. Long-term safety and efficacy of dupilumab in patients with moderate-to-severe asthma (TRAVERSE): an open--label extension study. Lancet Respir Med 2022;10:11-25.
48. Eger K, Pet L, Weersink EJM, Bel EH. Complications of switching from anti-IL-5 or anti-IL-5R to dupilumab in corticosteroid-dependent severe asthma. J Allergy Clin Immunol Pract 2021;9:2913-5.
49. Tezespire – full prescribing information, dezembro 2021. Disponível na internet:https://www.accessdata.fda.gov/drugsatfda_docs/label/2021/761224s000lbl.pdf (22 jun. 2022).
50. Gauvreau GM, Sehmi R, Ambrose CS, Griffiths JM. Thymic stromal lymphopoietin: its role and potential as a therapeutic target in asthma. Expert Opin Ther Targets. 2020;24(8):777–92.
51. Menzies-Gow A, Corren J, Bourdin A, Chupp G, Israel E, Wechsler ME et al.Tezepelumab in adults and adolescentes with severe, uncontrolled asthma. N Engl J Med 2021;384:1800-9.
52. Diver S, Khalfaoui L, Emson C, Wenzel S, Menzies-Gow A, Wechsler ME et al. Effect of teze-pelumab on airway inflammatory cells, remodelling, and hyperresponsiveness in patients withmoderate-to-severe uncontrolled asthma (CASCADE): a double-blind, randomised, placebo-controlled, phase 2 trial. Lancet Respir Med 2021;9(11):1299-1312.
53. Pelaia C, Crimi C, Vatrella A, Tinello C, Terraciano R, Pelaia G. Molecular targets for biological therapies of severe asthma. Front Immunol 2020;11:613312.
54. Kavanagh JE, Hearn AP e Jackson DJ. A pragmatic guide to choosing biologic therapies in severe asthma. Breathe 2021;17:1-15.
55. Delgado J, Dávila IJ, Dominguéz-Ortega J e Severe Asthma Group (SEAIC). J Investig Allergol Clin Immunol 2021;31:36-43.

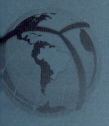

Índice Remissivo

A

Abelhas, vespas e formigas, 209
Abordagem do paciente com infecções de repetição, 265
Ácaros, 54
Aceleradores da borracha, 161
Ácido fusídico, 333
Acrilatos, 161
Adesivos, 161
Aeroalérgenos, 45, 50
Agentes terapêuticos, 311
Alcaftadina, 329
Alérgenos
  extradomiciliares, 53
  intradomiciliares, 51
Alergia(s), 347
  a fungos (leveduras), 234
  a insetos, 207
    conduta, 211
    definição, 207
    diagnóstico, 210
    epidemiologia, 208
    imunoterapia específica, 212
    patogênese, 208
  a medicamentos, 217
    abordagem terapêutica, 228
    conceito, 217
    reações
      imediatas, 217
      não imediatas, 221
  à proteína
    do leite, 233
    do ovo, 232
  alimentar mediada por IgE, 249
    anamnese e exame físico, 249
    conduta, 253
    definição, 249
    diagnóstico, 249
    exames auxiliares diagnósticos, 250
  alimentar não IgE mediada, 257

diagnóstico e tratamento, 262

manifestações

clássicas da alergia alimentar não IgE-mediada, 259

clínicas, 258

pouco específicas relacionadas com alergia alimentar, 261

ao látex, 234, 241

diagnóstico, 242

medidas preventivas, 244

quadro clínico, 242

ao polietilenoglicol e ao polissorbato, 80, 234

aos adjuvantes, 233

aos antígenos vacinais, 234

aos antimicrobianos, 234

aos conservantes, 233

aos estabilizantes, 233

ocular, 125

classificação, 126

cuidados ambientais, 133

diagnóstico, 129

diferencial e complicações, 131

exames físicos geral e oftalmológico, 129

medicamentos tópicos, 134

medidas gerais, 133

tratamento, 132, 136

Alergias, 45

Alquilaminas, 326

Alquilantes, 311

Amônia, 49

Anafilaxia, 197, 260

conduta, 200

diagnóstico, 197

etiológico, 199

medidas preventivas, 203

Angioedema por bradicinina, 187

características dos tipos de, 187

definição, 187

diagnóstico laboratorial, 189

tratamento

da crise do, 190

profilático das crises de, 192

Animais domésticos, 54

Antagonistas

de leucotrienos, 337

dos receptores dos leucotrienos, 74, 337, 338

Anti-histamínicos, 134, 325

de 1ª geração, 326, 327

de 2ª geração, 327, 328

colírios, 329

com antileucotrieno, 328

com descongestionantes, 328

H1, 70, 325

tópicos, 136

Antibioticoterapia, 333

oral, 334

tópica, 333

Anticolinérgicos, 74

inalatórios, 337

Anticorpo(s) monoclonal(is), 311

para o tratamento da asma grave não controlada, 104

APLV: fórmulas e indicações, 254

Armadilhas extracelulares neutrofílicas, 4

Asma, 111

associada à infecção viral no lactente e na criança, 107

broncospasmo induzido por exercício, 108

diagnóstico, 85

  clínico, 85

  diferencial, 92

em adultos e idosos, diagnóstico diferencial da, 110

em crianças e adolescentes, diagnóstico diferencial da, 108

eosinofílica

  alérgica de início precoce, 107

  com ABPA ou MBPA, 107

  de início tardio, 107

    com DREA, 107

  na GEPA, 107

exames complementares (biomarcadores), 86

fenótipos

  e diagnóstico diferencial da, 105

  e endótipos da, 105

não eosinofílica com obesidade, 108

neutrofílica, 108

paucigranulocítica, 108

tratamento da, 95

  na criança, 95

  no adulto, 98

Associação de corticosteroide + anti-histamínico para uso tópico nasal, 74

Atopic patch test (APT), 170

Avaliação

da imunidade

  celular, 344

  humoral, 341

da sensibilização alérgica, 91

das subpopulações de células T CD4 e CD8 naïve (CD45RA+) e de memória (CD45RO+), 345

de fagócitos, 346

de subpopulações de células B naïve (CD27-) e de memória (CD27+), 343

do complemento, 346

do estado alérgico e inflamação, 91

do sistema complemento, 271

funcional de anticorpos, 270

Azatadina + pseudoefedrina, 328

Azatioprina, 153, 338, 340

Azelastina, 72

B

Baracitinibe, 154

Barata (*Blatella* germânica), 54

Beclometasona, 73, 331

Benralizumabe, 357

Betametasona, 330

Bilastina, 72, 328

Biocidas, 160, 161

Biocidas liberadores de formaldeído, 160

Blefaroconjuntivite de contato, 127

Brometo

  de ipratrópio, 337

  de tiotrópio, 337

Broncodilatadores

  anticolinérgicos, 337

  β-agonistas, 336

  simpaticomiméticos, 335

Broncoprovocação com metacolina, 87

Bronopol, 160

Bronquiectasias, 112

Bronquiolite viral e obliterante, 110

Budesonida, 73, 331

  aerossol, 331

  nebulização, 331

Bulário de medicamentos, 325

C

Capsaicina, 75
Carbamatos, 161
Células
  B, 12
  dendríticas, 4
  do sistema imunológico adaptativo, 5
  T, 9
Ceratoconjuntivite
  atópica, 126
  vernal, 127
Cetirizina, 72, 328
Cetotifeno, 72, 327
Ciclesonida, 73, 331
Ciclosporina, 339
  A (CYA), 152
Citologia nasal e biópsias, 65
Clemastina, 327
Clindamicina, 333
Cobalto, 160
Colchicina, 306
Colofônia, 161
Componente(s)
  celular da resposta imune inata, 3
  vacinais, 232
Compostos orgânicos voláteis, 49
Compressas geladas, 133
Conjuntivite
  alérgica
    perene, 126
    sazonal, 126
  papilar gigante, 127
Control of Allergic Rhinitis and Asthma Test (CARAT), 68
Controle
  ambiental, 54

da inflamação, 150
Corticoides
  inalatórios na asma, 330
    associados a broncodilatadores com beta-2
      de ação prolongada, 338
      de curta ação, 338
  nasais, 135
  oculares, 134
  para uso tópico cutâneo, 332
  sistêmicos na asma, 330
  tópicos, 137, 332
    nasais, 331
    oculares, 333
Corticosteroides, 150, 170, 330
  intranasais, 73
  orais, 74
  tópicos nasais associados a anti-histamínico, 332
Cromo, 160
Cromoglicato dissódico, 74, 329
Cuidados ambientais, 133
Cultura de linfócitos com mitógenos, 345

D

Deficiência primária de anticorpos, 309
Deflazacorte, 330
Dermatite
  atópica, 147, 339
    classificação de gravidade, 148
    diagnóstico clínico, 147
    grave e refratária, tratamento da, 152
    tratamento, 149
  de contato, 157, 261
    aberto, 168
    alérgica, 242

Índice Remissivo **371**

diagnóstico clínico, 158

fotopatch test, 167

introdução, 157

irritativa, 242

principais alérgenos, 161

semiaberto, 168

teste com produtos do paciente, 168

tratamento, 170

medicamentoso, 170

herpetiforme, 261

Descongestionantes nasais, 71

Desloratadina, 72, 328

Dexametasona, 330, 333

Dexclorfeniramina, 327

Di-hidrorodamina 123, 271

Diagnóstico resolvido por componentes de antígenos (CRD), 64

Diaquiltioureia, 161

Diazolinidil ureia, 160

Dieta de restrição para diagnóstico, 252

Dióxido de carbono, 48

Diproprionato de beclometasona – partículas extrafinas, 331

Discinesia ou hiper-responsividade laríngea, 112

Disfunção epitelial, 62

Displasia broncopulmonar, 110

DMDM hidantoína, 160

Doença(s)

autoinflamatórias, 301

classificação, 302

diagnóstico, 303

introdução, 301

tratamento, 304

pulmonar(es)

com eosinofilia, 113

obstrutiva crônica, 111, 112

Dosagem

de IgE específica, 131

de imunoglobulinas séricas, 269

de triptase, 198

Droga(s)

estabilizadora de membrana de mastócito, 329

simpaticomiméticas, 335

Dupilumabe, 154

E

Ebastina, 72, 328

+ pseudoefedrina, 328

Efeitos da poluição sobre a saúde humana, 47

Emedastina, 72, 329

Endoscopia nasal, 65

Endótipo, 62

Enteropatia induzida por proteína alimentar, 259

Eosinofilia, 91

Epinastina, 72, 328, 329

Eritromicina, 333

Erros inatos da imunidade

avaliação genético-molecular sequencial, 290

avanços no tratamento, 293

classificação, 276

cuidados gerais, 292

diagnóstico, 275

clínico, 276

laboratorial, 289

sinais de alerta, 278

na criança, 279

nas diferentes especialidades médicas, 282

no adulto, 280
terapias curativas, 294
tratamento, 289, 292
uso de antibióticos e outras profilaxias, 292
Escala
de Efron, 136
visual analógica (EVA), 119
Escarro induzido, 87
Espirometria, 87
Esquemas para ITA
subcutânea (ITSC), 142
sublingual (ITSL), 143
Estabilizadores de membrana, 134, 137, 329
Etanolaminas, 326
Etil acrilato, 161
Etilcianoacrilato, 161
Etilenodiaminas, 326
Exames de imagem, 65
Exantema maculopapular, 222
Extratos alergênicos para imunoterapia com alérgenos, 141

F

Fatores ambientais, 45
Fenotiazina, 326
Fexofenadina, 72, 328
+ pseudoefedrina, 328
Fibrose cística, 110
Fluormetalona, 333
Fontes potenciais de látex, 245
Formaldeído, 160
Fórmulas extensamente hidrolisadas, 255
Fototerapia, 154
Fração exalada de óxido nítrico, 87

Fragrâncias, 161
Fundamentos imunológicos, 30
Fungos, 54
Furoato
de fluticasona, 73, 331
e mometasona, 73

G

Gastroenterocolites agudas, 260
Glicocorticoides, 152
Granulócitos, 3

H

Hamster, esquilos, coelhos, 54
Hapteno, 160
Hemograma, 87
Hemossiderose induzida por alimento, 261
Hidratação, 150
cutânea, 334
Hidroxizina, 327
Hiper-responsividade brônquica por infecções, 109
Hipersensibilidade
citotoxicidade dependente de anticorpo, 18
imediata, 17
abordagem diagnóstica, 23
reações por imunocomplexos, 19
tardia, 20
tipo I, 17
tipo II, 18
tipo III, 19
tipo IV, 20
Hipogamaglobulinemias, 309
Hipogamaglobulinemias secundárias, causas de, 310

I

IgE
  específica
    extrato total, 348
    na mucosa das vias aéreas, 79
    para aeroalérgenos, 87
    sérica, 64
  sérica
    específica, 251
    total, 64
  total, 87, 347
Imidazolidinil ureia, 160
Immunocap-ISAC *microarray*, 64
Imunidade inata, 1
Imunizações, 316
  no paciente com EII, 296
Imunobiológicos, 135, 153
  em doenças alérgicas, 351
Imunodeficiências secundárias, 309
  diagnóstico, 312
  tratamento, 315
Imunofenotipagem
  de células T e de NK, 344
  de linfócitos
    B, 343
    T, B e NK, 271
Imunomoduladores tópicos, 135, 137
Imunossupressão, 152
Imunossupressores, 171, 338
Imunoterapia, 155
  alérgeno-específica, 135, 137, 155
  com alérgenos, 139
    contraindicações, 140
    indicações, 140
    para alergia respiratória local, 81

específica com alérgenos, 75
sublingual, 144
veneno-específica, 213
Infecções de repetição, 265
  definição, 265
  diagnóstico etiológico, 267
  diagnóstico laboratorial, 268
  hemograma completo, 269
Inflamação eosinofílica, 79
Inibidores de calcineurina, 151, 339
Insuficiência cardíaca, 112
Iodopropilbutil carbamatos, 161
Isoemaglutininas, 343
Isotiazolinonas, 161

L

Látex, 241
Lavagem nasal, 70
Levocetirizina, 72, 328
  + montelucaste, 328
Limitação de sensibilidade por imunossupressor, 166
Loratadina, 72, 328
  + pseudoefedrina, 328
Loteprednol, 333
Lubrificante(s), 136
  oculares, 134

M

Macrófagos, 3
Mastócitos, 3
Material particulado, 46, 49
Mecanismos de defesa inespecíficos, 2
Medicamentos de dupla ação, 134, 137
Medidas preventivas, 54

Memória imunológica, 4, 14

Mepolizumabe, 357

Mercaptobenzotiazol, 161

Metais, 160

   pesados, 46

Metano, 48

Metildibromoglutaronitrilo, 161

Metilmetacrilato, 161

Metotrexato, 153, 339, 340

Micofenolato mofetil, 153

Microarray, 252

Mometasona, 331

Monóxido de carbono, 48

Mupirocina, 333

N

Neoplasias hematológicas, 310

Neurogênica, 62

Neutrófilos, 3, 4

Níquel, 160

O

Obstrução de via aérea central, 113

Oclusivos, 334

Octil-cianoacrilato, 161

Olopadina, 329

Olopatadina, 72

Oscilometria, 87, 90

Óxido(s)

   de enxofre, 48

   de nitrogênio, 49

   nítrico exalado, 91

   nitroso, 48

Ozônio, 49

P

Parabenos, 161

Perda de imunoglobulinas, 312

Piperadinas, 326

Piperazinas, 326

Plano terapêutico, 75

Pletismografia, 87, 89

Polens, 54

Polipose nasal, 117

Poluentes

   de origem biológica, 46

   gasosos, 46

   irritantes, 45

   orgânicos persistentes, 46

Poluição intradomiciliar, 49

Prednisolona, 330, 333

Prednisona, 330

Prick test, 87

Prick to prick, 28

Proctocolite induzida por proteína alimentar, 259

Profilaxia

   com antimicrobianos, 316

   no AEA-C1-INH, 194

Prometazina, 327

Propionato de fluticasona, 73, 331

   azelastina, 73, 332

Protocolos de testes de provocação

   com medicamentos, 34

   oral para alimentos, 36

Prurido crônico, 179

   definição, 179

   diagnóstico diferencial, 180

   etiologia, 180

   intervenções

      farmacológicas, 183

não farmacológicas, 183

investigação diagnóstica, 181

tratamento, 182

    farmacológico

        sistêmico, 184

        tópico, 183

Q

Quartenium 15, 160

Questionário SNOT-22, 120

R

Radiografia de tórax, 87

Ratos, camundongos, 54

Reações

    de hipersensibilidade, 17

        a vacinas, 231

            conduta, 236

            diagnóstico diferencial, 236

            investigação, 235

            quadro clínico, 235

            tipos de reação, 231

        do tipo

            I, 231

            II, 231

            III, 232

            IV, 232

    graves, 223

    IgE-mediadas, 236

    imediatas mediadas por IgE, 242

    não graves, 222

    não IgE-mediadas, 236

Receptores

    adrenérgicos, 335

    β-adrenérgicos, 335

    de células T, 10

    de histamina, 325

Recombinação sítio-específica, 7

Redução de exposição a infecções, 315

Reparadores, 334

Resina epóxi, 161

Resina fenol-formaldeído, 161

Resposta imune

    adaptativa, 5

    inata, 1

    tipo

        1 relacionada com IL-17, 62

        2, 62

Retapamulina, 333

Rhinitis Control Assessment Test (RCAT), 68

Rimexolona, 333

Rinite(s), 59

    alérgica, 60

        local

            conceito, 78

            diagnóstico, 79

            imunopatologia, 79

            tratamento, 81

    classificação

        da gravidade e controle da, 67

        etiológica, 59

    clínico, 62

    comorbidades e complicações, 65

    diagnóstico, 62

        diferencial, 66

        laboratorial, 64

    fenótipos e endótipos, 60

    infecciosa, 59

    medidas gerais, 69

    mista, 60

    não alérgica não infecciosa, 60

tratamento, 69

farmacológico, 70

Rinossinusite, 117

classificação, 117

crônica, 109

definição, 117

diagnóstico e avaliação clínica da, 119

tratamento, 121

Rituximabe, 311

ROAT (*repeated open application test –* teste de aplicação aberta repetitiva), 168

Rupatadina, 72, 328

S

Seleção de alérgenos, 31

Sepse, 260

Síndrome(s)

aspirativas, 110

da enterocolite induzida por proteína alimentar, 259

de Heiner, 261

de tosse da via aérea superior, 111, 112

Sistema

complemento, 3

imune, 1

Sorologia para antígenos polissacarídeos, 342

T

Terapia

anti-imunoglobulina e, 353

anti-interleucina-5 antirreceptor de IL-5, 356

antilinfopoietina do estroma tímico, 360

antirreceptor de interleucina-4, 358

de reposição de imunoglobulinas, 293, 318

em neoplasias hematológicas malignas, 319

em terapia de depleção de células b, 321

nas perdas proteicas, 321

Teste(s)

cutâneo(s), 243

com leitura imediata, 218

alergia ocular, 130

com leitura tardia, 130

alergia ocular, 130

de hipersensibilidade imediata, 251

da oxirredução da di-hidrorodamina, 346

de aplicação aberta repetitiva, 168

de ativação de basófilos, 80

de broncoprovocação, 41

de contato (*patch test*), 225, 243

caracterização e escolha dos alérgenos, 163

dermatite de contato, 162

em situações especiais, 169

indicações, 162

interpretação dos resultados, 165

leituras, 165

orientações para o paciente ao realizar, 167

pré-avaliação ao teste de contato, 162

preparo

das baterias e contensores, 163

e aplicação das baterias, 164

tipo de baterias ou séries, 163

de contato de leitura imediata, 30

de provocação, 31, 220, 227

com alimentos, 33

com látex, 243
com medicamentos, 32
indicações do, 31
nasal, 79
   com alérgenos, 65
   e conjuntival (TPC), 41
oral, 253
   com alimentos (TPO), 36
      critérios de exclusão para se realizar um, 38
      fluxo para realização de, 38
      orientações após, 40
      principais indicações, 37
      quando devemos interromper, 40
      riscos para, 37
      tratamento das reações, 40
de punctura de leitura imediata (prick-test), 26
   contraindicações, 26
   indicações, 26
   material, 27
   técnica, 27
do nitrablue tetrazolium, 271
in vitro, 64, 220
   nas reações de hipersensibilidade imediata, 23
   ex vivo, 227
in vivo, 64
   nas reações de hipersensibilidade imediata, 25
intradérmico, 29
   contraindicação, 29
   de leitura tardia, 226
   indicação, 29
   técnica, 29
Timerosal, 161
Tiurans, 161
Tomografia computadorizada de alta resolução, 87
Trato gastrointestinal, 259
Triamcinolona, 331
Triancinolona, 73
Triptase, 350
Tromboembolismo pulmonar, 113
Tuberculose pulmonar, 113

U

Umectantes, 334
Upadacitinibe, 154
Urticária, 173
   classificação da, 174
   definição, 173
   diagnóstico, 174
   tratamento, 175

V

Valores de referência de exames complementares, 341

Este livro foi impresso nas oficinas gráficas da Editora Vozes Ltda.,
Rua Frei Luís, 100 – Petrópolis, RJ.